Orphan
オーファン

希少遺伝性疾患の子どもを救うために

末松　誠　訳

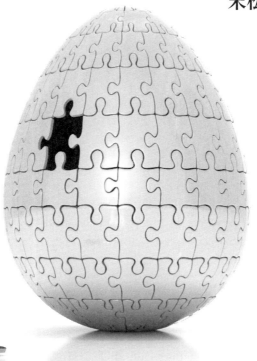

Philip R. Reilly, MD, JD

アドスリー

Orphan

The Quest to Save Children
With Rare Genetic Disorders

By

Philip R. Reilly, MD, JD

Originally published in English as *Orphan: The Quest to Save Children with Rare Genetic Disorders* by Philip R. Reilly © 2015 by Philip R. Reilly ; published by Cold Spring Harbor Laboratory Press, Cold Spring Harbor, New York, USA

© 2018 Adthree Publishing Co., Ltd. Printed in Japan

Authorized Japanese translation of the English edition © 2015 by Philip R. Reilly. This translation is published and sold by permission of Cold Spring Harbor Laboratory Press, the owner of all rights and/or legal authority to License, publish and sell the same through Japan UNI Agency, Inc., Tokyo

訳者まえがき

♪虹は見えても渡れない　雲をつかむような浮かれた話
虹を渡って雲をつかんで　君にあげるよ　本当の話
笑う人には笑っといてもらおう♪

　メンバーが歳を重ねる度に痛快さが溢れてくる大好きなロックバンド「ユニコーン」の奥田民生さん作詩による「風は西から」です。

　2014 年の 10 月、3 省の医療研究開発費を統合して 1 つのシステムで配分し、進捗管理を行うしくみを作る。それだけではなく限られた予算の中でどの領域にどれだけのエネルギーをかけて、1 分 1 秒でも早く患者さんに成果を届けるべきなのか、新しい独立行政法人を立ち上げる難しい仕事を国からいただいたときには正直なところどうしたらよいか戸惑いましたが、「やるしかないだろう」とすぐに決心はつきました。しかし、折しも翌年 2015 年 4 月は、長年親しんだ母校の創立 100 年。自分を慕って研究室に来てくれていた 8 名の学生の研究指導もままならないまま、自分が国からいただいていた研究費をすべてカットして断腸の思いでこの仕事をお引き受けするのは正直大変でした。

　そんな状態で AMED が発足してすぐに、Orphan を翻訳するきっかけとなった出来事が次々に起こりました。米国出張の際にラスカー財団の理事長をされていた James Fordyce さん（著者の Phil Reilly さんの親友）に会う機会があり、この本を紹介してくださいました。第 1 章のフェニルケトン尿症を読んであっという間に引き込まれました。しばらくして日本経済新聞社の安藤淳さんが「リーダーの本棚」の取材に来られ、Orphan を私の愛読書として紙面で紹介してくれました。それからしばらくして 2016 年のクリスマスイブの日に、アドスリーの三井さんが訪ねてこられ、「Orphan を末松さんに訳してもらいたいのだけど。ただし弟子に分担させるのはお断り。翻訳に一貫性をもたせたい。だから全編

i

一人で訳してほしいのです」という依頼をいただきました。「何で僕がそうまでして訳さなければならないの？」と聞いたら、「日経の記事に書いてありましたよ！時間があったら自分で訳したいくらいだ、とね。だから末松さんが自分一人でするのがいいと思うんですよ。納期は1年！」こうして400ページ超の本を、一日1ページ半毎日休まず翻訳してゆく作業が始まりました。

　AMED が Initiative on Rare and Undiagnosed Diseases (IRUD) を立ち上げてから2年あまり、小児科、内科、人類遺伝学の研究者の方々、遺伝カウンセリングやデータベース事業の方々、様々な皆さんの献身的な努力のおかげでこのプロジェクトは国内400以上の病院のネットワークと国際協力の枠組みを包括する世界でも有数の希少単一遺伝子疾患ゲノム診断加速プロジェクトに成長しました。立ち上げ当初は「渡れない虹、つかめない雲」のような話でした。医学生物学の研究者は一人一人の努力で積み上げた研究の成果を、論文で公表するまでは絶対に表には出さず他人と共有することはありません。しかし、オーファン病や未診断疾患の患者さんでは、どこかにいるかもしれない同じような症状をもつ患者さんを探し出し、両者のゲノム解析を行ってたくさんのゲノムの変異のうちどれが病気を起こしている疾患遺伝子なのかを同定しなければ、絶対に診断がつきません。医者がデータシェアリングをしなければ、患者さんは診断もつかず、たくさんの病院をさまよい歩く、いわゆる Diagnostic Odyssey に陥ります。医療のＩＴ化が進んできたとはいえ現実は厳しく、真に医療情報が広域に共有され、未診断患者さんの救済につながる成果が出てくるようになったのは世界的にもつい最近のことなのです。異なるコミュニティの意識のズレ、研究者のエゴ、異なる領域の研究者間の考え方のズレ、ありとあらゆるギャップを克服しないと課題は解決しないのです。また98％の疾患は根治療法がないと言われるこの領域では、これから治療法の開発にも弾みをつけなければなりません。単に難病にチャレンジするベンチャーを増やせというのではなく、失敗を受け入れ成功に導くメンタリティが社会に求められます。そのような中で、多くのメガファーマの医療研究開発費用が25％程度オーファン病の克服のために使われるようになったのは最近の大きな変化と言えるでしょう。Orphan ではそのようなベンチャーがどのようにして同志を集め、起業してゆくのかの苦闘も描かれています。

　今日は折しも東日本大震災から7年目、8回目の3月11日です。震災の悲劇を乗り越えて東北大学が中心になって立ち上げた「東北メディカルメガバンク」では多くの住民の方々のご協力と大学関係者の方々の献身的なご尽力で、日本人の標準ゲノム情報の収集が進みました。これらのビッグデータが研究者コミュニティの間でシェアされた結果、診断の難しい患者さんの診断が加速し、何年も診断のつかなかった方々が IRUD に登録後半年以内に診断に至った例がすでに805例（2017年9月末現在）に達しています。さらに AMED の IRUD におけるデ

訳者まえがき　**iii**

ータシェアリングは日本だけでなく海外におられる未診断患者さんの確定診断にも役立ち始めるようになりました。広域連携・分散統合による医療情報共有によって、これからは、がんや認知症などの病態解明などにも成果が出ることになるでしょう。

　僕個人の思いつきから 2016 年 12 月 24 日から始めた Orphan の翻訳作業は、日夜 IRUD やゲノムデータベース事業を円滑に進めてくださっている多数の AMED の職員の皆さんのご努力があって初めて可能でした。ですから途中で頓挫させるわけに参りませんでした。機構の誰にも迷惑をかけずに一人で絶対に完遂しなければと思って取り組み、2017 年 9 月 14 日に完了しボストンで Reilly 先生に報告することができました。

　人はひとり（Orphan）では生きてゆけません。自分で言うのもどうかと思いますが、どちらかというと気分屋で、気持ちに波のある僕が何とか初志貫徹できたのは、自分にとってかけがえのない痛快無比な仲間たちの応援のおかげでした。僕の電撃的な転職のおかげで、日々不安になりながらも研究を続けて素晴らしい業績を上げてきてくれた慶應義塾大学医学部医化学教室の皆さん、唯一プロフェッショナルの視点からこの訳本のチェックを丁寧にしてくださった、慶應義塾大学医学部臨床遺伝学センターの小﨑健次郎教授、いつも僕の人生の航海の羅針盤としてピンチのときに絶妙のタイミングで的確なご託宣をいただく丹内明良さんと立木冬麗さん、JST ERATO「末松ガスバイオロジープロジェクト（〜2016)」で、企業の研究者でありながら、異分野融合による完全なブルースカイリサーチの素晴らしさを説いて、自分の研究者魂が枯れないようにしてくださった応用物理学者の納谷昌之さん、さらには企業のお仕事の傍ら、自分の学位論文をまとめあげる一方で、僕の書いた難解な日本語訳をフラットな目線で丁寧にわかりやすい言葉に置き換えてくれた塩田芽実さんに、心から感謝申し上げます。

　そして何よりもこのような素晴らしい本を執筆してくださった Phil Reilly 先生に深謝いたします。「難病」という言葉が現在では Nan-Byo という国際語になったのは、半世紀前から厚生省（当時）が難病研究を法律で支えるしくみを作り、多くの研究医の方々がただただ患者さんに診断と治療を届けたいという一念から発せられたご努力が積み重なり、さらには患者さんのご家族が、ご自分のお子さんだけでなく、同じ病気をもつ患者さんのご家族とも連携して血のにじむようなご努力で命と向き合ってきたからだと思います。そのような国である日本で、この Orphan が初めて外国語に翻訳され、患者さんやご家族に読んでいただけるようになったことを Reilly 先生も心から喜んでくださっています。その意味でこの本を読まれた方々が、難病・未診断疾患領域の重要さを理解され、医師だけで

iv　訳者まえがき

なくどれだけ多くの職種の方々や関係者の力が結集されて課題が解決されてきたのか、その苦闘の歴史を知っていただくきっかけになれば望外の喜びです。

　最後になりますが、AMED が立ち上がって丸 3 年、今の気持ちを歌にするとやはりこの歌に戻りますね。

♪厚い雲を飛ばして　太陽を呼び出して

雨を浴びてもいいぜ　月をうけて光るぜ

邪魔をするんじゃないぜ　心は今赤いぜ

It's gonna be all right ♪

　　平成 30 年 3 月 11 日　東日本大震災から 7 年目の日に

　　　　　　　　　　国立研究開発法人日本医療研究開発機構　理事長

　　　　　　　　　　　　　　　末松　誠

原著まえがき

　この本は、「遺伝子というサイの目」の気まぐれな出方の結果、数千もあるといわれる希少遺伝性疾患にかかってしまった子どもの命を助けようとする人々の戦いの物語です。

　これらの病気にかかっている患者さんを助けるために、私は自分の人生の大半を医師として過ごしてきました。このような希少疾患では、読者がこの本で初めて名前を知るような聞いたこともないような神秘的な謎の病名に接して、心の重荷となる患者さんやご家族も少なくありません。多くの場合、臨床医は患者さんに提供できる治療法もなく、対症療法しかないために、治療の目標は「苦痛からの軽減」に限られてきたのです。ひとつひとつの病気の頻度はきわめて低く、多くはちょっと見ただけでは何の病気かわからない患者さんもいるため、このような病気をもつ人あるいはそのご家族の人たちの数は数百万、数千万に上ると思われます。

　ここ 30 年にわたって、私はオーファン病の患者さんのお母さんやお父さんにお会いする機会が幾度となくありましたが、彼らは紛れもなく、名もない隠れた偉大なヒーロー・ヒロインです。たとえ賞賛されなくともしかし多くの人々が想像もできないような「挑戦」と向き合うべく、毎日毎日朝を迎える、、、、この本の読者はそういうヒーロー・ヒロインについて知ることになります。

　例えば、レット症候群という疾患に罹患した女の子を娘にもつ両親がいます。生後 1 年ほどは見かけ上健康である子が、6 〜 7 歳ほどになると多くの場合しゃべったり歩いたりできなくなり、痙攣発作がときには毎日のように起こるので激しい恐怖に苛（さいな）まれ、呼吸がうまくできずに死に至るのではないかという不安におびえています。レット症候群が進行すると家族の有様も変わり果て、元のような家族の状態には戻らないのです。この病はきわめて重く、ご両親はしばしば日々のケアを持続するために家を改築しなければならず、精神的にも経済的にも大きな負担となるのです。

　重症の難病である劣性栄養障害型表皮水疱症に罹患した子どもたちは、皮膚の

外側の層をしっかり内側に張り付けて保持するためのタンパク質が欠損しています。ちょっとした怪我をしただけでも皮膚が剥離してしまいます。しばしばこの病気のことを知らない人は「この子は間違って熱湯でやけどをしたのでは」と誤認することもあります。両親は、皮膚に起きた慢性的な所見を改善する確たる希望もないままに、毎日2時間もかけて子どものために包帯を交換してやらねばなりません。最良のケアを受けたにも関わらず、子どものうちに慢性炎症によって手や足の指が融合してしまい、うまく使えなくなってしまうことがあり、中年に至ったひとの多くは、皮膚に凄まじいがんを併発して死に至ることになるのです。

　もう一つの例で、つい最近のことですが、重症のリソソーム蓄積病の1つに罹患した子どもたちのことを例示しましょう。この病気の多くでは遺伝子の異常によって、ある種の代謝物が処理できなくなり、有害物質として細胞や臓器に蓄積することによって、多くの臓器の機能が異常をきたします。この病気はゆっくりと進行し、患者には強い痛みとともに死が運命づけられます。こういった病気の中で最も有名なのはテイ-サックス病でしょう。2歳頃から異変が現れ、それ以後は正常な子どもの成長が見られなくなり、失明、精神神経障害が容赦なく現れ、4歳から5歳で死を迎えるのです。この病気のような疾患は、おおよそ50ほどありますが、後ほど第6章で触れますが、現在ではいくつかの近縁疾患（悲しいかなテイ-サックス病そのものの確たる治療法はまだありません）では治療法が幸運にも創出されています。

　この本では、希少遺伝性疾患と向き合う小さなグループの臨床医や研究者の、数世紀にわたる苦闘の歴史を詳細に記しました。ごく少数の臨床研究医Physician-scientists（ベッドサイドの未解決の課題を研究にもち込んでメカニズムを探求し、診断をつけ、治療法を探求する人々）が惜しみない努力の末に新規治療法を開発する道筋への苦闘の歴史が多くの実例を読み取れることでしょう。

　臨床遺伝学は膨大な医学領域全体の中では小さな領域ニッチでしかありません。そのような領域に、なぜ自分が強い意志をもち自分の専門としてこの小さな領域を選んだのか、少し詳しく触れたいと思います。私は外科医の息子ですが、大学に行くまでは科学や医学には興味をもちませんでした。1972年頃、遺伝学の劇的な進歩を知り、自分がしっかりとした修練をしなかったにもかかわらず、素晴らしい女性指導者に出会ったことが自分のその後のキャリアを大きく変えることになりました。1973年の秋、テキサス大学の医化学教室のMargery Shaw教授に師事し、人類遺伝学の博士課程に入ろうと思ったことが大きな転機となりました。

　Shaw教授と彼女の研究スタッフとともに2年間修練を積んだ後、私はClinical Geneticist（臨床遺伝学専門医）になろうと決意しました。エール大学で1981年に医学博士を習得したあと、ボストン市立大学の内科のレジデン

トになりました。Clinical Geneticist としての本当の修練は Eunice Kennedy Shriver Center で 1985 年から始まりました。ここは精神遅滞を専門に扱う病院で、ボストン郊外にある Walter E Fernald 州立校に住む約 800 人の重度の精神遅滞の障害をもつ成人のプライマリケアのスタッフとして、そしてのちには所長として従事しました。

Fernald 校の医師たちは私たちがケアをした患者さんの約 4 分の 1 程度しか障害の原因を知りませんでした。それでも私の同僚の若手医師は今診療している患者さんたちの多くはまだ未診断の遺伝性疾患に苛まれていて、脳の健常な発達が妨げられているのであろうと推察していました。私がここで修練を積んだ 1985 年から 2000 年頃といえば、当時としてはまだ新しい、染色体検査や DNA 診断、さらには MRI 断層撮影などが開発されたおかげで、診断ができる患者さんが少しずつ増えてきたものの、全体としてはまだごくわずかな数の患者さんのみが、そのような先進的な検査の恩恵にあずかれる程度でした。例えば、私たちは脆弱 X 症候群の成人数名と、重症の障害をもつ他の患者さんを見出し、彼らの染色体の一部が「欠失または重複」していることを見出すことができました。しかしそのような患者さんが、診断がうまくいったとしても、治療の恩恵にあずかることは一度もありませんでした。

年が経つにつれ私は自分が臨床医でありながらほとんどの患者さんに何もしてあげられないことへのいら立ちが日に日に増してゆきました。ついに自分は、このような希少遺伝性疾患に苛まれる子どもたちのために新薬を創るべく、そのような創薬に携わる多くの人々の努力を「触媒」し、一分一秒でも早く薬を届けることに貢献しようと決意しました。医学ではこのような病気のことを「オーファン病」と呼びます。第二次世界大戦以来（つい最近まで）、医学生物学上の研究は進歩したのですが、このような病気を避けて置いてきぼりにしたのでこれらの研究が進まず、かえりみられない病気（オーファン＝孤児病）という名前が付いたのです。何千何万という人々が毎年心臓病やがんで命を失っていくことを考えると、米国国立衛生研究所（National Institute of Health: NIH）や製薬企業が、たった数千人、あるいは数千人に満たないまれな難病の治療に役立つ創薬研究のために巨額の資金を配分するなど普通では考えられないことです。1980 年代の半ば、とくに連邦政府が、希少難病の治療薬を開発した製薬企業に対してのみ、優遇税制や販路の優先権を与える特別立法を施行して以来、「オーファン病」という言葉は私たちの辞書の中にキーワードとしてしっかりと組み入れられるようになりました。一方で米国では、この法律の恩恵を受けるためには開発しようとする薬が対象となる患者さんが 20 万人以下でないと税制上の優遇が受けられません。そこにはたくさんのがん患者さんと多くの単一遺伝子疾患の患者さんが含まれています。

2008 年の夏、私はボストンで「Third Rock Ventures（TRV）」という名前

viii　原著まえがき

のベンチャーキャピタルを創設する大きな幸運に恵まれました。2008年から2015年にかけてTRVはおおよそ35の先進的で創造力溢れるバイオテクノロジー企業を創出することができました。そのような活動の中で多くの労力をかけたものが希少遺伝性疾患の治療法を開発する企業を立ち上げることでした。いうまでもないことですが、このようないかなる企業に対する私のコメントは個人的見解です。

　私は医療の現場で医師として働く診療をする機会は失いましたが、世の中で最も恐ろしい重い病気に苛まれている子どもや成人が生きるために、ほとんど何も提供できないという現状に決然と立ち向かうために今の仕事を続けているのです。私は患者さんのご家族と言葉を交わし経験を共有する貴重な機会を得ることが多くなり、こうした交流を通じて、希少難病の新薬開発という巨大な挑戦を応援するための財団を設立してくださる方々にも恵まれました。今日ではそのような支援者のグループは希少遺伝性疾患に対し、新薬作り出す戦いのためのあらゆる労苦を惜しまない、文字通りの同志となっています。

　この星に住む人々の間にさまざまないさかいがありますが、私たちは皆同じ人類という起源をもつ仲間であることを相互に理解することによって繋がることができると思います。希少遺伝性疾患のために苦しみ、命を落とす人々を思うたびに、私は英国の詩人John Dunnの詩を思い出すのです。

　「何人も一島嶼にてはあらず。何人も自らにして全きはなし。人は皆大陸の一塊、本土の一片。その一片の土塊を波の来たりて洗いゆけば、洗われしだけ欧州の土の失せるは、さながらに岬の失せるなり。汝が友どちや汝自らの荘園の失せるなり。何人の身罷りゆくもこれに似て、自らを殺ぐに等し。そは我もまた人類の一部なれば、故に問うなかれ、誰がために鐘はなるやと。其は汝がために鳴るなれば。」（訳 大久保康雄）

　（" 人はひとりひとりが離れ小島のように孤独なのではありません。ひとりひとりが私たちの世界全体であり、ひとりひとりが大陸を形作っている土塊なのです。もしその大陸の土塊がひとつでも海の波に流されたり、岬の一部が失われるようなことがあれば、それは自分の友だち、いや自分自身が失われるのに等しく、心が痛むのです。なぜなら自分は人類のひとりであるから。人が亡くなるたびに教会の鐘が鳴ります。だから「領主様、あの鐘は誰のために鳴ってるのですか？」などと私に尋ねないでほしいのです。あの鐘はあなたのために鳴っているのですから。"）（訳者による）

謝　辞

　この本を書くにあたり、私は遺伝性疾患に苦しむ多くの成人や、このような疾患に罹っている子どもを救うために自らの人生をささげている多くの家族の方々と会って話を伺いました。ご家族の皆さんは私を家に迎え入れてくださり、赤裸々で苦痛でしかない、しかし自分に啓発を与えてくれる患者さんの生命・生活・人生の話を私に分け与えて下さいました。心から感謝したいと思います。私はそのような方々のお名前をここですべて記すことはできませんが、この本で触れている遺伝性疾患とはどういうものかを私により深い理解を与えてくれた数名の方々に触れたいと思います。David と Lynn Paolella（フェニルケトン尿症）、Helen Sarpong（鎌状赤血球貧血）、Tim Hibbard とそのご両親（栄養障害型表皮水疱症）、Mary Kaye Richter とそのご子息（X連鎖性脱毛異所性外胚葉異形成 X-linked hypohidrotic ectodermal dysplasia）、Andrew と Amanda Stricos（ハンチントン舞踏病）、Nick Johnson と夫人の Sue（フリードライヒ運動失調症）、Monica Coenraads（レット症候群）、Matt Wilsey（お嬢さんがきわめて希少疾患である NGLY1 欠損症である）、これらの人々に深謝申し上げたいと思います。

　私はお世話になったすべての臨床医と基礎医学研究者にも感謝を申し上げたいと思います。亡くなった方を含めてその方々は直接間接にこの本の完成に貢献してくださっており、一部の方は貢献してくださったことはご自身も知らないことかもしれません。Margery Shaw は私の最初の指導者で最高の師匠でした。Art Beaudet は私が医学生の頃に知ることになりました。何十年にもわたり遺伝医学について彼から多くのことを学びました。Victor McKusick と知り合い時折共に仕事ができたことも大きな喜びでした。Harvey Levy からは先天代謝異常学について 30 年にわたって教えていただきました。Mike Kaback には、多くの人に参加してもらい遺伝検査を行うプログラム（ゲノムコホート）について多くのことを教えていただきました。Shriver センターで働いていた何年間か、Ed Kolodny は私に神経原性疾患について教えてくださり、それは Raymond Adams も同様です。Marty Steinberg は私に鎌状赤血球貧血の知識を与えてくださいました。

x　謝辞

Arnulf Koeppen 医師はフリードライヒ運動失調症の病態生理についての私の理解を深めていただきました。

　Third Rock Ventures（TRV）を創設した Mark Levin, Bob Tepper, Kelvin Starr には特別の謝意を表したいと思います。TRV を含む多くの革新的なバイオテック企業の中で実際に希少遺伝性疾患の新しい治療薬が開発されたことは素晴らしく、TRV がその一翼を担えたことは有難いことと考えています。何年もの間 TRV において、とくに私は希少遺伝性疾患を克服するための同志を集めていた企業の創成期において、多くの若い俊英たちと一緒に仕事をする機会に恵まれました。とくに Abe Bassan, Neil Kumar, James McLaulin, Walter Kowtoniuk の名前を挙げたいと思います。

　さらに私は、Mark de Souza と Jim Fordyce の 2 氏に、栄養障害型表皮水疱症の治療法の開発のための議論に早期から参加させていただいたことにも深謝いたします。さらに Neil Kirby と Kathleen Kirby には創薬に関しての私の理解を深めてくださったことに感謝したいと思います。Ken Huttner 博士には X 連鎖性脱毛異所性外胚葉異形成 (XLHED) と呼ばれる希少疾患について教えていただいたことに感謝いたします。Genzyme の前 CEO であった Henri Termeer には多くの機会で私を啓発してくださり深謝しています。

　私の人生の中で最もやりがいのあった時期の一つは、bluebird bio. という遺伝子治療の会社を立ち上げるために Nick Leschly と Mitch Finer と仕事をした 1 年半でした。Nick は創業からの CEO として活躍し、Mitch は非常に優秀な遺伝子の研究者として最近まで CSO(科学責任者)（Chief Scientific Officer）として活躍しました。彼らは希少遺伝性疾患における遺伝子治療を現実のものとする企業を立ち上げる原動力となりました。

　妻の Nancy は何時間も私の執筆プロジェクトの話に耳を傾けてくれました。誠実に私の原稿を読んでくれて、専門的な記載がうまく伝わらない部分を指摘し、かくあるべしというところまで推敲してくれました。この本を書き上げられるのか不安になったことが何度かありましたが、Nancy がいつも励ましてくれました。そのことに感謝したいと思います。

目　次

第 1 章　**食事（栄養）** ･･ 1
　　　　黒いおむつ：Archibald Garrod と先天性代謝異常症　4
　　　　フェニルケトン尿症（Phenylketonuria: PKU）　6
　　　　神経管閉鎖障害　23

第 2 章　**遺伝医学の興隆** ･･････････････････････････････ 31
　　　　それは過ちから始まった　31
　　　　遺伝医学の父　34
　　　　遺伝カウンセリング　49

第 3 章　**血　液** ･･････････････････････････････････････ 55
　　　　輸　血　55
　　　　β - サラセミア　59
　　　　鎌状赤血球貧血　65
　　　　第Ⅷ因子　68

第 4 章　**遺伝学的検査：病気を回避するために** ･･･････････ 81
　　　　羊水穿刺および出生前診断　82
　　　　保因者検査　88
　　　　着床前遺伝子診断　98

第 5 章　**幹細胞；ヒトのモザイクをつくる** ･････････････ 105
　　　　歴　史　105
　　　　骨髄移植（BMT）　110
　　　　臍帯血　120

第 6 章　**酵素補充療法：遺伝子組換え医薬品** ･･･････････ 127
　　　　ゴーシェ病　127
　　　　ファブリー病　138
　　　　ポンペ病　142
　　　　基質減少療法（Substrate Reducing Therapy: SRT）　148

第 7 章　**遺伝子治療：ウイルスを用いた正常遺伝子の送達** ･･････････ 151
　　　　組換え DNA　151

xi

xii　目　次

　　　遺伝子治療の時代の到来　159
　　　レーバー先天性黒内障　164
　　　小児性染色体関連副腎白質ジストロフィー　169
　　　ブルーバードバイオ（bluebird bio）　174

第 8 章　遺伝子変異の克服　　　　　　　　　　　　　　　　　　　183
　　　マルファン症候群　185
　　　フリードライヒ運動失調症　190
　　　脆弱 X 症候群　197
　　　脊髄性筋萎縮症（Spinal Muscular Atrophy: SMA）　203

第 9 章　バタフライ・チルドレン：皮膚の再構築　　　　　　　　　209
　　　栄養障害型表皮水疱症　209
　　　ロータスによる組織の修復　221
　　　メロシン欠損型先天性筋ジストロフィー　228

第 10 章　リガンド：遺伝子をオンする　　　235
　　　X 連鎖性脱毛異所性外胚葉異形成（無汗性外胚葉異形成症：低汗性外胚
　　　葉異形成症）　235
　　　エディマー製薬　Edimer Pharmaceuticals　247

第 11 章　壊れたタンパク質を修復する　　　　　　　　　　　　　　255
　　　リソソーム蓄積症：シャペロン分子　256
　　　デュシェンヌ型筋ジストロフィー：エクソンスキッピング　261
　　　嚢胞性線維症：クロライドチャネル（塩素イオンチャネル）の修飾　267

第 12 章　次に来るもの：画期的治療法　　　　　　　　　　　　　　281
　　　アデノ随伴ウイルスベクター（AAV）を用いた遺伝子治療　284
　　　誘導性多能性幹細胞（iPS 細胞）　293
　　　RNAi（RNA 干渉）　296
　　　ゲノム編集　297
　　　ダウン症候群：治療法開発の地平　299
　　　胎児のゲノムシーケンス　303

第 13 章　私たちは皆オーファンである：ありふれた疾患へのレッスン　…　309
　　　それなりの進歩　309
　　　単一遺伝子疾患を越えて　316
　　　パーキンソン病　317
　　　自閉症　321
　　　精密医療（プレシジョン・メディスン）　329
　　　医療費は誰が払うのか　334
　　　明日への課題　336

参考文献　341
索　引　371

はじめに

　私は、Walter E.Fernald 州立校にいる何百という精神遅滞（1980 年代から 90 年代にかけてはそう記述していました）の成人の患者さんを診る診療医として数年を過ごしました。この学校はマサチューセッツ州の Waltham にある巨大で、100 年以上に及ぶ歴史のある州立校でした。そこにいる人々のほとんどは、私たちが生活をしている空間とは完全に隔絶されていました。ほとんどの人たちは言葉を話すこともできず、重症の行動異常を呈していました。多くの人は 24 時間完全管理下のケアを受けていました。Fernald 校のある施設は重度の精神遅滞と視聴覚障害のある患者のために使われていました。このような患者さんの多くは胎児期に先天性風疹症候群に罹患した患者であり、世間で風疹ワクチンが保健行政の一環として皆に使われるようになる前の時代の最後のグループ（1960 年初頭）に属していました。風疹ウイルスに母体が感染すると母体内の胎児には重大な合併症が起こるのです。また一方で異なる施設には、60 を超えるダウン症候群や未治療のフェニルケトン尿症、脆弱 X症候群の患者さんが散見され、また Rubenstein-Taybi 症候群や Cornelia de Lange 症候群など、聞きなれない病名の希少遺伝性疾患も含まれていました。しかし、重要なことは患者さんの 4 分の 3 以上は疾患の原因すらわからない、いわゆる*未診断疾患*に罹っていたことです。

　スタッフの懸命な努力にも関わらず、この学校での生活状態は悲惨なものでした。施設に収容されていた患者さんを診察する選択科目をとった折のことです。ある暑い夏の日にプラスチック製の尿まみれの家具だけがおいてある大きな部屋で、自分に閉じこもり、言葉にならないようなうめき声を発していた女性の患者が一人でいる有様を見て、25 年も前のことではあるものの、その時感じた「絶望」の意味は今でも鮮明に思い出すことができます。私が近づくと彼女はすぐに背を向けました。自分がこの医学プログラムの責任者であるにも関わらず、彼女の人生をよりよくすることなど到底できないと思いました。その後私は何週間も「治療が提供できない虚しさ」に苛まれたことを覚えています。あの夏が私の旅の始

xiv　　はじめに

まりでした。それはいろいろな経緯の中で、私がこの本を著す契機となった夏で
もありました。

　希少遺伝性疾患、私たちがしばしば「オーファン」と呼んでいる一群の疾患は、
実はすべての患者さんの数を足すと決してまれではない疾患です。米国では毎年
400万人の赤ちゃんが生まれます。そのうち3%にあたる12万人はたった1つ
の遺伝子に変異が入ることによって直接・間接に起こる何らかの疾患と診断され
ます。このような新生児の病気の診断は出生後最初の2〜3日で実施されます。
米国では実質すべての赤ちゃんが（州にもよりますが）新生児マススクリーニン
グを受け、それによって25〜50程度の重症の単一遺伝子疾患の鑑別がなされ
ます。このようなスクリーニングによっておおよそ5000人の新生児の確定診断
がなされ、同時に治療に入ります。しかしその内訳は1000種類以上のよく知ら
れた疾患はあるものの、それ以外のほとんどは医学的記載のない未知の疾患が包
含されています。したがってほとんどの疾患には鑑別をするためのスクリーニン
グの手立てがない状態なのです。多くの遺伝性疾患は例えば筋ジストロフィーの
ように小児中期に症状が現れます。一方ではフリードライヒ運動失調症やある種
の網膜色素変性症のように小児後期に症状が現れ、Huntington病のように大人
になってから発症するものもあります。何千人もの超希少疾患に罹患した子ども
のご両親の多くは、フラストレーションと高い医療費に苛まれながらいくつもの
医療機関をさまよい歩き、数年かけて初めて正しい診断にたどり着くことすらあ
ります。その中には数十年経っても診断のつかない人たちもいるのです。

　希少遺伝性疾患はほとんどすべての家系の中のどこかに見つかるものです。も
しあなたの遠い親戚の家族歴まで追っていって、遺伝的要因で障害をもつ子ども
がひとりもいないとすると、あなたはきわめてむしろ例外的な少数派ということ
がいえます。おおよそ半分の妊娠は通常は染色体異常や遺伝子の異常によって妊
娠早期に終わってしまいます。1000人に1人の割合で子どもの誕生時には二分
脊椎と診断されることがあり、300人に1人の割合で心臓の異常が、100人に1
人の割合で自閉スペクトラム症と診断されます。おおよそ3%の子どもには顕著
な知的障がいが発生します。米国では何千人というフェニルケトン尿症、筋ジス
トロフィー、嚢胞性線維症、β-サラセミア、鎌状赤血球貧血、血友病、マル
ファン症候群、ハンチントン病、等々に罹患した患者さんに加え、新しく記載され
るようになった遺伝性疾患のリストが尽きることなく増えていきます。100年前
は小児病院の病棟には肺炎、感染症の患者があふれていましたが、今日では入院
患者の集団の中の一定のパーセントの患者は、いずれかの遺伝性疾患が最初の診
断名としてついてくるようになりました。

　この本は希少遺伝性疾患の子どもたちを救うための戦いの歴史の中の重要な出
来事を詳細に記しています。これらの足跡のより技術的側面についても簡単に触
れるにとどめ、むしろそこに関わる人々の要素を交えて人間的な物語を述べてい

きます。各章は鎖のように繋がっており、どの章も終始一貫して、謎に満ちた、その多くは治療できない遺伝病にかかって産まれてきた子どもたちを救うために英雄的な努力をしてきた患者さん自身とその家族、医師、そして研究者の物語です。私は「ヒーロー」という言葉を軽い意味ではなく、文字どおりの意味で、本の随所にわたって使っています。物語の多くは痛みの物語ですが、いくつかは幸福な結末の物語もあります。将来はより多くの幸福な結末が生まれるものと私は喜びをもっていうことができます。読者がこの本を読んで私と同じ楽観的な展望をもつきっかけとなることが私の願いです。

　一方で、私は希望というメッセージを届けるためにこの本を著しました。遺伝性疾患の子どもたちを救うための努力の歴史を紐解くと、科学者や看護をする人々がかつては自分たちの治療の力が及ばないように見えたことがいつかは克服できるようになることが、反駁しようのない証拠として理解できます。ときには治療法の答えがいたって単純であることすらあります。第 1 章で触れますが、フェニルケトン尿症の子どもを治療するためのフェニルアラニン含量を極力減らした特別食によって、重度の知的障がいであった状態から、何とかやっていける、たとえ慢性であっても通常の生活ができるようになるほどに変わるのです。実際今日でも、普段私たちが何事もなく摂取している食事成分を厳格に制限することは、いくつかの遺伝病の根本的な治療法になっています。

　第 3 章では血液について触れます。第二次世界大戦までは、生存に必要な酸素を十分に輸送するために働く赤血球のヘモグロビンを十分に作れず重症の貧血で子どものうちに命を落とすβ‐サラセミアをもって産まれる多数の子どもがいました。しかし 1950 年代になって血液銀行が登場し、輸血医療が始まると、(このようなケアを受けることができる子どもたちにとっては) 病気の様相は致死性疾患から、慢性の何とかやっていける疾患へと変貌していきました。そう遠からぬ昔、古典的な血友病の患者さんである血液凝固第Ⅷ因子を十分に作れない子どもはまれに成人になるまで生存することができるようにもなったのです。冷凍沈降技術によって第Ⅷ因子を高濃度に含む精製製剤が 1960 年代に出現することによって血友病の治療は革命的に変わったのです。

　40 年前に、数人の恐れを知らない医師はある単一遺伝子疾患を治療しようとして骨髄移植のために自分の骨髄を提供し始めました。この英雄的な治療法は単一遺伝子疾患のある種のものには成功しましたが、失敗も多くありました。1980 年代になり米国国立衛生研究所 (NIH) の数名の研究者は生化学の基礎研究の境界を大きく広げ、「酵素補充療法 enzyme replacement therapy: ERT」を開発しました。いくつかの非常に重要な酵素を精製し工業化することによって、難病治療の新しい時代が開拓され、いわゆるバイオテック企業が隆盛しはじめました。Genzyme という企業の CEO である Henri Termeer の確かな手腕の下で、いくつかの酵素補充療法が開発され、リソソーム病に苦しむ多くの子どもや成人

が救われました。この本の後半で触れますが、今日ではバイオテック企業が芽生えることによって多くの新しい技術革新の集合体が誕生し、遺伝子治療、エクソンスキッピング、ゲノム編集、あるいは構造タンパク質の供給など、希少遺伝性疾患の課題解決に向けた挑戦に挑む体制が整いつつあるのです。

　創薬の実現に向けて必要な、研究、臨床、規制科学などそれぞれの挑戦がうまくかみ合って前進することには大きな困難を伴います。しかし年々これらの個別のセクターの人々はその夢が実現するように挑戦しています。今日、新しい薬を作るためにこれらのセクターの人々が1つのグループを作り目的を共有するようになったのです。希少遺伝性疾患の子どもをもつ親たちはバイオテック業界への影響力のあるセクターとして活躍するようになりました。病気に屈服することを拒んだ親たちが立ち上げた財団は、どのようなしくみで臨床研究のエンドポイントを設定するか、どのように政府や民間から研究費を集めるか、どのように規制科学当局に対して働きかけ、治験の監督のやり方について議会に対して積極的にロビー活動を展開するか、さらには議会に対して疾患克服のための研究費を投入するよう陳情したりするなど、実に様々な活動を展開しています。難病の子どもをもつ親や家族の人たちに身近に接したことのある人であればだれでもわかることですが、毎日毎日数えきれないほどの母親たちが山を動かそうと決意して行動しているのです。

　私が医学部の学生のときには、嚢胞性線維症の子どもの平均的な寿命は12歳程度でした。現在ではそれが50歳程度まで生存できるようになっています。10年前ですら、ほとんどの専門家はこの病気の本態に挑むことすら方法がありませんでした。しかし2012年、20年間の研究成果の結果、ボストンのバイオテック企業であるVertexが、特殊な異常を有する患者さんについて部分的に有効な低分子薬の認可を獲得したのです。この成功はその他の分類に属する嚢胞性線維症の責任分子の解明と、同じような医薬の開発に道を開いたのです。そのうえ、単にこの疾患の克服に留まらず、この成功はその他の疾患に対する創薬開発の戦略に普遍性のある新しいパラダイムを創出したのです。Vertexの勝利には、大きなビジョンと莫大なリソースの活用、さらには信じられないような不屈の精神が必要でした。この勝利は嚢胞性線維症財団（第11章 嚢胞性線維症）が多額の何千万ドルにおよぶ資金を注入して得られたのです。不幸なことにほとんどの場合、新薬の承認への道はきわめて険しいものです。しかしながら、新しい技術革新、とくに遺伝子治療やゲノム編集技術などの革新的技術のおかげで、私たちとこれらの新しい企業と支える人々との経験が成長するに従い、創薬開発への道は目に見えて短くなっていき、大きな希望をもたらしました。この点については後半の2つの章で触れたいと思います。

　診断学的技術の絶え間ない向上が与えた大きな影響なくしては、希少遺伝性疾患の治療の物語を語ることができません。この点は第4章で触れたいと思いま

す。数十年の間、私たち医師が遺伝性疾患のリスクを診断する能力は、疾患に罹った患者を治療する能力をはるかに上回っていました。1970年初頭以来、妊婦は胎児が染色体異常をもっているかどうかを検査する選択枝をもつようになりました。さらにこの頃から、ある集団の人々は、自分たちの遺伝子に、鎌状赤血球貧血やテイ–サックス病、β-サラセミアなどの重症の遺伝性疾患の保因者と結婚した後、病児を出産する可能性があるかどうかを検査する選択肢をもつようになりました。いくつかの疾患では、流産やハイリスクの結婚を避けることは重要な選択肢となったのです。今日に至り、私たちは個人に対して凄まじくも大量の遺伝リスク情報を届けて出産計画の制御すら可能にする瀬戸際まできているといえます。当面はほとんどの遺伝子に対しては、私たちはまた多くの学ばなければならないことがあり、大規模なDNA検査やゲノム解析はしばらくの間、検査の結果を個々の患者と家族のために、どのように説明や解釈をしたらよいのか多くの難問を突き付けることになると思います。

後半のある章では、隆盛しつつある技術革新について触れます。これらの技術は親御さんたちが子どもを病から解放する夢を実現させるものです。ヒト生物学への知見の飽くなき深化は遺伝性疾患の治療の限界を解き放ちつつあるのです。

最後の章においては、私たちは皆オーファンであるという事実に直面します。私たちはひとりひとりが多数の遺伝子変異をそれぞれの遺伝子（それらは環境の影響力とも相互作用します）にもっています。このような状況は私たちひとりひとりがどのように年老いて、いつ死んでいくのか、私たちの健康全般に影響します。私たちはそういう情報と向き合いたいでしょうか？ 最終章では、少数の患者しかいない疾患の治療法の開発に莫大な資金を投じる結果、新しい治療薬が凄まじく高価になってしまうという難しい現実に私は向きあわざるを得ません。医療の個別化が進めば進むほど（とくにがんの治療薬では急速に問題化していますが）社会は薬価にどのような制約を設けるかを決定しなければならなくなります。しかしもしそのような制約を設ければ、ある領域の創薬は停止してしまうかもしれません。実際、さらに重要なことは希少疾患の（しかし何千人もいる）子どもの命を救うための創薬をどのように振興していったらよいのかを導き出すことのように思います。

この本のタイトルである「オーファン」という言葉は、我々に2つのことを突き付けていると思います。第一は、世界にはたった数名しか患者がいないような遺伝性疾患には数えきれない種類があり、私たちは医学生物学研究のあらゆる手段を利用してこれらの患者さんに治療法を提供しなければならないということです。第二に、これは私たち皆が理解していることですが、子どもたちはかけがえのない存在であり、私たちはこの子たちに生命を司る遺伝子の悪いくじを渡してはならず、子どもたちとその家族を絶望と孤独の淵に置き去りにしてはならないという決意です。

xviii   はじめに

　私の医師としての経験を振り返ると、1980年代に、何百人という重度の障がい者がいた州立施設の病棟で私自身疲れ果てていた頃から、最先端の科学によって革新的な治療法を開発しようと新しいバイオテック企業の立ち上げを援助していた最近7年間までを振り返るとき、私はある意味で恵まれていたと感じます。その主な理由の一つは実に多くの人に接し心を打たれ続けてきたからです。この本でそれらの物語を話したいと思います。それらの物語はあなたの心に触れるものとなるでしょう。

第1章

食事（栄養）

1980年代後半、私はマサチューセッツ州WalthamにあるFernald州立校に住んでいる800名の成人のプライマリケアのプログラムの責任を担う医師として働いていました。精神遅滞（と当時は呼ばれていた）の患者さんは非常に田園風な施設でケアを受けるべきと考えられていた19世紀の終わり頃に建設されたこのFernald校は、赤レンガ造りの建物に樫の木の林に囲まれた美しいキャンパスをもち、ケンブリッジやボストンの現代的で輝くような病院では忘れ去られたような、古き良き医学の時代を思い起こさせるたたずまいでした。

私の患者の中に30代初めの2人の姉妹がいました。Carolは1958年に、Nancyは1960年に産まれました。2人は共に背が高くスラっとしていて生まれながらの金髪で明るく青い瞳が魅力的な女性でした。遠目に見ると2人は双子ではないかと思えました。しかしこの姉妹は共に知的障がいがあり、知能指数は50に満たなかったのです。2人とも話すことができないだけでなく、毎日の生活の世話を自分でできない状態であり、私も含めて他人が近くにいると不安に怯えていました。ただ例外は毎週日曜日の午後に来る両親と衣食の世話をするために低賃金で雇われているハイチ出身のケアスタッフに対しては不安に怯えることはありませんでした。CarolとNancyは米国においてフェニルケトン尿症（Phenylketonuria: PKU）と呼ばれる希少な単一遺伝子疾患に産まれながらに罹患し、その病苦を一身に背負ってきた最後の数名にあたる患者だったのです。

米国では1962年に端を発して新生児すべてに対してフェニルケトン尿症のスクリーニング検査を行うことになりました。それは少数の研究者グループが、アミノ酸のひとつであるフェニルアラニンをほとんど含まない特別な低タンパク食に、フェニルケトン尿症と診断された新生児の食事を置き換えることによって、知的障がいを回避、もしくは軽減できることが判明したからです。このような先例のない治療法によって、数年以内にはフェニルケトン尿症は幼児の重症の発達障害の鑑別診断リストから外れることになりました。私はBoston小児病院

2 第 1 章

のフェニルケトン尿症の専門クリニックに従事していたレジデントを受け入れた
ときのことを思い出します。フェニルケトン尿症の小児患者は脳障害を回避する
ために食事摂取をきちんと守っているときですら、血液検査で注意深くフェニル
アラニン値をモニターしていく必要がありましたが、レジデントたちは Carol と
Nancy に会うことで、もしフェニルケトン尿症患者の治療をしっかりやらない
とどういう悲惨なことになるのかを充分に把握することができました。フェニル
ケトン尿症の克服への道のりは、幾百の希少で謎に満ちた遺伝性疾患を治療でき
るようにしてきた私たちの努力の中でも最も偉大な進歩の一つといえます。その
フェニルケトン尿症を克服していく過程に触れる前に、先天代謝異常についてま
ず簡潔に説明したいと思います。

　おそらく世界で最もよく見られる遺伝性疾患は赤血球の異常症、グルコース 6-
リン酸脱水素酵素欠損症（G6PD deficiency）という正式名がつくはるか昔から
favism として知られている病気です。Favism という名前はラテン語で「そらま
め」を意味する言葉からきています。古代から南ヨーロッパ、中東、アフリカの
一部などで栽培されていました。医学の歴史家たちは偉大な臨床医でもあったピ
タゴラスの「そらまめを食べてはいけない」という忠告は、ある者が実際に病気
になったのを観察してそのような仮説が得られたのだと長い間考えていました。
実際、重症例では、そらまめの摂食後に突然大規模な赤血球の破壊が体内で起こ
ります。このような例では腹痛、眼球結膜や皮膚の黄染（黄疸）、全身の虚弱が
起こります。通常ではもし豆の摂食をやめれば、時間とともに赤血球の造血によっ
て回復することができます。しかしこの疾患の病像は多彩であり、死に至ること
もあるのです。どうしてこの疾患は男性だけに起こるのでしょうか? 今日では
この疾患は性染色体の一つである X 染色体の異常が原因で起こることが知られ
ています。他の X 染色体関連疾患と同様に、男性のもう一方の性染色体は Y 染
色体であり、異常が起こらないようにする第二の正常な X 染色体をもたないため、
ほとんどの患者が男性になるのだと理解されています。女性ではこの第 2 の X
染色体があるので表現型（すなわち症状）が出てこないということです。

　古代の人々はそらまめを食べたために起こる重症な症状が出るリスクを大勢の
人たちがもっていると考えて、そらまめの摂食を回避することを学んだのだと思
われます。世界の数多くの地域で、おおよそ 10 人に 1 人は G6PD という酵素を
コードする遺伝子に変異が見つかっています。そして環境的な引き金（そらまめ
の摂食）が引かれればただちに、大量の赤血球の破壊が体内で起こるわけです。

　どうしてそのような重症の疾患を呈するような遺伝子の異常が人類の中で広
まったのでしょうか? 皆さんが想像するように、その答えは、この遺伝子の異
常が人類の生存に一方で役に立っているということです。1 世紀以上前には、
favism は熱帯病だと信じられていました。それは患者がマラリア熱の蔓延地
域に多いからでした。1960 年代終わりから 1970 年代にかけて研究者たちは、

G6PD 遺伝子に異常がある患者はマラリア原虫の感染が起こりにくいことを突き止めました。

　G6PD 欠損症の分子メカニズムの理解の歴史はマラリアと人類の長い闘いと密接な関連があるともいえるでしょう。1920 年代終り頃から、マラリア研究者たちはパマキンと呼ばれる抗マラリア薬を、罪人の「ボランティア」に飲ませると、数日後にはどす黒い尿が出て、黄疸が現れ血液のヘマトクリット値（赤血球の血液内での体積比）が急激に低下する症例があることに気づいていました。その後数十年で臨床医たちはこの薬に対する感受性には家族性があること、そしてすべての人たちに等しく起こるのではなく、あるグループにのみ起き、他のグループでは起きないことにも気がついたのです。1948 年頃、パマキンの類似薬であるプリマキンという薬が開発され、この薬に感受性のある人々は、そらまめの摂食によって毒性が出ることが明らかになりました。それ以降、研究者は食事や薬によって起こる赤血球への毒性は、グルタチオンと呼ばれる抗酸化作用をもつ代謝物が果たすべき役割が欠損することにより起こっているということに気がつきました。この物質は赤血球の細胞膜の安定性を維持するためにきわめて重要な物質なのですが、G6PD が欠損すると、使用済みの酸化型グルタチオンを還元して解毒物質としてリサイクルするために必要なニコチンアミドアデニンジヌクレオチド（NADPH）という物質が作られなくなるためにこのようなことが起こるのです。1958 年に Paul Marks 医師をリーダーとする NIH の研究チームはこの疾患の生化学的なメカニズムを初めて正確に記載し、後に彼はニューヨークにある Sloan Kettering 記念がん研究センターの所長として長く務めることになりました。

　1865 年、モラビアの修道士で独学者であった Gregor Mendel（メンデル）は彼のえんどう豆の研究結果に基づき、えんどう豆の中にはまったく謎の、しかし個別の粒子が存在し、その粒子は世代を超えて遺伝し、種の生存に必須の要素をプログラムしているに違いないと推論しました。しかし彼の業績はしっかりした雑誌に出版されなかったため、衆目を集めませんでした。この事実の認定には、後年ヨーロッパの 3 人の研究者が独立に、いわゆるメンデルの遺伝の法則として再発見される 1900 年まで、実に 35 年もかかったのです。この法則は、1 つの遺伝子に異常があったときそれが優性遺伝した場合、あるいは劣性遺伝した場合にどのように次世代に引き継がれていくかを説明するものであり、この法則のような一つの知的な基盤が、遺伝性疾患全体の解明を組織的に行うことができるようになった例といえます。しかしながらその「基盤」はまだ最も脆弱な基盤の一つに過ぎず、希少遺伝性疾患に対する初めて臨床的に意味のある治療法が確立されるまでは、何十年もの時間がただ経過していったのです。今日でさえ、10 年以上かかったヒトゲノムの解明を成し遂げた Human Genome Project の偉大な成功は、遺伝性疾患の分子論的メカニズムの理解に大きく貢献しましたが、そ

4 第 1 章

れでも実際に臨床で使えるような遺伝性疾患の治療法の開発への長い道のりはま
だ始まったばかりといえるのです。

黒いおむつ：Archibald Garrodと先天性代謝異常症

　「ヒト遺伝生化学の父」という称号は Archibald Garrod をおいて他にはいな
いでしょう。彼は内科学教授を父にもち、Oxford 大学では首席を勝ち取り、早
くも頭角を現しました。ロンドンの St. Bartholomew 病院で医学博士を 1886 年
に取得したあと、彼の指導者たちは将来の医学の教授候補にしようと早めに彼を
Oxford 大学から外に出したのですが、その頃彼の先輩には若い有能な医師が多
くいたため、1892 年には St. Bartholomew 病院から Great Ormond Street にあ
る小児病院 Hospital for Sick Children に異動しました。1898 年から 1902 年の
間、彼はその明敏な観察力を駆使して病気の子どもたちを観察することによって、
それらの病気が「先天性代謝異常」であるという理論を導き出しました。「先天
性代謝異常」という言葉が使われたのはこれが最初で、現在に至るまで使われて
います。

　Garrod の貢献がいかに素晴らしかったかを認識するには、1890 年頃に病気
の概念がどのようなものであったかを把握する必要があります。当時の医師たち
はパスツール、コッホやその他の先駆者たちの「細菌学説」に心を奪われていた
ので、アルコール依存症や外傷を除いてほとんどの病気は目に見えない外因性の
物質やそれらのバランスの崩れによって起こるものと信じられていました。この
ような考え方は、古代ギリシャの頃の健康か病気かはいろいろな気体のバランス
によって決まるというのとあまり変わりはありませんでした。換言すれば細胞の
中の特別な化学物質がないことが病気を発生させることになるなどという考え方
は信じようがなかったのです。当時、有機化学は染色工業の領域の話であって、
生化学的な理解はほとんどが発酵の研究に端を発したものばかりだったのです。

　Garrod の名前は、アルカプトン尿症という単一遺伝子疾患のメカニズムの解
明者として永遠に刻まれることになるでしょう。もし誰かがこの病気を知ってい
るのであれば、その診断はいとも簡単で、患児のお母さんは「インクのようにお
むつが真っ黒に染まるのはなぜ？」と医者のところに訴えてくるからです。こ
のような患児は、子どものうちは比較的健康に経過しますが、大人になってくる
としばしば謎の背部痛を訴えたり、重度の不自由をもたらす関節炎を訴えるよう
になるのです。1890 年頃大学病院の医師数名はこういった症状はある種の腸内
*細菌*がアミノ酸であるチロシンの代謝を阻害してホモゲンチジン酸という尿を黒
くする代謝物を合成するために起こるのだろうと推測していました。Garrod は
研究の初期、1929 年にビタミンの発見に対してノーベル賞を受賞した Fredelick
Hopkins とともに多くの有機化合物の腎排泄を研究していましたが、彼にとっ

ては、疑わしい仮説にしか思えませんでした。

　ある日、アルカプトン尿症の子どもを診察しているとき、Garrod はこの病気はチロシンを正常に代謝するための未知の化学物質の異常の結果起きているのではないかと閃きました。幸運なことにそのときその子どもの母親は妊娠していました。その赤ちゃんが生まれたときに Garrod は看護師におむつを一つ一つ調べるように伝えました。それから 57 時間後に看護師は Garrod に最初の黒いおむつをもってきました。それまでの病院の看護記録と照合させた結果、Garrod はアルカプトン尿症について 2 つの事実：（1）この病気はしばしば兄弟姉妹間で発症するが、*絶対*に親には発症しないこと、（2）病気はしばしば（第一の）いとこ同士の結婚で起こること、を見出し、これらは新しく発見された遺伝の法則に合致するものでした。こうして彼はアルカプトン尿症は両親がもつ同一疾患遺伝子変異の劣性遺伝によって起こると推論した初めての臨床医となったのです。

　この発見の後、Garrod はとりつかれたように人の尿を調べるようになりました。その後数年のうちに、シスチン尿症、白皮症、五炭糖尿症など 3 つ以上の劣性遺伝の希少疾患を発見しました。これらの病態は健常人であれば正規の経路で代謝分解されるはずのものが、体内の化学的しくみの異常によって別のものに代謝されてしまうために起こると理解できるようになったのです。これら 3 種類の疾患のうち 2 種類（シスチン尿症、五炭糖尿症）の患者は尿の中に異常な量の代謝物を排泄します。古典的なシスチン尿症の患者ではいくつかのアミノ酸を輸送するタンパク質に異常があるのですが、とくに大量のシスチンは腎結石を作るリスクが高いためにこのように命名されたのです。また五炭糖尿症は L‒キシルロースという糖を代謝する酵素に異常があるため、これをアルコールに代謝できず糖がそのまま尿に排泄されてしまう疾患です。この病気は通常まったくの偶然で見つかります。

　Garrod は名誉ある St.Bartholomew 病院の職を、彼が遺伝生化学に関する 2 つの論文を発表してわずか 1 年で得ることになりました。この瞬間から彼はスターの座にのし上がります。7 年後には英国王立医学協会のフェローになり、1908 年にはかの有名な Croonian Lectures to the Royal College of Medicine の講演の栄誉に浴し、「先天性代謝疾患」という題で講演をしたのです。彼の先天性代謝疾患研究のキャリアは彼に多くの未診断疾患の診断への長い旅をもたらしましたが、彼はいつも学生に「ふつうではないことへの愛着と医学の現場においてまれなことに対する愛情をもちなさい。なぜならそれが多くの発見に繋がることがよくあるから」といいました。Garrod の講義は *Lancet* 誌に最初に掲載され、ほどなく同じ題名の本も出されて、疾患の原因を考えるうえでの大きなパラダイムシフトになりました。今日では彼の本の第一版は私自身も含む医学書の収集家にとって引っ張りだこの書物となり、この章を私が書いている頃にボストンの古書店に行って見たのですが、とてもきれいに保存されていたその本に惹か

れたものの 2250 ドルと聞いて買うのを諦めました。

　次の二、三十年の間、多くの基礎研究者、とくに米国の Beadle と Tatum（酵素エラーのマッピングでノーベル賞を受賞）は Garrod が講演で触れた考え方を追求し、「一遺伝子一酵素説」を提唱しました。彼らはハエ、とうもろこし、酵母を用いて、細胞にある酵素の一つ一つはそれぞれ単一の遺伝子の産物であることを証明しました。しかし先天性代謝異常症の治療で真に初めての大きな貢献をしたのは、胸の張り裂けるような、しかし献身的な看病をしてきた母親たちと、若く研究心に燃えたひとりの医師だったのです。

フェニルケトン尿症（Phenylketonuria: PKU）

　1930 年代初頭のノルウェーで、Borgny Egeland は自分の子どもたちが言葉をしゃべれず、歩くこともできず、今に至っては知恵遅れになってしまったのか、どうすることもできない状態にありました。彼女は子どもを数多くの医者に連れて行き診てもらいましたが、どの医者もいうことは同じでした。「お 2 人のお子さんは最初は健康そうに見えたのでしょうが、1 歳の誕生日までに知的発達のための越えなければならない道標をうまく越えられずにこのようになっているのです。加えて 2 人はいつもかび臭いにおいを尿や身体から放っています。2 人ともご両親にくらべて色白で、けいれん発作を起こします。」1 人目の診察医から 3 人目までの医師はこのように明白な特徴があるにもかかわらずその理由を解明しようという興味すら示しませんでした。しかし 4 人目の医師、Asbjørn Følling（フェーリング）は違いました。

　偶然にも医学の道に進む前にフェーリングは化学の領域の修練を積み栄養学の教授をした経験もありました。Borgny Egeland の子どもたちの尿の糖やタンパク質の量の異常がないかどうか、検査という検査をしましたが結果は正常と出ました。しかし彼はその後塩化第二鉄という、ケトン体があると呈色する試薬を使って尿検査を行ってみたのです。すると驚いたことに子どもたちの尿は暗緑色に変色したのです。この所見は子どもたちの病気がタンパク質の異常ではないかというヒントになりました。フェーリングは自分の職業人としてのすべての人生を懸けた質問を突きつけられたのだと思いました。一体どんな異常な物質が関与し、どのようにその物質が子どもたちの重い障害と関係するのでしょうか？

　何人かの化学者の助けは借りたものの、フェーリングはほとんどひとりで子どもたちの尿の中に大量のフェニルピルビン酸（ケトン体の一種）が含まれていることを突き止めました。この検査法の再現性を確認したのち、フェーリングは他の知的障がいを示している子どもたちの尿を検査でスクリーニングしました。すると 430 名のうち 8 名の子どもたちから大量のフェニルピルビン酸が検出されたのです。さらに彼は患児の家族の尿も調べて、（ちょうど Garrod がアルカプ

トン尿症で調べたように）この病気は劣性遺伝によって謎の症状が出るようにな
ることを突き止め、最初のオーファン病の一つとなったのです。Garrod の研究
以来30年の間に急速に進んできた生化学の最新の知見を基に、フェーリングは
患児の細胞はフェニルアラニンをチロシンに変換する化学反応がうまくできない
のだと推論したのです。事実、チロシンはそこから下流で生成されるメラニン色
素を作るために必要であり、患児の皮膚や毛髪や瞳の特徴がそのまま説明できる
のです。

　フェーリングは次に尿の中の異常化学物質の量を定量する方法を追求しまし
た。そうすれば多数のフェニルケトン尿症患者の中で個人間の重症度の違いを
チェックできるようになると考えたからです。彼は自分の大学にいる細菌学者
に依頼して、目的に適合する細菌種がいないかどうかを調べました。すると
Proteus vulgalis という菌がフェニルアラニンを分解することができないことが
判明しました。このアミノ酸はまさに彼がこの新しい病気で上昇していると考え
たアミノ酸であり、それがこの微生物の増殖を阻害するアミノ酸でもあったので
す。そこで「微生物発育阻害試験」ともいうべき方法、すなわち微生物の増殖が
抑制されていたらそれだけサンプル中のフェニルアラニンが高いという判定ので
きる半定量法を使って、彼はこの病気の初めてのスクリーニング検査を開発した
のです。*Proteus vulgalis* は健常な子どもの血液の中では増殖しますが、患児の
血液：Borgny Egeland の子どもたちの血液では増殖しなかったのです。

　1930年代には、現在フェニルケトン尿症として知られるこの病気の治療法は
まだありませんでした。しかしこの検査のおかげで、もし1人の子が検査で陽
性と出るとそれ以後の出産で得る4人のうち1人の確率で同じことが起こると
警告することが可能になりました。しかしフェーリングの偉大な発見は同時に治
療法への道も示唆することになりました。もしフェニルアラニンやその下流の代
謝物の血中濃度が高くなり血液・脳関門を超え神経細胞を障害することによって
知的障がいが起こると考えると、生まれた直後から食事中のフェニルアラニンを
しっかりと制限すれば知的障がいを軽減できるかもしれないと思われたからで
す。不幸なことに世界情勢の激変とそれに伴う第二次世界大戦の勃発によってほ
とんどの生化学研究はそれが戦争に役に立つものでない限り停止してしまいまし
た。もちろん難病の診断と治療の研究も同様でした。

　戦後まもなく、Horst Bickel という、その一生を希少先天性代謝異常の治療法
の開発に捧げた世界で初めてのドイツの小児科医が、フェニルケトン尿症を治
療するための第2の大きな飛躍を成し遂げました。1949年から1955年にかけ
て、Bickel は英国 Birmingham の小児病院で働いていました。そこで彼は世界
初の小児代謝異常症ユニット（現在でいう遺伝外来）を設立、指揮しました。そ
の時代は、小児科の医師はもっぱら見かけは正常に近いが発達障害のある子ども
を診察しており、彼らはフェニルケトン尿症の鑑別診断のためにフェーリング検

査をルーチンに実施していました。当時はフェニルケトン尿症は通常2歳くらいにならないと診断ができなかったので、その頃には脳の障害が進んでしまっているため特殊食療法で効果を期待するには遅いタイミングでした。1953年に、Bickelは新たに診断された2歳の女の子を診察する機会がありました。彼はその子の母親に、「もし知的障がいを治すことができないにしても、低フェニルアラニン食を実施すれば、今以上に症状が悪くなることは防げるかもしれませんし、もしかしたら行動異常が収まる可能性もないわけではありません」と伝えました。母親は「もちろんやってみます」と答えました。

　Bickelは素晴らしい生化学者でもありました。Bickelは母親にどんな食事や食材にフェニルアラニンが多く含まれていて子どもに食べさせてはいけないかを教えるだけではなく、飲み物として摂取できるような、フェニルアラニン以外の多種のアミノ酸を含む懸濁液を開発することによって十分な量のタンパク質を合成できるように工夫をしたのです。母親はその栄養療法を忠実に守り、その都度Bickelに子どもに現れる症状の変化を報告しました。9か月のうちに、母親は自分の娘が周囲の世界に興味をもち始め、行動異常なども目に見えて改善したことを確信したのです。

　次はきわめて重要なステップでした。Bickelは母親に娘に与えていた特殊食を中止させ、元に戻すように要請しました。この子にとっては高すぎる、しかしふつうの食事としては正常レベルのフェニルアラニンを含む食事をとり始めると2日も経たぬうちに症状は悪化し始めました。数日後、再度Bickelは特殊食に切り替えると、数日のうちにまた子どもの症状は目に見えて改善したのです。これらの結果からBickelは血液中のフェニルアラニンの値と行動異常の間に相関があることを確信しました。これは一例の患者による「実験的試み」ではありましたが、病態生化学というものはこのように明確なもので、しばしば希少難病では観察されることだったので、Bickelはこの治療法は間違いなく他のフェニルケトン尿症の患者にも適用できるであろうと考えました。この時代、1954年においては、フェニルケトン尿症の新生児スクリーニング検査はありませんでしたし、市販の治療食が開発されたとしても、知的障がいがはっきりする前に使うことはできず、最善の場合でも子どもの行動異常をなんとか軽減することしかできなかったのです。

　それでもなお、1956年の頃までには、専門家はフェニルケトン尿症によってもたらされる悲惨な症状は予防できるだろうと楽観的な見方をするようになりました。そのためには2つのハードルを越える必要がありました。（1）安全で、効果的でかつ市販された低フェニルアラニン食を開発すること、（2）フェニルケトン尿症に罹った新生児を生まれてすぐ低コストで正確に診断できるマススクリーニング検査（悉皆的スクリーニング検査）を創出すること、です。早期に診断することができず、毒性レベルのフェニルアラニンに新生児の脳をさらすこと

食事（栄養）　**9**

になれば、せっかくの食事療法も価値が激減するのです。実際この2つの課題を克服することは容易なことではありませんでした。安全で栄養のある低フェニルアラニン食を開発すること自体は可能だったのですが、栄養学の専門家はそれが人の口に合うものかどうかを心配しましたし、実際に食品会社が年間全米でも400人の新生児しか消費しないと考えられるような製品を作って採算がとれるかどうかという問題もありました。マススクリーニングテストについてもコスト的にも製造販売の困難さも悪夢でした。なぜならフェニルケトン尿症の出現頻度から推察して12000件もの検査をすることで1人のフェニルケトン尿症患者がやっと検出されるという計算になるからです。このようなスクリーニングの費用を公費で負担することをどうやって正当化するのでしょうか？ 社会はそのようなスクリーニングプログラムを受け入れるでしょうか？ 1956年までに研究者たちは、すべての赤ちゃんをスクリーニングするためのツールとして使用されたフェーリングによって開発された尿検査は、妊娠初期の早すぎる時期では、多くの偽陰性と偽陽性の検査結果が出てしまうことが既に明らかでした。（フェーリング検査ははるかに正確ではありましたが、約8週間後ではフェニルピルビン酸のレベルが尿中で高くなり、それまでに脳がすでにひどく害されてしまうのです）。もしこのような検査があまりに早く実用展開されると、益よりもむしろ害が上回る可能性もありました。フェニルケトン尿症の誤診をされた赤ん坊が低フェニルアラニン食を摂取することによってこうむる被害が考えられます。また、正しくフェニルケトン尿症と診断された乳幼児がすぐに特別な低フェニルアラニン食による治療が受けられる確証がなければスクリーニングプログラムを実施する意味はないと考えられます。

　1949年、Louis Woolf という研究者はタンパク質を加水分解することによって低フェニルアラニン含量の試作品サプリメントを開発しました。しかし本当によい製造法は1950年代後半まで開発されませんでした。Mead Johnson というインディアナに本拠地をもち、自分の息子の難病に絶望していた人によって創業された幼児用食品の企業は「ロフェナラック」という世界で初めての幼児用食処方を開発することに同意しました。このロフェナラックが初めて広くフェニルケトン尿症の幼児や子どもの治療食の定番となったのです。この製品は、チーズの主成分の一つであるカゼイン加水分解物を炭のフィルターに通すことによりおおもとの牛乳の成分中のフェニルアラニンはほとんど吸着されてしまうことによって製造されました。この製法は、赤ちゃんの処方や低フェニルアラニン食を作るときの基本調理法となりました。ロフェナラックは基本的に低タンパク質、高カロリー粉末にその他のアミノ酸やビタミン類や電解質を添加したものでした。病気の子どもにロフェナラック食を続けさせると、血液中のフェニルアラニン値が正常近くまで低下することを研究者たちは知りました。このことはもし十分早期から介入すればこの食事療法が脳の正常な発達を助けることを示唆しました。

10　　第 1 章

1958 年のロフェナラックの登場は*治療食製造業の曙*となりました。

　フェニルケトン尿症の治療法開発の歴史に次に現れたヒーローは、Robert Guthrie 医師でした。彼は 1916 年にミズリー州マリオンビルで産まれ、ミネソタで育ち、生涯にわたりミネトンカ湖で船遊びをしながら過ごしました。1942 年、ミネソタ大学で医学博士を取得したあと 1946 年には細菌学の博士号も取得しました。そのあと 12 年間、Guthrie はニューヨーク州バッファローにある Roswell Park がん研究所で働きました。6 人の子どもをもつ献身的な父親である Guthrie の研究者人生を大きく変えたのは彼の 2 人目の子どもが知的障がいをもって生まれたことでした。さらに 1957 年に彼の姪がフェニルケトン尿症と診断されたことがさらに彼の経歴に劇的な変化をもたらしたのです。

　Guthrie は障害をもつ子どもたちの支援に興味をもつ地域のグループで精力的に活動し、Robert Warner 医師というバッファロー小児病院の小児科医と親交を深めるようになりました。Warner は Guthrie に彼がいたがん研究所から小児病院に来るように強く勧め、研究の対象を子どもの希少遺伝性疾患に変えるように求めたのです。自分の姪の病状が悪化の一途をたどり、尿のフェーリングテストにも限界があることを知る中で、Guthrie は、避け難い知的障がいを軽減あるいは回避するためには、生まれてすぐにフェニルケトン尿症をしっかり診断できる検査法を確立することが重要と考え、新たな研究をスタートしたのでした。

　これまで修練をしてきた細菌学に導かれるままに、彼は子どもの高フェニルアラニン状態を検出する方法として、フェニルアラニン濃度が高いところでないと生育しない細菌を用いることができるはずだと推論しました。きわめて短期間に「自動細菌学的阻害試験」として知られるようになった方法を考案しました。単に、*Bacillus subtilis* と呼ばれる細菌の一種をゲル培地にまき β -2- チエニルアラニンと呼ばれる化学物質を添加すると、フェニルアラニンの利用が競合的に阻害されて細菌の成育が抑制されます。しかしもしこの培地内に大量のフェニルアラニンを含む試料が加わると、競争阻害が解除されて細菌が成育できるようになります。臨床検査技師はゲルの中の白っぽいコロニーの痕跡を確認するだけで診断ができるようになったのです。

　Guthrie は、フェニルケトン尿症の患者さんの血液に典型的にみられるようなレベルのフェニルアラニン濃度を検出するシステムを微調整していたときに、問題となるフェニルケトン尿症に関連のある代謝物は血液を乾燥させても安定であることを知っていたので、幅広くスクリーニングするという、時代を変えるようなアイデアを思いついたのです。新生児病棟で看護師は新生児の足の裏を小さな針で穿刺し、一滴の血液を濾紙の上に落として乾燥させてから中央検査室に送ります。中央検査室の技師はその乾燥血液のある部位の濾紙をパンチで切り抜き、培養ゲルの所定の場所に置くと、血液中のフェニルアラニンの高い検体ではそのスポットに微生物コロニーが現れるので、フェニルケトン尿症の患児が特定でき

食事（栄養）　　**11**

るようになったのです。このようなアイデアによって一度に数百人の新生児の検体を迅速に検査して陽性反応した患児を特定できるようになりました。

　1960 年に Guthrie は、ニューヨーク州ニューアーク近郊に住む知的障がいをもつ多くの住民の血液試料を集めて自分の考案した新しい検査法を試してみました。盲検法を使って彼はすべてのフェニルケトン尿症とわかっていた患者を同定すると同時に、新たに 4 名の未診断のフェニルケトン尿症患者を特定したのです！ 医学の専門家や州の公衆衛生の当局者たちは、Guthrie の研究成果以上の証拠を出すように要求しましたが、彼はただちに研究費を得て、フェニルケトン尿症患者をスクリーニングするための大きなパイロット試験をすることになりました。1 年もたたないうちに、29 州にまたがる多数の病院が 40 万以上の検体を新生児から集め、彼の方法によって乾燥試料が集積されて、彼が立ち上げた検査室がその巨大な試料の流れを処理していきました。従来法であったフェーリングの尿試験との比較検討をするために、Guthrie は各病院にひとりひとりの患児の母親に尿を集める検査キットを渡すように依頼し、子どもが生後 3 週になったら尿を取って送り返すように頼みました。「heel stick（かかとの穿刺で採血）」した 40 万人の赤ちゃんの中から 275 人に陽性所見が出ました。それらの子どもに再検査をして 37 人がフェニルケトン尿症であると診断されました。一方、残りの陽性者については原因は不明ですが、一過性のフェニルアラニン高値を示しただけのようでした。さらに重要なことはフェニルケトン尿症と確定診断のついた 37 名のうち 4 名は尿を用いたフェーリング検査では陽性所見が出ないことも判明したのです。つまり、フェーリング検査は多くの偽陰性所見のために患児を見落としていたことになり、Guthrie の血液による検査はより優れた方法であることが明らかになったのです。

　その後、最初に参加した多くの病院はスクリーニングを以降も続けました。米国知的障がい児協会（NARC）のリーダーたちはすぐにこのスクリーニングプログラムを国が支援して資金を出すようにとロビー活動を開始し、1964 年には連邦小児局 (FCB) は世界中でこのスクリーニングを行うようにと勧告をしました。いまだかつてないような一連の出来事が、疲れを知らない新生児マススクリーニングの王者となった Guthrie の講演によって触発された議会の主導で動き始め、検査の義務化が法律によって定められることになったのです。1968 年までに、事実上米国のすべての新生児が、さらには英国を始めとして多くのヨーロッパの国々でもフェニルケトン尿症の検査を受けるようになりました。検査の正確性を期すために、一度検査で陽性が出れば必ず再検査がなされました。もし血液中のフェニルアラニンが高値であることが確定すると、すぐに新生児は特殊食治療が開始されるようになりました。さらに新しく設立された専門のクリニックでは、患児の母親がどうして母乳を飲ませてはいけないのか、どうしてフェニルアラニンの少ない特殊食を摂らせないといけないか、赤ん坊の摂る食事の内容をどうし

12　第 1 章

て厳格にコントロールしなければならないのか、を教育するようになりました。もし母親たちが食事の制限と特殊食治療をしっかりやれば、たとえ赤ちゃんに 2 つの小さな遺伝子変異があって病気になる宿命を負っていても、重症な知的発達の遅れにならない確率が確実に高くなることになったのです。

　Asbjørn Følling がノルウェーで Borgny Egeland の女児に起きた知的障がいの原因を理解しようと努力をし始めたころ、中国の南京でもうひとりの母親が同じ悲しみに直面していました。1917 年、Pearl Comfort Sydenstricker という米国の宣教師の娘は中国で育ち、米国で大学に進学したのち、中国に戻り農業経済学者であった John Lossing Buck と結婚しました。1921 年、結婚して Pearl S. Buck となった彼女はふつうの女児を出産し、Carol と名づけました。その数か月後、家族は南京に移住し、南京大学で英語文学を教える教師をしていました。他の多くの母親と同じように彼女は娘をもってこの上ない幸福に満ちていました。後に彼女は、「周囲は女児のふつうではない美しさと青い目をもつ知性的な顔立ちを噂していました」と述懐しています。

　しかし数か月が過ぎ、Carol が発達障害を呈してくると、Pearl はだんだん恐ろしく思うようになってきました。1925 年に彼女は小児精神科医に依頼し、大学にきて Carol を診察してもらうことにしたのです。その医師が、Carol が重い病であることを告げたとき、Pearl はすでに父親が Carol に対して疎遠になっていたこともあって、米国に Carol を連れて戻ることを決意しました。何人もの専門家の診察を受けても診断がつかず、最後にミネソタ州 Rochester にある Mayo Clinic を訪れたことで彼女の恐怖は極限に至りました。医師団は「Carol の知的障がいは永久に戻らないと考えられ、遅かれ早かれ最良の転機は Carol を専門の施設に収容し重度の精神障がい者としてケアを受けることしかありません」と宣告したのです。数年後 Pearl は「私は自分の一生の中でこのとき最も重い衝撃を受けたのです」と述懐し、それはあたかも自分の全身の肉を引きちぎられたようなものであり、信じることはできないが、それでも自分はそれを信じ受け入れ、その事実をよすがに自分の人生を形作る以外にすべはないと思うようになったといいます。

　Pearl と Carol は中国に戻り、母は身を投げうって娘を自分で教育しようとしました。5 年間にわたる彼女の努力はそこそこの効果はあったものの、Carol がもはや自分の身の回りのことができなくなってきていたのは明白でした。1929 年、Carol と Pearl は再び渡米し、ニュージャージー州の Vineland にある訓練施設に Carol を連れて行くこととなりました。その後 Pearl は中国に戻りますが、すでに彼女の結婚生活は終焉を迎えることは明らかでした。夫は Carol をもっと安い施設に送るべきといってその費用を負うことをよしとしなかったため、Pearl はすぐに米国に戻って Carol の施設からほど遠くないペンシルバニア州の Perkasie に移住しました。

こうして 1931 年になり、Pearl は Carol の養護のための費用を負わなければならない独り身で無一文の母親となってしまいました。子どもの頃から作家になりたいという夢をもっていた彼女は、ニューヨークの布教者派遣選考委員会 (Presbyterian Mission Board 長老派教会委員会) に接触を試みました。選考委員会は彼女に、中国で子どもたちとともに宣教師として過ごした経験を小説にすることで 500 ドルを提供しようと提案しました。その選考委員会のひとりは彼女の経験談に心を打たれ、さらに 2000 ドルを Pearl は借り入れることができました。Pearl は中国に戻り、最初は「若き革命家」と名付けられた物語を書く契約をしたのですが、後に彼女が長年構想を温めていたその物語が完成した際には「*The Good Earth (大地)*」という題になりました。米国で「中国のある小作人の生活」を記したこの本が出版されると、2 年もの間ベストセラーとなり、100 万ドル以上の収入を得るまでになりました。この収入は Carol が一生養護を受けられるための資金として Vineland に寄贈されました。彼女のデビュー作品である「大地」は 1932 年にピューリッツア賞を受賞し、その後 40 年にわたり執筆活動をして得た多くの受賞の最初の栄誉となりました。この栄誉の 6 年後の 1938 年には Pearl はノーベル文学賞を受賞した最初の女性となったのです。

　出版されて以来数十年にわたり、「大地」は何百万の多くの人々に読まれましたが、実際に主役である農夫の Wang Lung とその妻 O-lan から酷い虐待を受けていた知的障がいのある幼児が Carol をモデルとしていたことなど誰も知る由もありませんでした。後に Pearl Buck の伝記作家のひとりが記しているように、「この小説の初めから終わりまで出てくる名もないひとりの子どもは、人間性の根本的な絶望の象徴であり、Pearl の Carol に対する苦悩に満ち包み隠されてきた生の記憶そのものだったのです。」

　1960 年代まで、家族は自分の家系に知的障がいの子どもがいることなどふつうは隠していたものです。25 年もの間、2 人の夫との間に複数の子どもをもうけた Pearl Buck は Carol のことについて述べることはありませんでした。彼女をインタビューした多くのジャーナリストはこの話題を俎上には載せませんでした。1950 年、彼女が 58 歳の年にノーベル文学賞を獲った際、自分が Carol のことに触れてこなかったことに対する恥辱と悲しみに触れるようになり、「成長しない子へ（日本語訳『母よ嘆くなかれ』1993 法政大学出版局・伊藤隆二訳)」という記事を執筆し、*The Ladies Home Journal* に掲載しました。彼女が知的障がいをもつ Carol のことを包み隠さず述べたこと、その事実を自分がどのように扱ってきたかに対する後悔の念がそこには記載され、読者の反響は津波のように押し寄せて、その連載が数か月後には書籍として出版されるようになりました。こうして Pearl Buck は、障がいをもつ人々のことをしっかりと世の中に伝える最強の「声」として知られるようになりました。

　12 年後、John F Kennedy 大統領の姉にあたる Eunice Kennedy Shriver は彼

女の姉で、知的障がいのために私立の施設にいた Rosemary について *Saturday Evening Post* に記事を投稿しました。その中で、彼女は Pearl Buck が障がい者のことをきちんと話すべきであるという主張は先駆けであると述べました。フランス大統領のシャルル・ドゴールの妻は障害のある子どもをもっていましたが、やはり Pearl Buck の言葉を引用し、社会に対して悲しみとともに公表した勇気を称えました。1960 年代のあるとき、Vineland の施設の医師が Pearl に「Carol はフェニルケトン尿症という病気が元だったのです」と伝えました。それは Asbjørn Følling が考案した診断法を使って得られた結果でした。幼児の頃 Pearl が誇りに思っていた Carol の美しく深い青い瞳は、遺伝性疾患によって網膜の黒い色素が作れないためにそのように見えていたのです。

1985 年から 2000 年まで、私はマサチューセッツ州の Waltham の Eunice Kennedy Shriver 精神発達遅延研究センターで仕事をしていました。そのうち 5 年間はセンターのキャンパス内にある Walter E Fernald 州立学校に受け入れていた 800 名ほどの精神発達遅延の患者を診るチームの責任者をしていました。私の患者の中にこの本で先に示した 2 名のフェニルケトン尿症患者がいました。2 人とも背が高く痩せていて青い瞳で金髪の女性で、部屋の窓越しに見る限りは健常者と変わりはありませんでした。しかし私が診察しようとすると、彼女たちは恐怖を露わにして、声にならない声を発するのです。2 人とも話せませんでした。一時も平穏な様子は示さず、おかしな行動を取りました。2 人はそれまでの人生すべてを Fernald で過ごしてきたのでした。私は両親に一度会いましたが、そのときの父親の涙を忘れることができません。父親はいいました。「私たち夫婦は一生終わることのない悲嘆とともに生きていかなければなりません。」

私は Eucine Kennedy Shriver のことをよく知りませんでしたが、彼女と施設内で会う機会は頻繁にありました。最も印象的だったことは、彼女の Fernald に住んでいる患者たちへの接し方でした。患者のグループと会うたびに、彼女はグループのひとりひとりをしっかりと眼で見て、固い握手を各々とした後、まるで政治献金を拠出してくれる人々にそうするかのようにひとりひとりに語りかけたのです。彼女は患者さんに対してふつうと異なる人々と認識せず、ふつうの人々として接していました。また 1990 年代初頭にあった評議会の選考会議の際、Eucine は彼女の弟の Ted Kennedy 上院議員を彼女の財団のトップに推薦したのですが、そのとき彼女は「Ted はここの財団のプレジデントになる価値のある人よね（なぜって、兄弟に知的障がい者がいるんだから）」と眼を輝かせていったのです。その発言通り、彼女の言動には、1920 年に南京に住んでいた女性がフェニルケトン尿症の子どもを出産し、1931 年に子どもの養育費用を稼ぐために執筆活動を始め、その書物のおかげで豊かになりノーベル賞までもらうようになった Pearl Buck に一脈通じるものがありました。ノーベル賞受賞後から 20 年後、もう一つの有名な本『母よ嘆くなかれ』を出版し、これまで世に知られることの

なかった希少遺伝性疾患を知らしめる本を著すことになったのです。

　フェニルケトン尿症の新生児マススクリーニングの出現は幸先のよい瞬間を迎えつつありました。この計画は、知的障がいの妹をもち、謎に満ちた多くの難病を理解するために、Eucine とともに歩んで支援を惜しまなかったケネディ大統領が立案した政策によって推進され、国家の健康戦略の基盤となったのです。1962 年にケネディ大統領は難病の領域に国家の賞を新しく創設しました。最初の受賞者は Asbjørn Følling（フェーリング）でしたが、その受賞はまさにこの賞にふさわしいものでした。医師である彼の息子によると、旅行嫌いの Følling は受賞の知らせとワシントンでの授賞式への招待を受け取ったものの、返事をせず、まるで受賞対象となったことがいかに名誉なことかを理解していないかのようでした。ホワイトハウスは彼にノルウェーで飛行機に乗ってもらうようにと、再度電話を入れたのでした。その後、1977 年の Guthrie 医師の受賞もこの賞にまさにふさわしいものでした。

　フェニルケトン尿症診断のための新生児マススクリーニングは 1960 年代の中盤に始まりましたが、そのときにはまだ解決しなければならない問題が相当数ありました。血液中のフェニルアラニン濃度が高い子どもは全員知的障がいが起こるのだろうか？ 障害を回避するためには栄養療法によって血液レベルをどこまで下げなければならないのか？ もしフェニルアラニン値を低くしすぎると、それはそれで別の形で知的障がいを起こさないだろうか？ 人生のあるタイミングで、おそらく脳が大人になって脳血液関門が完成したときには栄養療法をやめてよいのかどうか？ 今日ではたくさんの研究成果のおかげで、これらの諸問題はすべて解決されました。脳の発達を最大化するためには、血中のフェニルアラニンがしつこく上昇している子どもは、少なくとも成人になるまで低フェニルアラニン食を厳密に続ける必要があります。仮に食事療法を完璧に守ったとしても、きちんと治療された患者の知能指数は対照の健常な兄弟よりも 5 〜 10 ポイント低いことがわかりました。もし成人のフェニルケトン尿症患者が低フェニルアラニン食を拒否すると、患者は認知能低下や行動異常を示すことになり、場合によっては未治療のフェニルケトン尿症の小児と同様の重症になることもわかりました。またフェニルアラニンはありとあらゆるタンパク質の合成と細胞機能の維持に必要なアミノ酸であるため、患者にとってはその摂取を完全にゼロにする必要はまったくなく、むしろ賢明な方法であることもわかりました。

　40 年にわたるフェニルケトン尿症のスクリーニングの成功は、一方で新たな医学の挑戦課題も生み出しました。欧米には治療を受けてふつうの生活を送れるようになって結婚し、子どもを産みたいと思う女性が増えてきました。そのような女性はもし妊娠して食事療法をしっかりやらないと 90％の確率で知的障がいや心臓先天異常などいろいろな合併症をもつ子どもが生まれることになります。このような恐ろしい結果がなぜ起きるのかというと、母体でフェニルアラニンと

その代謝物が増加すると、それらの代謝物は胎盤を通過して胎児に作用しその発達を著しく阻害することが判明したのです。したがって現在でも臨床遺伝専門家の使命は、女性患者の記録を取り続け、妊娠期間における特別なケアをしっかり施すことがきわめて重要となります。カナダでは国としての患者登録システムを整備しており、プライバシーにはとくに神経質な米国の国民にはなかなか耐え難いと思われるような経過の記録を取り続けています。

今日欧米では約 40000 人のフェニルケトン尿症患者が、特別な食事療法を守っていることを除いて、ふつうの生活を送っています。米国では毎年 400 人程度の新生児がフェニルケトン尿症と診断されています。驚くことではありませんが、数十年が経ち、幼児が成長して特殊食がいやになると、子どもたち、とくに十代の子どもや大人にさしておいしくない食事を守らせることが新たな挑戦になってきたのです。

フェニルケトン尿症の原因が解明され、さらにきわめて信頼性の高いスクリーニング検査が開発されると、オーファン病を克服するための次の大きな課題は栄養価が高く、きわめてタンパク質の少ない、かつコストの低い食事のレシピを確立することとなりました。先に述べたように 1958 年、Mead Johnson はフェニルケトン尿症の新生児のために最初に与えるべき人工乳を開発しました。ロフェナラックと呼ばれるその製品は、その後米国の小さなフェニルケトン尿症の市場を独占しました。患児の親はそれを買い求め、粉を水にまぜて、飲ませる直前に一定量の煮沸したミルクとまぜて与えていました。おなかをすかせた赤ちゃんであれば味のことは関係ないのですが、子どもや大人のほとんどはその味をおいしいとは思いませんでした。チョークの粉のような灰白色で少し苦みがあり決して口当たりがよいとはいえませんでした。1980 年代から 90 年代には大多数のフェニルケトン尿症の子どもはほとんどのカロリーをロフェナラックから摂っていたのですが、口当たりがよくないので歳を重ねるにつれて、このような特殊食を購入して摂取しきることには大きな困難が伴いました。

一方で、フェニルケトン尿症のための食事療法の進歩は、同様の製品をどのように規制するか、またどのように患者さんに製品のリスクを説明するかについて大きな議論を巻き起こしました。米国食品医薬品局（FDA）はタンパク質含量の低い（もちろんフェニルアラニンが低い）幼児用人工乳製品の規制には抗高血圧薬などの規制とはまったく別の枠組みが必要であろうと考えました。1973 年、製薬会社のアボットが Ensure という乳糖の入っていない（乳糖不耐症のための）栄養補助品がいろいろな体の不調を訴えるすべての世代の人々の間で広く使われるようになったため、新しい食品や医薬品の規制の必要性はますます増してきました。

FDA は新しいカテゴリーとして「医用食品」という分類を作りました。医用食品は経口摂取する食品であって、代謝性疾患と確定診断されて医師によるフォ

ローを受けている特別な患者に処方されると定義されました。このような「医用食品」の法的な定義は 1988 年に立法化され、後で触れるように "Orphan Drug Act［オーファンドラッグ法］" として可決されました。

　自分の子どもがフェニルケトン尿症の患者であることがわかった親が最初にすることは、栄養の専門家になることです。幸運なことにフェニルケトン尿症の子どもたちは野菜が食べられます。しかし「食べられないもののリスト」は耐え難いものです。肉、魚、乳製品などは第一番に挙げられてしまいます。ピザもアイスクリームもハンバーガーも食べることができないような子どもの生活を想像できますか？　知的障がいを抑制するために患児は特殊治療食を厳格に守ればよいなどというのは簡単ですが、もし口当たりのよい特殊食など手に入らないとすると実際にはどうなるでしょうか？

　1980 年代から 1990 年代にかけて、数社の小さな企業がフェニルケトン尿症の市場がだんだん大きくなることを知り、パンや冷凍食品やデザートなどの低フェニルアラニン食を家庭に直販するようになりました。これらの製品はふつうの食事より高価ではありましたが、多くの州は、フェニルケトン尿症患児のいる家庭にその収入額に応じて年間数千ドルの補助金を出すことを法律で義務化し、余計にかかる食費の切り詰めができるようにしました。しかし本当に問題だったのはコストではなく、「味」でした。フェニルケトン尿症用食品の第一世代の最もよい製品ですら、とてもよいとはいえない舌ざわりと苦みが難点だったのです。私は製品を口にしたことがありましたが、正直かろうじて飲み込むのが精いっぱいでした。1 日に二度も三度もこんな食事を 7 歳の子に食べさせるために奮闘するなんてとても考えられません。

　驚くほどのことではありませんが、2 人のフェニルケトン尿症患児をもつ父母 David Paolella と Lynn Paolella はこの問題を解決するために立ち上がりました。1992 年に 2 人は結婚し幸福に暮らしていました。David はボストンでは新進気鋭の建築家として知られるようになり、Lynn は宝飾の専門家で 2 人目の子どもの出産に備えていました。男児が生まれたものの、その 3 日目にその子はフェニルケトン尿症であると両親は知らされました。他の親たちと同様に 2 人はこの病気のことを詳細に調べました。何年にもわたり、Boston 小児病院のフェニルケトン尿症クリニックの医師たちと協力して、2 人は処方された治療食を子どもに厳格に守らせようとしました。しかしこの子が学校に通う歳になる頃には、人工乳や味の悪い市販の治療食に抵抗するようになったのです。もしよい味にできるのであれば、、、両親は息子の反逆に対して無理もないと同情し、ついに劇的な行動に走ったのでした。

　Lynn はこの頃には 3 人目の子どももももうけましたが（うち 2 人がフェニルケトン尿症）、宝飾家としてのキャリアを捨て最も厳格に治療食を準備する母親となり（お泊り会や誕生パーティーを考えるとこれがいかに大変か）、生活の時間

の多くを低フェニルアラニン食の新しいレシピを作ることに専念し始めたのです。Lynn は私に最初の頃作った食事は、犬が食べるのが関の山の状況だったと話してくれたことがありますが、試行錯誤の結果、ついにパッケージされた市販の治療食よりははるかにまともな味の食事を作れるようになりました。店で手に入るような製品ではとても満足できない悲痛な家族がたくさんいることを2人は知っていたので、2000 年には David はついに建築家をやめ、とても現実的とは思えないのですが、大人と子どものフェニルケトン尿症の患者を対象としたいろいろな食品を作る会社を夫婦で立ち上げたのです。数年前、私は David に会いました。その際ハーバード大学の教授で米国のフェニルケトン尿症の第一人者である Harvey Levy 教授に会う機会があり「David は私にフェニルケトン尿症の治療がどれほど日々の家族の生活と人生に大きな影響を与えるかを端的に示してくれた偉大な恩人だ」と教えてくれました。

今日、Lynn と David が設立した Cambrooke Therapeutics は様々な低フェニルアラニン製品を製造し、オンラインで供給する企業として成長しました。最近数年で、彼らはウィスコンシン大学で開発されたチーズを原材料とする新しい手法により製造した、「フェニルケトン尿症フォーミュラ」と呼ばれる多種多彩なタンパク質代替飲料を開発し、よりよい舌ざわりの機能的なタンパク質供給源となる製品を生み出したのです。Cambrooke の医用食品の数々は、栄養としての進歩とともによりよい味を両立しながら進化していったのです。David と Lynn はフェニルケトン尿症の患児をもつ家族に対して疲れを厭わず支援を続け、少しでもそのような家族の生活と人生、患児の状態がよりよくなるようにと、ありとあらゆる援助をするべく途方もない経済的負担を背負ったのでした。Borgny Egeland に始まり Lynn と David Paolella まで、フェニルケトン尿症の歴史は多くの英雄の歴史だったのです。

1960 年代初頭において、フェニルケトン尿症の新生児の標準治療は低フェニルアラニン食をできるだけ速やかに行い、定期的に血液を検査してフェニルアラニンの値が安全なレベルに落ち着くようにフォローしていくことが主でした。その結果は驚くべきものでした。欧米における 40000 人に及ぶ赤ちゃんから 50 歳の成人までのフェニルケトン尿症の患者にとって、フェーリングの好奇心と Guthrie の検査と、Bickel が開発した治療食は、ふつうの生活を可能にした点において感謝すべきものでした。フェニルケトン尿症と診断された子どもたちはふつうの学校に入学し、十代の子どもたちはスポーツを楽しみ、学級新聞を作り、大学に進学してしっかりしたキャリアを作ることができるようになったのです。彼らはふつうの姿で、ふつうに振る舞い、「食」という点を除いてはまったく通常の生活を送れるようになったのです。

新生児マススクリーニングが導入された頃は、まだ病気のメカニズムや新しい食事療法の開発など多くの課題がありました。そのような中で最も大きな未解決

の問題は、治療食を一生続けなければならないかどうかでした。現在では、「可能な限り後年の認知障害を軽減するためには治療食は一生続けなければならない」というのが見解となりました。さかのぼること40年の間、フェニルケトン尿症の患者の認知能力の発達に関する研究が数多く実施されました。その結果によれば、成人フェニルケトン尿症患者がもし数週間でも治療食をやめてしまえば、有害な行動異常が現れ、明確な認知能力の低下が現れることがわかりました。はっきりとした生命倫理的な問題があるために、実験的な治療食の中止をしてからの時間が長くなるとどのような障害が現れるのかを調べる研究は実行できていません。

大きなリスクがあるにもかかわらず、フェニルケトン尿症患者のうちとくに十代から若年の成人層の人々は治療食の効果を馬鹿にしてやめてしまいました。12歳の少女が自分の誕生日パーティーでケーキもアイスクリームも食べられないとか、16歳の少年が土曜日の夜に遊びに外出してハンバーガーやピザを友だちと一緒に食べられないということを想像してみてください。私たちと同じように彼らも食事の味を楽しみたいのに、それが禁止されているのです。もし彼らが治療食をやめてしまったら、脳がどのようにすぐに障害を受けるようになるのかは誰にもわかるすべがないのですから。しかし実際には治療食を中止してからたった数日で、ちょっとした刺激にも敏感に反応する異常症状が出てくることが明確な証拠としてわかったのです。

ほとんどの病気では意外と理解されていないことですが、重症度に「軽重」というものがあります。いわゆる重症型のフェニルケトン尿症の患者の間では厳密に食事療法を守ってもなかなか血中フェニルアラニン値が正常人よりもはるかに高いという事実があり、そのために食事療法の重要性はますます強固なものになりました。こうしてフェニルケトン尿症の食事療法は長い間オーファン病との闘いの勝利を誇示する狼煙となったのですが、完治といえるものではありませんでした。食事療法のおかげでフェニルケトン尿症は絶望的な知的障がいを起こす疾患から、患者がもし特別な環境で生活することを強いられても、災難を被らずにいられるような慢性疾患の一つになったのです。このことは一つの疑問を投げかけます。なぜ私たちはフェニルケトン尿症の患者を食事療法の束縛から解放できるような新しい治療法を開発できないだろうかと。その他の先天性代謝異常の患者同様、フェニルケトン尿症の場合にもよりよい治療法に挑戦するための戦略がありました。

他の多くの酵素同様、フェニルケトン尿症の患者で欠損している酵素であるフェニルアラニン水酸化酵素（PAH）の活性は補酵素（ビタミンのように酵素と共存することで酵素の機能を発揮させる因子）に依存しています。もしこの病気の元となっているPAHの遺伝子変異のせいで酵素量が十分作れないにしても、完全になくなってしまうほどではない場合であれば、十分な量の補酵素を投与すればPAHの残っている活性を絞り出すことによって機能を部分的に補完できる

のではないかと考えられます。このような疑問に答えるべく、何年もかけて研究者はそのようなフェニルケトン尿症の補酵素としてテトラヒドロビオプテリン（BH4）という物質を同定しました。幸いなことに BH4 はヒトに投与しても安全な物質でした。1999 年に日本の研究者（呉繁夫教授）は、過剰量の BH4 をフェニルケトン尿症の患者に投与する臨床研究を行い、37 症例のうち 9 例で血中フェニルアラニン濃度が投与後 8 時間で 30％も低下することが明らかになりました。このような治療を数週間実施した群では、フェニルアラニンの血中濃度が 30％以上低下したのは 37 例中 17 例、すなわち 46％の患者であったことが判明したのです。約半数の症例で効果が実証されたというこのような素晴らしい成果は、フェニルケトン尿症の新しい治療法の開発に大きな弾みとなりました。この成功例は製薬企業の歴史の中でも最も急速に成功に至った例であり、補酵素による治療法が文字通り「触媒効果 (Translational Science)」を発揮した重要な事例といえます。

　日本の研究者が補酵素療法の成果を報告した同じ年、バイオテクノロジー企業の一つである BioMarin というオーファン遺伝病の治療薬開発に全力を挙げていた会社が株式上場で 6700 万ドルという資金調達を達成しました。BioMarin は 1997 年に Aldurazyme という「ハーラー症候群」という病気の治療薬を開発するために創設されました。リーダーである Emil Kakkis という医師は小児発症性の遺伝性の病気でリソソーム蓄積症と呼ばれる疾患群の専門家でした。Aldurazyme が FDA に認可された 2004 年、BioMarin はフェニルケトン尿症の治療を向上させるべく薬としての BH4 を世に送るべく新しいプログラムを加速させたのです。

　会社としての目標はフェニルケトン尿症患者のフェニルアラニン値を急激に低下させる sapropterin 塩酸塩という化合物を薬にすることでした。他の創薬プログラムとは異なり、BioMarin は最初から新しい化合物を探索したりすることもなく、認可に必要な精製度をもった化合物を大量に合成するという挑戦のために巨額の資金を使ってしまうようなことはしませんでした。もちろんこの会社は安全性試験をやりたいのはやまやまでしたが、これまでの経験から化合物をヒトで大量に服用しても問題がないことが実際上保証されていました。企業は最後の一つのハードル、薬剤に効果があるかどうかの検証に向きあうことになりました。

　創薬産業の歴史においてまったく前例のないような交渉によって、FDA は従来の治療食によって治療中の患者の集団の中から被験者を選び、血中フェニルアラニン値が 30％程度まで低下することを証拠として示せるかどうかを臨床治験のエンドポイント（＝効果を証明する基準）とすることを決定しました。言い換えれば FDA は企業による治験で神経学的所見などが改善することを条件としては求めなかったのです。FDA と製薬企業は合意の上で、もし食事療法で制御された血中フェニルアラニン値が、安全な補因子を加えることによってさらに低下

し、もしかするとフェニルアラニン値が低く維持され、あるいはもし患者が厳しい食事の制約から解放されてもフェニルアラニン値が上がらないといったことがあれば、それは患者にとって福音となるだろうと考えたわけで、代替エンドポイントの考え方です。

　３年もしないうちに、BioMarin はアカデミアの専門家と協力して「試験的薬剤候補」の複数の治験を完了しました。８歳から 48 歳のフェニルケトン尿症患者の大規模グループの中で sapropterin を 10mg /kg/ 日で８日間摂取すると５人に１人は 30％かそれ以上フェニルアラニンの低下がみられました。さらには何人かの患者は従来の治療法単独での効果よりも新しく開発された補因子療法の効果の方が大きいことがわかりました。このような治療反応のばらつきは責任遺伝子の病的変異の入り方に多様性があるためと考えられます。次に実施された治験では、最初の治験でよい反応性の得られた 88 名の患者を選んで無作為に２群に分け、一方は sapropterin を投与、他方はプラシーボ（偽薬）を服用させることにしました。６週間の治験で、投薬群は劇的に血中フェニルアラニン値が低下し、偽薬群はむしろ少し上がり気味という結果が明らかになりました。第３第４の治験では４歳から 12 歳の既存治療食を摂取していて血中濃度がある程度一定に保たれたレベルのフェニルケトン尿症患児 90 名が選ばれ、全員が 20mg/kg/ 日で８日間の投与を受けました。エンドポイントでは投与前の治療食のみを続けていたときに比較して 56％の患児で最低でも 30％以上のフェニルアラニン値の下降が認められました。

　会社が血中フェニルアラニン値の低下と臨床症状の改善をリンクさせなかったこと、認可された製品が市販された後の追跡調査を要求されたことなどの懸念はありましたが、ついに FDA は市販品名 Kuvan というフェニルケトン尿症の薬を正式に 2007 年 12 月に認可しました。薬のコストは患者の体重にもよりますが年間５万ドルから 15 万ドルというところでした。2011 年、BioMarin は Kuvan の売上総利益が１億 1700 万ドルになったと発表しました。しかし Kuvan がどれだけ患者たちの助けになったかを確かに見届けるまでには長い年月がかかることになると思います。それはもし患者が Kuvan を大量に服用したことでかえって治療食療法から離れることにより、血中フェニルアラニン濃度が十分下がらなくなる危険性も内在しているわけで、そうであれば Kuvan の服用は厳密な食事療法をしている場合よりも臨床症状がよくならない可能性すらあるのです。その意味では、現在でも Kuvan は補酵素療法に反応性のフェニルケトン尿症患者に明るい将来を約束する薬とはいえません。

　今日に至るまで、Archibald Garrod の偉大な洞察力によって、アルカプトン尿症が発見されてから１世紀弱、Robert Guthrie の新生児マススクリーニングに繋がる検査法の開発から 50 年がたち、フェニルケトン尿症の食事療法の開発は先天性の遺伝子変異による代謝異常症の子どもを救うための戦いの中でも最も

大きな成果となりました。しかしフェニルケトン尿症との闘いが終わったわけではありません。David Paolella と Lynn Paolella の夫妻の独創的な成果をもってしても、口に苦い治療食を一生食べていかねばならない以上、完全な治療法とはいえません。Kuvan は今や重要な補助療法の一つとなりましたが、それによって救われる患者は全体の 30％ ほどにしかなりません。将来、次の 2 つの治療法は未来への希望となる可能性があります。

　その第一はフェニルアラニンアンモニアリアーゼ（Phenylalanine ammonia lyase：PAL）という細菌のもつ酵素を補充する療法です。この酵素はフェニルアラニンを 2 種類の無害な代謝物へ分解することが知られています。科学者はほぼ 10 年にわたり研究を続け、PAL は劇的に血液中のフェニルアラニンを減少させるものの、もし何回も PAL を投与するときわめて強い免疫反応が副作用として現れることが判明しました。そこで現在、PAL 分子の表面をポリエチレングリコール（PEG）でコーティングし、PEG-PAL という形態にする「PEG 化修飾」というマスキング技術を駆使して免疫反応を起こさないようにすることが検討されています。第 2 の方法はこれは後に第 7 章で議論しますが、第 2 のかつ有望な方法が、「遺伝子治療」です。原理は、ヒトに病原性のないある種のウイルスをベクター（媒介子）として用いて、正常のフェニルアラニンヒドロキシラーゼの遺伝子をつないで、ヒトに感染させ肝臓に正常な酵素を発現させることです。いったん正常遺伝子が細胞内で発現すれば、細胞内のしくみをうまく利用して正常な酵素が絶え間なく作られるわけです。理論的にはたった 1 回のウイルスベクターの投与によって数年間フェニルケトン尿症の制御が可能になると考えられていますが、それはどのくらいの年数で肝臓の細胞が入れ替わっているのかにも左右されます。アデノ随伴ウイルス（AAV）を用いた研究ではそのような期待が示唆されています。まだまだ調べるべきことが多くありますが、私はフェニルケトン尿症治療の将来には楽観的です。現在しっかりと低フェニルアラニン食治療を守っている子どもたちは 10 年もしないうちに、欠点の少ない、より効果の高い治療法の選択肢を獲得する勝利者になると確信しています。

　フェニルケトン尿症は食事療法を厳格に守り、機能が欠損した酵素の周辺の問題を補酵素療法などで個々の患者さんに応じて解決することによって部分的に制御できるいくつかの遺伝性希少疾患の中で最もよく知られたものです。例えば、チロシンというアミノ酸の代謝異常で起こる「チロシン血症」、炭水化物の代謝異常である「ガラクトース血症」、分岐鎖アミノ酸の代謝異常のために尿に独特の甘いにおいのする「メープルシロップ尿症」などがそのような疾患に当たります。それぞれの疾患にそれぞれの歴史がありますが、病気の特徴を調べるところから始まり、症状を少しでも軽減しようという食事療法の開発に進むという道筋はどれも同じです。

　20 世紀後半の 3 分の 1 にあたる時期、公衆衛生の領域であまり目立っていな

いが偉大な勝利の一つは、新生児マススクリーニングが世界にどんどん広がっていったことです。ここでも Robert Guthrie 医師に私たちは感謝しなければなりません。1962 年に端を発して、彼は政府関係者と公衆衛生局に休みなく交渉し続け、スクリーニング検査を法の下に強制的に実施することを定めることになったのですから。彼を知る臨床遺伝学者から聞いた話によれば、Guthrie 医師はカバンにバーボンのボトルをしのばせ州から州へと旅をしており、バーボンは夜、仕事を離れた席で政府の高官と議論して話を通すために必要不可欠と思っていたそうです。彼は本当に人々の助けとなりました。1962 年から 68 年にかけて、米国のすべての州でフェニルケトン尿症の新生児検査は法の下に必須となったのです。

　これらの法律が制定されたことで、国内の医学の専門家たちはこの検査のメニューに他の希少遺伝性疾患も加えるべきではないのかと議論をする端緒が生まれました。1990 年代の数年間、私はマサチューセッツ州の遺伝病検査のあり方を決めるアドバイザーのメンバーになりました。今ではこの法律が発展して、おおよそ 40 種類の希少遺伝性疾患がスクリーニングの対象となり、さらに今後もその数は増え続けていくでしょう。多くの症例で先天性代謝異常とわかった子どもに対して、知的障がいを回避するためにすぐに特殊治療食を食べさせ始めて、そのことによって知的障がいや死亡を避けることができました。これらの病気は個人個人としては「まれ」ですが、グローバルに見れば決してまれではないのです。合わせると 1000 人の新生児のうち 1 人はこれらの疾患に罹って生まれてくるのです。50 年かけて、数千数万人という規模のオーファン病の患児たちは知的障がいから免れるようになりました。それは科学の進歩と賢明な公衆政策の賜物といえます。

神経管閉鎖障害

　1960 年代、アイルランドでは新生児 150 人に 1 人は神経管閉塞不全（Neural tube closure disorders）に罹っていました。この罹患率は神経管閉鎖障害という重篤な生まれつきの疾患としては世界最高値でした。神経管閉鎖障害にはいろいろな病型があり、最終的には脊髄という閉じた*管状構造*の組織異常です。妊娠が進むにつれ、神経管閉鎖障害に罹患した胎児はその異常の発生部位と程度によって色々な類型の異常を呈し、非常に軽微な脊椎の基盤部に起こるものから、大脳の形成異常をきたすような深刻かつ悲惨な病変に至るものまで様々です。もしこの生まれつきの病気を予防しようとするならば、絶対に理解しておかなければならないのは、胎児の神経管は通常は受精後 21 日で閉鎖するという事実です。この時期はまだ多くの妊婦は*自分が妊娠しているかどうかすらわからない頃*なのです。神経管の閉鎖異常がどの部位で起こるのか、その結果どの部位の神経組織

24　　*第 1 章*

が外部環境に曝露されてしまうのかによって、患児はそれが大脳であれば無脳症をきたし、あるいはそれが脊髄の一部であれば「二分脊椎」となります。後者の場合は病変の位置が低ければ低いほど軽症となることが知られています。患児の約 40％は*無脳症*で出生直後に死亡しますが、60％は二分脊髄として出生します。1960 年代は、神経管閉鎖障害はまれな病気ではなく、国民の健康を考えるうえで、治療と介護の大きな負担がかかるため、いろいろな国で深刻となっていました。

　神経管閉鎖障害を発症させることが知られているいくつかの染色体異常症や単一遺伝子疾患は知られていましたが、この病気のほとんどの症例については、どうして個別の胎児がそのような先天異常を生じるのか知る由もありませんでした。しかし疫学的研究データから強力な遺伝的リスクが存在することが知られていました。健康な女性が出産する場合でも 1000 人に 1 人は神経管閉鎖障害のリスクがありますが、その母親がもう 1 人の子を産むときにはリスクは 1：25 つまり 40 倍に跳ね上がるのです。もし 2 人の子どもが共に神経管閉鎖障害だとすると、3 人目の子が神経管閉鎖障害になる確率は 1：10 にさらに上昇します。もし、父親か母親が二分脊椎の患者だとすると胎児が神経管閉鎖障害で生まれる確率は約 4％となり、これはきわめて大きなリスクとなります。最近 40 年にわたって、科学者は研究を進め、遺伝素因以外の発症リスクに関しても明らかになってきました。ヒスパニックの女性は白人女性よりもリスクが高いこと、アフリカ系アメリカ人の女性は白人女性よりもリスクが低いこと、あるいは肥満や糖尿病のある女性、さらには抗てんかん薬を服用している女性はリスクが高くなることなどが明らかになりました。これらのリスク因子の存在によって、神経管閉鎖障害は遺伝的要因や環境的要因、おそらく双方の関与で発症するのだろうと考えられます。

　生まれつきの病気の症例でよくあることですが、神経管閉鎖障害の発生率は国によって大きなばらつきがあります。例えば英国では 1000 人に 1 人の割合なのが、アジアでは 10000 人に 1 人の割合です。一般的にいって最も高頻度なのは北ヨーロッパ、とくにケルト人由来の人々によく起こります。誰もその理由を知りませんが、しかし、家族歴に神経管閉鎖障害の患者がいることが最も重要な予測要因であることから、誰もが遺伝的リスクの重要性を認識していたのです。もう一つ重要な謎はこの病気が世界のどの地域で比較しても男児よりも女児に多いことで、その比はおおよそ 1：1.2 でした。もし 1000 人の新生児のうち 1 人が神経管閉鎖障害に罹っていたと仮定すると、米国やヨーロッパでは年間 1 万人、すなわち 10 年間で 10 万人の新生児が無脳症か二分脊椎に罹っていることになります。もちろん世界全体で見ればこれよりはるかに多くの数になります。

　最近 40 年間において 2 つの大きな出来事のために米国における神経管閉鎖障害の患者数は劇的に減少しました。まず英国の医学研究者である Nicholas Bald が 1974 年に α フェトプロテイン（AFP）と呼ばれるバイオマーカーを発見したことにより、安く簡便に妊婦の血液を検査して、正常妊婦よりも値が高いときに

は神経管閉鎖障害を疑うことができるようになったことです。とくに英国においては複数の研究グループが多数の数の妊婦の血清を集めて素早く分析し、神経管閉鎖障害に罹っている胎児から生成され胎盤を通って母体の血液中に漏れ出てくるαフェトプロテインは、しばしば正常妊婦の2倍程度まで上昇していることを突き止めて、確実ではないものの神経管閉鎖障害のリスクを読み取る指標として使えることを示しました。実際の神経管閉鎖障害の診断は、αフェトプロテイン検査を繰り返し行ったうえ、超音波検査によって神経管の閉鎖不全を起こしている部位を同定することによって行われます。1970年代中盤には、妊婦のαフェトプロテイン検査を国レベルで実施することが重要であるとの主張が英国の医学雑誌である Lancet に掲載されました。母親に人工妊娠中絶という選択をしうる時期のうちに罹患児が診断されるようになりました。

　1977年、英国の多数の共同研究によって、国家レベルでのスクリーニングプログラムが価値のあるものであることが明確に確立されました。それは英国のNational Health Service (NHS) が妊婦へのαフェトプロテインのスクリーニング検査を実地の臨床に効果的に広めた結果、神経管閉鎖障害の患児の数が劇的に低下したことによって示されたのです。英国ではほとんどの女性はαフェトプロテイン検査を受け、αフェトプロテインが高いことがわかると妊娠中絶を選択するようになりました。1999年、Nicholas Wald はたった20年の間に、神経管閉鎖障害に罹患して産まれてきた新生児が英国内で95％も減少したことを報告しました。

　米国では神経管閉鎖障害のスクリーニングの普及は英国よりも少し遅れました。1987年5月に、米国産科婦人科学会（ACOG）は産婦人科医に医学的義務を課し、もし検査を妊婦に勧めないで子どもが神経管閉鎖障害の患児になった場合には訴えられるということを警告したのです。実際、米国産科婦人科学会は無視したら自分で危険を覚悟せざるをえないような新しい診察の標準を定めました。その警告は大きなインパクトをもたらしました。3年後の1990年には米国のほとんどの妊婦は母体血清αフェトプロテインスクリーニング検査（MSAFP）を受けるようになりました。米国で収集されたデータは英国ほどは網羅的ではありませんが、過去20年で米国の神経管閉鎖障害患児として生まれてくる子どもの数は30％以上も低下したのです。食品に強制的に葉酸を添加させる政策も神経管閉鎖障害の低下に大きな貢献をしました。多くの妊婦は神経管閉鎖障害スクリーニング検査を選択しないこと、仮に胎児が神経管閉鎖障害だと妊娠中にわかったとしても、多くの人は中絶を行いませんでした。

　母体血清αフェトプロテインスクリーニング検査が社会実装されたことには問題がないわけではありませんでした。最も重要なことは、スクリーニングのアルゴリズムが、検査でまれに現れる*偽陽性*が出てこないようにセットされているということです。検査結果にばらつきがあるために、検査で真正の陽性と報告され

た妊婦に対して、また*偽陽性*と判明した人に対しても再検査を実施しました。ほとんどすべての女性はただちに再検査を受けなければなりませんでした。幸いなことに 90％の女性は結果として赤ちゃんは神経管閉鎖障害ではないと判明しました。可能性は低いとしても検査結果が陽性だと知らされた女性は、再検査の結果が判明するまでの 10 日から 14 日程度は不安に過ごさなければならなかったのです。妊婦の中には最初のスクリーニング検査で陽性と宣告されたあとに生まれる不安が、出産のときまで残るという人もいたことを私は思い出します。

　神経管閉鎖障害患児の誕生が劇的に減少した第二の大きな出来事は、葉酸を毎日摂取している女性は神経管閉鎖障害患児の出産リスクがおおよそ 50％も減少することが明らかになったことでした。1960 年代初頭、リーズ大学の疫学研究者であった Bryan Hibbard は貧困層の女性の妊娠の質を向上させるべく、簡単な公衆衛生学的な介入試験によって環境要因から生じるリスクを軽減できないものかと考え、研究を始めました。1964 年に彼はリバプールに在住の 1484 名の低所得層の女性の詳細な分析を元に、なぜこの町の女性の妊娠では多くの問題が起こるのかを考察し、多くの栄養素の不足の中で尿中の葉酸がとくに低いことが明らかになったのです。この結果に基づき彼は 1965 年に、ヒトの細胞内で起こる多くの生化学反応に必須因子とされる葉酸の欠乏が、赤ちゃんの誕生時の障害、とくに中枢神経系の異常に関わるのではという仮説を提示しました。1960 年代から 70 年代は、後ろ向き疫学研究や対照を置かない疫学研究が行われ Hibbard の仮説を裏付けるような結果が示されました。1968 年になって、彼と共同研究者のチームは、過去に神経管閉鎖障害の患児をもうけた女性のその後の妊娠において、出産までの全期間で葉酸の補填を行うことによって、予想される神経管閉鎖障害の再発リスクを 70％も軽減させることができることを報告しました。しかしこの喜ばしい結果でも妊娠中の全女性に対して葉酸を与えることを決めることはできませんでした。

　しかし英国の医学研究協議会（MRC）と米国公衆衛生局（USPHS）から前向きコホート研究の成果が出て初めて、予防的な葉酸摂取が神経管閉鎖障害のリスクを劇的に改善するのを臨床家は目の当たりにしました。1991 年、Wald らは前向き研究によって、女性が妊娠前および妊娠中にあらかじめ葉酸を摂取すると胎児の神経管閉鎖障害の発生リスクが著しく低下することが明らかになったのです。1992 年には米国公衆衛生局は子をもうけようとしている、あるいはその可能性のあるすべての女性に対して一日 400 マイクログラムの葉酸を摂取することを推奨しました。

　米国では妊娠のおおよそ半数は計画的な妊娠ではありません。葉酸摂取の必要性をいくら説いても、妊娠適齢期の女性の半数足らずの多くは葉酸の「サプリメント」（マルチビタミンとして簡単に手に入るので）を摂取しているだけでした。しかしこのような多くの女性は、妊娠した場合の子どもの神経管閉鎖障害の発生

食事（栄養）　　**27**

リスクを抑えるのに必要な葉酸摂取の一日量の半分程度しか摂取していない状態でした。このような残念な現実は、長く白熱した議論を生み、FDA の上層部まで巻き込んでいきました。

　何年かの研究を経て 1998 年に FDA は、朝食としてよく食べるシリアルに対して、100 グラム当たり 140 マイクログラムの葉酸を添加し強化食品とすることを義務付けるという大きな一歩を踏み出しました。妊婦が十分なビタミンをきちんと摂取するようにと、誰もが食べる食材を強化したのです。もちろん、ビタミン等が強化された食品はこれが初めてではなく、1920 年以来、多くの国は甲状腺疾患の予防を目的としたヨードの添加を続けていました。また第二次世界大戦中、徴兵された人々の低栄養が問題になりましたが、米国はチアミン、ナイアシン、リボフラビンなどを添加した粉の供給を推進しました。また一般に販売されているミルクは、いまではきわめてまれな疾患となった「くる病」の予防のためにビタミン D で強化されています。

　FDA が国内で使われている料理用の粉に葉酸を添加することを義務づけるように決定したことは、決定を下したコミッショナーである David Kessler いわく、賛成者も反対者も満足させることのできない自分の人生の中で最も難しい決断であったと述懐しています。すなわち葉酸の強化策に関して、賛成者サイドは FDA が推奨した添加量よりも多い量が必要であることを、当時蓄積されつつあった科学的証拠に基づいて当然のように強調していましたが、一方で反対者サイドからは、FDA の葉酸強化策は事実上対照群のないアメリカの人々における研究結果に基づいた空論に過ぎないと主張したのです。葉酸強化策は（病気のリスクのある人々だけでなく）ほとんどすべての人が摂取する食事に影響を与えることになるので、米国全体の人々の新たな健康リスクを生み出す可能性すらあったのです。

　このような理由から、新しい*葉酸強化策*ではシリアルの製造会社に対して、神経管閉鎖障害を回避するために推奨されている葉酸の量の 25％程度を供給するように定めたのでした。この決定は決して容易ではない妥協であったのです。高用量の葉酸が新たなリスクを生むのかどうか誰も知る由はありませんでした。もし誰かが国家の食料に化学物質の添加を行ったことによって、たとえがんのような新たなリスクが少しでも増加した場合には、国民が神経管閉鎖障害の患児 1000 人が誕生することを阻止したことによる利益を損失が上回る可能性すらあったのです。さらにいえば、葉酸を必要量以上摂取すると、まれな血液疾患の一つであるビタミン B_{12} 欠乏性貧血の臨床徴候を隠してしまうことがすでに明らかになっていました。葉酸強化策が比較的少ない量に丸められた論理的根拠の中には、女性は通常葉酸を緑色野菜や果物から摂取しているのでわざわざ必要量を完全に添加物で補う必要などないのではないかという考えもありました。しかし一方で専門家は、ほとんどの若い女性は自分が妊娠した際に神経管閉鎖障害患児

28   第1章

を生まないようにするために必要な葉酸摂取量の半分程度しか摂っていないという見積もりもしていたのです。

　FDA が新しい葉酸強化策を決定してまもなく、チリとカナダは同じような策を取りましたが、西ヨーロッパ諸国をはじめとするその他のほとんどの国では実施されませんでした。そのような状況の中で、チリにおける公衆衛生学的な努力の結果得られた証拠は衝撃的な結果でした。1967 年から 1999 年までの間、チリにおける神経管閉鎖障害は 10000 人のうち 17 症例程度の頻度でほぼ一定でしたが、葉酸強化策が施行されて 1 年経過すると、血液中の葉酸レベルはほぼ 3 倍の高い水準となりました。それ以来、チリでは無脳症や二分脊椎で生まれてくる新生児の数はなんと 50％も低下したのでした。言い換えると、神経管閉鎖障害を抱えて生まれてくる多くの子どもはどうやら先天的な異常はないことが判明したのです。このことは α フェトプロテインや超音波検査による胎児スクリーニング診断や中絶による神経管閉鎖障害の回避策は、葉酸強化策によるこのような明確な発生頻度の低下に対してわずかな役割しか果たしていないことも意味していたのです。こうした経過により最近数年で、米国の多くのシリアル製造会社は、一部の会社を除いて、葉酸量を一食当たり 400 マイクログラムという、神経管閉鎖障害を十分に予防できる量まで引き上げて販売するようになりました。2012 年には世界で 50 か国ほどが食用粉とシリアルに十分な葉酸強化を施すようになりました。しかしヨーロッパ諸国はいまだに葉酸強化は義務化されていません。

　政府の葉酸強化策は 15 年前に発効されましたが、今もその是非については議論が続いています。アトランタにある疾患制御・予防センターの出生異常部の前部長であった Godfrey Oakley 医師は葉酸強化を推進すべきと主張する指導的立場にある専門家で、2006 年に専門誌 Pediatrics 誌（小児科学）の論説ページで、以下のように主張したのです。1991 年に、妊娠初期および妊娠初期の間に十分な葉酸を摂取した妊婦は、葉酸で予防可能な神経管閉鎖障害の児を抱えていないことが示されました。これらの予防可能な先天異常を予防するために必要な公衆衛生栄養政策およびプログラムの実施には、不合理で不必要な遅れがあります。これらの遅延の結果、約 300 万人の子どもが不必要に罹患したか、または死亡しました。葉酸により神経管閉鎖障害を簡単に予防できるのです。あまりにも強すぎる要求は患者支援者の情熱を反映したにもかかわらず、そこそこのコストで巨大な利益を生み出すこの公衆衛生政策の社会実装があまりにも遅いために、女性への啓発活動や葉酸強化策を実行できるだけの富のある国々では何千人もの患児が生まれてしまうことになったのです。

　今日に至るまで、なぜ妊婦の血中葉酸値を上げると神経管閉鎖障害の発生頻度が低下するのかはよくわかっていませんが、葉酸のそのような作用の証拠はゆるぎないものです。葉酸の効果の度合いは個人により様々で、それはおそらく人

によって遺伝背景や未知の環境要因が異なるためだと思いますが、一日平均400マイクログラムの葉酸をしっかりと継続的に摂取していれば、胎児の二分脊椎症や無脳症のリスクが30％から50％も低下することは間違いのない事実でした。

　このことがいかに大きな意味をもつのか、もう一度確認したいと思います。例えば米国の場合、もしスクリーニング検査がなく一般的な神経管閉鎖障害のリスクが1000人に1人の割合とすると、年間4000人の患児が生まれることになります。もし適切に葉酸摂取をして50％まで患児が少なくなると、患児の数は2000人にとどまり、かつ2000人の赤ちゃんは障害をもたないで生まれることになります。もし20年にわたり妊娠する可能性のある女性たち全員が十分量の葉酸補充を実行しただけで、40000人の子どもが神経管閉鎖障害をわずらわずに誕生し、生まれながらの障害で大きな負担を負うこともなくなるのです。米国はシリアル食品に葉酸を添加することが義務付けられているため神経管閉鎖障害の患児数を著しく抑制し他国では達成できない50％の減少を達成することができました。ふつうのサプリメントの補給では神経管閉鎖障害の予防効果しか保証できません。もし米国で、妊娠する可能性のある女性が皆一日400マイクログラムの葉酸を摂取していたのであれば、障害をもって生まれてくる子どもの数は現在のレベルよりも低下させることができたはずです。

　私たちの神経管閉鎖障害を回避するためのアプローチは狂気といえるほど矛盾に満ちています。妊娠する可能性のある女性に、生まれてくる胎児のためにビタミンのサプリメントを毎日飲ませることにより神経管閉鎖障害のリスクを半減させることに対して異論を唱える者はいません。しかし多くの人たちはスクリーニング検査を受けて、場合によっては神経管閉鎖障害に罹っている胎児を中絶させようとすることに関しては必ずしも快いとはいえないのが現実です。とくに無脳症で重症になる場合を除いた他の神経管閉鎖障害では、歩行や膀胱機能が損なわれる場合がしばしばあるものの、知的障がいがないため、そのような考え方は無理もないことです。神経管閉鎖障害でも脊髄の低い位置の障害をもつ胎児の場合には将来出産後に知的障がいが起こるかどうかを妊娠中に予測することは不可能なため、その父母は実存主義的な不確実性、すなわち生まれてくる子の価値が後でどうなるのだろうか？に悩まされることになるのです。もし中絶することを決めた場合には、両親は同じような部位に障害のある多くの胎児がほぼ正常の知的機能で生まれてくることを認識しなければなりません。米国の女性はもし胎児が二分脊椎に罹っていることがわかっても、中絶する割合は60％程度であるのに対し、ヨーロッパではその割合は80％に及びます。もちろんそのような大きな違いの背景にはいろいろな要因が考えられますが、米国では私たちはますます女性への啓発活動を強化して、妊婦の葉酸摂取を一日400マイクログラムのレベルまで上げることによって胎児が救われることを周知していく必要があると誰でも考えられると思います。

30   第1章

　葉酸強化プログラムは不完全な成功に留まりましたが、オーファン病を征服する闘いでは大きな勝利を勝ち取りました。それは低フェニルアラニン食がフェニルケトン尿症の生後の知的障がいを回避した勝利であり、高用量の葉酸補充によって先天性奇形が回避できた勝利でもあります。神経管欠損症はフェニルケトン尿症の頻度の10倍から20倍も頻度が高いので、真に効果的な高用量葉酸補充療法は、フェニルケトン尿症の新生児スクリーニングによって知的障がいを回避する効果のおおよそ5倍から10倍も効果的な予防手段になるはずです。

　臨床遺伝学の歴史の黎明期には、フェニルケトン尿症と神経管閉鎖障害との闘いには勝利を収めましたが、新生児のマススクリーニングで先天性代謝異常の検出が増えたり、葉酸を補てんして二分脊椎を予防したりといったことは新しい医学分野の興隆とは緊密な関係には至っていません。数百のオーファン病の治療法を開発するための多数のテクノロジーを統合して強力に推し進められている出来事をたどっていくと、その源流を理解するためには若干の歴史的な流れを紹介する必要が生じてきます。いかなる医学分野の興隆もたったひとりの努力でできることではありません。医学部の学生や若手研究者に研究への考え方を涵養し、公的あるいは私的な研究費を供給する、さらには革新的な治療法に繋がる基礎研究での発見、患者の家族による政府へのロビー活動など、臨床遺伝学分野の興隆にはいろいろな要因がありました。しかしそれを踏まえて歴史を振り返ると、数名の人々がこの領域をとくに大きく前進させたのも事実でした。そのような歴史的背景を紹介するために、次章では臨床遺伝学の領域で仕事をしている人なら誰もが認める重要な研究者たちにスポットを当てたいと思います。

第 2 章

遺伝医学の興隆

それは過ちから始まった

1900年に再発見されたメンデル遺伝の法則は、その後農業や畜産における重要性が強く認識され、おかげで急速に遺伝科学の研究は進歩しました。遺伝科学の初期の偉大な研究の多くは作物収量の改良や牛や家禽の特徴を人為的に都合よく変えることが目的でした。植物育種や動物育種を扱う企業は今でいう、量的形質遺伝子座（quantitative trait loci ：QTL)の研究をしており、遺伝子の作用を確率論的なアプローチで予測し利用するものでした。

　先に第 1 章で述べたように、遺伝医学あるいは臨床遺伝学への最も早期に貢献をしたのは、1908 年に初めて単一遺伝子疾患について記載し、「先天性代謝異常」と命名した英国の医師である Archibald Garrod でした。彼は間違いなく「ヒト遺伝生化学の父」でした。しかし Garrod による生化学的な疾患の理解と貢献は、臨床研究を飛躍的に進歩させるには至りませんでした。実際、彼の研究者人生の中で、臨床遺伝学はあらぬ指摘を受けたり抑圧されたりしました。一方で 1880 年代に英国と米国から始まっていた優生学に対する誤った熱狂が、その後の遺伝医学を本来の道から外れた不幸な状態を生み出し、結果として彼の研究キャリアを通じて不幸な状況が続いたのです。結局、第二次世界大戦後まで、遺伝医学が疾患治療をもたらすような正当な応用科学としての発展を見ることはありませんでした。

　優生学は新しい姿の考古学の一つとして生み出されました。英国ビクトリア期の統計学を賞賛している有能な科学者であり、1883 年に ”*Hereditary Genius*” ギリシャ語で「生まれつき欠陥なく生まれる」という意味を著した Francis Galton がその創始者です。とくに 19 世紀終盤から 20 世紀初頭にかけて、英国と米国ではいろいろな社会問題を解決する手段としてこの学問を利用する急進的な動向が研究者コミュニティの中に現れました。メンデリズムはついに、遺伝性疾患とくにヒトの認知障害や行動異常を示す疾患に対する潜在的な社会問題が顕

32　第2章

在化しつつある時代に遭遇したのです。このような時代にあって、植物栽培の基礎研究に端を発したメンデルの法則が再発見された後、急進派の研究者が人間社会に関わる諸問題を解決する手段として優生学を求めるようになったことは驚くに値しませんでした。1905年から1925年の間、ニューヨーク州のロングアイランドにあるコールドスプリングハーバーの優生学記録所での研究に深く関わっていた、きわめて崇高な動機をもつ優生科学者〜念のため触れますがこれは一種の矛盾語法です〜が膨大な数の家族を対象にした研究を通じて書籍を出版し、複雑な表現型、とくに発達遅延や知的障がい、アルコール依存症、あるいは癲癇などをもつ多くの人々は、遺伝因子の異常—現在でいうところの単一遺伝子疾患に当たる異常が原因で起こるということを報告したのです。

　ハーバード大学に学んだ Charles Davenport は、巧みに研究費を獲得する優秀な研究者でした。彼はメンデル遺伝学の解析を人の疾患や症状の解明に導入した最初の研究者でした。富豪の寄付でほとんどの研究資金を支援されていた私的な独立研究所であったコールドスプリングハーバー遺伝学研究所の所長としての高い地位を利用して、彼は早くも1905年頃から遺伝性のある特別な表現型をもつと思われる患者の大量の臨床情報を集める努力を惜しみませんでした。鉄道会社の経営者の未亡人であった E.H. Harrison 女史からの寄付に感謝しつつ、1910年に彼は優生学記録所（ERO）を設立し、記録所は第二次世界大戦まで続きました。1911年に Davenport は「優生学と遺伝の関係」という著書を出版しましたが、この本はヒトに遺伝因子によって起こる疾患や病的状態の初めての本格的な辞典（compendium）となりました。その著書で彼は100以上の疾患が単一の「遺伝素」の異常によって引き起こされることを著しました。軟骨形成不全、ハンチントン病、アルカプトン尿症など多くの記載は正確でした。しかしその他の疾患、例えば薬物中毒、極貧状態、犯罪性などに関する記載には致命的な間違いがありました。

　優生学記録所が設立されてから間もなく、Davenport は Harry Hamilton Laughlin という中西部の学校の教師をしていた若者を雇用しました。彼は優生学に強い興味をもち、優生学記録所での仕事に情熱をかけて指導しました。ヒトの臨床遺伝学への興味とは別に、Laughlin は国での社会政策的にかかわる多くの領域に優生学的な思想を持ち込みました。例えば、彼は多くの州の議会でロビー活動を行い、知的障がいや発達遅滞の人々に不妊術を施すことを目指した立法を成立させるように働きかけました。そして連邦議会では移民を制限する法律に関して、公聴会の場でも意見を求められたのです。この法律は1924年に発効して以来、1968年まで優生学の問題を象徴する偶像として残り、移民割当制度が社会実装された際には、十分な財産や蓄えのない移民、とくに東ヨーロッパからの移民に厳しい制限が加えられる一方、英国やドイツからの移民に対してはより寛容な措置が取られたのです。優生保護法は1927年に上院で可決され、全米半数

以上の州で施行されました。カトリック関係者の承認のもと、役人は施設にいる発達遅滞の 60000 人もの患者に対して男女を問わず不妊術を施したのです。

1930 年代は優生学プログラムの広がりは減速しました。このようなプログラムの減速の最も重要な、しかしあまりにも目立たない要因は、複雑な症状が出ることの理由が単一の遺伝子変異で単純に起きるのではなく多彩な要因によって起こる場合がほとんどであるということが基礎研究者の中で通説になってきたからです。また一方でナチスドイツから発せられた身の毛もよだつような人種差別主義者からの口汚い罵りが、減速の重要な要因でした。ナチスは 1935 年にいろいろな病気の患者を少なくとも 40 万人も不妊にする大がかりな政策を実行しました。それはその後に彼らが数百万人を遺伝病であるという理由だけで虐殺したことの前触れだったのです。

遺伝医学の初期の研究を振り返ると、20 世紀の前半は希少遺伝性疾患を理解するために少人数の患者集団に対して大学研究機関の科学者と医師が詳細に調べていった歴史が見えてきます。一方、後半は神経内科や眼科などの専門領域の医師が関わるようになりました。1920 年代後半から 30 年代になって一部の大学研究機関の医師がしばしば詰め込み気味であった医学教育カリキュラムに遺伝医学の講義を導入するようにと働きかけるようになりました。Western Ontario 大学で 1926 年に遺伝医学の講義をした Madge Macklin, オハイオ州立大学で 1933 年から講義を実施し、1941 年には最初の遺伝医学の教科書を出版した Laurence Snyder、さらに 1936 年に遺伝医学の講義を Bowman Gray 医学校で行った William Allan といった先駆者たちがそのような医師たちでした。1940年、Gray は Bowman Gray 医学校に遺伝医学の教室を設立しようと計画しましたが、そのプロジェクトは第二次大戦のために頓挫しました。1952 年、Lee Dice というミシガン大学の生物学者で人類遺伝学の先導的研究者は、「Snyder ほど遺伝医学という新しい医学領域の確立のために貢献した研究者はいない」と述べました。

1920 年代の終わり、ショウジョウバエの遺伝生物学者で、後にノーベル賞を受賞する、Hermann J. Muller は放射線曝露が遺伝変異を起こすことを示しましたが、その発見は放射線障害のメカニズムを実地で示した価値とともに、新しい知見としても価値あるものでした。Muller は遺伝子変異は日常生活で起こるバックグラウンド（背景）放射線量や化学物質への曝露によって病気をもたらす変異が起きるのではないかと考えました。しかし彼は臨床家ではありませんでした。不幸なことに、彼は短い間ではありましたが、人類の知能を向上させるために出産を制御するという優生学の暗黒面に強く惹かれるようになったのです。

第二次世界大戦前の遺伝医学の状況はどうだったのでしょうか？ この頃はまだ世界の医学部には「遺伝医学教室」は存在しませんでした。ヒトの遺伝病を専門に扱う雑誌もありませんでしたし、最先端の進歩を議論するような学会も教科書もありませんでした。皮肉な偶然は、ナチスドイツによって現実のものになっ

た恐怖とともに、遺伝性疾患に特別の興味をもった臨床医学研究者の多くはドイツ人、とくに眼科医でした。見識をもった一部の大学研究者の努力も空しく、第二次世界大戦前には遺伝医学の礎は完成に至らなかったというのが事実として妥当だと思います。

遺伝医学の父

　1941年から1945年までの間、第二次世界大戦に伴う大学における医学研究に対する需要の増大は、戦争とは関係のない他の研究活動には大きな妨げとなりました。しかし1946年になって核開発の時代が始まり、放射線による人類の遺伝子変異への強い懸念が生じたこともあり、遺伝医学は急速に進歩しました。1948年にはこの研究領域に興味をもつ大学の医師が増え一定以上の数が集まるようになって米国人類遺伝学会（ASHG）が創設されたのです。この学会はその後尽きることのない進歩にも恵まれ、この領域で最も重要な学会として認識されるようになりました。

　大まかな記載には間違いがつきものですが、遺伝医学の誕生の瞬間、すなわち臨床医が特別な外来を設けてオーファン遺伝病を診察することを通じて患者を救済するようになった瞬間はこの時だと指摘できることがあります。1946年の春のある日のこと、ショウジョウバエの遺伝生物学者であった James V. Neel 医師（1915~2000）は、医師に転向し、Ann Arbor にあるミシガン州立大学医学部に遺伝外来を設置し、その所長として活躍しました。Horace Rackham 医学大学院からの研究費支援に感謝しつつ、1941年には遺伝外来を開設しました。しかし初頭は世界大戦が折あしく重なったためなかなか患者さんが集まりませんでした。

　Neel は疑う余地なくこの新しい臨床分野の「創設の父」でしたが、それだけではありませんでした。その後数年の間に、Bowman Gray 医学校、ユタ大学、テキサス大学、トロント大学、モントリオール小児疾患病院などいくつもの遺伝外来が設立されました。しかし「遺伝医学の父」とされる Neel の競争相手の中では、もともと愛するメイン州で総合診療医になることを考えていた Victor McKusick（1921 ～ 2008）がそれに勝るとも劣らない存在でした。当時戦争が窮迫していたため、McKusick はジョンズ・ホプキンス大学で博士号の仕事を完成させる前にタフツ大学を去ることを許されました。1946年大戦終結後に博士課程を修了した後も彼はジョンズ・ホプキンス大学に残りました。もちろん遺伝医学が始まる際に大きな貢献をした臨床医や研究者は他にも多数いました。James Crow, H. Bentley Glass, Kurt Hirschhorn, William Schull, Barton Childs, Alex Bearn, カナダ人である Clarke Fraser, Aron Motulsky そして Alfred Knudson などはそのような特筆するべき人々でした。しかし特に注目

するべき研究者としてこの本でこれから挙げるのはこのような遺伝医学の創設者の集団の中でも特筆するべき模範者たちです。自分の臨床遺伝学者としてのキャリアを振り返ると、自分がこれらの素晴らしい人々に会い、その人となりを知ることができたのは大きな喜びでした。

　James Neel が幼少期を過ごしたのは折しも世界大恐慌の時代でした。彼は 12 歳のときに父と死別し、家から数ブロックしか離れていないオハイオ州の Wooster 校に通うよりほかありませんでした。しかしそこで彼は Warren Spencer という遺伝学者に出会います。1935 年、Spencer 医師は Neel にロチェスター大学の大学院に進んでみないかと勧めました。それは Curt Stern という米国で最も偉大な遺伝学者が、ナチスから逃れてロチェスターにきたばかりであったからです。Neel はショウジョウバエの遺伝制御に関わる研究で博士論文を完成させましたが、1939 年頃にはすでに彼の興味は遺伝の知識と経験をどのようにヒトの疾患の理解に繋げるかに移っていました。しかし先に述べたように当時は誤った優生学の潮流によって生じた偏見が世の中を席巻していたために、彼の思いの前途には困難が待ち受けていました。この時代にはヒトの遺伝に関する諸問題を研究する者はほとんどいなかったのです。博士課程の最後の年をロチェスター大学で過ごしていた Neel は Stern に、「人類遺伝学のセミナーを立ち上げませんか？」と持ち掛けると、Stern はすぐに首を縦に振りました。Stern が多くの科学論文の中から自分が見てしっかりした論文だと思えるものを厳選し、20 ほどしか見つかりませんでしたが、それらをよく読むとヒトの特徴に関する遺伝の研究が示す知見が、ショウジョウバエやトウモロコシの遺伝生物学者がよく目にしてきたものとよく似ていることに気が付いたのでした。

　この頃の Neel は遺伝医学に前にもまして興味をもち将来は医学の教育に携わろうと考えていましたが、その後 3 年間はあるトップレベルの研究室のポスドクとして活躍し、遺伝変異を起こす環境因子の研究で大きな発見をすることになります。1942 年の中頃、彼はロチェスター大学に医学の勉強をするために戻りましたが、ちょうど戦争が始まってトレーニングが短縮されたこともあって、わずか 2 年で学部を卒業することができました。彼自身の最初の人類遺伝学の仕事となる論文が、自分が嫌悪感をもっていた優生学の動向に関わるような論文であったことは皮肉なことでした。それは、Cold Spring Harbor の優生学記録所所蔵のデータに基づいた調査によって、赤毛の人は 2 つの劣性アレルが遺伝することによって世代を超えて現れることを示唆した知見であり、後にその知見は真実であることが実証されるのです。

　ロチェスター大学病院でインターンの修練を終えたあと、Neel は後の人生を決定づけるような幸運な突然の出来事に遭遇しました。それよりさかのぼること数年前に、ミシガン大学の発生生物学者である Lee Dice が人類遺伝学プログラムの大きな研究費を獲得しました。戦争中はスタッフを集めるのは困難を極めま

36　第2章

したが、1945年にDiceはまだRochester大医学部のレジデントでしかなかった Neelを雇用し、レジデントでの研修と兵役が終わったらすぐに仕事にくるように約束をしたのでした。1948年、33歳になったJames Neelは米国でも最初にできた2つ遺伝外来の一つにおいて部長になったのです。このような地位を若手の医師が得るのは、特別なことでしたが、おそらくその頃、家族性小球性貧血、標的細胞性貧血、あるいはサラセミアなど異なるいくつかの名前で知られていたある希少血液疾患の遺伝様式の理解に必要な多くの経験を、まだ医学生の最終学年を迎えた頃にNeelがすでにしていたことも、登用された理由の一つであったと思われます。

　サラセミア（thalassemia）という病気の名前は2つのギリシャ語、すなわち海を意味するthalassaと血液を意味するanemiaを合体した造語でした。高校でギリシャ語を習ったことがあり、後にノーベル賞を受賞することになるGeorge Whippleが、ロチェスター大学医学部長であったときにこの名前を命名しました。この変わった血液疾患は地中海地方でよく見られることは昔から知られていました。この病気は1925年頃、米国の先導的な小児科医であったThomas Benton Cooley医師によって初めて臨床の記載がなされました。そのとき彼はミシガンの小児病院の部長でしたが、第一次世界大戦の最中に何千もの子どものサラセミアの診療をパリで行った功績に対してフランス政府は国民栄誉勲章（レジョンドヌール）を授けました。ミシガンの病院経営や米国小児学会長としての仕事で忙殺はされていましたが、彼は自分自身の修練を決意して、当時はほとんど注目されることのなかった小児の希少血液疾患の領域を確立しようと決意をしました。1921年から1925年にかけて彼はデトロイトの病院で重症の貧血と、顔面を構成している骨に際立った変形のある4人の小児患者に遭遇しました。4人はほどなく亡くなりました。1925年にこれらの症例をまとめて論文にして発表し、「赤芽球性貧血」という疾患名をつけました。あたかも身体が不足した赤血球を骨髄の造血でぎりぎりまで補完しようとしているかのように、骨髄のスペースがふつうでは起こりえないような肥大をした結果としてこの病気の骨の異常は認識されたのでした。

　Neelは当時「Cooleyの貧血」と呼ばれていた病気の患者を初めて診たとき、ふつうの医学生がやるようにまず教科書で確認をしようとしました。しかしひとりひとりのCooleyの貧血の患者の表現型を注意深く見ると正常の赤血球よりもやや大きさが小さい特徴のある、比較的軽症の貧血を示すケースがあることに気づきました。Neelいわく、生涯でただ一度しかないようなひらめきで、すぐにCooleyの貧血はきわめてまれな劣性遺伝病であるに違いないと推測したのでした。Neelは彼についていた医学生であったBill Valentineと共に遺伝様式が本当にそうかどうかを証明しようと考えました。

　病院の仕事がひまな時間を利用して彼らはカルテの記録を詳細に調べ上げて病

気のリスクがあると思われる家族を抽出同定し、バスに乗ってそのような家族のところに個別に訪問して家族歴を詳細に調べました。過去15年の間に11の家族でこの貧血の患者がひとりあるいは数名が同一家系内に存在することがわかりました。しかもそれらの家系はすべてイタリア系の出身であり、南シチリーに集中していたのです。これらの成果をまとめた「サラセミア（Cooley の貧血、地中海性貧血）の遺伝浸透に関する血液学的遺伝学的研究」という論文は1944年に主要な医学雑誌に発表されました。Neel は患児が2つの劣性アレルをもつ場合に起こる重症型を「大サラセミア」、1つの劣性アレルをもち軽症のキャリア型を「小サラセミア」と命名しましたが、これらの名称は現在に至るまで実際に使われています。この研究の重要な点は疾患原性のアレルをもった子どもがどれくらいの割合で出生し、疾患原性のアレルを実際にイタリアの国民の中にどれくらいいるのかを概算するのに十分な情報が提示されていた点でした。彼らの計算によれば、南ヨーロッパの25人に1人は劣性遺伝子を1コピーもっていること、イタリア人の夫婦から生まれる2400人の新生児のうち1人はサラセミアに罹患して産まれてくることが推定され、実際にこの概算は非常に正確なものでした。

　第二次世界大戦とその余波のせいで米国在住の科学者とイタリアの科学者との間の交流はほとんど途絶えていました。従って Neel にとっては同じような研究が1940年代後半にかけてイタリアの研究者 Ezio Silvestroni と Ida Bianco によって進められていることは知る由もありませんでした。ローマ大学の血液学を専門とする彼らは、良性の軽い小球性貧血に罹患している患者は単一の変異アレルをもっており、もし2つの劣性アレルをもって生まれてくると重症のサラセミアになって生まれてくることを報告しました。60年以上が経過して、ある人はなぜサラセミアが単一遺伝子疾患であることを突き止めたこの2人の優秀なイタリアの科学者が、貢献と信用に対する賞賛をほとんど受けていないのか不満に思う人がいるほどです。

　大サラセミアに罹患した子どもはもし治療を施されないと子どものうちに死んでしまいます。そのような子どもたちを何とか助けようと奮闘していた臨床医にとって、おりしも第二次世界大戦によってその開発が加速した結果生まれた輸血医学の出現は大きな福音となりました。この技術は1950年頃に端を発し、臨床医はサラセミアの患児に対して継続的に輸血を実施し始めました。この治療は生存率を飛躍的に向上させ、場合によっては長い年月にわたって生存する症例も現れました。それに加えてもし正しい診断が生後早期のうちにできると、血液学の専門医が患児の貧血が進まないようにモニターをすることによって、それだけ骨形成の異常や低身長などの異常を起こさないようにこの疾患をコントロールすることができることもわかりました。なぜなら一定の間隔で輸血を受けていれば身体が急激に赤血球を造血する必要がなくなり、結果として骨髄に過度の負担をかけずに骨形成異常を妨げることができるからです。一方、不幸なことにあまりに

頻回に輸血を実施すると、患児には鉄の過剰蓄積により多臓器障害を含む重篤な副作用が現れることもわかりました。1970年には血液学者とくにサラセミアがよく診る機会のあるイタリアの医師たちは患児に対して骨髄移植を利用するようになりました。その有用性については後の章で再度触れたいと思います。

　ミシガン大学のスタッフになったNeelが最初に取り組んだ課題は鎌状赤血球貧血（Sickle cell anemia: SCA）の患者の研究でした。この病気はアフリカ系アメリカ人にオーファン病としては比較的高頻度で見られる疾患です。彼はこの病気も2つの劣性アレルによって起こるのではないかと推測していました。1945年から1975年の30年間に行われた鎌状赤血球貧血の研究は、すべての遺伝病の分子的側面を理解するアプローチを立てるうえで非常に重要でした。

　医学の記録で最も古い鎌状赤血球貧血の記載はアフリカからもたらされました。19世紀にアフリカ人たちには "Ogbanjes" と呼ばれる病気として知られていました。この言葉の意味は「来ては帰る子ども」という意味ですが、そこからはこの病気に罹った患児の死亡率がいかに高いかがよくわかります。鎌状赤血球という用語はシカゴの心臓内科医であったJ.B. Herrick医師（1861-1954）と彼のインターンをしていたErnest Edward Irons (1877-1959) が命名し、グレナダ出身の20歳の黒人の歯科医学生であったWalter Clement Noelの血液を使って作成したスメア標品を検鏡したところ、明らかに形状がふつうの赤血球と異なり、長くカーブした形状になっていたことを見出してそのように名づけたようです。しかし疾患そのものの診断は「筋肉リウマチ」という誤った疾患名をつけられていました。それはおそらく関節痛がその疾患の重要な印であるということがありました。ちなみにその病気自身は1922年にVerne Masonというジョンズ・ホプキンス大の医師が1922年頃に記載をしていたようです。

　Neelは、臨床医は通常鎌状赤血球貧血の患者が強力な痛みが起きて病院に入院した時でしか診察していないという事実がこの病気の理解を妨げているのではないかと考えました。鎌状赤血球貧血の自然歴をよく理解し分析するために、彼は小児病院の医師で血液疾患を専門とするWolf Zuelzerと協力して、デトロイトにたくさんいる黒人のすべての家族を調べあげました。推定頻度から考えてこのような疫学調査を行えば最低でも1名の患児がいるはずです。Neelは患者の病気の由来ともいえる赤血球の形態異常を引き起こす鎌状赤血球貧血に関わる遺伝子をもつ人の検査法を考案しました。1つの劣性アレルをもっている42名の鎌状赤血球貧血患者のうち、すべての患者で鎌状赤血球の誘導を検出することができました。しかしながらまったく症状もなく変異アレルをもたない子どもからは病的赤血球を検出することはできませんでした。注意深い病歴の調査と臨床検査の組み合わせのおかげで、Neelはついに鎌状赤血球貧血が常染色体劣性遺伝の疾患であることを突き止め、劣性アレルを1つしかもたない人はキャリア(保因者)となるだけで症状が顕性化しないことがわかりました。この仕事は1949

年に *Science* に掲載され、その後長く遺伝医学の出現の証として認識されるようになったのです。その後、Neel は自身と同様の鎌状赤血球貧血の遺伝形式に関する論文が東アフリカのE.A. Beet という軍医によって書かれたあまり知られていない論文が同時代に出版されていることに気がつきました。Neel はフェアではありましたが、勝気な性格であったので、アフリカの論文より前に出版した彼の論文を指して、自分はこの病気が常染色体劣性遺伝であることをすでに推量していたのだということを強く主張したのです。

　その数か月後、別の論文が *Science* に掲載されました。その論文は後に Neel がある学会で私と会ったときに、「これまで自分の人生で読んできた幾千の論文の中でこれほど強烈なインパクトを与えた論文はない」というほどの論文でした。後にノーベル賞を2回受賞することになるライナス・ポーリング博士の率いるチームが鎌状赤血球貧血患者から採取した赤血球内のヘモグロビン分子は、健常人のヘモグロビンと比べて電気泳動させたときの挙動が明らかに異なることを証明したのです。すなわちこの病気は正常であるべきヘモグロビンという分子に何らかの異常があるために病気が起きている可能性を示唆するものであったのです。この論文でポーリング博士は初めて「分子医学」という言葉を使った研究者となったのであり、それがまさに今なお進歩を続ける現代の医学の礎が生まれた瞬間でもあったわけです。ナチスの迫害を受け英国に十代のときに難民として逃れ、そこで世界で最も有名なタンパク質化学者となった、Vernon Ingram (1924-2006) は、ポーリングの論文が出てから7年後に、ペーパークロマトグラフィーという方法を考案し、鎌状赤血球貧血患者のヘモグロビンが電場の中でふつうのヘモグロビンと異なる泳動を示す理由はヘモグロビンの β 鎖の第6番目のグルタミン酸がバリンに置き換わっているために起きるのだということを実証しました。鎌状赤血球貧血は巨大なタンパク質のごくわずかな変異で起きていたのです。

　1950 年代では Neel は鎌状赤血球貧血の研究を推進・拡大していきました。彼はヘモグロビン異常症の患者を診ている世界中のおおぜいの臨床医から話を聞いたり自分で見たりして、この疾患の臨床症状が教科書的な記載に合わないほど多彩な症例があることに気がつきました。Neel は電気泳動に長じた研究チームとの共同研究を通じて、新しい "dubbed hemoglobin C"（三番目に発見されたということで）と呼ばれる変異を発見しました。1コピーの異なる変異を2つのアレルにもっている場合、その患児は、古典的な鎌状赤血球貧血に比べて重症にならないことを明らかにしました。このような研究者たちの仕事のお蔭で、いまでは人のヘモグロビン分子の異なる多彩な変異のリストを網羅的に示した「ヘモグロビン分子の楽譜」として利用されるようになりました。

　人類遺伝学に対する幾多の貢献に加えて、Neel はたとえ単一遺伝子疾患の数が増える一方で効果的な治療がほとんどないに等しい状態であったとしても、確

定診断を急ぐことは患児の家族や親戚の人々にはきわめて重要な意味があること
だと認識し始めていました。サラセミアや鎌状赤血球貧血のような常染色体劣性
の病気をもった子どもの両親は、4分の1の確率で次の出産で患児が生まれてく
ることになるのです。偉大な教師でもあった Neel は大学の疾患センターは臨床
遺伝学の専門家を育成するトレーニングをするべきだと確信しました。彼は米国
人類遺伝学会を立ち上げた数十名の医師と科学者のひとりとなり、この学会は今
日この領域で世界のトップに立つ学会となったのです。

　1950 年代の初頭、彼は 1941 年に設立されたミシガンの遺伝カウンセリング
外来での仕事を急速に発展させていきました。同じ頃（1943 年）人類遺伝学の
理学博士であった Sheldon Reed はミネアポリスにあるミネソタ大学の人類遺伝
学の Dight 研究所で働き始めていました。私自身も旧知でかつて議論をしたこと
があるのですが、彼は研究所の寄付者であり、ミネアポリスの裕福な事業家であっ
た Dight が熱狂的な優生学支持者であったことを不快に思っていました。Reed
は恐ろしく汚れた優生学の考えから少しでも自分の「遺伝外来」での仕事で距離
を置こうと考えて、Reed は「遺伝カウンセリング」という言葉を重用するよう
になりました。この言葉は米国人類遺伝学の第 3 代会長であった Lee Dice によっ
て提案された用語です。1952 年にニューヨークで開催された第 5 回のこの学術
大会で Dice 医師は「遺伝カウンセリングへの挑戦」について議論のまとめをして、
その内容を学会誌に発表しました。

　彼の長く輝かしい生涯の中で、Neel は遺伝学において多くの業績を上げまし
たが、とくに放射線生物学と多数の人の情報を集めて実施する遺伝学"population
genetics"において多大の貢献をしました。彼の放射線生物学の仕事は 1946 年
の 11 月、若い将校から広島や長崎の原子爆弾がもたらした放射線による健康被
害の長期予後を調べるチームを編成するように指令されたことに端を発しまし
た。6 か月間、チームは広島・長崎に滞在中、Neel は William Schull という優
秀な遺伝疫学者と共に働きましたが、とくに新生児に起こる異常を定量的に解
析するシステムを開発し、放射線曝露によって起きる可能性のある遺伝子変異
によって少年期に起こる貧血の研究をすることに注力をしました。彼は兵役の 2
年間を長崎で過ごしました。このミッションでは、最初は妊娠に対する影響を調
べるのが眼目でしたが、彼はさらに長期的影響としてのがんの発生を追跡するた
めに努力を惜しみませんでした。戦後のこうした彼の活動は、その後の人生を通
じて日本との関係を深めていくことになります。1960 年代初頭、彼はいわゆる
近親結婚（通常は近いいとこ同士）がもたらす遺伝性疾患のリスクについて調査
研究を実施しましたが、この手法は、間接的に遺伝子変異により起こる疾患の有
病率を、ヒトの遺伝子プールの中で算定するための間接的手法となりました。

　放射線生物学における Neel の先駆的な仕事は彼のその後の人生を大きく変え
ました。臨床遺伝学に対する本来の興味から、「遺伝子プール」すなわちたくさ

んの人たちの中の、すべての個々人がもっているすべての遺伝子の全体像をより深く理解することに、彼の興味は移っていきました。1960年から1990年まで30年もの間、彼は主として2つの隔離された人の集団、すなわちブラジルのXavanteとベネズエラ内陸にあるYanomamiという場所において、文化背景、臨床像、および生化学的知見を探索していったのです。この研究で彼は実質的にまさにダーウィンによって最初に記述された大問題の一つに直面しました。その研究の最初の大きな成果は88ページの論文にまとめられて1964年に発表されました。彼は自分の研究を、将来人類遺伝学が進歩したときにより進んだ方法で同じように進められるべきパイロットスタディとみなしていました。1960年代、彼は長きにわたりアマゾン流域の内陸にまで踏み入り、ある種の恐怖に陥ることになります。Neelはかつて私に、「自分はアマゾンのような医者のいないところに行く前に、Ann Arborで予防的に虫垂を切除してもらい、万一にも旅先で死に至るような急性虫垂炎に罹らないようにしたのです」と語っていました。Neelが著した自叙伝には「医師、遺伝子プールに挑む」とタイトルがついたのですが、それはまさにそのとおりだったのです。

　Neelはミシガンで彼にとって初めての人の遺伝疫学の研究を行いました。彼は何としても解決したいと思っていた大きな疑問の一つは「ヒトのゲノム上にある遺伝子の中の自然変異率がどれくらいの頻度で起こるのか？」という問題でした。この仕事の初めの症例は無虹彩aniridiaと呼ばれる優性遺伝の疾患でした。この疾患は虹彩の形成不全によって先天性の重症視力障害を起こすものです。1958年、Neelはミシガン大学医学部に来る前にコロンビア大学とコーネル大学で遺伝学を研究していたMargery Shawという若い医師に頼んで無虹彩がミシガンの人々の間でどのくらいの罹患率があるかを正確に把握しようと試みました。彼はどうしてこのような疾患を研究対象にしたかというと、もし全症例数を把握しようというのなら重症の視力障害は簡単に確認がしやすい表現型であったからです。Shawは遺伝子変異頻度の同定と、それが実際にどれくらい病気に罹った人で再現されるか、すなわち変異に対する選択圧力（selection pressure）の計測をしました。Shawはミシガン大学のインターンとして最初の「良き2年間」この仕事に取組み、成果を*American Journal of Human Genetics*に1960年12月に発表しました。

　私がMargery Shaw（1923〜2012）に会ったのはその13年後の1973年の春にヒューストンのテキサス大学でのことでしたが、私はその頃そこでヒトの細胞増殖と染色体の研究をしていました。彼女は米国人類遺伝学会と米国遺伝学会の両方の会長を経験した2人の女性のうちの1人で、私にとっての人類遺伝学の指導者で、そのユーモアに富む逸話で私を大いに楽しませてくれました。私の興味は無虹彩にあったのですが、とある小さな町で彼女は10代の無虹彩の患者を何人か見つけましたが、この希少疾患の割には思ってもみないような高頻度で

検出されました。患児の両親はそのような病気になっていないにもかかわらず、患児らすべてがおそらくは精子や卵子のうちに自然変異が起きて無虹彩に罹っていたとしか考えられませんでした。計算科学上ではそのようなことが起こるのは天文学的確率でしか起こらないのです。彼女が最初のこの町に訪問してから数週間後、Shaw 医師はもう一度調査の確認を実施しました。ある日、彼女がガソリンスタンドに寄った際、驚いたことにガソリンを入れてくれたハンサムな男性の店員が無虹彩だったのです。彼に問診したところ、Shaw は課題解決の糸口を掴みました。彼が複数の子どもの父親であったことに感謝しました。

　これはヒトの遺伝学研究をするうえで、父性を確認できないことがいかに研究の障害になるかということを示すよい一例です。現在は DNA 検査が開発されたのでこのような問題を解決するのは簡単になりました。しかし DNA 検査によって父性が確認できないことなどの隠れた証拠を明らかにしたり、あるいはわからないままであったりすると倫理的な問題が起きてくるのです。医師にとって将来においては結構な確率で直面する臨床的な矛盾となるはずです。これまでの研究で 2% か 3% の子どもは認知した父親の実子ではないことがわかってきています。

　Neel がミシガン大学でキャリアを積み重ねていた頃、Victor McKusick 医師はボルチモアのジョンズ・ホプキンス校におり、異なった道を歩んでいました。McKusick は双子の兄弟として、メイン州の郊外で生まれ、同じ教師の下で 8 年間 1 クラスしかない学校で過ごしましたが、自分が十代のときに病気になったために医学に傾倒していきました。1937 年、彼は左のわきの下の膿瘍と右の肘に潰瘍ができ、両方ともなかなか治らなかったのです。近くの医師に診てもらってほどなく、彼はマサチューセッツ総合病院に送られて、そこで選好性生物型の連鎖球菌が培養検査で見つかったため、スルファニルアミドという抗菌薬を 10 週間処方されて完治することができました。

　McKusick は、科学の入門コースもない高校に進学しましたが、タフツ大学に進学して医学部に目が向きました。第二次世界大戦のためにいくつかの医学部では 3 年だけで学部を修了することができました。タフツでたった 2 年半の医学の勉強をしたあと、1943 年に彼はジョンズ・ホプキンス大医学部を受験し、合格することができたので、4 年後には彼がこよなく愛するメイン州でインターンをしようと考えていました。しかし、ジョンズ・ホプキンス大学医学部の中心的信条—患者によい治療をしようと思うのなら厳格な臨床研究の経験をする必要がある—が彼をジョンズ・ホプキンス大に留まらせたのです。1946 年の 3 月に24 歳で卒業した彼は、結局内科のレジデントとしてジョンズ・ホプキンス大に残りました。彼は 1948 年にレジデントを修了しましたが、その後もジョンズ・ホプキンス大学を離れることはありませんでした。その四半世紀後の 1973 年、彼はジョンズ・ホプキンス大学で William Osler Professor in-Chief of Medicine という米国の医学教育で最高峰の地位を得たのです。いうまでもなく William

Osler はジョンズ・ホプキンス大の医学部の「内科学の父」と言われる臨床医のひとりです。

　McKusick はかなり昔から遺伝学に強く惹かれていました。1947 年の 6 月、まだインターンだった頃彼は Harold Parker という 10 代の患者の担当になりましたが、その患者はがんの発生が危惧されるので繰り返し手術を必要とするような多発性の腸のポリープと、口唇の内側にあるメラニンの沈着斑といった一見相互に関係のわかりにくい複数の症状をもっていました。2 年間のレジデントとしての修練の間に彼は同じような患者を 4 名診察することができました。ボストン在住の Jeghers という医師が同様の患者を集めていることを偶然聞き及び、McKusick は彼に提案し、合計 10 名の症例の詳細な臨床所見を論文としてまとめようと提案しました。1949 年にこの論文は彼らの連名で *The New England Journal of Medicine* に採択され、「単一遺伝子腫瘍症候群」と名づけられました。その数年後、1921 年に同様の症状を示す症例の記載をすでにしていたオランダの医師の名前を冠して、この病気は Peutz － Jeghers 症候群と呼ばれるようになりました。一体どうして単一の遺伝子の異常でこのように別々の臓器に症状が現れるのかを理解したいと思いました。その過程で彼は同じジョンズ・ホプキンス大にいた優秀な基礎研究者であった Bentley Glass に触発されます。Glass は、臨床所見にかかわることを離れて、この現象は pleiotropism（多面発現）すなわち単一遺伝子の病的効果が多彩な症状を起こしていると考えることを思いとどまらせる一方、2 つの強い関連のある遺伝子になんらかの異常があり、それがこういった変わった症状の組み合わせを起こしていると考える方が可能性が高いのではないかと考え、McKusick をそのような意見に導きました。

　McKusick はインターンを修了したあと、心臓病というそれ自身まったく新しい分野に専門を変えました。1948 年から 1950 年にかけてボルチモア海軍病院の心臓血管部門の部長を務めました。そこで彼は心臓の聴診を補助するいろいろな機器を開発しました。彼はまた心臓カテーテル検査を実施した最初の臨床医のひとりであり、また心臓不整脈に対してリドカインを使って治療した最初の臨床医でもありました。1950 年 7 月に McKusick はジョンズ・ホプキンス大学に戻り、レジデントを修了し、1952 年にはジョンズ・ホプキンス大学の Osler 講座で講師として着任しました。彼は通常の臨床の職務以外に自分が行ってきた心臓病の研究から生まれてきた新しい興味を追い求めて研究をしました。心臓病医は、メカニズムはまったくわかりませんでしたが、結合組織と呼ばれる心臓や血管の強靭性や弾力性に関わる組織の異常によって引き起こされる多彩な心臓病が存在することを経験的に知っていました。1952 年、McKusick はそのような心臓病 5 種類ほどを研究としてきちんとまとめて報告をしましたが、そのうちのマルファン症候群は代表格でした。1956 年、彼は「Heritable Disorders of Connective Tissue 結合織の遺伝性疾患」という著書をまとめましたが、これはまさに彼を

して遺伝心臓病学の父といわしめる仕事となったのです。

マルファン症候群は常染色体優性遺伝の病気で、病気の元になる遺伝子変異によって多くの異なる臓器に異常が起こる、いわゆる pleiotropism（多面発現）の別の例となる疾患です。この病気に罹患した人は、示すのはほんのわずかな所見ですが、極度に長い手足、非常に高い関節の柔軟性、眼球の水晶体亜脱臼などがあり、1950 年代においては、おそらく血管壁の脆弱性に由来する解離性大動脈瘤による突然死の高リスク要因でした。この病気はフランスの優秀な小児科医のひとりで、栄養状態をよくすることによって小児結核の予防や抑制に大きな貢献をした Jean Antonie Marfan にちなんで名づけられました。1896 年に Marfan は 5 歳の女児で先ほど述べたような複数の臓器における異常を示した症例の報告をしました。1931 年にはベルギーの臨床医であった H.J.M.Weve がやはり同様の症状を示す患者の記載をして命名しようとしましたが、普及しませんでした。

McKusick によれば遺伝医学が研究所として大学に組み込まれたのは 1957 年のジョンズ・ホプキンス大学が最初でした。師である A.McGehee Harvey 医師の推挙によって当時 36 歳の McKusick は Moore Clinic の部長となりました。この部署は元来梅毒の治療で有名なクリニックでしたがだんだん需要が減り模様替えをしたのです。McKusick は Harvey に、遺伝性疾患の専門外来を作ることの重要性を認識させて新設するに至りました。15 年が経過して Moore Clinic は世界でも有数の遺伝医学の修練の場としての位置を確立しました。ここで修練した若く才能にあふれた遺伝医学者たちは数十にもおよぶ新しい疾患を発見し論文に報告をしました。McKusick の人生の中でも最も充実した仕事ができたこの時期、彼は 800 以上にも及ぶ論文を報告しました。

彼の遺伝医学におけるたくさんの貢献の中でも、単一遺伝子の異常とそれに伴うヒトの病気の症状（表現型）の関係をわかりやすく示した初めてのカタログは最も有名なものです。1960 年に創設された遺伝医学の記念碑的なプロジェクトは McKusick が毎月自分の家に多くの研究者を集めて行っていたジャーナルクラブ（論文輪読会）の積み重ねで完成したものです。そこではクリニックに来院する単一遺伝子疾患と思われる患者の新規の知見をまとめて記載したカードを持ち寄って情報の共有をしていたのです。10 年ほどが経過して、回を重ねるごとに情報が増加しボリュームが増えていき、それは「常染色体優性、常染色体劣性、および性染色体劣性遺伝の疾患カタログ」と呼ばれるようになりました。それに基づき「人におけるメンデル遺伝（MIM）」という本が 1962 年に出版されました。1987 年にはオンラインアクセスも可能になったのです。1966 年から 1998 年にわたり McKusick が第 12 版まで重版した MIM は遺伝医学の発展の歴史そのものを示し、遺伝子マッピングとヒトに起こる数千もの多彩な表現型から類推される臨床像との関係を示した集大成となりました。最新版のオンラインの MIM(On-line Menderian Inheritance of Man: OMIM) では特定の疾患

の直接の原因となる、あるいは原因と推定される単一遺伝子変異と 10000 種類にも及ぶ表現型の関係が示されています。今日では臨床遺伝学の医師を訪ねてハードカバーの MIM の本が一冊もおいてないオフィスはほとんどなくなりました。OMIM に加えて現在では犬、猫、馬、牛などの家畜に起こる単一遺伝子疾患のリストを掲げた別のバージョンの OMIA (On-line Menderian Interitance of Animals) もできました。

　McKusick の仕事の遍歴の中できわめて重要でかつある種偶然のようにも思われる出来事は、長きにわたるペンシルバニア州のランカスター郡およびその他の地域での Old Order Amish (アーミッシュ) との交流でした。アーミッシュとの交流は 1963 年から始まり彼が死去するまで続きました彼らの集団では小人症および関連する単一遺伝子疾患の発生頻度が一般の集団に比べて高いことがわかりました。そして遂に Victor McKusick とその弟子たちの小人症の遺伝に関する長年の功績に敬意を表して、"The Little People of America" の名誉会員の称号が与えられることになったのです！　彼の研究は骨格に関する単一遺伝子疾患の解明に繋がる成果をもたらしました。

　McKusick は特定の疾患がどの染色体のどのセグメントの異常で起こるのかを示す"遺伝子マッピング"に情熱を傾注するようになりました。体細胞ハイブリダイゼーションという技術が 1970 年代に利用できるようになるやいなや、ヒトの遺伝子マッピングは急速に進むようになりました。エール大学の Frank Ruddle とともに、McKusick は遺伝子マッピングの先導的な役割を果たすようになり、学会の専門家のために定期的に会議を開催して情報をアップデートしました。現在のゲノムシーケンシング技術をもってすればこのような努力はむしろ古典的なものかもしれませんが、当時としては大きな進歩だったのです。

　McKusick は新しい技術に対して強い思い入れがあり、彼が 1980 年代半ばに端を発する Human Genome Project の熱狂的な支持者になったことは驚くことではありませんでした。DNA の解析技術が進歩するにつれ、その技術を臨床研究の領域でも使えるようなコストになると、1986 年には雑誌 Genomics を発刊して編集責任者のひとりとなり、ゲノム解析の領域での進歩を世に出せるようにしました。1988 年、彼は HUGO すなわち現在はない新しいテクノロジーを使ってヒトゲノムを全解読するという壮大な挑戦を国際協力で実行する組織の初代の統括者プレジデントになることを受諾しました。人類遺伝学の国際的な指導者として彼は素晴らしい選択をしたのです。2008 年には McKusick は「ゲノム医学と遺伝学」に対する貢献を理由に日本の最高賞である日本賞（Japan Prize）を受賞しました。1950 年代から 60 年代にかけて、ミシガン大学とジョンズ・ホプキンス大は遺伝医学を志す研究者によって米国で双璧をなす拠点となったのです。

　Neel や McKusick ほどの影響力はありませんでしたが、Madge Thurlow

Macklin は「遺伝医学の母」の称号に相応しい活躍をしました。1893 年にフィラデルフィアに生まれ、ボルチモアの Coucher College で学士を 1914 年に取得した MadgeThurlow は、1 〜 2 年婦人参政権の活動家の経験を経て、ジョンズ・ホプキンスに進学し、1919 年には医学博士を獲得しました。ジョンズ・ホプキンスで彼女は未来の夫になるカナダ人の John Macklin に出会います。1921 年に彼がカナダのロンドンにある Western Ontario 大学の教授になると、2 人は結婚し一緒にカナダに渡り、5 年間研究アシスタントとして彼をささえました。1926 年頃には Madge Macklin は遺伝学に強い興味をもつようになり、がんの発生リスクに及ぼす遺伝子の影響に研究人生をささげることになりました。さらに彼女は遺伝学を医学のカリキュラムに導入することを唱え、余生のすべてをかけたのです。

Macklin というスター研究者は彼女のキャリア初期の優生学での粘り強い活動よりも、遺伝医学の大空で強く光輝いたと思います。1925 年から 1945 年にかけて彼女はカナダ優生学会で精力的に活動し、かつてはその会長職も務めていました。そこで彼女は知的障がいの患者を強制的に不妊にすることを、ナチスの優生学に対する狂気の思想が北米で終焉するまでの間、オープンに主唱していました。1946 年に Macklin は夫と離婚しオハイオ州立大学に異動し、そこで 1962 年に他界するまでの間、乳がんのゲノム医学に傾倒しました。彼女の遺伝医学における貢献の重要な足跡の目安になるのは、彼女が 1959 年に女性で初めての米国人類遺伝学会（ASHG）の会長になったことです。それは Neel が会長になって 5 年後、さらに McKusick が会長になる実に 15 年前のことでした。

もうひとり、Neel や McKusick の貢献と並び称せられる医師としては、Arno Motulsky が挙げられます。1924 年にドイツで生まれた Motulsky は 1933 年にナチスが権力を握るまでの間は幸せな少年期を送っていました。反ユダヤ主義が急速かつ暴力的に広がる中、彼の家族はドイツを去ることを余儀なくされました。1939 年の 5 月、Motulsky とその親戚は、密かにビザを手に入れることのできたユダヤ人 1,000 人ほどと共にセントルイス号に乗ってキューバに向かいました。しかしキューバ政府はビザを無効にしてしまい、米国は彼らの入国を拒否したため、船はヨーロッパに戻らねばなりませんでした。到着から 2 日、いくつかの国が亡命認可の意思を示したので、Motulsky はブリュッセルで巻き返し、ついにアメリカのビザを手に入れました。しかしドイツはすぐにベルギーを征服したため、Motulsky はいくつもの難民キャンプを転々とすることになります。ベルギーを離れ、何か所もの停泊を経て 1941 年に彼はついにシカゴにたどり着き、父と再会することになるのです。

米国での最初の仕事はラボの研究支援員で、医学の勉強も始めました。20 歳のとき、あとで本人が回述するようにおそらく一生で一番の幸運が起きました。それは米国陸軍よりシカゴにあるイリノイ大学の医学部に派遣されたことでし

た。彼はシカゴにある Michael Reese 病院でレジデントをしたのですが、そこで血液学に興味をもち、結果として遺伝医学を深く学ぶことになりました。1953 年に彼は初めてワシントン大学の血液学の講師として教鞭を執ることになりますが、その年から早速彼は遺伝医学の講義も始め、キャリアの最後までここに留まりました。Motulsky は「ヒトの遺伝子の違いがどのように薬物代謝に影響を及ぼすか」という研究を 1957 年に始めましたが、その功績が認められ、1977 年には米国人類遺伝学会の会長になり、ファーマコジェネティクスという新しい領域の礎を作った研究者として認知されるようになりました。今日では低分子医薬品が体内に入ったときの反応がヒトの遺伝子の多様性によってどのように異なった反応が出るかは創薬の基本コンセプトの一つとなっています。Motulsky 医師の薫陶を受けた多くの研究者のうち Joseph Goldstein は共に遺伝子の脂質代謝への影響を研究しました。Goldstein は後に Michael Brown と緊密に研究を行い、脂質代謝系の全貌解明にその一生を捧げました。Goldstein と Brown は脂質受容体の発見への貢献が認められ、1985 年にはノーベル賞を共同受賞しました。

　1948 年、遺伝学の急速な進歩に触発されて、医師と研究者から成る小さなグループがこの領域の研究を振興することを目的として ASHG を立ち上げました。彼らはすぐに *American Journal of Human Genetics* という雑誌を有望な研究成果を広めるフォーラムとして立ち上げました。同じグループは初代の会長として Hermann J. Muller を選出しました。彼はコロンビア大学の有名な "Fly Lab" で最初の遺伝子マップを作成し 1933 年にノーベル賞を受賞したばかりであった Thomas Hunt Morgan と共に研究をしていた博学者でした。Thomas Hunt Morgan のノーベル賞受賞の理由は彼が 1927 年に発見した「放射線による遺伝子変異原性」に関する研究でした。学会の恒例に従って、年大会で行う会長講演とその論文は「Our Load of Mutations：遺伝子変異による我々への荷重」という題でしたが、これはおそらく「遺伝子変異は多くの研究者が考えているよりもはるかに頻度の高い疾患の原因になっている」ということを明確に主張した最初の論文となりました。Muller の洞察力がいかに素晴らしかったかは、その頃はまだ DNA とタンパク質のどちらが遺伝物質としての役割を担っているのかを真剣に議論しており、ここからさらに 5 年後に DNA の二重らせん構造が解明されるまでその議論が続いていたという事実が示しています。1954 年に Neel が第 6 代の米国人類遺伝学会の会長となり、そのあと Sheldon Reed が 1955 年に、さらに Victor McKusick が 1974 年に会長職を務めました。数十名のメンバーで 1948 年に始まった米国人類遺伝学会は 6000 人以上の人々が年会に一堂に集うまでに繁栄するようになったのです。

　1950 年代から 1960 年代にかけて、人類遺伝学は着実に進歩しました。ここで紹介するのはそのような進歩のいくつかの例示です。北米とヨーロッパでは大

学の医師は自分の仕事を遺伝病にしようと決意する者が多く、遺伝外来を設置する医師は急速に増えました。1952 年には T.C. Chu という、かの偉大なヒューストンの M.D. Anderson がんセンターで最初に仕事をした若い中国人の研究者が、ヒトの染色体を調べる完全な方法を開発しました。1953 年には James Watson と Francis Click が、(それがすぐには臨床医学に展開することはありませんでしたが) DNA の二重らせん構造を解明しました。1956 年はヒトの染色体が一つ一つの細胞の中に 46 あることが、コペンハーゲンで開かれた第一回の人類遺伝学会世界大会で示されました。さらに 1956 年には Neel がミシガン大学に世界で初めての人類遺伝学教室を設置し、このような流れはその後他の大学医学部でも進むようになりました。1958 年、フランスの臨床遺伝学者であった Jérôme Lejeune はダウン症候群が細胞内に一つ余計な 21 番染色体が存在するために起こることを示しました。この研究をきっかけに、その他の染色体異常関連の疾患研究が熱狂的かつ成功裏に推進されました。1962 年には英国の遺伝学者である Mary Lyon は女性がもっている 2 つの X 染色体のうち 1 つはそれぞれの細胞内で不活性化されているという仮説を立て、それによって X 染色体関連疾患の現れ方を説明できることを示し、遺伝子の調節機構に新しいパラダイムを提示しました。1968 年には Torbjörn Caspersson というデンマークの科学者が、染料を使った、粗いながらも信頼できるヒトの染色体地図を作製することを発見したのです。いままでの方法に比べて 10 倍も解像度が上がることを見出しました。

　しかしながら、これらのきわめて印象的な発見や発明にもかかわらず、遺伝医学はどちらかというと医学の中の大きな領域を占めるほどにはならず、研究所を大学自身でもつ例はまれなままで、当時は NIH の中ですらそのような研究所はありませんでした。しかし 1989 年、ヒトゲノム計画の誕生によって状況は一変します。NIH がついに National Center for Human Genome Research を立ち上げ、初代所長に James Watson を招いたのでした。政府は最初この研究所に独立性を与えませんでしたが、1997 年になってようやく他の 26 の研究所と同様に独立性が与えられました。遺伝医学の認識の普及が遅れたもう一つの要因は米国医学会 (AMA) が臨床遺伝学を自分たちの正真正銘の専門だと考えていたことでした。米国遺伝学会は 1991 年に設立されたのですが、AMA は最終的にそのような医学の領域の存在を 1996 年になってようやく認めました。

　現在、米国では遺伝医学の専門家になりたい医師への 40 もの教育プログラムが存在します。科学技術の爆発的な進歩で遺伝情報の解析はあらゆる医学の領域で急速に進むことが約束されているにもかかわらず、実際には専門職の人口はそれに比べてまだ少ないままです。その大きな理由は、遺伝医学の実地がほとんどはアカデミアの中だけで行われ、社会実装が進まない現状を考慮しなければなり

ません。反面このような現状は、医療の質の向上のためにいかに遺伝情報を収集し解析するかが医学のすべての領域で喫緊の課題になってきているかを意味しているのでしょう。

遺伝カウンセリング

　遺伝カウンセリングの領域は 1970 年代に入って急速に発展し、70 年代終わりには米国の 100 以上のクリニックに広がりましたが、それらのほとんどは大学の医療センターに置かれ、小児科の教授の管理監督の下に開かれていました。最初の挑戦であったオーファン病の子どもに正確な診断をつけることについてはほぼ目的を達したものの、両親に将来の妊娠で起こりうるリスクをしっかりと説明することが次の大きな課題でした。無論、確定診断などできない症例では多くの場合、新しい出産に伴うリスクを概算するということは不確実以外の何物でもないというのが現状でした。診断の内容、両親の統計学への理解、再度妊娠した際のリスクに関する基本的な考え方、などなどきちんと説明するには 1 人当たり最低 1 時間はかかります。このような需要の増大は患者に向き合う臨床家の時間を確実に奪っていき、彼らの研究者として費やすべき時間も割かれる結果になりました。場合によっては患者への説明を看護師がやらなければならないこともままあったわけです。

　1960 年代の最後の頃には、多くの関係者は、遺伝情報を正しく患者に伝えるための新しいヘルスケアのしくみを作る機は熟したと考えていたのですが、その多くの人たちは、当時ニューヨークにある Sarah Laurence College で継続的教育プログラムを提供していた Melissa Richter に信頼をおいていました。彼女はそこで初めての遺伝カウンセリングの修士課程を創設していました。1968 年に Richter はプログラムの責任者となった Joan Marks と協力して、伝統的な生物学、社会活動、精神神経科学などを第 1 年次に、第 2 年次にニューヨーク地域の遺伝外来にインターンとして配属して修練するようにカリキュラムが作られていました。遺伝子カウンセリングの最初の学生は、1969 年秋のサラ・ローレンス・プログラムで始まりました。そのアイデアはその後 10 年以上にわたり普及し広まっていきました。

　このような臨床遺伝学の修士課程の数はゆっくりではありますが着実な進歩を遂げています。2014 年には 25 の認定プログラムが存在し、さらに増える様相です。10 年にもわたって米国では大学や医学校が中心になって修士課程を立ち上げてきましたが、今日ではこのようなプログラムは世界中に広がりをみせています：カナダに 3 つ、英国に 2 つ、日本には 6 つ、さらには大学を基盤としたプログラムが最低 1 つはその他の多くの国々には設置されたのです。

　1970 年代中盤までに、最も影響力の大きかった Joan Marks を含む多くの遺

伝カウンセリングの指導者たちは、新生児の遺伝カウンセリングの専門家をもっと増やそうという議論をし始めました。1977年、100人にも及ぶ遺伝カウンセラーが一堂に会しましたが議論はまとまりませんでした。しかし参加者たちは米国遺伝カウンセラー学会を1979年に組織しました。研究をしながら臨床医として活動する人々は、最初のうちは、このようなプログラムの卒業生が本当に臨床の難しい局面で正しい判断をしてくれるかどうかは疑わしいと考えましたが、最終的にはこの学会が議論をまとめる正式な学会となりました。米国遺伝カウンセラー学会（NSGC）は遺伝カウンセリングを職業として定着するために大きな貢献を定着するために何年もかけて多大な貢献を成し遂げました。1993年にはNSGCは米国遺伝カウンセリング評議会を創設し、資格認定のための試験（最初は遺伝カウンセラーになりたい希望者が修士課程をきちんと修了しているかを確認するだけではありましたが）を始めました。さらに米国遺伝カウンセラー学会は自身のジャーナルも発刊し、学会の存在と研究医からの尊敬を勝ち取り、専門職の免許取得を法律化するようにロビー活動も展開しました。国家認定の免許制度は職業として遺伝カウンセラーが独立するための必須条件です。その法制化は開業医のクリニックで雇用されるときの反駁しようのない法的基礎となり、第三者である保険業界に参入してもらうためにも必須のものでした。残念ながら現在のところまだ一握りの州しかこの法律の制定をしておらず、そのためあまりにも多くの開業医の日常診療の需要に比べてはるかに少ない遺伝カウンセラーしかいないというのが現状です。

　2014年では米国で30程度、カナダで3つの認定遺伝カウンセリングプログラムがあるにすぎませんでした。米国では遺伝カウンセリング士の90％は女性であり、育児によりキャリアパスの構築が阻害されるという問題も出ている中で、この職にある人たちの平均年収は65000ドル程度でした。ほとんどの遺伝カウンセラーは大学病院や整形外科のグループプラクティスをしている大きな団体で雇用されていますが、最近（約10％）では遺伝子検査の急増に対応している企業における雇用が増えてきました。例えば、最近まで米国で最も大きな遺伝子検査の企業であったGenzymeはかつて100名もの遺伝カウンセラーを雇用していました。このような企業に雇用された遺伝カウンセラーは患者よりも医師のために多くの時間を割かなければならないことがしばしばです。それは多くの場合非常に難解な検査の詳細を実は知らない医師を相手に説明をしなければいけないからです。

　多くの疾患—がん、自閉症や発達障害、心不全や糖尿病のような生活習慣病などに対する遺伝傾向に対する理解が急速に進むにつれて、遺伝カウンセラーの必要性はますます高まると考えられています。遺伝子検査を必要とするような疾患の数を推計すると、その数は2001年のときと比べても3倍に跳ね上がり、今日では2500以上に及んでいます。United Healthという大きな保険会社は、米国

で実施される遺伝子検査全てから得られる収入は 2010 年で 1 兆円にもおよび、数年で 2.5 兆円にもなるだろうと推定しています。遺伝子検査の企業で雇用されている遺伝カウンセラーには本来利益相反が生まれるのではないかという懸念の声も上がっていますが、私はそうは思いません。主たる雇い主はそもそも患者や医師との議論の中で、なぜ遺伝子検査が必要なのか、あるいは検査成績をどのように回付するか、さらには正しい手順で検査の実施をすることに関して完全な中立を求められる職業だからです。このような利益相反の問題が挙がる大きな理由の一つは、遺伝カウンセリングの仕事が始まった当初は議論するのが非常にナイーブな出生前診断の場合がほとんどだったからということもあるでしょう。

　遺伝カウンセラーは遺伝病の負荷をどれくらい変化させることができてきたでしょうか？ この仕事の 40 年間の歴史のほとんどの間、遺伝カウンセラーは出生前診断の結果説明をしたり、問題のある検査結果が出たときに母親と父親をどのように支えていくかなどに多くの時間を割かれてきました。最もよくあるケースは検査を受けた妊婦（この 40 年間を見る限り多くの場合出産時に 35 歳以上のケースでしたが、今ではほとんどの妊婦が検査対象になりつつあります）に胎児がダウン症候群（21 番染色体トリソミー）をもっているかどうか、あるいはその他の染色体異常が見つかった場合、あるいは神経管閉鎖障害がないかどうかをスクリーニングして出産するかどうかの選択肢に関してアドバイスをすることが主な仕事となりました。

　私の知る限り、遺伝カウンセリング以外の方法で、妊娠を継続するか、あるいは胎児診断を施行して中絶を勧めるかを決定することがどのくらいのインパクトがあるかを定量的に評価する方法を思いつきません。米国では実際、年を追うごとにダウン症候群の子どもを出産する症例数は、妊娠が期待できる人口と年齢構成のみを勘案した出生期待数から換算した発生数と比べて着実に減少しています。しかしながら米国では実際に毎年ダウン症候群として生まれてくる子どもの数はそれほど変化しているわけではありません。昔は出産年齢の中心であった 20 代の女性の妊娠が、ダウン症候群のリスクが高まる 30 代後半にまでずれ込んでいるため、より多くの妊婦が遺伝子検査を受けるようになり、もし胎児がダウン症とわかると中絶するという動向がオフセットとして効いているために見かけ上の患児の数があまり減っていないと考察できます。このようにダウン症が判明すると中絶するということは大体 75％の症例で起きており、この 10 年間、ダウン症の症例数が、全体の人口が増えている割には増えていないのは、おそらくこの疾患をもっている胎児を妊娠した女性のほとんどは中絶するという選択を学んできたということを示していると考えられます。

　遺伝カウンセラーが中立性に価値を置く責務をもっていることを考慮すると、遺伝カウンセラーは、ダウン症の症例数には認識できるほどの影響を及ぼしてこなかったと人々は考えるかもしれません。多くの遺伝カウンセラーは中絶に対す

る個人的なバイアスをもっているかもしれませんが、それが妊婦と夫によってなされる選択にはほとんど影響はないと思われます。それよりも遺伝子検査が出生前医療の標準検査として急速に定着し大きな変化をもたらしたことが大きいのではないかと考えます。米国では医師が妊婦に先天性異常などのリスクを説明し、どんな検査を受ければ確定ができるかを説明するのが標準医療となってから30年以上が経過しました。今日ではそのような出生前診断の利用について妊婦に説明をしなかった場合、かつ生まれた子どもが説明すべき疾患に罹患して産まれた場合には、主治医は専門の法律事務所に訴えられることになるのです。検査技術の急速な進歩と法的債務への恐怖が相まって、遺伝子検査の使用が普及しダウン症候群やその他の疾患をもつ胎児の出生数が減少しているものと思われます。欧州の21レジストリ（ダウン症の患者登録システム：欧州は遺伝カウンセラーの数は米国と比べて少ない）の600万例の妊娠のデータを見る限り、中絶の推移は米国のそれと非常によく似ていることがわかります。

　遺伝子検査が普及したおかげで、遺伝カウンセラーの最も重要な仕事は神経管閉鎖障害を検出するスクリーニング検査が存在することを女性に啓発し、検査の結果が出たときにきちんとアドバイスをすることになりつつあります。受精後第21日目で神経管がきちんと閉鎖しないためにこの病気は起こります。前述のように神経管の閉鎖不全が起きた場所によって神経管閉鎖障害は軽症で済んだり重症になったりと様々です。一般的には病変部が高位の脳脊髄であれば重症に、低位であればより重症度は減少します。すなわち神経管閉鎖障害には致死性の無脳症から、見た目には健常人と変わらないような低位型のものもあるということです。残念ながら現在の検査では神経管閉鎖障害の重症度を判定することができません。

　1987年から米国と欧州では妊婦に対して神経管閉鎖障害のスクリーニング検査（診断検査ではありません）が標準医療として行われるようになりました。もしこの検査が陽性になると別の生化学的検査、とくに羊水検査が確定診断のために行われます。遺伝カウンセラーはスクリーニング検査と確定診断の局面でそのたびに説明などに駆り出されます。一方、こういったことがダウン症候群の検査に適応できるか、自分が見た事実を示します。遺伝カウンセラーは両親の選択肢に影響を及ぼすようなことは一切言おうとしません。それはカウンセラーが出産の結果を自分の力でどうにかする根拠となるものがないからです。

　米国では数百万のスクリーニング検査が神経管閉鎖障害の子どもが生まれるリスクのある妊婦に施行されてきましたが、葉酸のサプリメント政策と同程度に、検査とセットになった中絶が、実際の神経管閉鎖障害の患児の減少に寄与したとは言い切れません。驚いたことに、世界のいくつかの国では、神経管閉鎖障害の患児が早期にきちんと診断され、法律で中絶が認められていても、生存して産まれてくる患児の数がむしろ増えているところもあります。例えば New South

Wales では神経管閉鎖障害があるとわかって中絶する症例の割合が過去 20 年で 82％から 62％に減少しているのです。このような現象は、担当医が神経管閉鎖障害の重症度を予測できないことに加えて、疾患を抱えて生まれてくる子どもへの許容の精神が醸成されつつあることと、昔よりも社会保障制度による救済が利用できるようになったことも関係があると思われます。

　今日、米国ではすべての医学部と大きな病院では遺伝医学外来が設置されるようになりました。細胞検査、生化学検査、DNA 解析などのメニューを利用して生まれつきの希少疾患を診断することができるようになり、それが新たな刺激になって新しい局面も生まれています。例えば、ヒトのゲノム解析を行ったとき、私たちはがんの発生リスクを予測するようなたくさんの生殖系の遺伝子変異を検出することができます。多くの大学病院の腫瘍センターでは腫瘍に精通した遺伝カウンセラーがいて遺伝によるがんの発生について説明できるような体制になっています。こうして遺伝子検査はがんの医療も大きく変貌させています。すべてのがんは元を正せば 1 つの細胞で発生し蓄積された変異から発生しておりクローンの集団です。したがって根本的にはすべてのがんは遺伝性疾患ということができます。私たちはそれぞれのがんはそれぞれの遺伝的特性をもっていることを学びつつあります。腫瘍専門医が腫瘍細胞や組織の DNA 検査をルーチンに実施して責任遺伝子を同定し、その機能を抑え込む分子標的薬あるいはそれらの組み合わせを使ってよいアウトカムを得るようになるかもしれません。2013 年には、Foundation Medicine というケンブリッジ大学を本拠地とする DNA 分析会社は一般業界に参入し、投資家から多くの資金を調達しました。"個別化医療"の夢の実現はおそらくがんの医療で実行されると思います。したがって遺伝カウンセラーの仕事は旧来の出産に伴うリスクをマネジメントするだけでなく、がん医療の外来に新しい活躍の場が生まれる可能性は高いと思います。

第3章

血　液

輸　血

博学な研究者で、ロンドンのセントポール大聖堂を設計した建築家でもあったChristopher Wrenは、2匹のイヌを使って交換輸血の実験を最初に行った研究者であると引用されることがしばしばあります。それは1659年、William Harveyがヒトの血液循環系を世界で初めて正確に記載してから30年後のことでした。オックスフォードの医師であったRichard Lowerも1660年代の中頃にイヌの輸血実験を初めて行ったという人もいます。ではヒトへの輸血はどうでしょう。私の知る限りでは1667年英国の王立協会の医師からの報告で、風変わりなケンブリッジの学生であったArthur Cogaが、20シリングの礼金と引き換えに、羊の血液を自分の体内に入れるという、今なら生命倫理上絶対に許されないような実験を行いました。医師の一部は輸血をすると脳内の「熱」が収まって鎮まるのではと考えたようでした。医師たちはCogaが死なないようにほんの少ししか羊の血液を入れなかったに違いありません。後に彼はラテン語のエッセイにこの時のことを、自分は輸血のおかげで頭がおかしい風変わりな性格が治ったような気がしたと記しました。これは今でいうプラセボ効果のようなものなのでしょうが、彼をよく知る別の人々からは、「治ったとは思えないね」といっていたようです。

　以降150年の間、輸血の考え方は多くの思惑・憶測を生み出し、ユーモアになるような話すらありませんでした。例えば、ある狂信者は、もしクエーカー教徒が聖公会の大司教に献血したら、何が起こるかを想像しました。教会の神父の強固な信条と熱意は消滅するだろうか？良心をもつ者からの血液を輸血したら、邪悪な者の行動を変容できるだろうか？輸血の賢明な使用により犯罪行為を減らすことができるだろうか？血液を患者の治療手段として欠かせないと考えていた多くの医師たちは、血液量を減らすことがうっ血性心不全や腎臓病を緩和するように、一方で、血液を体内に添加することによって一般的な強壮剤として筋

56　　第3章

力の強化から認知症までのすべてに効果があるのではと信じる傾向にありました。幸運なことに、ごく何回か試されただけで、人間の病気を治すために動物の血液などは使えないのだということを立証ができたのでした。つまり実際そのようなことをすれば90％に近い死亡率が出るという事実は、異種輸血は実用にならないというかなり説得力のある証拠となりました。

　19世紀初頭、医師は人間から人間への輸血を時折試みましたが、成功例はごく限られていました。最初の輸血の成功例の栄誉は、1818年に産後出血の女性に夫からの採血をして、すぐにその女性に輸血して命を救った産科医のJames Blundellに与えられました。その22年後、Blundellは史実として記録のある血友病の少年を治療することを目的とした最初の輸血にも立ち会いました。この頃、医師たちは、供血者ドナーとして赤の他人の血液を使うよりも、同一家族内での人から人への供与が好ましいことに気づき始めてはいましたが、成功するかしないかは（ここでは単に*輸血に耐えられる*という定義ではありますが）は相変わらず運の問題でした。「運」は輸血を受ける側が互換性のある血液型をもっているかどうかに依存していたのです。当時の英国の人口のわずか15％だけしか「O型Rhマイナス」の血液型をもっておらず、そのような血液であれば、現代の私たちは、それを誰に輸血しても安全だと今では認識しているのです。

　患者に輸血するための安全な方法を開発するための最初の大きな進歩は、1900年にウィーン大学の病理学の講師であったKarl Landsteiner（1868-1943）がABO血液型を発見したことでした。彼は生化学に深く興味をもち、医学部を卒業した後、チューリッヒとミュンヘンの化学の研究室で5年間過ごしました。その後彼はウィーンに戻り、細菌感染症の理解が進んだことによって誕生した免疫学という新しい分野で研究を始めました。1900年、Landsteinerは、1人の人間から別の人間への献血が失敗したとき、血液が動物の1つの種から別の種に輸血されたときと同じ所見、すなわち赤血球が凝集塊を形成することが起こることを顕微鏡で確認したのです。この観察所見は、「血液適合性」の概念の基礎を築き、それが輸血医療の礎となりました。Landsteinerは、「非自己」に対する何らかの反応が、何十億もの赤血球細胞が崩壊し、膨大な量のヘモグロビンが一気に放出されるために、輸血が失敗した患者に見られる症状である黄疸とショックが説明できると提唱しました。彼の観察と見解はすぐには注目されませんでした。しかし、それから8年の間、彼は細心の注意を払ってメカニズムを解明し、今日私たちがよく知っているABO血液型システムと名付けたのです。1930年、Rockefeller Institute for Medical Researchで研究するためにニューヨークに移住したLandsteinerは、この研究業績によってノーベル賞を受賞しました。

　生理学と遺伝学の融合によって成功がもたらされた最初の例の一つに、1907年、Reuben Ottenberg（1882-1959）の業績が挙げられます。彼はコロンビア大学の医師と外科医の養成コースを卒業し、その後彼の全経歴はニューヨークの

Mt. Sinai 病院で過ごすことになりましたが、そこで Landsteiner の ABO 血液型が、当時再発見されたメンデルの遺伝法則に従うことを見出しました。これにより、遺伝的に適合しないドナーをあらかじめ*排除*できる検査結果に基づいて、ヒトからヒトへの最初の輸血が行われるようになりました。1915 年と 1916 年には、輸血のあり方を根本的に変貌させるような出来事として、献血された血液をあらかじめ保存するための抗凝固剤の使用が初めて実施されました。抗凝固剤の出現によって、血液がドナー（供血者）から受血者に静脈から静脈へ直接投与されていた前線の連隊本部にあった「第一次世界大戦の最前線近くに設置された貯蔵血液バンク」の短い歴史は終焉を迎えました。

今日米国では医師は、外傷患者を治療し、大手術での失血を管理し、がんによって引き起こされる貧血を治療し、希少疾患であるヘモグロビン異常症の患者を助けるために、毎年 1000 万単位の血液を使用しています。第一次世界大戦からアフガニスタンの紛争まで、献血により数万人の兵士が救われました。あまりよく知られていないことですが、1930 年代後半から 1950 年代初頭にかけて、何千人もの子どもたちの命を *β* - サラセミアから救うための新たな治療戦略が開発されました。すなわち厳格にコントロールされた定期的な輸血療法です。

1950 年頃は、多くの医師によって、Jim Neel が最初に大サラセミアと表現していた単一遺伝子疾患で記述した臨床所見とよく似た症例が、明らかに異なるタイプの複雑な貧血性疾患でも見られることが理解されるようになっていましたが、一方で輸血医療は貧血性疾患のより深い理解を構築すべき段階にきていました。20 世紀半ばには、どういう呼び名かは別として、貧血に罹患した子どもを助ける鍵となる治療法が明確になりました。それが「定期的な輸血療法」だったのです。幸いにも、安全な輸血は第二次世界大戦後 10 年で急速に利用可能になりました。

今ではよく知られる用語である「血液銀行」という造語がありますが、1937 年、シカゴのクック郡病院（Cook County Hospital）の Bernard Fantus 博士は米国で初めてこのような組織を立ち上げました。第二次世界大戦は米国における医学の優先事項を根本的に変貌させましたが、同時に 1945 年後半には戦場で初めて使われた多くの技術的進歩が、母国に持ち帰られました。1947 年には米国血液銀行協会が創設され、1950 年までには、米国で 1500 の病院併設の血液銀行と 31 の米国赤十字地域血液センターができました。その 15 年後には、血液銀行は 4400、赤十字地域血液センターは 55 に増えました。そのような劇的なペースではありませんでしたがヨーロッパでも同様に血液銀行は増えていきました。

おそらく、*β* - サラセミアに関する知見で最も驚異的な側面は、突然変異した対立遺伝子の頻度でしょう。イタリアでは第二次世界大戦中、Silvestroni と Bianco が、国全体として約 20 人に 1 人のイタリア人が病気の対立遺伝子を保有していることを報告しましたが、中には 10 人に 1 人がキャリア（保因者）であっ

たフェラーラのような地域があることも示されました。その後、世界の他の地域の研究により、イタリアからインド、東南アジアに至るまで、突然変異がきわめてよく見られることが示されました。概算によれば、文字通り何百万人もの人間がこの希少疾患を引き起こす1つの突然変異をもっており、毎年少なくとも発展途上国の国々で10万人の子どもが大サラセミアに罹って生まれていることが示唆されています。1950年代ではその大多数が5歳までに死亡していました。

それにしても、なぜこのような突然変異はそのように頻繁に見られるのでしょうか？ 1949年集団遺伝学の分野のリーダーであったJ.B.S.Haldaneは、ヘモグロビン遺伝子の突然変異の1コピーを保有する人々がマラリアになるのを防ぐのではないかと提唱しました。「ヘテロ接合体の貧血患者の赤血球は正常よりも小さく、低張液曝露に対する耐性がある。マラリア原虫のスポロゾアによる赤血球に対する攻撃に対して、赤血球自身がより抵抗力があることは、少なくとも確信できる」と彼はいいました。彼のそのときのあまりにも有名な仮説は、実は早くも1920年代初めにイタリアで最初に実施された研究で示されており、1940年代には世界のマラリア頻発地帯（すなわち赤道近くの土地）に住んでいる人々の中でサラセミアの対立遺伝子の頻度が最も高いことが世界中で知られるようになりました。

Haldaneはちょっとした人生の迂回路に価値を与えることで自らの奇想天外な人生を導いたといえます。生物学者の息子であったので、彼は少年期のなかばから、ヒトの生理学実験で何と「モルモット」として、父親の研究所で働いていたのです。青年になっても、彼は自分の体で人体実験を行い、筋肉への影響を研究するために希塩酸を飲んだりもしていたのです。第一次世界大戦中、大胆で恐れのない男として敵に対して単独で大胆な攻撃を行い、将軍には「わが軍の最も勇敢でダーティな士官」と言わしめました。戦後、Haldaneは学究生活に戻りました。4カ国語をマスターする異能の学生であった彼は、化学、遺伝学、数学に重要な貢献を重ねていきました。彼の功績はとくに集団遺伝学の分野への数学の応用であり、後世にその名を記憶させることになりました。人生のある時点で、彼はダーウィンの理論を数学的に理解していた数少ない3人のうちの1人であると主張しました。Haldaneは科学が社会の未来にどのような影響を与えるかについて好んで推測しました。彼はSF小説「*Daedalus（ダイダロス）：科学と未来*」を執筆し、その中で試験管ベビーの出現を予期しましたが、それはAldous Huxleyの有名な小説である「*Brave New World*」の基礎となりました。他人のいうことに聞く耳をもたず一方的な共産主義者であったHuxleyは最終的にスリランカに引っ越して、そこで科学教育を発展途上国（第三世界）に持ちこみました。

β - サラセミア

　フェニルケトン尿症を克服するための闘いと同様、β - サラセミアの災いから子どもを救うための手段を探索する歴史には何人かのヒーローが登場します。フェニルケトン尿症と同様に、β - サラセミアを克服するための探索の歴史を何人かの重要人物の業績とともにたどります。サラセミアとの長い闘いの歴史は、英国の医師である David Weatherall の話をおいて他にないでしょう。彼のこの疾患との出会いは Jaspir Thapa（ジャスパー・タパ）という名前の若いネパールの女の子と出会ったときに始まりました。（次の 2 ページの多くは、Weatherall の非常に読みやすい伝記「サラセミア」からの引用です）。1958 年、25 歳の新進気鋭の医師であった Weatherall はシンガポールに到着し、2 年間の兵役を開始しました。彼は、アレクサンドラ病院（今日は一流の教育機関である植民地時代の機関）で、子どもの病棟を担当する医師であるという重大な任務を割り当てられました。ジャスパーは、グルカ兵士の娘であり、患者でした。彼女は幼児期から重度の慢性貧血と診断され、頻繁な輸血によって生き延びていました。

　Weatherall は、Frank Vella という病院の生化学者が、数年前に「タイの地中海性貧血」という奇妙な名のついた疾患の論文を発表するまで、その原因を知りませんでした。1950 年代後半、1925 年に Cooley によって記述され、1940 年代後半に Neel によって研究された病気は、地中海盆地またはアフリカで生まれた人々にのみほぼ独占的に見出されると、西洋の医師たちは考えていました。Jaspir の病歴を調べ、血液を検査した後、彼らは症例報告を作り上げ、それを *British Medical Journal* に掲載しました。しかし彼らは自分たちが症例報告をした疾患によって、当時、東南アジアとインドで数万人の子どもが苦しんでいることを知る由もありませんでした。Weatherall は、タイ国境に近い Taiping で 2 年目の兵役についていましたが、その自由時間に、彼は車のバッテリーと濾紙を使って、電気泳動装置を作り上げ、サラセミア（サラセミアに罹患した人のヘモグロビンは、健常人のヘモグロビンとは異なる挙動を電場内で示すのです）の患者を識別できるようにしたのです。

　1960 年に軍から退役した後、Weatherall は血液疾患の遺伝学と生理学を研究することに夢中になり、McKusick のグループとのさらなる研究のためにジョンズ・ホプキンス大に行きました。そこでは、ヘモグロビン分子を構成する、当時発見されたばかりの α - および β - グロビンのペプチド鎖がどのように対をなしてヘモグロビン単一分子を構成するのかをよりよく理解するために、John Clegg と Michael Naughton と 2 人の才能のある生物学者のチームに参加しました。数年間の過酷な研究の結果、細胞が正常な量の β 鎖を産生できない結果、α 鎖グロビンの細胞内での過剰状態となり、それがしばしば赤血球内に有害な沈着

60　　第 3 章

物となり血球の異常が起こることが、大サラセミアの本態であることを明らかに
しました。彼らの論文は、1965 年 *Nature* に掲載され、分子医学の創成を示す
画期的な論文となったのです。

　Weatherall は自分のライフワークを見つけたのです。ここから英国のリバプー
ルの医科学校に戻り、疾患の症候に関する詳細かつ総合的にわかりやすく記した
最初の教科書である「サラセミア症候群」を著し、後に彼とともにオックスフォー
ド大学に移動することになる血液学研究グループで活動を始めました。彼の研究
チームは、長年にわたり、小さな遺伝子欠失が多くの異なった種類のサラセミア
を引き起こすことを示した一連の洗練された発見をしました。彼らはまた、染
色体の微小欠失が発達遅滞を引き起こす可能性があることを初めて示しました。
1970 年に彼と彼のチームは、重度の血液障害をもって生まれた乳児の中には、
グロビンの α 鎖を作ることができない遺伝的疾患を有している症例があることを
示しました。さらに 1971 年、彼らは DNA があまりにも長すぎるタンパク質を
作ってしまう原因となる突然変異によって引き起こされる希少な α-thalassemia
（アルファサラセミア）という病態を発見しました！ 1970 年代、α 鎖の産生を
コードする遺伝子の変異に起因する別のサラセミアのキャリアが、熱帯熱マラリ
ア原虫 *Plasmodium falciparum* によって引き起こされるマラリアから強く保護
されるという明確な証拠をまとめたときに Haldane のマラリア仮説も証明され
たのです。

　おそらく Weatherall の最も顕著な業績として開花したことは、1960 年代後
半から 1970 年代にかけて彼自身や他の研究者が認識しつつあったことですが、
ヨーロッパでは希少な疾患である遺伝的サラセミア症候群がアジアでは公衆衛生
上の大問題となりつつあったことです。世界保健機関 (WHO) がこのような課題
が予期せぬ突発的な事象としてアジアで将来勃発する可能性に焦点を当てた結
果、Weatherall に依頼して広範な事実調査に基づく研究を行うに至ったことは
大変意義のあることでした。その後数 10 年間にわたり、Weatherall は、世界の
最貧国の病院との臨床の協力体制を構築し、苦しんだ子どもたちに最適なケアを
提供することに挑戦した多くの血液学者のひとりとして、最善を尽くしました。
長年にわたり、Weatherall は貧困に苦しんでいるスリランカのクリニックを支
援することに情熱を注ぎましたが、採血の実施と血液試料の貯蔵を現地でどのよ
うに行うか、子どもの臨床経過をどのようにフォローアップするか、さらには反
復輸血療法による不可避な鉄過剰状態を適切に管理するためにどうしたらいいの
か等、治療手段である反復輸血そのものが死因の多くであった時代におけるとて
つもない挑戦であったのです。2010 年、Weatherall は最も栄誉のある Lasker-
Koshland 賞、すなわち、" 血液遺伝病の発見、および発展途上国全体のサラセ
ミアに罹患した子どもたちのために臨床治療の改善におけるリーダーシップ " に
よって代表される、生物医科学における 50 年にわたる先導的政策が、その受賞

理由でした。

1925 年、すなわち Cooley が包括的な臨床的所見をまとめた年から始まる、大サラセミアを克服しようとする努力の歴史は、（そんなに独断的な判断ではなく）いくつかの期間に分けられます。1960 年代初めまで、治療の中心は定期的な輸血でした。しかし、1940 年代から 1950 年代にかけて医師の中には、反復輸血療法の最適な実施方法に注意を払っていた人はほとんどいませんでした。疾患のメカニズムはわかったものの、臨床上重要な多くの疑問は未解決のままだったのです。臨床上最も重要な課題は、患児において医師が維持すべきヘモグロビンの最低レベルはどのくらいかということです。むろん誰も知りませんでした。アプローチは様々でしたが、ほとんどの血液学の医師は、輸血前に子どもに重度の貧血（5g から 6g / L 程度）が出る程度に輸血をコントロールしていたのです。世界の貧しい地域では、このような政策は、献血された血液が定期的に手に入らないという事情によって必然的に引き起こされました。一方で豊かな国では、頻繁な輸血によって引き起こされる過剰鉄の組織内蓄積が患者に重大なリスクをもたらすという認識が高まってきたために、ヘモグロビンの制御レベルを低く保とうとしたきらいがあります。

1963 年、ニューヨーク市の Cooley's Anemia Foundation が主催する会議で、フィラデルフィア小児病院で患者を治療していた Irving Wolman 医師は、症状のある時にのみ輸血された患児と比較して、一貫してヘモグロビンレベルを 10g / dL 以上に保つように輸血をした患児では、肝脾腫の悪化が少なく、骨の形も正常で、骨折が少なかったことがわかりました。彼の研究では、大サラセミアの管理が十分でない子どもたちは、体内のヘモグロビンが低いために起こるストレスによって「生化学的警告」が惹起され、骨髄腔が拡張して赤血球の形成に必須の造血幹細胞が増殖するようになることが示されたのです。Wolman は鉄過剰の危険性を認めたものの、輸血療法でより高いレベルのヘモグロビンを維持することは、食物由来の鉄を吸収する身体機能を抑制する結果（慢性貧血による反応）、結果としての正味の鉄の増加分は臨床的利点を考えれば十分許容の範囲になると主張しました。

子どもが慢性疾患の治療に対してどのように反応するかを臨床的に調べるには、長年かかることが避けられません。しかし Wolman は研究を根気よく続けました。6 年後（1969 年）、彼は比較的高レベルのヘモグロビン値を維持するように輸血管理を行った同じグループの 17 人の子どもたちのその後の進捗について報告しました。報告時点までの範囲で、明らかにその骨の変形が少なく、骨折の頻度も少なく、肝臓や脾臓があまり腫大していないことは明確でした。しかし、17 人の子どものうち 6 人は、過剰な鉄に直接起因する原因で死亡しました。鉄過剰状態は多くの臓器に損傷を与えることが知られていますが、とくに心臓には有害です。したがってヘモグロビンを高値に維持する輸血療法によって子ども

62   第3章

が恩恵を受けるためには、反復輸血を受けると不可避な作用である鉄の蓄積を別の方法で制限することが医師にとって必須となったのです。したがって解決すべき重要な問題として、体内の貯蔵鉄（金属に結合してそれらを体内から除去する分子をキレート剤と呼びます）をキレート化する物質を見つけることでした。

　この頃までには、研究者は、人間が鉄をどのように摂取し、利用し、再回収そして貯蔵するかについて、かなり洗練された理解が進んでいました。健康な成人の体には、5 g の鉄しか存在しません。このうち約 70％が循環する赤血球のヘモグロビンに含まれており（鉄原子はこの働きに不可欠です）、20％は鉄を貯蔵するための特別なタンパク質に結合しており、10％は他のすべての細胞に含まれています。毎年 10 回の輸血を受けているサラセミアを患っている子どもは、2g の鉄を余計に摂取することになります。 10 年以上にわたって、自身がもっているべき体内の鉄の全貯蔵量の約 4 倍から 5 倍を蓄積します。この量は、鉄を排除するために身体に設けられた貯蔵鉄の受け入れ能を超えてしまうため、その多くは本来鉄がほとんどないような組織にも取り込まれてしまうのです。

　スイス連邦工科大学およびチューリッヒの CIBA pharmaceutical company の科学者たちは、1960 年代初めにシデラミンと呼ばれる分子を研究し始めました。これは、ヒト使用のために認可された最初の鉄キレート剤、デスフェリオキサミン（デフェロキサミンとも呼ばれる）と呼ばれる化合物の開発につながりました。残念なことに、この薬物は経口投与ができず、筋肉注射であるため、患児にとっては痛いものでした。身体の鉄貯蔵を減らすために、患児には毎日デスフェリオキサミンを注射しなければならず、非常に実施困難な処方でした。キレート剤の早期臨床試験では、患者が薬物の投与スケジュールを守れないこともあり、体内の鉄の減少効果は印象的ではありませんでした。しかし、何名かの臨床研究者は研究を根気よく続けました。

　1974 年、よい知らせがありました。ロンドンの Great Ormond Street Hospital のチームが、輸血を受けたときに静脈内投与と筋肉注射を組み合わせた 10 年間の研究を報告したのです。この試験は小規模ではありましたが、治療群における鉄過剰による死亡は、未治療群よりも少なかったのです。数年後、ボストンのあるグループは、（24 時間以上もの）継続的な静脈内治療によってデスフェリオキサミンを投与することにより、体内の貯蔵鉄を大幅に減らすことができることを示したのです。しかし、この知見から、実際の医療現場にどのように実装できるのでしょうか？

　オックスフォード大学の Martin Pippard 医師は、点滴時間を半分にしつつも用量を 2 倍に増やす単純かつ巧妙な考えをもっていました。実際それはうまくいきました。患者にとっては必ずしも最適とはいえないものでしたが、ピパードの発見は新たな臨床の幕開けとなったのです。 患者が眠っている間自宅でキレート剤静脈内療法を受けた場合、患者は鉄で中毒することなく高レベルのヘモグロビン

を維持することができます。キレート剤は毎日投与するのが安全であり、長年蓄積している鉄分濃度を低下させることができましたが、臓器は健康なままであることのエビデンスを得るには長い年月がかかりました。しかし1995年頃までには、複数の臨床チームが、夜間の静脈内治療法の遵守が非常に難しい課題であったにもかかわらず、長期間のキレート療法が、鉄過剰による死亡および臓器障害の顕著な減少をもたらしたことをきちんと証明したのです。この成功が刺激となって、複数の製薬企業が鉄キレート薬を開発するための研究プログラムを開始するようになり、長時間作用し経口投与可能な鉄キレート剤開発が始まりました。

　輸血療法の改善とキレート療法の出現は、結局別の困難な問題への答えをもたらしました。サラセミアを発症した多くの患児には、巨大脾腫が発生しました（1920年代の大サラセミアに罹った子どもたちの写真を見ると、脚の長骨が紡錘形に湾曲し、顎の巨大化、重度の栄養不良によって起きた腹水貯留による腫れた腹部がわかります）。巨大脾腫は2つのメカニズムによってさらに貧血を悪化させました。赤血球の破壊が亢進し、巨大化した脾臓が体液量を増加させたのです。外科医がこれらの巨大化した脾臓を取り除くと、術後しばらくは貧血が幾分改善しましたが、脾臓を失った子どもたちは免疫力の低下により重度の感染症のリスクがより高くなりました。このような手術（脾摘）をいつどういうタイミングで行うか、そもそも脾摘に価値があるのかどうか、医師たちの間では、数十年間にわたり討論が行われましたが、積極的な輸血管理と鉄キレート剤の出現により、脾摘の必要性は急激に低下したのです。

　小児期のヘモグロビンレベルの慎重な管理と積極的なキレート療法が車の両輪として確立したおかげで、この病気になった子どもたちの平均余命にはプラスの効果が出ました。大サラセミアは米国ではまれでしたが（約1500人の患者）、イタリアではより多くの症例のデータを見ることができました。これは、患者数が明らかに多いことと、合理的な良好な輸血サービスが提供できていたことの両方が車の両輪になった第二次大戦直後の唯一の先進国であったことが関係しています。1998年にフェラーラ大学のチームは、1960年1月から1988年に生まれた大サラセミア患者1146人の研究を報告しました。1970年から1974年に生まれた患者のコホートの解析によって、医師は、輸血が容易に利用できる場合であれば、患者の82％が25歳まで生存したことを見出しました。これは大きな前進ではありましたが、患者は定期的な輸血の結果であった鉄過負荷の重大な副作用が多数起こりました。両性の約80％で性ホルモンが減少し、6％ほどは重症の心臓病を有していました。

　7年後、イタリアの他のグループでは、長期間の研究の患者の65％が成人期半ばまで生存していたと報告しました。このような生存率の劇的な改善は、体の鉄貯蔵の慎重な管理が主な原因でした。別の主要な研究では、1960年以前に生まれた977人の患者の生存率と、1970年以降に生まれた720人の患者の生存率

を比較しました。老齢期から通常の輸血と鉄キレート剤で治療された、より最近に生まれた患者は、合併症のない生存率が劇的に優れていました（$p < 0.0005$）。英国では、1970 年から 1990 年の間に、サラセミアで生まれた子どもの平均余命が 17 歳から 37 歳へと著しく改善したことが示されました。1999 年までに、心臓の鉄中毒を減らすことを目的として、より新しいキレート剤を積極的に使用したことにより、平均余命は急増しました。2000 年から 2008 年の間に年間死亡率は約 70％も減少しました。それと同時に、輸血管理療法とキレート療法の併用介入によって、大サラセミアという疾患は、幼年期の致命的な疾患から成人期の重篤な慢性疾患へと大きく変貌していったのです。

　カリフォルニア州オークランドの小児病院と研究センターの Elliott Vichinsky 博士が率いる一流のサラセミア診療所で幼児期から育てられた大サラセミアの子どもの場合はどのような臨床経過をたどったのでしょうか？　もし今日、あなたが遊び場でそのような子どもに出会った場合、あなたはその子がサラセミアのような重篤な病気をもっていたかどうか気づかないでしょう。まずこの診療所では、子どもは出生時に新生児スクリーニングにより診断されるため、専門家による乳児期からの治療が可能になります。そのようなケアができるとき、患児はより健康的な生活を享受することは明白です。56 ページから成る「オークランド標準ケアガイドライン」では次のような言葉から始まっています。「サラセミア治療が劇的に進歩しました。患者さんは自分のキャリアを生かし、かつ病気の子どもたちとともに一生懸命生きるべきです。」しかし次のような警句が続きます。「残念ながら、多くの患者が本来早期に予防可能な合併症で命を落とすのです。」米国およびヨーロッパならびに他の一部の世界では、かつては致命的な幼児期の障害であった大サラセミアは、現在では、いわば 1 型糖尿病に似た管理可能な慢性疾患となったのです。しかし、私たちはまだ勝利を宣言することはできません。患者さんの一生をどのように生涯管理していくべきか？　患者さん、家族、そして臨床チームにとってまだまだ大きな挑戦です。　この疾患に罹った多くの成人患者にとって、厳格なレジメンの遵守は日々の挑戦であり、しばしば割が合わないのが現状なのです。

　そして、悲しいことに、このような治療法の大きな進歩は、世界の最貧国の多くの子どもには利用できない現実があります。米国とヨーロッパの罹患児の平均余命は現在 50 歳を超えていますが、世界の平均余命の平均は 7 歳以下、確かに 10 歳以下であることが報告されています。世界中にいる多くの患児たちの運命は、David Weatherall 博士が 1958 年に最初に Jaspir と出会った日の状況とあまり変わっていないともいえるのです。β - サラセミアで生まれた子どもは、アフリカや東南アジアの大部分の場合、定期的な輸血療法ができない場合間違いなく死亡します。臨床遺伝学の分野が直面する最も困難な挑戦の一つは、新しい—そして多くは高価な—救命療法を子どもたちにどうやって等しく供給するかとい

うことなのです。

鎌状赤血球貧血

鎌状赤血球貧血（Sickle cell anemia：SCA）の研究は、遺伝病の分子基盤の理解が進むために重要な役割を果たしてきました。このため、この「血液」の章では、米国での約30,000人および世界各地での数十万人が影響されているこの疾患について深く掘り下げたいと思います。

鎌状赤血球貧血の病態生理を理解し、乳児期にこの病気を診断する点でも大きな進歩があったにもかかわらず、私たちがこの疾患に罹った人々をケアする力は、何十年にもわたり不満足な状態にありました。私は1980年代初めにボストン市立病院の研修医でしたが、毛細血管および他の小さな血管における奇妙な形状の赤血球の粘着性によって起こる骨や肺の小さな梗塞のために、悲惨な痛みを抱えていた若者を救急外来でいつも診ていました。そのような時、私たちは患者さんに皮内水分補給と鎮痛薬を投与しましたが、それ以上のことは何もできませんでした。鎌状赤血球貧血に罹った若年成人の多くは慢性的な病的状態に悩まされているようでした。彼らは通常、（関節の傷害のために）歩行が困難であり、脳卒中の徴候として「垂れた頬」を示し、慢性的で繰り返し起こる疼痛発作のために働くことができず、明らかにうつ病で苦しんでいました。1980年代までは、鎌状赤血球貧血を患う米国で生まれた子どもの10％はしばしば、肺炎球菌による肺炎で命を落としていました。全体として、米国では20世紀の最後の四半期において、全患者の約半分が40歳に達する前に亡くなりました。悲しいことに、重度の再発性の疼痛発作のために、鎮痛薬を繰り返し投与されたことによる薬物依存に対して不適切な医療を受けてしまった多くの男性の人生をさらにさいなんでいったのです。鎌状赤血球貧血患者の健康を改善するために示された最初の薬物（ヒドロキシウレア）は、1995年にそのような状況を改善する目的で承認されました。

読者の皆さんは、今日米国で鎌状赤血球貧血患者がどのような状態にあると思いますか？病気の若者よりもその質問にきちんと答えられる人がほかにいるでしょうか？私は2011年にHelen Sarpongに初めて会う機会を得ました。私はその時、この疾患に罹っている患者さんを治療するための遺伝子療法を開発しようとしているbluebird bioのスタッフに、鎌状赤血球貧血という病気がどういうものなのかを教えてくれる、よい先生になってくれる患者を探していました。私はボストンメディカルセンターの優れた鎌状赤血球症の病院のディレクターMartin Steinberg博士を介してHelenと会いました。

そのとき30代のしなやかな黒人女性Helenは、ベルベットのような肌、魅了する笑顔、チアリーダーのような人柄でした。最近結婚した彼女は、夫について

自慢し、ボストンの北にあるケンブリッジに隣接するソマービルにパン屋（2人は料理学校を卒業）をいつか開く夢を聞いていました。会社訪問を企画するために彼女と会ったとき、私はすぐに彼女が鎌状赤血球貧血のことを心底よく知っていることに気づきました。例えば、鎌状赤血球貧血で生まれた乳児は、生後最初の数か月ではほとんど健康であることを彼女は私に想起させてくれました。これは、人類は末梢組織の細胞の隅々まで酸素を運ぶための複雑なシステムを進化させたからです。生後、最初の数か月は、胎児ヘモグロビンと呼ばれる、大人のヘモグロビンとは少し構造が異なるタンパク質が酸素運搬の仕事をします。Helen はまた、1976年、自分が乳児であった時代には、鎌状赤血球貧血のほとんどの乳児は、腹痛、腫れ、痛みを伴う手足や肺炎などの症状で辛い思いをしていたことにも触れました。しかし現在ではこのようなことはもはやなくなりました。2000年以降、米国で生まれたすべての乳児は鎌状赤血球貧血検査を受けるようになったので、両親は、自分の赤ちゃんが危機に陥る前に鎌状赤血球貧血の存在を知ることができるようになったからです。

　鎌状赤血球貧血の症状の大部分は、2つの病理的な現象のうちの1つによって生じます。身体の中で最も細い血管—微小循環系を通っている間に、形態に異常のある鎌状赤血球貧血の赤血球は折り重なって塊状になり、血流を阻止し、近くの組織に運ばれるべき酸素を奪い、最終的には虚血による痛みや腫れを起こして、細胞が死滅するのです。鎌状赤血球は、とくに脾臓を通過する際に溶血する傾向が強く、そのために時には患者が重度の貧血になることがあります。

　多くの鎌状赤血球貧血患者と同様に、Helen に降りかかるこの病気の影響は、家族との生活、および彼女にとって利用可能な資料の文脈の中でしか理解できません。彼女は生まれてから最初の2年間ニューヨークに住んでいました。医者が「この子は病気のためにじきに亡くなるだろう」と告げた後、Helen の母親はガーナに彼女を送り、祖父母と一族とで一緒に暮らしました。彼女はいいます。「生存の可能性が低いのにもかかわらず、私は生き続けています。しかしながら病院の治療費も使える薬もないために大いに苦しんでいます。」

　Helen は1985年に10歳で米国に戻りました。これはペニシリンによる肺炎の治療によって彼女が裨益した最初の年となりました。Helen はこの頃を、「真夜中の部屋の旅行や病院での1か月間の滞在のような悪夢が始まった時期」として思い出します。彼女にとって最悪の医療制度との出会いは、フロリダの大学生であった時に訪れたナポリの豊かな私立病院で起きました。彼女は次のように回想します。「私は救急医や看護師に助けを求めるためにオンラインで鎌状赤血球貧血の情報を見てほしいと頼まなければならなかったにもかかわらず、その代わりに私を部屋に閉じ込め、私の大きな泣き声が他の患者を怖がらせているので、静かにしなさいといわれたのです。」

　大学卒業後、Helen は、ボストンのメディカルセンターに総合的な鎌状赤血球

症センターがあるという事実から、ボーイフレンドであるJohnathanと共にボストンに引っ越ししました。ボストン在住で私が知っている鎌状赤血球貧血症の知り合いに常に伝えていることは、「地域の総合病院に絶対行かないように」ということでした。彼女はいいます。「そういう病院の救急の医師は、この疾患についてほとんど知っていないことはほぼ確実です。多くの場合、あなたが身をよじるような痛みを自覚しているにもかかわらず、救急の医師たちはあなたが薬を得るためにうそをついているのだと考えるのです。」

　Helenは2015年5月に40歳になりました。それは彼女が幼い頃、長生きしたとしてもこのくらいまでといわれた歳でもあったので、彼女は40歳を迎えることができた喜びから大声で叫びました。鎌状赤血球症は彼女を傷つけ続けました。彼女とご主人がなぜ自分たちのパン屋を開こうとする夢をもっているのかといえば、その理由の1つは、彼女は今、彼女の椎骨と股関節に無血管壊死をもっていて自由に出歩けないことでした。2014年には股関節置換術と脊椎手術を受けました。Helenの快活な精神と彼女を支えるご主人の存在は、彼女が病気との闘いで得た成功には不可欠でした。鎌状赤血球貧血を有する女性は、妊娠において特別なリスクに直面します。それにもかかわらず、Helenと彼女のご主人は、専門家の医師と密接に協力して、2人の健康な子どもを育てています！

　今日、大都市では、鎌状赤血球貧血に罹って危機に瀕している患者を支援する診療所はどこも入院患者を減少させる努力をしています。鎮痛薬中毒のリスクを増加させることなく痛みをコントロールするのに役立つ専門家の知恵を利用できるようになったのです。胎児ヘモグロビンの産生を正常レベルより十分に上昇させる薬物であるヒドロキシウレアは、輸血療法のニーズを減少させました。しかし鎌状赤血球貧血は依然として致命的な病気です。患者が大人になると、利用可能なサービスが失われます。QOL（生活の質）の低下による雇用機会の喪失は大きな問題であり、医療は積極的な介入による予防的なものから対症療法へと変質してしまいます。それにもかかわらず、健康的なライフスタイルを維持することに重点を置いている幼児期からの間断のない一貫した臨床管理により、1973年頃の平均余命が約15年だったものが、2015年には約50年と延長されています（女性は男性より延長する傾向があります）。この変化は大きな進歩ですが、まだ多くの課題が残っています。

　鎌状赤血球貧血は患者数が多く、医療ニーズが巨大であることを考えると、新しい治療法を開発することを目指して各地の医療研究センターやバイオテクノロジー企業で多くの科学者が頑張っていることは決して驚きではありません。現在、ウェブサイト（Clinicaltrials.gov）上での臨床試験登録では、約300件の公開試験がリストアップされています。しかし残念ながら、病気の本態を治療するような画期的な技術に重点を置いているものはほとんどないようです。多くの研究者は、ヒドロキシウレアと併用できる第2の薬剤の効果を研究しています。し

かし、ヒドロキシウレアは、もともとがん細胞を殺すために開発された潜在的に毒性をもつ化合物であるため、子どもへの長期使用の影響は（これまでの研究で再確認したにもかかわらず）依然として懸念されています。現在、より革新的な取り組みとして、患者の幹細胞を採取してレンチウイルスベクターで処理し体に戻して骨髄に移植する、あるいは胎児ヘモグロビンの長期的な産生を増加させるようなヒドロキシウレアよりも安全で優れた低分子医薬が開発されようとしています。とくに刺激的な取り組みは、ヘモグロビン S の酸素に対する親和性を改変するための、経口投与可能な低分子化合物を開発している会社があることで、カリフォルニア州に本拠を置く Global Blood Therapeutics がそのような例です。これは、赤血球の粘着性をもたらす重合現象を減少させるための新規な小分子を開発することを意図したものもいくつか含まれています。げっ歯類モデルの初期の研究では有効性の徴候が見られましたが、ヒトの試験は 2 年から 3 年では結果が出てきませんでした。鎌状赤血球貧血を治療するための新しい技術を活用するための莫大な努力が行われていることを考えると、今後 10 年間にはいくつかの画期的な治療法が登場する可能性が高いと思われます。

第VIII因子

　血友病 A は、数千もの希少単一遺伝子疾患の中で最もよく知られているものの 1 つで、遺伝性疾患の概念を人類に広く提示した疾患といえるかもしれません。家族歴のある出血傾向に関する初めての記載は紀元 2 世紀のラビのテキストに見られます。例えば、Rabbi Judah the Patriarch は、最初の 2 人の息子が割礼による出血で死んだ場合、母親の 3 人目の息子を割礼から免除しました。またより洞察力に富んでいたのは Rabbi Shimon ben Gamaliel（ラビ・シモン・ベン・ガマリエル）で、彼はある母親の三人の姉妹の息子が割礼を受けて死亡した場合、次に生まれた男の子が割礼を受けることを禁じたのです。12 世紀に、Maimonides は、初めての結婚の時に息子を出血性疾患でなくし、再婚した女性から生まれた少年の割礼を禁じました。したがって、少なくともその時までには、この出血性疾患は遺伝性であり、それは少年のみで発症し、遺伝リスクは母親を介して伝達されたことが認識されました。これは、すなわち浸透率の高い X 連鎖単一遺伝子疾患の特徴でした。

　18 世紀には血友病患者をもつ家系の詳細な症例報告が出始めました。Save One Life Foundation の社長である Laureen Kelley によると、北米で最初に疾患と診断された人物は Appleton という少年で、1660 年頃 Ipswich（マサチューセッツ州）に住んでいました。1803 年、アメリカのある医師は、患者の家系を約 1 世紀前ニューハンプシャー州プリマスに移住してきた女性にまでさかのぼって調べました。この疾患が認識された頃には、いくつかの異なる疾患名がついて

いましたが、1828 年には、当時のイギリスを先導する血液の有名な総説では、奇妙なことに「血友病（文字通り、血の愛）」という名で呼ばれたのでした。ジョンズ・ホプキンス大医学部の医師で、「内科学の父」ともいわれたウィリアム・オスラーは、血友病が女性に発症しない性染色体に関連した異常であるという確たる証拠を（内科の教科書で）1894 年発表した最初の人物となりました。彼は、メンデルの遺伝の法則が再発見される前に、10 年以上家族を追跡調査することによりこの疑問を解いたのです。

　20 世紀初頭には、他の遺伝性疾患よりもはるかに多くのことが血友病で判明する時代になりました。例えば、1911 年には 2 人の英国の医師がこの疾患に関する教科書を発表し、1000 件近くの引用と 200 件のしっかりと証明のある家系図を発表しました。英国では、血友病に対する医学的に強い関心が、ビクトリア女王 8 世の子どもの誕生、すなわち、この病気に罹ったアルバニー公のレオポルドによって引き起こされました。ビクトリアの父親、エドワード・ケント公爵の精子に起きたと思われる新しい変異のために、レオポルドの身体の不調が起きました（そもそも父子関係が本当にあったかどうかという噂もありましたが、証明されたことはありません）。レオポルドは、人生で多くの重度の出血エピソードを経験しましたが、成人期まで成長し結婚もしましたが、転倒事故による頭蓋出血のために 31 歳で死に至りました。

　19 世紀後半、多くの王室の間での広域にわたる結婚を通じて、ヨーロッパの王室に血友病遺伝子が急速に広まりました。おそらく歴史上最も有名なこのオーファン病患者は、1904 年に生まれたレオポルドの姪アレクサンドラの一人息子である、アレクシスすなわちロシア皇帝ニコライ 2 世でしょう。アレクシスの幼少時からの幾多の出血症状に苦悶し、それをどうすることもできない医師団に業を煮やしていたロシアの皇室は、怪僧ラスプーチンの巧みな空想に翻弄され、大きく影響されるようになり、共産主義革命を後にもたらすことになる国内の数多くの問題から皇帝の目をそらせることになったのです。

　1910 年までは、血液凝固の非常に複雑なプロセスについてはほとんど知られていませんでしたが、血友病は血液凝固が起きないことによって引き起こされると理解されるようになりました。その後、血漿の分画成分を研究していた科学者は、血友病患者ではプロトロンビンと呼ばれる物質のレベルが低いことを報告しました。しかしこの知見は後に誤りであることがわかります。A.J.Quick という素晴らしい科学者が、1935 年にプロトロンビンのレベル低下も機能不全も患者の過度の血液凝固時間をもたらさなかったことを発見するまで、その誤った概念はアカデミアを支配しました。それからちょうど 2 年後、ハーバード大学の研究グループは、正常ヒト血漿にはプロトロンビンとは異なるタンパク質が存在し、ほんのわずかな量でも血友病患者の血液を凝固させる力をもっていることが明らかになりました。彼らはそれを「抗血友病グロブリン」と名づけました。それか

ら 20 年間で、体内の血液凝固系を制御している多くの他のタンパク質が同定され、大部分の血友病患者ではいわゆる古典的な第 VIII 因子という凝固因子が十分量ないことが明らかになりました。

メカニズムはわかりましたが、それでもなお治療法はありませんでした。とくに重篤な血友病患者は、小児期に重度な再発性出血エピソードを示し、とくに転倒した際に起こる関節内出血のために手足が不自由になり、患者は通常、青年期または若年成人期に亡くなりました。1900 年から 1935 年の間に血友病を治療するために使用されたたくさんの物質のリストは、この疾患のメカニズムの理解が不足していたことを反映していました。治療上の価値があることが示された最初の物質の 1 つは、それが局所的にしか投与できないような強力な血液凝固剤であったヘビ毒でした。

20 世紀前半には、血友病の重症度が患者によって大きく異なるため、多くの研究医は大変困惑しました。DNA 検査ができるようになる前であった当時は、ショウジョウバエとトウモロコシの遺伝学者は、遺伝子内の突然変異の位置と種類によって遺伝子状態の発現が大きく異なる可能性があることをすでに認識していましたが、さすがに繁殖実験を行うことはできなかった人類遺伝学者は、そのような知見、重症度のバリエーションがヒトの遺伝病に関連しているのかどうかを明確にすることができなかったのです。

過去 40 年間に、特定の突然変異、損傷タンパク質の発現および機能、そして患者の臨床状態の間の関係を慎重に研究することにより、血液学者は第 VIII 因子について多くのことを学びました。 このタンパク質は、正常量のわずか 3%から 4%しかもたない少年が比較的軽度の出血性障害で収まるほど有効です。しかし、1%以下のタンパク質活性を有する患者の間では、この疾患は生命を脅かすようになります。総じて生物の進化は他の多くの希少な遺伝性疾患において私たちに「緩衝機能」を授けたように思われます。すなわち、多くの重要なタンパク質はたとえ正常値の 10%程度まで下がっても身体機能は正常に作動するということです。

20 世紀の後半は、血友病治療の開発において著しい進歩を遂げました。これらの進歩を理解するために、私たちは約 1950 年に時計を戻さなければなりません。この当時、血友病の重要な治療法は、危機に対応した全血輸血でした。しかし、これは大きな困難をもたらしました。当時、血液銀行システムは初期段階にあり、多くの地域病院はまだ血液を保管していませんでした。一方で古典的な血友病患者は突発的に（例えば、自発的出血から関節腔へ）重症になる可能性がありました。大都市の病院に入院しても簡単に出血を管理できるとは想定できなく、重度の出血が起きた場合には、必要とされる望ましい血液型の貯蔵血液の量が、利用可能な量をはるかに上回ることもありました。

全血輸血パックの一単位には実際にはわずかな第 VIII 因子（まだ発見されて

いなかった救命タンパク質）しか含まれていないという事実は、血友病に対して輸血医療を実施する上で挑戦的な問題でした。関節腔と筋肉に出血した血友病の患児に複数回輸血を行うことは困難で危険でした。このような症例では、十分な第VIII因子を得るためには、患児の心臓に負担をかけないようにする以上の多くの輸液を投与しなければならず、結果として全血輸血が実際に致命的な肺水腫に陥らせる危険性もはらんでいたのです。この病気で深刻な影響を受けた患者、とくに5歳から12歳までの活発な子どもの間では、出血（運動場での転倒などのささいな外傷でしばしば起こる）が非常に頻繁でした。医者や看護師が出血を止めようとする場合、一度始まった出血は何日も続くかもしれないので、一部の両親は年間50泊から100泊も病院で過ごしたのです（これは誤植ではありません）。数年後、新鮮な凍結血漿単位が開発され、全血輸血単位よりも安全で心臓への容積過負荷の危険性を大幅に低減することになり、治療の重要な進歩をもたらしました。しかし、関節内出血の痛みが激しいことには変わりありませんでしたから、新鮮凍結血漿の使用による安全な治療の発見そのものは、両親が痛みを抱えて子どもたちを見守っていた孤独な夜の数をほんの少し減らした程度の効果しかなかったのです。

　献身的な親が子どもの人生を不自由にしたオーファン病のことを一般の人たちの注目を集めるようにして支援を得ようと努力することを示す多くの記事や書籍のなかで、RobertとSuzanne Massieによる「Journey」よりも心動かされるものはありません（『旅路─ 血友病と闘った夫妻の記録』（三浦朱門ほか訳、双葉社、1978年）。オーファン病を治療するための探求で繰り返して起きてきたことですが、ある一家族の記録が関係者の心に火を灯し、一気に研究開発、患者支援、公立教育が急速に進むことがよくあります。血友病の場合は、RobertとSuzanne Massie夫妻でした。1975年に出版された「Journey」は、息子の命を守るための絶え間ない戦いについて語っています。息子のBobbyは1956年に生まれ、彼の人生の最初の18年間（回顧録でカバーされた期間）は、血友病の治療における驚くべき進歩の時期でした。この本は非常に価値があり、心打たれる科学の進歩と一方では医療の挫折を示す公的な記録となっています。私は2011年に夕食会でSuzanne Massieと出会って、世界最貧国の血友病患者のケアを手伝うための資金を調達したのですが、彼女は私のもっていた本に優雅に署名をしてくれました。彼女と彼女の元の夫が息子のために遂行した特別な戦いの話を要約することを、おそらく彼女は気にしないだろうと自分は思っています。

　1956年、ローデス奨学金の支援によりオックスフォードで学んだエール大学の卒業生であるRobertと、ヴァッサーで学位を取得したスイスの外交官の娘であるSuzanneは、共に20代半ばで結婚し、ジャーナリズムにおいて将来のキャリアが約束されていました。8月17日、Suzanneは男の子を産みました。医師と看護師は、すぐに子どもの頭蓋骨の後ろに大きな血腫があり、体には傷がつい

ていることに気づきましたが、鉗子による処置を必要とする難産でしたし、そのような時の血腫の発生はそれほど珍しいことではありませんでした。その他のお産のときと同じように、母親と息子は数日間病院にいました。彼の誕生の2日後、Bobby は割礼を受けました。母親に息子が手渡されたとき、まだ割礼の傷から出血していましたが、看護師はちょうど局所の小さな静脈が切断され、傷口を覆っているのだろうと思いました。母子が帰宅した後、傷のあざは治りました。それから5か月が経過しました。ある日、Suzanne は Bobby の体に別の大きなあざがあることに気づき、小児科医に診察してもらいました。不安は的中しました。医師は検査のために血液を採取しましたが、採血針が突き刺された後、出血が止まらないのを見てさらに心配になったのです。検査の結果では非常に異常な凝固時間の延長を示したため、小児科医は直ちに Bobby をニューヨーク病院に紹介しました。転院して1日か2日後、血液学者は、Bob と Suzanne に Bobby が血友病であることを告げました。Suzanne は診断された瞬間を次のように振り返りました。「私たちはまるで月の暗い表面に放棄されたかのように、私たちの人生は変わってしまいました。この先何が待ち受けているのかまったくどうしていいかわかりませんでした。」

　当然、Suzanne と Bob は多くの疑問をもちました。誰が最高の専門医なのか？　治療法は何なのか？　どんなリスクがあるのか？　どれくらい深刻なのか？　あざができるのは危険かどうか？　もし頭蓋内で出血したらどうなるのか？　知性は正常に保たれるのか？　ふつうに成長するのかどうか？　など、あげればきりのないほどの疑問が浮かんできました。しかしそれに対する答えのリストは歩調を合わせることなくまったく増えませんでした。息子を小さな外傷から守ることがいかに重要であるかを理解すると、Suzanne は仕事を断念し、息子につきっ切りの生活を送ることになりました。驚くことではありませんが、彼女は彼女の新しい人生を日記に記録しました。最初の数か月間、単純にあざができること以外、Bobby は順調に育ちました。しかし彼の最初の誕生日の直前に、骨盤にひどく出血し始め、彼の陰嚢は血液でいっぱいになり大きく腫大しました。両親は彼をすぐ病院に連れて行き、Bobby は一晩中初めての輸血を受けることになりました。当時の厳しい院内規則では、子どもが医療処置を受けている間に両親は子どもと一緒にいることは禁じられていたので、Suzanne と Robert は暗く悲惨な待合室で長い夜をただ待つだけで過ごさざるを得ませんでした。

　まだ幼い Bobby の人生の次の2年間、頻繁に出血したため、繰り返し輸血が必要な状態でした。最悪のエピソードは、痙攣が起こったことでした。Bobby が彼の脳の中または脳の外に出血していることを示唆する徴候だったので、致命的な合併症になる可能性がありました。幸いにも、それは止まりました。その後 Bobby が年を重ねるにつれて、輸血の必要性は、最高レベルに達しました。

輸血の回数をあえて医師が概算したところ、1965 年には 73 回、1966 年には 92 回、さらに 1967 年には 107 回でした。保険によって負担されていない費用は、莫大なものになりました。このため Bobby は学校にいる時間よりも、学校外にいる時間がはるかに長くなりました。また他の血友病患者同様、膝関節に大きな出血があるため、歩くことができませんでした。Bobby は、子ども時代の 7 年間を車椅子で過ごしたのです。かつて彼は病気の最悪の部分が何であるかを問われたとき、彼は終わりのない病院での受診、股関節や膝関節で出血したときの激しい痛み、家族を巻き込んだ恐怖を一番には挙げませんでした。彼が最も望んだことは、「歩くこと」だったのです。障害をもつ人々を傷つけるような身体的障壁を減らすことを社会が決意する時代が来る前までは、成長の途上にいる子どもたちにとっての根深い社会的孤立は、Bobby が少年時代に経験した、階段が多すぎるため学校へ行けない、スポーツができない、誕生日パーティーに行けない、友だちと友情を深めることができない等の、何よりも血友病自身がもたらすものよりもはるかに深刻な不幸を引き起こしました。

　よりよい治療を求めることは絶望的で、両親は医者から医者へと受診し、医学文献を精査し、あらゆる新聞報道のレポートを把握しようとしました。ほどなくして、血友病の子どものある家族がピーナッツ粉を摂取すると恩恵があると吹聴していたので、Bob Massie は国中を探しまわり、ついにジョージア州の供給会社を見つけ、その会社は 50 ポンドの袋を彼に送ってきました。しかし、それはひどい味がして、満足できるものではありませんでした。何年かして、規制科学に基づく臨床研究によってピーナッツ粉は役に立たないことが判明しました。他の多くのオーファン病に苦しむ子どもの家族にとっても共通する問題なのですが、苦悩した両親は幾多の誤った治療法や指導を受け、翻弄されたのでした。

　とくにそのような両親にとって不満だったのは、専門家の間でさえ、血友病を治療する最良の方法についての意見が大きく食い違っていたという事実でした。関節腔内への出血は血友病の少年が直面する最悪の合併症であることを確信しました。そのようなトラブルの初期徴候が起こると、ニューヨークのある有名な血液学者は、少年の四肢を数か月にわたって固定する必要があると考えていました。一方別の有名な専門家は、関節の*可動域*を維持することが四肢の長期使用を保護する鍵であるとも考えていました。さらに厄介なことに、何人の輸血者から何回輸血を受けなければならないか、各輸血の血液量はどのようにすべきか、いつ始めるべきか、あるいはどれくらい長く続けるべきかについて、複数のどの専門家に同じ疑問を投げかけても、同じ答えは返ってこないのが実情でした。残念ながら、このような不確実性には十分な理由がありました。血中または血漿中にはその鍵となる抗血友病因子（antihemophilia:AHF）と呼ばれる重要なタンパク質が存在し、その量は個人によって大きなばらつきがあったのですが、それを誰も知らないために標準治療の方法が見いだせず、ただ主治医の勘で輸血療法を決め

ているに過ぎなかったのです。

　幼い Bobby の世話をするための経済的な負担が Bob と Suzanne に重くのしかかり貧困の淵にいましたが、不思議なことに、2人を救ったのは、彼ら自身の血友病に対する深い知識と熱意があったことにより、結果として彼らは裕福になりました。Bobby の幼い頃、彼の父親 Bob は、全国誌のジャーナリストとして働いていました。彼の仕事は、多くの読者を魅了するような長編記事を書くことだったのです。したがって編集者たちにしばしば血友病に関する記事を書きたいと提案していたことは驚くことではなかったのです。当時、編集者たちは、そのような記事は読者に対し広くアピールする可能性がないと考えていたのです。編集者たちからそんな企画はやめろといわれたにもかかわらず、Bob は 20 世紀初頭の帝政ロシアにおいて、血友病が王族や混沌とした政治状況にどのような影響を及ぼしたかということに魅了されていきました。ある日、Suzanne との長い話し合いの末、Bob はこの大きな賭けに出ることにしたのです。彼は仕事をやめ、20 世紀初頭の帝政ロシアに関する本を書きはじめました。3年後（1967 年）、Bob の歴史的な著書である「*Nicholas and Alexandra*（ニコラスとアレクサンドラ）」はすぐさま称賛を浴び、彼らが想像もしていなかったような莫大な富をもたらしたのです。

　その後彼らの人生を通じて、Robert と Suzanne はロシアの歴史と現代ソビエト連邦の研究に専念しました。1981 年、Robert は「ピョートル大帝の伝記」でピューリッツァ賞を受賞し、2011 年には「エカテリーナ女帝」の伝記も出版しました。一方 Suzanne は、ロナルド・レーガンを支えるロシア文化に関する重要なアドバイザーとなりました。レーガンが「信頼しているが、確認する」という有名な言葉をロシア語で使用するように教えたのは彼女でした。30 年を経て、「*Journey*」は依然としてその種の最高の回想録として輝き、患児をもつ親たちの心を動かし続け、血友病患者の支援団体を形成することに大きな貢献をしました。Save One Life 財団はそのような団体の一つで、第三世界の血友病患児の支援に捧げられ、地方の非政府組織（NGO）のこれらの男児のケアをよくするためのシステム開発を支援しているのです。

　2011 年には、私は、Save One Life を後援する資金を調達するひとりとして、Suzanne Massie（血友病患者の支援をするソ連で最初の非営利団体であるファイヤーバード財団を設立した）の功績を賞する名誉な機会を得ましたが、そこで Robert は自身の驚くべき旅を語り始めました。彼は控えめなやり方で、「*Journey*」の最終章を語りました。血友病の闘争は決して終わりませんでした。青年期、Robert は輸血により肝炎を発症しましたが、そのせいで彼は 7 年間、働くことができませんでした。しかし、時には死の恐怖を払いのけ、時には勇気をもって励まされながら、彼の旅は、勝利で終わりました。輸血によるウイルス感染のために機能不全に陥った肝臓のために差し迫った死に直面したため、彼は

感染と血友病の両方を同時に治癒する肝移植を受けました（正常な新しい肝臓は正常な第 VIII 因子をたくさん作り出します）。プリンストン大学、エール・ディヴィニティ・スクール、ハーバード・ビジネススクールを卒業した Robert は、健康管理の格差を生涯批判し、テッド・ケネディの死によって空席となったマサチューセッツ上院議員選に立候補しました（落選でしたが）。

　回顧録 *Journey* が描いた時代（1956—1974）、誰もが夢見たことは、科学者が大量の抗血友病因子（AHF）をどのように分離濃縮し、どのように患者に低コストで提供するのかを理解することでした。それができれば血友病の患者は繰り返される内出血の恐怖から解放されるのです。そこにはもっともな理由がありました。1940 年代後半には、米国のチームが、人間の血漿中のレベルを、法外なコストがかかりましたが約 5 倍に濃縮させることができました。オックスフォード大学、Rosemary Biggs と R.G. Macfarlane はそれを動物の血液から 100 倍以上濃縮することができましたが、重度のアレルギー反応を引き起こすため、ヒトでは使用できませんでした。スウェーデンでは、Birger Blombäck 博士と Margareta Blombäck 博士は抗血友病因子をほぼ 20 倍に精製していましたが、ここでもコストは米国のような大きな国でさえ商業的には実行不可能な状態でした。

　1963 年頃には、米国で血友病の標準治療は新鮮凍結血漿（fresh frozen plasma:FFP）を投与することでした。約 250 単位の抗血友病因子を送達するためには、約 250 ミリリットルの血漿が必要でした。Bobby や彼と体が同じくらいの男の子はしばしば 1 回の投与で 6 単位が必要でした。医師は、出血を止めるために十分な新鮮凍結血漿を送達するために、体液量を注意深く監視することが必要で、通常、病院で一晩滞在する必要がありました。大規模で難治性の出血の場合、患者は数十単位の新鮮凍結血漿を必要とし、数週間は病院に留まることもありました。しかしついに、1964 年に夢が実現しました。

　血友病の歴史には多くのヒーローがいますが、私は、Judith Pool 博士は最も偉大であると信じています。彼女は正常なドナーから採取した血漿を単に凍結して、再度解凍してゆっくりデカンテーションするだけで、バッグの底部に沈殿している最も粘性のある部分である「スラッジ」内に、第Ⅷ因子の活性が高濃度に存在することを見出しました。Pool は 1919 年にニューヨーク市のジュディス・グラハムで生まれました。高校時代にも彼女は科学が得意で将来を嘱望されていました。彼女はシカゴ大学で生理学を専攻し、そして学部生のとき Ithiel Pool と結婚しました。Judith Pool は 1939 年に優秀な成績で卒業し、1946 年に同じ分野で博士号を取得しました。その間、彼女は Ralph Waldo Gerard 研究所で働き、1942 年には単一細胞の電気的活動を研究するための微小電極の最初の成功に関する共著論文を発表しました。1950 年に Gerard はノーベル賞にノミネートされました。多くの人は、Pool のこの仕事への貢献を考えると、本来ふさわしい賞賛を得ていないと主張していました。1942 年、Judith は夫の赴任先のニ

ューヨーク州北部の Hobart and William Smith College に一緒に行き、そこで彼女は自分の博士論文の制作を続けました。1952 年に彼女は再び夫を追ってスタンフォード大学に戻り、すぐに研究員として任命され、血液凝固の生理学を研究することに決めました。2 人は 1953 年に離婚しましたが、彼女は翌 1954 年に自分にとって血液凝固に関する最初の論文を発表しました。

　彼女が若きスタンフォード大学の博士として研究をスタートしたとき、それはまるでそこにある丘に金が埋蔵されているのはわかっているものの、正確にどこに埋まっているかがわからない山脈の真っただ中に落とされたような感じでした。新鮮凍結血漿の研究を始めた際、彼女は新鮮凍結血漿の中に含まれている抗血友病因子が何でこんなに少ないのかを知りショックを受けました。いったい、新鮮凍結血漿の分画のどこに抗血友病因子がどれくらいあって、どうやって定量したらいいのか、彼女は数か月を費やしました。ある日、数百単位の新鮮凍結血漿を扱っていた際、彼女は抗血友病因子のレベルを患者に投与する新鮮凍結血漿の最初の数滴にある抗血友病因子量と最後の数滴に入っている抗血友病因子量を比較してみました。すると最後の数滴の中にある抗血友病因子の方が量が多かったのです。しかも最後の数滴は明らかに濁っていて直に人体に投与するのには危険があるのではと思わせるような所見でした。そして最大の驚きはその濁った残渣（＝スラッジ）を調べたところ、そこに抗血友病因子が豊富に存在していることが判明したのです。数週間後、新鮮凍結血漿を扱う方法をいろいろと変えることに一生懸命に働いていた Pool 博士は、ついに新鮮凍結血漿を 0℃から 5℃までゆっくりと解凍してデカンテーションした場合、底に柔らかい白い残渣が残っていることを確認し、それが高濃度の抗血友病因子であることを発見したのです。彼女は個人的に「残渣スラッジ」とこの分画を呼んでいましたが、それが飛んで消えてなくなるとは思っていなかったので、より科学的に「クリオプレシピテート（寒冷沈降物）」と命名しました。一夜にして、「クリオプレシピテート」は血友病患者の治療に革命をもたらし、多くの命を救い、平均余命を延長しました。

　1964 年の Nature と 1965 年の The New England Journal of Medicine に登場した 2 つの論文で、Pool は「クリオプレシピテート」を投与することによって輸血から得られるよりも約 10 倍の量の第Ⅷ因子を患者に投与できることを示しました。この発見によって血友病を治療するための標準的な方法はすぐに変更されました。実際のところ 1968 年までには、米国とヨーロッパのほぼすべての大きな血液銀行では、血友病患者のためにクリオプレシピテートを調製するようになりました。彼女が開発したシステムのさらなる利点は、クリオプレシピテートを抽出したあとの血液を、血友病患者以外であればふつうの患者に必要な輸血のために分画を再構成して再投与できるようにしたことでした。今後数十年間に、第Ⅷ因子は他に多くの臨床的用途が発見されるでしょう。第Ⅷ因子を精製するプロセスは急速に工業化され、いくつかの企業（とくにバクスター）は、

非常に精製された製品を大量に製造することを始めました。今では小さなバイアル内の精製品に少量の液体を加えて簡単に投与することができるようになりました。このことはさらに別の大きな進歩をもたらしました。医師は、自宅でクリオプレシピテートを投与できるように、あらかじめ単純な静脈ラインを患児に確保しておき、家にいても製剤が投与できるように両親を教育することができるようになったのです。血友病患者の未来は昔に比べてはるかに明るくなりました。

　1970年代には、血友病との戦いで主要な勝利が勝ち取られたと信じられるあらゆる理由がありました。クリオプレシピテート(クリオ製剤)は人命を救い、関節疾患の痛みを軽減しました。多くの科学者が濃縮液をさらに浄化することに取り組んでいました。彼らがそれを十分に生み出すことができれば、予防的処置への扉が開くでしょう。治療が早期に開始されれば、ほとんどの患者は正常な生活を送ることができるかもしれません。ただ一つ残った課題は、投与された濃縮物中のタンパク質に対する強力な抗体（「阻害物質」）が何人かの患者の体内で生成されたことでした。この中和抗体の効果を消すためには天文学的コストで大量のクリオプレシピテートを投与する必要がありました。今日まで、これらの阻害物質を生成してしまう血友病患者の治療には、他の疾患の患者を治療するよりも毎年 $1,000,000 以上の費用がかかることがあります。

　しかし、血友病を克服したばかりの数年後、新たな激烈な合併症が現れました。1970年頃、製薬会社は多数のドナーから採取された血漿プールから第Ⅷ因子を精製し始めました。これにより、患者が大手術を受け、初回には大量の出血を予防するための製品を定期的に服用させるのに十分なタンパク質濃度の製品を開発することができました。しかし、数年以内にプールされた血漿の投与によって患者がウイルス感染するリスクが高くなることが明らかになりました。当時「非A、非B」(現在はC型肝炎と呼ばれる)と呼ばれる難治性の新型ウイルス性肝炎で、肝臓がんを発症する危険性がこれにより大幅に高まります。しかしそれは始まりに過ぎませんでした。

　HIV患者の最初の記述が掲載されてから約6か月後の1982年に、この神秘的な新しい病気をもつ血友病患者の最初の報告がありました。その後、数年間、HIV保有者であることについて献血者をスクリーニングする簡単な方法はありませんでした。ひどい事実は、新しいグリシン沈殿濃縮物を定期的に服用していた血友病患者は、何年もの間、定期的にHIV感染のリスクにさらされていたということでした。私は1981年から1982年にボストン市立病院のインターンでしたが、その頃はHIVが感染症として広がり始めていることを医療スタッフが理解し始めた年でもありました。仲間の医療従事者とよく使っていた記憶術は、HIVのリスクにさらされているのは4H：つまり、ヘロイン中毒者(Heroin addicts)、同性愛者（homosexuals)、ハイチ人(Haitians)、血友病患者(Hemophiliacs)であり、反復使用で汚れた針、肛門性交、および非スクリーニング血液製剤の繰り

78   第3章

返し投与の H の３つを説明です。不幸にもハイチ人（その多くはボストンに移住していた）が４つ目の H に入ってしまった理由は、島が極度の貧困にあえぎ、汚れた針の使用、広範囲に売春が広がっていることに起因します。

1980 年代は血友病患者にとって恐ろしい時期でした。薬がこの病気を制御することができるかのように見えたときに、HIV 感染症が蔓延したために、血友病患者の集団は最も精神的に打ちのめされたコホートになりました。何と濃縮製剤を製造しようとした企業（したがって、大量の「寄付」血液を必要とする）が、リスクの最も高い集団である薬物乱用者や囚人から血液を購入していたことが判明したのです。例えば、実際にいくつかの企業は、ハイチおよび他の第三世界の国々に血漿交換施設を設置していました。しかも最終的な濃縮製剤は何千人ものドナーのプールから一度に作られていたので、HIV を含んだ濃縮物の提供が高くなる可能性がありました。

1983 年に、全米血友病基金は、寒冷沈降素療法（クリオ療法）の出現以来、血友病患者の平均余命が 42 歳から 63 歳に増加したと推定しました。しかしその６年後、死亡時の年齢中央値は再び 40 に減少したのです。たった 10 年足らずで、米国の血友病患者約 15,000 人の半数以上が HIV 陽性となり、約３分の１が HIV で死亡しました。これは 13 世紀ヨーロッパの黒死病（Black Plague）によってもたらされた悲劇の再来となりました。

このことは他の多くの国々でも同様でした。フランスの HIV 患者血友病患者の死亡率はさらに高かったのです。汚染された血液製剤から抗血友病因子を採取した企業は、誹謗中傷され、血友病患者の訴訟で巨額の賠償金を支払うことになりました。HIV が加熱処理で破壊される可能性があることが判明した 1985 年までには、製造プロセスの変更によって、血液や血液製剤を寄付した際の HIV 感染リスクは排除されました。

このような恐ろしい時期に、HIV で死亡しなかった血友病患者は他の形で苦しんでいました。がんの研究を行っているスタンフォードの血液学者 Holbrook Kohrt 博士は、最近、ニューヨークタイムズに自分の子どものときの血友病に関する経験を語りました。

これには、宗教上の理由で血友病の子どもへの輸血に両親が反対し、彼が生きながらえるために輸血をすれば地獄に行き、HIV と血友病を区別できることのできないような高校の同級生からは差別するぞと脅すような身近な人たちがいる状態でした。おそらく、彼が最もつらかったのは、血友病の子どもたちのサマーキャンプの思い出で、キャンプの参加者が年々減少するために数年後には閉鎖せざるを得なかったという思い出でしょう。

しかし、1980 年代は分子生物学が並外れて進歩した時代でした。興味のある遺伝子を自由にクローニング（分離）する新しい技術と能力は、バイオテクノロジー産業の基礎となりました。ケンブリッジの Genetics Institute と South San

Francisco の Genentech のグループは、第VIII因子の遺伝子を単離し、ハムスターの卵巣細胞の培養液中に量産する段階を確立しました。わずか 3 年後には、組換えヒト第VIII因子は臨床試験の準備が整いました。新製品にはウイルスの混入がなかったので非常に効果的でした。1986 年以来、米国で血友病患者は事実上、血液製剤から重度の感染症を発症しました。現在、血友病患者の 90％以上が、HIV 感染の危険性のない組換え（クローン化された遺伝子による）製品で治療され平均余命は 70 歳に達し、影響を受けた子どものほとんどは Bobby Massie のような痛みや障害を示す患者はいなくなりました。安全かつ容易に第VIII因子を投与できるようになり、現在、多くの少年は日常からこの因子による予防治療を受けています。

　多くの希少遺伝性疾患の場合のように、血友病である人たちへの可能な限り最高のケアを提供するためには、医療従事者の経験豊富なチームが必要です。1973 年、米国国立血友病基金（National Hemophilia Foundation、1948 年設立）は、政府に対し、治療センターの全国的なネットワークに資金を提供するようロビー活動を開始しました。今日、全国に 141 の連邦政府から資金提供を受けた治療センターとプログラムがあります。2011 年には、連邦政府（母子保健局（MCHB）および米国疾病予防管理センター（CDC））は、これらのセンターを支援するために約 1,200 万ドルを配分しています。血友病患者 3000 人を対象とした CDC の調査によると、これらのセンターの 1 つで予防ケアの厳格なプログラムに従う人は、この疾患に関連する合併症で死亡する可能性は 40％低く、出血のために入院する可能性は 40％低いことが判明しました。

　血友病患者さんの未来にはどういう課題があるでしょうか？ おそらく、組換え第VIII因子療法の主な弱点は、半減期が約 12 時間と短く、多くの患者が少なくとも 1 日おきに注射しなければならないことです。現在、科学者は大量の精製されたタンパク質を用いることができるようになり、その構造をわずかに変えることで体内半減期を長くすることができるかどうかを調べる新しい方法で研究を推進しています。2014 年の春、米国食品医薬品局（FDA）は、Biogen Idec が開発した薬剤である Eloctate を承認しました。科学者たちは、特定の種類の免疫グロブリン G（IgG$_1$）の Fc 部分を改変して、B ドメインを欠損させた第VIII因子タンパク質と融合させて循環における半減期を増加させた Eloctate を開発しました。血友病 A を有するほとんどの患者は、出血を予防するための戦略として Eloctate を使用し、4 日に 1 回だけ静脈注射を受ければよいことになりました。タンパク質は大分子であり、複雑な構造をしていますが、私たちはすでに多くのことを知っており、構造のどの部分（ドメインと呼びます）が重要な機能を担うかを見つけ出すことができます。Eloctate の開発はタンパク質工学が素材（あるいは天然産物）を改良できるかの好例といえます。

　次に重要な進歩は遺伝子治療です。研究者たちは 1990 年頃に動物を使って血友病の治療実験を開始しました。ペンシルバニア大学の Jim Wilson らは、

80　　第3章

AAV8 と呼ばれるある種のアデノ随伴ウイルスが選択的に肝細胞（第Ⅷ因子を作る細胞）中に入ることを発見しました。この細胞により正常な遺伝子コピーを運ぶため AAV8 をベクターとして利用することができるようになり、多くの研究に加速がかかりました。1990 年代には、血友病の遺伝子治療における主要なリーダーとして、凝固障害の研究のための全国的なトップセンターの 1 つであるノースカロライナ大学で訓練を受けた血液学者である Katherine High が登場しました。1998 年、彼女の研究チームは、人間の状態に最も類似した動物モデルであるアイリッシュセッター犬で病気を治すために遺伝子治療を応用できることを示しました。しかし、いくつかの研究チームによる勇敢な努力にもかかわらず、人間での成功を現実のものにすることはできませんでした。2011 年には、血友病 B（第 IX 因子欠乏症）を治療するために遺伝子療法が奏功したというロンドンからの報告があり、それほど全般的ではないものの、やや重症度の低い凝固障害が回復したとの知見でした。私はこのあとの遺伝子治療の章で血友病のこの部分の話を詳述します。

　米国では現在、血友病患者は約 2 万人で、毎年約 400 人の罹患した赤ちゃんが生まれています。早期診断、予防治療、感染の危険性への注意を払っているため、最近の患者さんは Bobby Massie よりもはるかに容易な人生を送ることになるでしょう。また遺伝子治療によって彼らが病気の治癒の第一世代になるという絶好の機会にもなるでしょう。しかし、同時に、米国とヨーロッパでの血友病患児は世界の患者人口のそれのわずか 15％です。残された人にとっては、人生は残酷なままなのです。専門家は、あなたがここで読んでいるように、世界に血友病を患う約 40 万人の少年がいると推定しています。これらの男の子のわずか25％しか定期的な治療を受けられず、多くは若くして亡くなります。2012 年にフィリピンでは、凝固因子にアクセスできないため、9 人の少年が死亡しました。アフリカでは、古典的な血友病の男の子では半分以下しか 10 歳まで生きることができません。

　バイオテクノロジー産業の急速な成長をもたらし、オーファン病を治すための非常に多くの新しいアプローチを可能にした多大な技術的進歩、本書のこの章以降に記載された驚くべき努力は、遺伝子疾患での診断における長足の進歩をもたらしています。なぜなら、私たちの検査とスクリーニング能力は、これまでにも私たちの創薬努力を上回っており、遺伝子検査には、しばしば特定の遺伝的障害をもつ子どもをもうけることを許容するためのドアを開く力があり、そのような診断ツールは遺伝医学において重要な役割を占めているのです。希少疾患の新しい治療法を開発する努力についての議論は、遺伝子検査の未来のあり方に関する評価なしでは不可能であり、それは胎児の疾患を検出する検査をどの程度まで導入するかも含めて重要なことです。次の章でその遺伝子検査について触れたいと思います。

第4章

遺伝学的検査
病気を回避するために

希少遺伝性疾患の子どものための画期的な治療法を開発する闘いを描くこの本で、遺伝学的検査に特化した章を設けるのは適切ではないかもしれません。しかし、過去40年間、何らかの染色体や単一遺伝子障害をもつ胎児を診断する能力と、子をもうけた夫婦に、重度の単一遺伝子疾患に罹患した子どもを抱えるリスクを予め警告する能力は、治療の進歩にくらべて格段に進歩したのも事実です。いうまでもなく、罹患した子どもの受胎または出産を回避することを治療手段とみなすべきではありません。しかし、1970年頃から、検査の進歩により、重篤な遺伝的および染色体疾患を有する数万人の子どもの出生が回避されました。遺伝学的検査は広く使用されており、重度の難治性障害の子どもを抱えるリスクのある個人および夫婦を特定し、胎児スクリーニング検査によりかなり早い段階で妊娠を終了（流産）させているのです。

臨床遺伝学を習得する人にとって、遺伝学的検査の結果はしばしば倫理的ジレンマを引き起こします。すなわち、いずれかの症候群も起こりうると仮定するならば、どのようにして生後の生活の質を予測できるでしょうか? そもそも「重度の障害」とは何なのでしょうか? 近い将来に新しい治療法が登場する可能性はどのくらいあり、その考え方をどのように遺伝カウンセリングの中に包含していくべきでしょうか? 後の章でより詳しく述べますが、臨床応用を目的としたDNA配列決定の急速な進歩は、これらの質問がより多くの家族をかつてない形で確実に混乱させていく可能性があります。予見できる近未来、女性に重篤な遺伝病の子どもの存在をスクリーニングし、そのような子どもの出産を回避するかどうかは、臨床遺伝学の実践において避けて通れない重要な領域であり続けるでしょう。

1970年代には、次の2つの技術によって臨床遺伝学の領域は大きく変わりました。(1) 羊水穿刺（長い針を使用して羊水を吸引し、そこに浮遊する胎児細胞を捕獲する方法）の導入、主に、女性に、染色体障害を有する胎児を妊娠しているかどうかを知らせるために使用される技法 (2) 特定の単一遺伝子疾患の子どもを抱えるリスクがある夫婦を特定するための保因者テスト（通常、特定のタンパク

82　　第4章

質のレベルまたは特性の生化学分析に基づく）。羊水穿刺後の胎児染色体の分析は、主に胎児の21番染色体（ダウン症候群）があるかどうかを調べるために胎児の検査に使用されています。　保因者テストプログラムは、はじめは主として比較的よく見られる単一遺伝子劣性遺伝性疾患、例えば鎌状赤血球貧血（SCA）、β‐サラセミア、およびテイ‐サックス病と呼ばれる致死性小児神経疾患を対象とします。この場合、子どもが変異遺伝子のコピーを各親からもらってしまったときだけ実際に病気になります。もし2人がまったく同じ遺伝病の変異をもっていて結婚した場合、妊娠の4回に1回は子どもが実際に病気になることになります。　思い返すと、挙児に際してのリスクを警告するための大規模スクリーニングの最初のプログラムは、著しく異なる一つ一つのオーファン病が、様々な文化をもつ多くの人々に異なる結果をもたらしました。

羊水穿刺および出生前診断

　胎児を評価するために羊水を得るための努力の歴史は、少なくとも1世紀前にさかのぼることができます。しかし継続的にかつ洗練された方法で羊水検査を最初に行ったのは1961年、ニュージーランドの医師がビリルビンと呼ばれる化学物質（黄疸色素）のレベルを連続的に測定したのが初めてのことだと思います（これは、妊娠中の女性が胎児の赤血球に対する抗体によって胎児に引き起こされる潜在的な免疫学的溶血性疾患である Rh 血液型不適合の重症度を正確に予測しました。この病気では、胎児の赤血球上に発現する Rh 陽性遺伝子は明らかに父親から由来し、Rh 陰性の母親の免疫系が胎児の赤血球上の Rh 抗原を「異物」と認識していることによって起こります。Rh という名前は、赤血球膜上の表面抗原の基礎研究がアカゲザルを使って行われていたため Rhesus monkey の略称がついているのですが、今日先進国ではこの疾患は希少疾患になっており、それは、医師がリスクのある妊婦に RhoGAM と呼ばれる薬剤を投与することによって母体の作った抗 Rh 抗体が胎児の赤血球に届かないようにする治療ができるようになったためです。

　羊水穿刺は、血友病 A を有する子どもを抱えるリスクのある夫婦が、胎児が男性か女性かを判定することによって患児を探した1960年に最初に使用されました。　血友病患者は X 染色体連鎖をしているので、男性のみが罹患します。　やはり X 染色体連鎖するデュシェンヌ型筋ジストロフィーのリスクを知るために胎児を評価するべく性別を同定する最初の試みが1964年に起きました。過去40年間、胎児の性決定は、妊娠スクリーニングとして重度の X 連鎖性の疾患を有する小児を抱えるリスクがある夫婦（そうすることによってとくに倫理的問題がないと考えている夫婦）に使用される方法です。毎回、夫婦は1回ではなく、2回のコイン投げに直面します。　最初は性別に関するものです。　女性の胎児は罹患してい

ないか、または健康なキャリアであるか、どちらの例にしても、世代を超えて伝播するX連鎖性疾患ではありません。胎児が男性の場合、夫婦は別のコイン投げに直面しなければなりません。胎児は母親から継承したX染色体に応じて、半分は正常ですが、残りの半分は疾患をもっています。決定的な診断を可能にする分子生物学的技術の出現前に、多くのリスクのある夫婦は、生まれた乳児がこの疾患に罹る確率は50％ではなく、男性胎児を中止するかどうかの厄介な選択に直面します。幸いにも、そのような時代は後日終焉を迎えます。

1966年には大きな進展が起こりました。Mark SteeleとW. Roy Breg Jr.（他の研究者たちも）は、羊水中の胎児細胞を培養してその染色体を調べることが可能であることを明らかにしたのです。このような検査は「核型検査」と呼ばれます。これは、1950年代半ばに開発された新しい方法で、低浸透圧溶液で白血球を腫脹させてヒト染色体を調べる技術から派生して生まれました。細胞が膨潤して破裂すると染色体が飛び散ります。その後、スライドガラスに固定剤を滴下処理し、顕微鏡視野内に散らばったいわゆる細胞分裂中期の染色体像を見つけ計数して撮影できるようになったのです。ヒューストンのMDアンダーソンがんセンター（私がMargery Shaw博士の研究室で卒業研究を始めていたところ）の5階にある顕微鏡で私の染色体を見て、カウントして写真を撮った1973年の秋の時を明確に覚えています。自動化されたDNAシーケンシングの今日では、私の分析の次のステップは、家庭用はさみを使用して顕微鏡写真から各染色体の小さな画像を切り取ることでした（まるで子どもが小さな紙の人形を切り取るように）。白いボール紙の上にサイズ（小さい数字はより大きな染色体を表す）ごとに対して大きさの順に並べていきました。

1960年代後半から1970年代初頭にかけて、ヒト細胞遺伝学者、とくにTorbjörn Caspersson（1910-1997）は染色体構造の画像の解像度を高めるために色素をどのように使用するかという方法を編み出し、遺伝物質の重複資料としてのバンディングと呼ばれるプロセスを確立することによって、染色体の微妙な異常を拾い出すことが可能になりました。約25年の間に、高度な手作業によって人間の核型で最大850のバンドを同定することができるようになり、染色体の高解像度バンディングは、異常を同定するための最良の手段となりました。今日、この技術は、DNAアレイ試験とDNA配列決定（後述）がより深い解決法を提供するにつれて消え去りました。

1968年、Henry Nadler博士は、ダウン症候群の胎児診断に初めて成功しこれを報告しました。1970年に、彼と彼の同僚は、*The New England Journal of Medicine*に多数の症例を発表し、羊水穿刺が胎児に低リスクをもたらすとともに、ダウン症候群および他の染色体異常が、余分な染色体の存在を示す核型を染色体の写真から構築することによって正確に診断できるようになったのです。1930年代のLionel Penroseという英国の医師の研究以来、ダウン症候群の子どもを抱く

最大のリスク要因は母親の年齢が高まっていることが知られていました。 20代中頃の妊婦では1500人に対して約1人だけがダウン症候群の子どもを出産しました。 35歳の妊婦では300人に1人に増え、40歳代の妊婦では50人に1人の胎児が患っています。 1973年、カナダでの主な研究では、羊水穿刺（自発的中絶の際に実施される）によって妊娠を喪失する危険性は、約300分の1に過ぎなかったため、羊水穿刺は直ちに産科の標準的な実践となり、35歳あるいはそれ以上の妊婦に対して出産の前に胎児に余分な21番染色体があるかどうかを判定するための検査を受けることができるようになったのです。偶然にも、1970年代半ばには、30代半ばになるまで子どもをもたないことを選択する女性の数が着実に増加し始めました。35歳という年齢を、羊水穿刺と胎児染色体分析を提供できる合意された閾値として使用した結果、毎年米国の医師は約25万人の妊婦に対して、ダウン症候群の子どもの罹患リスクが高いことを警告する結果になりました。 すぐに、そのような女性の約70％が検査を選択し、ダウン症候群の胎児であることを知った妊婦は約80％が中絶を選択しました。羊水穿刺の使用が急激に増加した原因の1つは、ダウン症候群の胎児を検査の提供を受けずに、罹患した子どもを出産した女性が不正な出産という違法行為を受けたことによる大きな損害を受けたという多数の事例を勝訴に持ち込んだ民事訴訟（ロングフルバース wrongful birth 訴訟）がでてきたことでした。結果としてこのような訴訟は、羊水穿刺検査を産科における新しい治療基準として確立する結果となったのです。

　35歳以下の妊婦にも、個々の妊娠では胎児にダウン症候群またはそれほど一般的ではない染色体障害が認められることはありますが、羊水穿刺および胎児染色体分析が幅広く使われるようになっても、米国において毎年ダウン症で生まれた赤ちゃんの総数は実質的に減少しませんでした。しかし、ますます多くの女性が妊娠を遅らせ、30代の女性が胎児染色体チェックのために羊水穿刺検査を選択するにつれて、検査陽性例で計画的に流産させる場合が増え、相当数のダウン症患児が生まれてくる数が増加する可能性が抑止されたことになります。

　過去30年間に、ダウン症候群の胎児のスクリーニングへのアプローチは、妊娠した女性から採取された*血液*に対して行われたスクリーニング検査の出現と、検査技術が進歩し結果が安定したことによって劇的に変化しました。このような非侵襲的検査は比較的低コストであり、妊婦と胎児に対する危険性がなく、実際に羊水穿刺が推奨される女性の数が減少したため、産科医はすぐにそれを受け入れました。1984年に、ダウン症候群の胎児をもっている妊婦では、血液中のα-フェトプロテインのレベルが低下することが報告されました。 1987年に他の研究者たちは、罹患胎児をもつ妊婦では、もう一つの容易に測定できるタンパク質であるヒト絨毛性性腺刺激ホルモン（HCG）のレベルが上昇していることを示しました。女性ホルモンであるエストリオールレベルの測定と組み合わせた、これらの2つの化学物質の時宜を得た測定法は、「トリプルテスト」として知られるように

遺伝学的検査：病気を回避するために　　**85**

なりました。1995 年までに、このような検査はすべての妊娠の約 60％で実施されました。 2000 年までには、年齢に関係なく、このスクリーニング検査はすべての妊婦に提供するためのケアの標準方法となりました。試験は、検査したもののうち罹患した胎児の約 60％を同定するくらいに十分敏感でした。またこの頃、スクリーニングプロトコルに胎児超音波検査を追加しました。これは、ダウン症候群と強く関連している胎児頚背部の浮腫を診断する能力があるためです。超音波検査の追加によって、スクリーニングプロトコルの感度が 74％に上昇しました。時間が経つにつれて、第 4 の生化学検査（PAPA と呼ばれる）の追加により感度は 80％になりました。しかし、一方でこのテストでは多くの偽陽性の結果が生じました。陽性の生化学的検査を受けていて羊水穿刺と胎児核型検査が行われていた女性のうち、少数しか実際にダウン症候群の胎児を有しないことが判明しました。PAPA のような高い偽陽性率は、余分な 21 番染色体をもつ胎児を保有していなかったことを後で知った女性の間に強い不安感が引き起こされました。

　2007 年 1 月、米国産科婦人科学会（ACOG）は、2 層のスクリーニングシステムを採用したケアの新たなスタンダードを発表した *Practice Bulletin Number 77* を発表しました。最初の 3 か月の間に、すべての妊婦（年齢に関係なく）は、非侵襲的な母体血液検査（母体血中濃度が正常からどのくらい離れているかによって、リスクが増加することが示された化学物質を測定するもの）からダウン症候群のリスクが高くないかどうかを調べるための超音波スクリーニングを受けることを推奨されました。検査で陽性を得た妊婦は、（妊娠期間に応じて）最終的な答えを得るために絨毛膜採取検査または羊水穿刺と胎児核型検査のいずれかを検討すべきであるとされました。すべての妊婦へのスクリーニング検査が推奨する決定、そして保険料を払い戻ししなければならなくなる保険会社がその基準を受け入れることに関しては、National Down Syndrome Congress および他の支援団体からの厳しい批判もありましたが、結局はすぐに成立しました。

　米国産科婦人科学会が新しい基準を発表して以来、ダウン症候群の発生率（毎年の出生率）はどうなったのでしょうか？ 誰も正確な統計数値をもっていません。生化学的スクリーニング検査はほとんどすべての妊婦に提供されており、半分以上がその検査を受けているようです。しかし、肯定的な結果を得た人の中には陽性のスクリーニングを確認する羊水穿刺を選んでいない人が多く、胎児核染色体検査を選択して胎児に余分な 21 番染色体があることを知っている人では 70％の症例で中絶を選択しました。たぶん、ダウン症候群の人々は、過去数十年と比較して今日、社会においてはるかに多く見られるので、彼らはもはや重大な障害を有するとは認識されていません。 いずれにせよ、利用可能なデータでは、過去 20 年間に米国とヨーロッパでは毎年ダウン症で出生した幼児の数が実際にわずかに増加していることを示しています（主に妊婦の年齢の中央値の増加によるものと思われます）。

86　　第4章

　今日では、新しい強力な技術の出現によって再びこれまでの「現状」が急速に変わろうとしています。2012年、Sequenomというカリフォルニア州の会社が*母親*の血液検査を開始し、胎児が余分な21番染色体（X染色体またはY染色体を除いた常染色体で、最もよくみられる染色体異常）をもっているかどうかを判断し始めました。この試験は、母親の血液中を循環する胎児DNAの断片を見つけて捕捉する驚くべき技術の力を拠りどころとしています。回収する胎児DNAはごくわずかであるにもかかわらず、この新しい試験（SequenomasMAT21によって販売されている）が非常に正確であるという事実は驚くべきことでした。2011年に同社は、ダウン症候群の212人の胎児のうち209人を正しく特定したことを示す論文を発表しました。成功率は99％以上でした。同じ研究では、1471例のうち3例で胎児にダウン症があると誤って認識していました。これらの数値は、既存の生化学検査および超音波（ダウン症候群の胎児でより顕著な、項部の透明度の増大を検出することができる）より優れています。 MAT21の検査とそのような類似の検査（VerinataとAriosaを含む企業が販売している）は急速に成長しています。これらの日常的な使用は、米国で毎年行われる羊水検査の件数（約200,000）を急激に減少させる可能性が高いと思われます。検査が必ずしも完璧ではないことを考えると、医師はSequenom検査やそれに類似した検査で陽性と判定された女性の羊水穿刺と核型検査を推奨します。約10万人の妊娠中の女性がこの検査が上市された2013年の最初の1年間でSequenomの検査を使用しました。 2014年に約30万人の妊娠中の女性が、競合会社の開発したテストまたは類似のものを使用しました。しかしそれは毎年米国で出産する4百万人の女性のほんの一部にすぎません。母親の年齢にかかわらず、出産前のテストを女性に提供することを米国産科婦人科学会が推奨していることを考えると、Sequenomが開発したようなテスト（高額のテストにもかかわらず）はすぐにもっと多くの妊婦に使用されることが予測されています。

　MAT21試験は、胎児の遺伝的状態を分析するためのより包括的な試験の先駆けです。いくつかの企業は、母体血流中を循環している胎児細胞そのものを検出し捕獲する技術を開発しようとしています。このアプローチは、Sequenomが受け入れる方法よりも潜在的にはるかに優れています。胎児細胞（単に胎児のDNA断片ではない）を捕捉できるならば、胎児由来のものの何倍も存在する母親のDNAによって引き起こされる混入の問題を回避することができます。胎児細胞のもつDNAを増幅して非常に多くの遺伝学的検査を行うことが可能になります。私は、これが出生前スクリーニングの新しい基準の基礎を構築するようになるまでには、もうしばらく時間がかかると考えています。技術が準備されている場合でも、遺伝子専門家は、広範なDNA解析の結果が臨床的に有意義であるかどうかを判断しなければなりません。例えば、ヒトの染色体の中に様々な頻度で小さな欠失および重複が散在していますが、それぞれの変化が重篤な異常にどの

ように関連するかはまだ明確には関連していないためです。胎児細胞分析は、結果について妊婦に説明する側にとって、非常に複雑な質問を引き起こすことになると思います。検査や解析の知見が、胎児に起こる異常とどのように関連があり、どういう結果のときに中絶が必要になるのか、妊娠中絶の選択肢を含む議論をどのように進めたらいいのか等、コンセンサスに達するまでに数年かかる課題が多々あります。それでも、ダウン症候群の胎児を抱えるリスクの高い妊婦を特定するための生化学的スクリーニング技術は、ほどなくなくなり「歴史」の1ページになってしまうでしょう。

　出生前診断の出現は、深く抱き続けてきた価値観への挑戦となり、多くの生命倫理上の論争を引き起こしました。単一遺伝子障害の治療法が非常に少なく、染色体異常（何百もの遺伝子数の異常を伴う）がない時代には、夫婦が重篤な無処置の子どもの出生を避ける技術の開発は一部の人にとって大きな魅力をもたらしました。しかし一方では、ドイツのナチスの凶悪犯罪における優生的思想に対する危険な崇拝と似ているようにも見えました。実際、米国最高裁判所が1973年に *Roe v.Wade* 裁判において、（胎児が子宮外において自立して生存することができるようになる前であれば）女性が妊娠を中絶することは憲法によって保障されているという判決を下した後において、ダウン症候群が余分な21番染色体によってひき起こされることを発見したフランス人科学者 Jérôme Lejeune は、生涯にわたって、ダウン症の胎児を中絶する目的で出生前診断を行うことに対して、熱烈に反対しつづけました。彼は、このような判決は、人間の命の価値を下げてしまうのではないかと考えて、恐怖に襲われたのです。そして、このような目的で中絶が行われると、研究者たちは、ダウン症の子どもたちの生活を改善する方法について研究することをやめてしまうのではないかと確信したのです。

　残念なことに、出生前診断が産科ケアの一部となってから40年以上が経過した今もなお、子どもをもうけたい女性は恐ろしいジレンマに直面しています。出生前診断の診断範囲は過去に比べて広範になり、検査をすることを多くの女性が求め、またほとんどの医師も、たとえ検査の陽性率が低くても、利用可能な検査を教えてあげないといけないという義務感があるためです。染色体障害の検査に加えて、医師は他の検査（例えば、X連鎖遺伝性精神遅滞の最も一般的な形態である脆弱X症候群など）を検査に追加できるのです。

　これはほんの始まりに過ぎません。スクリーニングが可能な疾患の数は、おそらく10年未満でその種類が爆発的に増加します。非常に正確ですぐに驚くほど安価になるDNA配列決定技術は、文字通り何百ものオーファン病をスクリーニングできる選択肢を女性に提供することになります。胎盤を越えて母体循環に漏出し、それが事実上既知の遺伝的条件のために分析される少量の遊離胎児DNA（またはよりまれな無傷の胎児細胞）を評価する能力が急速に高まることによって、これから厄介なジレンマはさらに生み出されるでしょう。特定の遺伝的障害が重

88　第4章

度の悲惨な障害を引き起こす場合には、ほぼすべての人がこのような診断をすることに同意するでしょう。しかし、その他の多くの疾患で生後の家族の負荷がそこそこであるような場合には、明確に反対されるのかもしれません。

　近い将来、女性は、新たに発見された胎児DNAの変異が、本当に自分が望んでできた妊娠を、中絶で終結させるだけの正当な理由をもつような医学的問題を引き起こすかどうかという課題に取り組んでいかねばなりません。　私たちが効果的な治療法をもっている深刻なオーファン病はごくわずかです。一方、私たちが妊娠早期に理論上胎児に起きた変化を同定し、合法的に流産させてしまうことのできる疾患の数は近未来には非常に多くなります。そのような乖離のために、多くの妊婦は困難な選択に直面することになるのではないでしょうか?

保因者検査

　1970年代には、3つの異なる大規模母集団を用いたスクリーニングプログラムが開発され、疾患を引き起こすアレル(対立遺伝子:対立形質を規定する個々の遺伝子を指します)を1つだけもっている保因者を特定することを目指していました。すなわち、疾患関連アレルを1つだけもっている個体では疾患発症のリスクはないものの、もし同じ遺伝子に突然変異がある2人のキャリアが結婚したら非常に重篤な出生リスクが生じるような組み合わせを同定することを目的としていたのです。各プログラムは、まったく治療されていない、あるいは不十分な治療しか行われていない重篤なオーファン病を対象としていました。　それぞれは、オーファン遺伝病によって害された子どもの数を、単にその受胎または出産を回避することによって大幅に減らすことが可能になってしまうような将来を予見していました。　実際それぞれのプログラムは、それが実施された集団に対して大きな影響を与えました。

　1972年、ジョンズ・ホプキンス大学医学部の臨床家で生化学者のひとりであるMichael Kabackが率いるチームが、胎児に起こるテイーサックス(Tay-Sachs)病と呼ばれる幼児期の致命的な神経学的不調を引き起こす疾患の対立遺伝子(アレル)がもし1コピーでもあれば診断できるような新しい血清検査を開発しました。この疾患は、2つの疾患関連アレルがそろってしまうと、約2歳で現れ、ヘキソサミニダーゼAと呼ばれる酵素の欠損によって引き起こされ、細胞はその結果ガングリオシドと呼ばれる分子を分解して再利用することができなくなってしまいます。　代謝蓄積物質が細胞に蓄積すると、細胞は機能不全に陥ります。　悲惨なことに、テイーサックス病を患う子どもたちは、話すこともできず歩くこともままならず、最後には盲目になって5歳までには通常死んでしまいます。

　この病気はあらゆる民族の子どもに影響を及ぼしますが、病的突然変異はアシュケナージ系ユダヤ人の中で最も高い頻度で起こります。そのうちの約30人に1

人がキャリアです（正常ですが、1つの突然変異遺伝子をもっています）。これは、900組の夫婦のアシュケナージ系ユダヤ人のうち、1夫婦は妊娠すると胎児がテイーサックス病に罹患する確率が4回の妊娠のうち1回あるということを意味します。米国とヨーロッパでは、この病気をもって生まれた子どもの90％がアシュケナージ系ユダヤ人の家系にいました。キャリアテストが開発される前は、この疾患では最初の数年間の病気の証拠を示さないことがあるため、ハイリスクの家系では、1人以上の患児を有していることすらありました。

米国のアシュケナージ系ユダヤ人のコミュニティでは、Kabackとそのチームが開発した検査をすぐに受け入れました。国家基金や支援の恩恵を受けずに、土曜日の朝に寺院で頻繁に開催されたコミュニティベースのプログラムは、血液サンプルを収集し、検査のために送付しました。結婚を奨励し、妊娠中絶を禁じる正教会のコミュニティでは、Chevra Dor Yeshorim（ユダヤ系遺伝病予防委員会）は、「互換性テスト」を含む伝統的な「お見合い活動」を改正し、すべての若者に対して「適合性検査」を行い、テイーサックス病の突然変異をもっていないかどうか調べることを求めました。この検査を何年かの間行うだけで、コミュニティの間では、保因者間で何百もの結婚が回避されました。

10年足らずで、テイーサックス病のスクリーニング検査はアシュケナージ系ユダヤ人の保健医療の重要な項目となりました。その後1974年から1993年までの20年間で、テイーサックス病の保因者スクリーニング検査は世界的な慣行となりました。アシュケナージ民族の100万人以上が検査され、36,000人以上の保因者（キャリア）が特定されました。プログラムでは、ハイリスクをもつ（それぞれの妊娠で4分の1の確率）1056組の夫婦が見つかりました。出生前検査は2416例の高リスク妊娠で提供され、ほとんどすべての胎児は中絶されました。2006年末までには、世界的におよそ200万人の人々に対してテイーサックス病の保因者かどうかが検査され、65,000名以上の保因者が特定されました。約1500人のリスクのある夫婦が監視され（数回の妊娠中に多数の罹患胎児が見出され）、約800人の胎児の中絶と約2400人の疾患に罹っていない子どもの*出産*がもたらされました。2007年に北米のユダヤ人ではテイーサックス病を患う子どもは10人未満まで減っています。またこの疾患に罹ってしまった子ども約15人は他の民族グループで生まれました。単一の世代では、米国のアシュケナージ系ユダヤ人の夫婦にテイーサックス病の子どもが生まれるケースは90％以上も減少しました。

人類の中のどのような集団でも特定のグループ内での結婚、すなわち同族結婚をすることが支配的な集団では、通常は希少である劣性突然変異は、持続的に維持され、時間がたつにつれてますます頻度が高くなる傾向を示します。本来希少で、重度の、治療不能な単一遺伝子疾患が、アシュケナージ系ユダヤ人の間では一般的に見られるようになるのです。Michael Kabackとその同僚の先駆的な研

究以来、他の科学チームがこれらの他の多くの障害のテストを開発してきました。今日では、多くの有力な医療センターが、「ユダヤ人用検査パネル」の提供をする検査機関を運営しています。このパネルを使うと、1人の血液サンプルが、約10の異なる重症常染色体劣性疾患のうちの1つ、場合によっては複数見つけることができ、通常アシュケナージ系ユダヤ人の間では他のユダヤ人のグループよりもなんらかの疾患が見つかる確率が高いこともわかりました。時間の経過とともに、広範な検査と並行して、避妊措置あるいは検査が陽性になった胎児を流産させることを推進していった場合、将来テイーサックス病の保因者状態がどのような軌道を描いていくか、経過観察していく必要があると思います。

　あらゆるスクリーニング検査プログラムは、何をもって成功とするかについてどう定義するかを決めるために苦労しているのが現状です。出産で胎児の疾患のリスクについて個人に教育することが最大の目標なのか？ それとも重度の障害で生まれてくる子どもの数を減らすことなのか？ 保因者検査に暗示されている優生学的な課題を完全に無視することは困難です。事実、このようなプログラムは、特定の疾患があまりにも非常に負担となり、有効な治療に欠けている場合には、疾患を背負うであろう子どものことは考えずに、可能な場合には胎児を中絶するのが好ましい、という信念に基づいているのです。テイーサックス病の場合、苦しみや生後早期死亡の原因となる本当に恐ろしい障害です。何らかの理由で中絶に反対する人を除いて、多くの人々にはこの重苦しい前提を受け入れることは可能です。しかし、鎌状赤血球貧血あるいはβ-サラセミアに代表される、2つの大規模集団を対象とした保因者スクリーニング検査では、対象となる疾患が限度はあるものの、ある程度治療可能な疾患であり、典型的な症例では脳機能に影響しません。そのような場合に保因者スクリーニングはどのような意味をもつでしょうか？

　鎌状赤血球貧血はオーファン病であるとはいえ、かなり頻度が高い方になります。約10人に1人のアフリカ系アメリカ人は、β-ヘモグロビン遺伝子の6番目のアミノ酸に1アミノ酸を置換する原因変異のコピーを保有しています。古典的な鎌状赤血球症を有する人は慢性貧血を呈しますが、より重篤な臨床上の問題は、変形した赤血球が粘着、凝集して起こる小さな血管および毛細血管、とくに肺において頻繁に強烈な痛みを伴う閉塞事象を引き起こすことです。このために鎌状赤血球症の人々は、脳卒中、腎臓病、および肺炎を含む多くのリスクを抱え込みます。　1970年代初頭には、鎌状赤血球症（最先端のケアを受けている人でも）の人の平均余命は約28年でした。その時代には、約3万人のアメリカ人が鎌状赤血球症を発症しました。罹患者数は、がん患者と比較すれば少ないのですが、ヒトの寿命の喪失年数（ヒトのQOLがしっかり保たれているべき期間のうちどれくらいの年数が喪失されるかを見るための指標）という観点から見れば、幼児期に現れる鎌状赤血球症は、あまり頻度の少ない多くのがんの場合に比べて公衆

衛生学的なインパクトが大きいといわざるを得ません。

　これまでにいくつかの呼びかけがありましたが、鎌状赤血球症のスクリーニングの増加に貢献した重要な出来事の１つは、黒人医師である Robert Scott によって書かれた「Health Care Priority and Sickle Cell Anemia」が *JAMA (Jornal of the American Medical Association)* に掲載されたことでした。Scott の記事は、鎌状赤血球貧血の患者が直面している臨床的問題がいかに重篤か、その疾患の診断や治療に費やされた連邦政府からの研究資金の不足を強調しており、折からの市民権運動の成果と相まってその提言は取り上げられることになりました。彼は、次のように述べました。「予防プログラムによって、突然変異の１コピーを有するかどうかを早期に知ることは極めて重要なことです。結婚可能な年齢の前にスクリーニング検査を受けた場合、異常なヘモグロビン遺伝子をもっていることが判明した人々については、結婚に際してパートナーが同じような検査を受けているかどうかを確かめるために公的に相談することができます。」

　この論文は、全国のコミュニティー保健センターにおいて鎌状赤血球検査と教育プログラムをつくることを支持する内容の論説とともに掲載されたので、多くの注目を集めました。数か月の後、ニクソン政権で働いているアフリカ系アメリカ人男性が、1971 年の２月に大統領の演説の医療政策の主要な部分の一部となった鎌状赤血球スクリーニングプログラムを支持する文章を起草しました。ニクソン大統領は議会に対して約 500 万ドルの支援を求め、このプログラムの実現に向けて動き始めました。Ted Kennedy 上院議員と John Tunney 上院議員は、全国鎌状赤血球貧血防止法（United Sickle Cell Anemia Control Act）として制定される法案を起草し、後に 1972 年５月に法律として成立したのです。

　1970 年から 1972 年の間に、13 州が鎌状赤血球貧血検査法を制定しました。多数の黒人人口をもつ州の立法府議員は、様々な法律を通過させ、検査のために可能な限り多くの若者を集めることを目指していました。　これらの法律の大部分は、（1）公立学校への入学、つまり、黒人が特定の学年レベルに入る前に検査を受けたことの証拠が必要だったこと、または（2）結婚しようとしている若い夫婦、または（1）（2）共に満たすものが対象となりました。残念ながら、法案を起草した立法者があまりにも早急だったため、多くの場合、とくに提案された法律の義務的性質に関して理解が得られなかったため、黒人社会からの十分な検査数を得ることができなかったのです。

　新連邦法案が 1972 年中に法律になる前でさえ、数年後に娘がオバマ大統領の側近になるシカゴ大学の Jim Bowman のような黒人医師とコミュニティリーダーは鎌状赤血球貧血の強制検査を拒否し、黒人の親たちへの啓発に失敗したうえに、鎌状赤血球貧血の保因者であることを６歳の子どもにきちんと説明するなど不可能なことだと却下しました。この法律は実際に適用されることはありませんでした。　代わりに、州のプログラムは、国家法の下で準拠することができる連邦政府

の資金のパイの一部が必要な場合には、公的教育、自発的試験、遺伝カウンセリングを受け入れることがかろうじてできることでした。

驚くことではありませんが、善意の黒人指導者の一組が、別の善意の黒人指導者の団体に議論を挑んだ際には、混乱（時には混迷へも）が広がりました。婚姻の許可を取得する条件として鎌状赤血球形質の検査を受けるという法律は、アフリカ系アメリカ人が人種差別を受けているという疑惑を刺激し、1934年から1945年にかけてナチス政府によって推進された忌まわしい優生学的理論との類似性にも議論が及びました。多くの鎌状赤血球症の診療所は連邦法によって利用可能な資金で作られましたが、テイーサックス病の検査でユダヤ人コミュニティが独自の支援をした場合とは異なり、黒人社会は保因者検査を受け入れませんでした。 1975年までに、鎌状赤血球症の形質の自主的スクリーニングを実際に実施する成人は比較的少なかったのが現実でした。

しかし、1980年代後半に、鎌状赤血球保因者の状態に関する大規模集団による検査の結果が出るに至って、状況は一変しました。鎌状赤血球症の新生児および非常に幼い子どもでは、細菌性肺炎のリスクが高いことが長年にわたり知られていました。この病気に罹患した乳児の約10％が生後1年で肺炎のために死亡したのです。乳児はしばしば肺炎で病院に入院して初めて鎌状赤血球症と診断されるような状況でした。少量の血液試料を電場に置かれたときにどのように動いたかを調べるヘモグロビン電気泳動試験は鎌状赤血球疾患を検出するための低コスト検査となり、新生児スクリーニングプログラムの疾患リストに鎌状赤血球症を加える道を開きました。1980年代初頭にすでにこのスクリーニング検査を開始した州もありましたが、普遍的に鎌状赤血球貧血のスクリーニング検査を普遍的に推奨することに賛同する米国国立衛生研究所（NIH）の合意声明が1987年に出されて以降、1990年代半ばまでに、42の州が鎌状赤血球症スクリーニングを追加するに至りました。 今日ではすべての州で鎌状赤血球症のスクリーニング検査が提供されています。

鎌状赤血球症に対する新生児スクリーニングが普及した結果、この検査によって保因者である乳児も同定できることが判明しました。10人のアフリカ系アメリカ人の赤ちゃんのうちの1人は保因者（キャリア）であるため、通常は非常に限られた予算で運営されている州保健部局にとってはこの検査を普及させることは大きな挑戦でした。ほとんどの州で幼児が鎌状赤血球症に罹患していたという知見が得られたおかげで、熟練した医師は患児が迅速かつ徹底的にフォローアップを受けられるように努力を惜しみませんでした。子どもが保因者であることが判明すると、通知が母親に送られただけでなく、（もしいれば）かかりつけの小児科医に送られました。その後の研究では、新生児のスクリーニングによって保因者であることが判明した子どもたちは、しばしば自分が年齢を重ねた後、自分が現在どういう状況にあるかを知らない場合があることが明らかになりました。

遺伝学的検査：病気を回避するために **93**

　英国では、鎌状赤血球貧血と β - サラセミアを患う乳児を検出するための新生児スクリーニングは、国民保健サービス（National Health Service：NHS）によって確実に実施されています。 2009 年から 2010 年の間に 65 万人以上の人々が鎌状赤血球貧血の検査を受け、16,000 人以上が保因者として特定されました。パートナーの約半数がスクリーニング検査を受け、1130 例の高リスク妊娠症例が確認されました。これらの妊婦の約 35％が胎児の出生前検査を受けました。スコットランドは 2010 年に国家のスクリーニング検査プログラムを採択しました。同様の取り組みが世界中で拡大しつつあります。

　25 年間にわたって、出生時に、ほとんどすべての新生児に対して鎌状赤血球の形質の検査を行ってきたことが米国における夫婦の生殖活動になんらかの影響を及ぼしたか否かに関する調査を実施しようとする努力はほとんどなされてきませんでした。しかしながら、産科における標準ケアは、アフリカ系アメリカ人女性に鎌状赤血球症の形質の保因者（キャリア）である可能性があることを警告することになりました。残念なことに、この議論は、通常既に妊娠してから起こるため、ある妊婦は検査に合意するものの、もし検査結果が陽性に出た場合にはできるだけ早く夫にも検査するように助言が誘導されます。しかし、米国では出生前診断で患児と診断された胎児の中絶はきわめて珍しいことです。

　米国で毎年鎌状赤血球症として検出された子どもの実数は、2001 年から 2009 年の間で公表されています。このデータを見ると、保因者検査は軽度ながら患児の数が減少していることが示唆されています。 2001 年には、累積 405 万人のうち鎌状赤血球症の子どもが 1213 人いました。 2005 年には 419 万人の出生のうち 1047 人の患児がいました。 2008 年には 430 万人の誕生のうち 1033 人が患児であり、2009 年には 418 万人の誕生のうち 887 人となりました。したがって、2005 年から 2009 年までの 5 年間で、出生数の実質的に同数の出生数が約 15％減少しました。もちろん、この推定は、黒人女性の出生の減少など、他の重要な可能性のある影響を無視した数値です。しかし、これらのデータは、慈善団体のテイーサックス病スクリーニング（罹患した子どもの年生存率が 90％－ 95％ほどに低下した）と比較して、鎌状赤血球症の保因者スクリーニング検査はこれまでに、この深刻な生命を脅かす疾患に罹った子どもの数を減らすことに対してはあまり大きな効果が得られていないと考えられます。

　1970 年代に登場した第 3 の主たるスクリーニング検査プログラムは、β - サラセミアを対象としました。私が以前に議論したように、1950 年頃まで（血液幹細胞が正常な成人で β - ヘモグロビンを作ることができないことに起因する）古典的な β - サラセミアは、小児期にほぼ一様に致死をもたらしました。1950 年代にて定期的（毎月）輸血が実施可能だった国では、患者の平均余命が約 20 年に延長されましたが、その維持には高いコストがかかりました。慢性的に輸血を繰り返すと体の鉄分処理能力に大きな負荷をかけます。結果として生じる鉄の過負荷

は、多くの臓器、とくに心臓に損傷を与え、通常は 40 代で死に至ります。事実、慢性的な輸液療法を受けている患者は、疾患ではなく治療のために命を落としました。患者から余分な鉄分を除去することのできる新薬が過去 10 年から 15 年に出現したことは非常に有益でありましたが、現在は骨髄移植のみで治癒が可能になりました（もっとも骨髄移植という治療自体が約 10% の死亡リスクを担っていますが）。

　β-サラセミアの大規模スクリーニング分野を開拓した医師の Antonio Cao は、1973 年秋にウィーンで開催された第 4 回先天異常国際会議に出席しましたが、彼の貢献はここに端を発していました。その会議で彼は、Michael Kaback のティーサックス病のスクリーニングのための初期の取り組みに関する報告を聴く機会を得て、さらに β-サラセミアの出生前診断を可能にする分子技術を開発していた Y.W. Kan 医師に会うことができました。会議の数か月後、Cao 博士は自分の生まれた故郷であるサルデーニャのカグリアリ大学で小児科学部長に着任しました。サルデーニャでは、毎年 250 人の赤ちゃんのうちの 1 人が β-サラセミアで生まれていることに彼はすぐに気がつきました。それは膨大な保健医療資源を必要とする毎年 100 人以上の新しい患児が生まれるという公衆衛生上の大きな問題でもありました。その当時は、初めて開発された鉄キレート剤が入手できたとしても、平均余命は 20 年を超えていませんでした。その数年の間に、Cao はサンフランシスコで働いていた Kan との緊密なコラボレーションを確立し、サルデーニャの人々におけるヘモグロビンの突然変異の種類を特定し、出生前診断の方法を確立してゆきました。

　1970 年代半ば、Cao は β-サラセミアの遺伝性と疾患に罹った胎児の誕生を避けるべきかどうかについて大規模な公衆衛生学的教育活動を行いました。人口全体を網羅的にスクリーニングするのではなく、疾患の保因者を特定するたびに、患児に端を発した同族家系の履歴を調べることに集中しました。そうすることにより、彼は人口のわずか 15% を分析することによって島の大多数の保因者を特定することができました。その中で Cao と彼のチームは、サルデーニャで予測された 2700 人のリスクのある夫婦の 80% を特定しました。一度、患児を抱えている夫婦が 4 分の 1 というリスクを抱えていることがわかると、大多数が検査を受け入れました。経腹腔絨毛生検（胎児起源の組織を含む子宮細胞層から針で組織の一部を吸引するために使用される）と呼ばれる胎児への脅威の少ない、新しいサンプリング技術を使用すると、パーセンテージはさらに高くなりました。1992 年の終わりまでに、Cao のチームは、妊婦 3968 名を調べ、1023 例の胎児が病気に罹患していることを明らかにしました。罹患した胎児をもつ夫婦のほぼすべて（99%）が妊娠を中絶しました。1992 年の段階で、サルデーニャでは β-サラセミアで生まれてくる子どもはわずか 4 人になったのです。この間、出生率は 1：250 から約 1:4000 に減少していました。サルデーニャ島で β-サラセミアを患っ

ている乳児がこのように95％も減少した状況は、過去20年間も継続し、結果として おそらく世界で最も有効な標的遺伝学的検査プログラムとなりました。

　サルデーニャをモデルにしたプログラムは、過去10年間に他の多くの国で開始されています。ギリシャでは、過去3年間に、β-サラセミアを患う子どもの出生が著しく減少しています。近親婚が一般的であるサウジアラビアにおいて、2004年から2009年のあいだに婚前検査プログラムが義務づけられたことによって、β-サラセミアの子どもをはらむリスクのある婚姻の自主的な破棄が5倍以上も増加しました（リスクのある婚姻のおよそ半分が破棄されました）。パキスタンでは、400万人が住む地域であるムルタンにおいて、リスクのある夫婦に無料で出生前診断を提供することによって、105件の検査が行われました。疾患のある胎児を妊娠していることがわかった23組の夫婦は、それぞれ妊娠中絶をしました。1998年以降、中国広東省の珠海でのパイロットプロジェクトにおいては、夫婦ともにβ-サラセミアの保因者である組み合わせが67組同定されました。大多数の妊娠は中絶されました。出生前診断と選択的中絶につながる標的検査は、そのようなプログラムを導入する余裕がある国の出生数を大幅に減らすことになると思われました。

　しかし、β-サラセミアプログラムでモデル化されたプログラムがその他の多くの常染色体劣性疾患において展開されるとは思えませんでした。例えば、1993年の昔、β-サラセミアスクリーニングに関する彼の研究の功績に対して、彼はアメリカ人類遺伝学会（American Society of Human Genetics）のWilliam Allan賞を受賞した際の講演で、同じような戦略を使っても囊胞性線維症（Cystic fibrosis：CF）で生まれる子どもの数を大幅に減らすことができるとは思えないと話しました。1992年頃に囊胞性線維症の保因者をスクリーニングする検査が日常的に利用可能になったにもかかわらず、発生率の大幅な減少は起こらなかったのです。なぜでしょう？ 希少な遺伝病は進行するにつれて、β-サラセミアも囊胞性線維症も、ほぼ同様の負担を患者と患者の家族に引き起こします。どちらも早期に発症し、頻繁な入院が必要であり、（最近まで）支持療法のみが提供される可能性しかありませんでした。認知能力には重大な影響を及ぼしません。いずれの疾患に罹った人も、寿命が大幅に短縮されるリスクに直面します。 50年以上前の設立以来、囊胞性線維症財団（CFF）は、その病気の治療法の開発に相当の資金をかけ、影響力を一貫して発揮してきました。キャリアスクリーニングと出生前診断が1990年代に広く利用可能になったとき、財団はそのスタンスを従前と変えませんでした。財団の見解によれば、囊胞性線維症をもつ子どもたちの誕生を避ける行為は、ヒトの運命を自由に変えてしまう研究を実装することによって間接的に害をもたらす可能性があると判断されたからです。 囊胞性線維症財団は、保因者検査や出生前診断を前提としたプログラムをサポートするための重要なリソースや情報を決して提供しませんでした。

そう遠くない将来に―おそらく今から10年後には―医師はルーチンにすべての妊娠中の女性に対して嚢胞性線維症を含めた*何百もの*遺伝性オーファン病のリスクを評価する非侵襲スクリーニング検査のオプションを提供できるようになるでしょう。保因者検査と出生前診断の両方とも、ほどなくDNAシーケンシング技術の驚異的な進歩によって革命が起こるでしょう。人類初の「コンセンサス」シーケンス＝全ゲノム解析は、2001年に複数の科学者チームによって完了しましたが、このチームのプロジェクトは最終的に23億ドルに相当する政府の資金によって支援されました。今日、1人の人間の完全なDNA配列を決定するコストは5000ドル以下になりました。これは、わずか10年で50万分の1に低下したことになります。シーケンシング技術の進歩は衰えず、数年後には全ゲノムシーケンシングのコストは500ドル以下になる可能性があります。低コスト化は、これまでの技術の幅広い普及への主な障害であったものを除去することになります。シーケンシングが非常に正確で、高度に自動化され、驚くほど安価になると、幅広い検査で保因者と出生前のスクリーニングを採用するという圧力が強くなります。確かに、このような万能のシーケンシング検査の初期バージョンともいうべきものが今日利用可能になりました。現在、少なくとも5社が非侵襲性出生前検査を提供しています。彼らは、胎盤を通して遊離し、母親の血流中を移動する非常に少量の遊離胎児DNAを捕捉することによってデータを読み取ることができるのです。中国では、BGI（以前はBeijing Genomics Institute）と呼ばれる会社が、すでに1日に約1000件の検査を行っています。ほんの数年のうちに、診断のための胎児DNAを得るための羊水穿刺の使用は、より安全で非侵襲的なサンプリングに変わっていくでしょう。（母体血液に漏れ出てくる胎児成分を抽出する技術によります。後章で記載します。）

　現在のデータに基づくと、女性の80％が何百もの障害のための広範なスクリーニングの申し出を受け入れ、その結果、彼らは重度の障害に影響を受けた胎児を妊娠していることを知り、それらの女性の80％は中絶を選びます。なぜ80％なのでしょうか？　妊娠中の女性の少なくとも20％は宗教的または倫理的理由により出生前検査を拒否します。なぜ10年かかるのでしょうか？　なぜもっと早くそうならないのでしょうか？　低コストで、優秀な臨床解釈用のアルゴリズムとの併用によって非常に正確な検査がもっと早期に利用可能になる可能性が高いのですが、一方で多くの検体を同時に扱うための物流、経済性、あるいは生命倫理的な課題が多く残されているため、このように大規模なスクリーニング検査を社会実装するための障害となっているのです。例によって、教育レベルの高い比較的裕福な女性たちが、まずこのような検査を受け、恩恵を受けることになるでしょう。

　私がここで記述した大規模集団での保因者スクリーニングプログラムは、簡潔なスクリーニングツールの先駆けとなるものでした。多くの点で、DNAを用いた検査は、多数の生化学的解析よりも実行が容易です。いくつかの新興企業が、数

多くの常染色体劣性単一遺伝子疾患のために直接 DNA 解析を使った保因者テストを開始する準備を進めています。もしこの検査で自分が保因者かどうかを自分のパートナー（すなわち 10 代や若年成人などで）を選ぶ前に調べることが非常に価値があると認められた場合、そのうちに検査結果が、Facebook やその他のソーシャルメディアサイトに広く掲載されるようになっても、自分は驚かないでしょう。分子医学がまさに誕生したことによって、ライナス・ポーリング博士のグループは、鎌状赤血球貧血の保因者（キャリア）を同定し、生化学的差異を解明する方法を開発した時、保因者が何らかの方法によって自分のパートナーとなる異性に保因者同士の結婚を思いとどまらせるために、相手の保因者に警告することを提案しました。Mark Zuckerberg は、この目標を達成するための簡便な方法を保因者たちに提供することになったのです。

　臨床上問題となる疾患が極端に希少になればなるほど、低コストで正確な保因者スクリーニングがますます重要になります。残念なことに、多くのオーファン病は希少であるため、製薬業界は新しい治療法を開発しようとする経済的インセンティブがほとんどないかもしくはまったくありません。Antonio Cao がサルデーニャで示したように、まれな疾患に対する保因者検査の普及は、新たに冒された幼児の出生を迅速かつ劇的に減らすことができます。本当にまれなオーファン病の多くは、保因者検査と何らかの影響を受けた妊娠の回避が最も効果的な選択となることがよく起こるのです。

　遺伝学的検査技術の出現により、重要な社会政策の問題が引き起こされました。最も重要なことは、検査とカウンセリングが社会経済的地位にかかわらず、女性や家族に幅広く利用できるようにする方法でした。 1976 年、Jacob Javits 上院議員と Ted Kennedy 上院議員は、国家遺伝病法（NGDA）と呼ばれる法案を作成し、法律を制定しました。基本的にこの法案の実施により、自発的参加や遺伝カウンセリングへのアクセスなどの原則に基づいて、テストおよびカウンセリングプログラムを開発した州に相当な資金が提供されました。最終的に、34 州が NGDAのガイドラインに適合したプログラムを開発または拡大し、13 万人以上の女性が州プログラムのもとで遺伝カウンセリングを受けました。

　1990 年頃から、遺伝学的疾患を発症する危険性をスクリーニングしたり、遺伝性疾患に罹患した子どもを誕生させることができるようになると、生命保険へのアクセスや保険料を不当に高くする可能性があるのではないかという懸念が、医学の遺伝学者や遺伝カウンセラー、患者群などの間に広がりました。最近 20年の間、州の過半数は、そのような懸念を払拭するための法律を制定しました。2008 年、法律は米国議会も通過し、ブッシュ大統領は遺伝的情報非差別措置法（GINA）に署名しました。これは、遺伝学的検査の結果による差別に対する包括的な保護と、同様の理由による雇用差別のリスクに警告を発するものとなりました。 GINA 制定以前には遺伝学的検査に基づく保険差別の証拠はほとんどなかっ

たため、法律による目に見える影響はないと考えられています。他の人が検査を必要とすることを奨励するのには役立つかもしれませんが、それを検証するのは難しいでしょう。

着床前遺伝子診断

　おそらく、遺伝学的検査における最も刺激的な進歩は、DNA検査と体外受精を組み合わせた技術である着床前遺伝子診断（Preimplantation Genetic Diagnosis: PGD）の急速な拡大でしょう。子どもが単一遺伝子疾患をもつリスクが高いことを知っている夫婦をサポートするために、思い望む妊娠のために事前に危険性を回避するための診断法です。　着床前遺伝子診断は不妊女性の21トリソミー（ダウン症候群）のような染色体異常をスクリーニングするために広く使われており、不妊女性は試験管内で受精させた卵子を精査してその質的検査を比較的頻繁に起こる課題の解決として実施するものです。またまれには、妊娠した子どもが重篤な疾患にかかり、両親が唯一の治療法として骨髄移植を選択し、ヒト白血球抗原（Human leukocyte antigen: HLA）が適合する幼い兄弟（しばしば「救世主同胞」と呼ばれる）を選択する場合などでも着床前遺伝子診断は使われます。

　オーファン病の着床前遺伝子診断は、試験管内受精（体外受精：In vitro fertilization: IVF）とポリメラーゼ連鎖反応（PCR）の2つの技術がほぼ同時に出現したために可能になりました。1978年に始まったヒトでの体外受精の成功（1978年に開始）は、カエルおよび他の多くの生物種において、受精および早期発生を30年間にわたって研究してきた成果によって市民権を得ました。今日では毎年何千人もの人が妊娠し子どもが生まれている重要な臨床活動の一つとなっています。遺伝子増幅技術（PCR）は間違いなくバイオテクノロジー史上最大の進歩の1つですが、研究者が特定のDNAを大幅に増幅することを可能にする技術です。この技術の基礎を構想したカリフォルニアの分子生物学者Kary Mullisは、1983年の春、彼がカリフォルニアのハイウェイで銀色のホンダシビックにガールフレンドと月明りの下でドライブをしているときにこの技術を思いつきました。Mullisが働いていたCetus Corporationの科学者であるHenry Ehrlichはこの技術を改良するために多くのことを行いました。これは現在、数えきれない数のDNA塩基の試験を行ううえで基本的なものです。Mullisは1993年にノーベル賞を受賞しました。

　着床前遺伝子診断は、子宮外で受精させた複数のヒト胚の分析を必要とします。典型的には、女性は卵巣刺激を受け、医師は複数の卵を収集し、試験管内で夫の精子で受精させます。次のチャレンジは、発達中の胚から細胞1個を取り出すことです。最も広く使用されているアプローチは、分割期生検と呼ばれます。胚が3回目の細胞分裂を経る時（受精後3日目）まで培養されます。技術者は、ある技術で（受精卵を包んでいる）透明帯と呼ばれる薄い構造体に穴をあけ、超微細

遺伝学的検査：病気を回避するために　　**99**

ピペットを使用して1つまたは2つの桑実胚（受精卵が分裂し数が増えた状態）の細胞を取り出し分析に用います。この手順は、典型的には、いくつかの胚で繰り返されます。技術者はその後、細胞から DNA を単離し、胎児の疾患を診断するために PCR 検査を使います。このような操作によって、試験中の割球細胞が罹患しているかいないかを判断します。英国の科学者である Alan Handyside は、体外受精と PCR を組み合わせて、単一遺伝子疾患のリスクをもつ胎児が生まれるリスクを負っていた夫婦に適応し、検査の結果に基づいて問題のなかった妊娠をスタートさせてよいと許可を出した最初の医師となりました。1990 年に *The New England Journal of Medicine* に発表したこの報告書では、X 染色体連鎖障害のリスクのある8細胞期の胚を試験し、それらに Y 染色体があるかないかを検査しました。結果、医師は、母親の子宮に女性胚のみを移植しました。

　過去25年間、着床前遺伝子診断は、体外受精を利用する不妊症女性の染色体障害のスクリーニングと、重度の単一遺伝子疾患の子どもを抱えるリスクが高い夫婦のために、着実に使用が普及しました。しかし各国は、体外受精と着床前遺伝子診断の両方を規制するアプローチが異なっており、岐路にありました。1990 年に、ドイツはテストを効果的に禁止する法律を制定しましたが、2011 年には規制を緩和しました。英国は最も広範かつ慎重な監督を行ってきました。議会は 1990 年代に、新たな機関であるヒト受精胚発生機関（HFEA）を創設し、とくにヒト胚の処分に関して不妊クリニックの実践を監督する独立機関として設立されたのです。これまでのところ、HFEA は、疾病ごとの新しい単一遺伝子疾患のための胚盤胞の PCR ベースの検査についてはレビューを必要としていました。一方では米国では、着床前遺伝子診断の連邦および州の規制はほとんどありません。体外受精と着床前遺伝子診断は安全であるように思われますが、生まれてきた子どもが数年後か数十年後に問題が出現するかもしれない可能性を完全に除外することはほとんど不可能であることは明らかです。

　これまで積んできた多くの経験から、PCR ベースの試験のために8細胞期のヒト胚から単一の細胞を除去しても、それがその後に女性の子宮に移され、妊娠が続いた場合、その胚の発生に明らかなリスクはないことが確認されています。しかし、着床前遺伝子診断分析の大部分では疾患に罹っていない胚を女性の子宮に移すことには疑いの余地はないものの、テストエラーが発生する可能性はゼロではありません。この疑問に関する最新のデータは、6つの主要なヨーロッパの不妊治療クリニックに保管されている移入されていない 1000 個以上の胚の過去に遡った分析と細胞の再解析によってもたらされました。実際、再試験の結果、着床前遺伝子診断の時点で胚の 94％が正しく分類されていましたが、この数字はさらなる改善が必要な知見でした。さらに重要なことに、試験の感度は 99％以上でしたが、これは同時に、検査チームが疾患に罹患した胚を1％以下の症例で同定できなかったことを意味するわけです。しかし、米国に比べて欧州での規制科学

100　第4章

のより厳しい考え方の歴史を前提とすると、米国におけるアンケートでは、再確認の症例数が少なくなる可能性があります。

　着床前遺伝子診断を使用して、実質的に*任意*の単一遺伝子障害を評価することができるようになりました。米国最大の体外受精の診療所の1つであるバージニア生殖医療センターは、この技術を使用して、200以上の異なる疾患の危険にさらされている夫婦を支援していることを明らかにしています。近年、あるパートナーのどちらかが重度の優性遺伝性疾患、とくにハンチントン病（HD）を発症するリスクを2分の1の確率で有する夫婦は、しばしば着床前遺伝子診断を受けるようになってきました。

　ハンチントン病の歴史は、医学において最も興味深いものの1つです。1860年代、ロングアイランドで開業をしていた医師一家の孫であり、息子でもあったGeorge Huntington は、十代の頃しばしば医師である父親に同行しました。患者の中には、数十年にわたって家族の多くの構成員が苦しみ、神経変性疾患で死亡した症例が何例もありました。この疾患は最終的に四肢の制御不能な動きを記述するために「舞踏病」と命名され、知られるようになりました。この病気は珍しい病気ではなく、これまでも医師によって認識され、簡潔に報告されていたにもかかわらず（初期のギリシャの医師によっても認識されたことさえあるかもしれませんが）、George Huntington は1872年にこの病気の最初の包括的な記録を出版しました。彼がコロンビア医科大学を卒業して1年後のことでした。彼のモノグラフは広範に衆目を集め、疾患名が確定しました。140年後、多くの医師と科学者がハンチントン病について研究し、論文を発表しました。それは、大規模集団遺伝学における課題として研究されるべき最初の疾患の一つとなりました。早い段階から多くの質問が上がりました。どこで起こったのですか？　なぜ発症が遅いのですか？　疾患を起こす新しい変異はまれですか、あるいはまれではないのですか？　疾患の致死性を考えれば、変異は比較的よく起こるのでしょうか？

　何年もの間、一部の科学者は、これらの患者が1人の英国人家族の子孫であり、この英国人が船乗りであったために、数十年間、捕鯨船で港から港にわたっていく間に、疾患をもった子孫が各地に増えていったのだろうと考えていました。最近の分子生物学的研究によってそれは真実ではないことが判明しましたが、実際には新しい変異がおそらく多くとも5%から10%の症例を占めているという事実は残りました。明らかに散発性の症例（すなわち、家族が病歴をもたない場合）では、遺伝子変異が突然起こることによって発症するのです。その致命率を考えると、ハンチントン病は（少なくとも遺伝学者にとって）驚くほどよく起こると考えられます。米国では、約3万人の患者がいますが、おそらくはその病気を発症するリスクの2分の1を有する別の15万人もの人（すなわち患者の兄弟および子ども）がいるわけです。発症リスクをもった人が非常に多いと考えられる理由に2つが考えられます。すなわちこの疾患は中年期までは発症しないこと、

遺伝学的検査：病気を回避するために　　**101**

そして、普通よりも高い生殖力（家族）をもつことも考えられます。

　1979 年、まだ遺伝子狩りの暗黒時代であった頃、コロンビア大学の臨床心理学者であった Nancy Wexler はこれまでにない遺伝子マッピングプロジェクトを開始しました。彼女自身が 2 分の 1 の確率でハンチントン病の子どもが生まれるリスクをもっていました。ベネズエラのマラカイボ湖周辺の大家族の協力の下、罹患した家族と罹患していない家族の両方からの疾患を診断しようと試みました。広範に血液サンプルを得ることにより、研究チームは、突然変異がハンチントン病の発症に確実に関連しているかどうかを決定するために、ますます多くの DNA マーカーを使用することになりました。1983 年（ヒトゲノムが配列決定される約 20 年前）、マサチューセッツ総合病院の James Gusella 博士と彼のチームは、ハンチントン病遺伝子がヒト 4 番染色体の短鎖に存在することを明らかにしました。1989 年までには、この染色体のはるかに小さい領域が同定され、1993 年には疾患遺伝子が単離・クローニングされました。 ハンチントン病の遺伝子は最初の常染色体優性疾患遺伝子として同定されたのです。

　誰もが驚いたことに、突然変異した遺伝子のさらなる分析によって、DNA の 3 塩基対（CAG）の鎖の異常なコピーによる*伸長*が、ある長さを超えてしまうと、ハンチントンと呼ばれるタンパク質の異常をきたし、結果としてこのような異常タンパク質がコードされてしまうと最終的に脳の特定の領域に大きなダメージを与えることがわかりました。今日私たちは、すべてのヒトはハンチントン病遺伝子の 2 つのコピーのそれぞれに一連の CAG リピートを有することを知るに至りました。ほとんどすべての人が 27 組以下のコピーをもっています。 DNA が分離され、複製され、新しく形成された配偶子に分配される過程であるまれなケースでは、CAG リピートが伸長してしまうのです。伸長が長ければ長いほど、ハンチントン病が進行してしまうリスクが高くなります。この病気の人を慎重に研究した結果、40 個以上の CAG リピートを含む卵子または精子で妊娠した胚はハンチントン病を発症することが示されています。より長い反復の伸長は、早期の疾患の発症に関連します。 ハンチントン病は、通常、比較的少数のトリプレットリピートを有する遺伝子の部分の拡大のために生じる、約 20 の単一遺伝子疾患（ほぼすべてが優性遺伝となる）の 1 つに過ぎません。

　遺伝医学ではしばしばそうであるように、原因遺伝子の発見はできましたが治療への道はきわめて険しいのが現状です。過去 20 年間、疾患の危険にさらされている人々は、遺伝のコイン投げに勝ったか負けたかを彼らに伝えるテストがあることを知っているという厳しい状況に直面していました。しかし悪い知らせは大きな希望をもたらしません。ハンチントン病のリスクがある患者の 10％ほどから 15％程度しか、予防的に調べる（すなわち、障害を発症するか否かに関係なく、おそらく発症の 10 年前から 20 年前に調べる）ことを求めない事実はあまり驚くべきことではありません。 DNA 塩基の予測テストの到来により、新しい倫理的

102　第4章

ジレンマが生まれました。理論上、危険にさらされているすべての人が検査され、陽性者に生物学的子孫がない場合、病気の発生率は世代ごとに90%減少する可能性があります。この選択肢を裏づける出版物は少数ではありますがいくつかあります。そうではありますが、1990年から2005年の間に、ハンチントン病のリスクがある人では、同じような疾患の子どもの誕生を避けるために出生前診断を選択しませんでした。しかし着床前遺伝子診断の発達によって人々の行動は変容したのです。

　2014年に、私はAndrewとAmanda Stricosというボストンの北に住んでいた30代前半の新婚夫婦に会う機会がありました。Andrewは13歳くらいのときに、父親がハンチントン病の徴候を見せ始め、彼と彼の兄のどちらか2人のうち1人に起こるリスクに直面したことを学んだのです。Amandaは、検査を受けていないAndrewとの出会いがあるまで、この病気について何も知りませんでした。彼らが深く関係するようになるにつれて、AmandaはAndrewが微妙な発言、筆跡の劣化、および時折落ち込んでいることなどの初期徴候が微妙に進んでいることに気づき始めました。最終的に結婚することに決めたとき、彼らは自分たちの子どもたちはどうなるのだろうという不安が頭に浮かびました。2人は、ハンチントン病を生み出す「2人に1人のリスク」を子どもたちの世代に持ち込むことを望まないことに同意したのです。

　まったく偶然に、Amandaは子宮内膜症のための医師の診察を受ける機会に着床前遺伝子診断の存在を知りました。着床前遺伝子診断は2人に彼らが成すべき正しい道を示してくれたのです。保険会社に着床前遺伝子診断の支払いをしてもらうために、Andrewは彼がすでに素因をもっていることを知っているにもかかわらず、それを確認するために改めてDNA検査を受けなければなりませんでした。AndrewがDNA検査陽性であることを知ったとき、Amandaは思いとどまろうとしませんでした。彼女は両方の家族が二人のためにそこにいたいと思っていることを知っていましたし、心の中で、ハンチントン病が彼女からAndrewを引き離すなどという疑念はかけらもありませんでした。2012年には、体外受精と着床前遺伝子診断検査の長期かつ不快な過程が始まりました。卵の採取の最初のサイクルはうまくいきませんでした。医者がAmandaから卵を採取しAndrewの精液で受精した9受精卵のうち、8つがハンチントン病変異を受け継いでいました。医者は、罹患していない胚のその1つを移植しましたが、Amandaは妊娠しませんでした。しかし幸いなことに、ホルモン療法と卵の採取の次のサイクルでは、4つの罹患していない胚が得られました。医師はそのうちの2つの受精卵を移植しましたが、やはりAmandaは妊娠しませんでした。そこで、医師は残りの凍結した罹患していない2個の胚を貯蔵庫から取り出し、再度移植をしました。ようやくすべてがうまくいったのです。2014年5月、AmandaとAndrewは双子のJackとScarlettをもうけることになったのです。Amandaは幸せな結果を

遺伝学的検査：病気を回避するために　　**103**

知らされると満面の笑みを浮かべ、「もう二度と妊娠しなくてもいいのですね」と
嬉しそうにいいました。

　疾患を抱える子どもの誕生を避けるために着床前遺伝子診断を使用しているハ
ンチントン病夫婦の数を正確に見出すためのデータベースは存在しません。しか
し、重度の単一遺伝子疾患で同様のリスクに直面している夫婦のほとんどは、着
床前遺伝子診断が倫理的に中絶よりも受け入れやすいと判断するようです。もち
ろん、たとえ着床前遺伝子診断がハンチントン病を発症する子どもの出生を実質
的に減らしたとしても、今日では世界にハンチントン病が進行している数十万人
の患者が生存しており、彼らは画期的な治療法が出現することを、首を長くして
待っているのです。

第 5 章

幹細胞
ヒトのモザイクをつくる

歴 史

17世紀、細胞生物学は世の中にまだ現れず、その起源はまだ人々の知りえない奥深くに潜んでいました。 1665年、英国の植物学者、ロバート・フック（Robert Hooke）は、「細胞」という用語を造語したのですが、細胞壁に囲まれた空っぽの空間を意味する言葉を選択したことはある意味不完全な選択といえます（しかしながら、当時の低倍率の顕微鏡による所見としては、多くの植物細胞の外観をほぼ正しく捉えていたといえるでしょう）。 17世紀から18世紀の間に、細胞の理解に焦点を当てた数少ない科学者は、新しい生命は主に精子（精子細胞）から生ずるのか、あるいは卵（卵子）から生ずるのかどうかに焦点を当てていました。 その論争は1759年に決着がつきます。受精卵には初期にはあらかじめ*形成された構造*は含まれていませんが、徐々にその構造が生じてくることをCaspar Friedrich Wolff が証明したのです。知識は時間の経過とともに融合し、すべての科学者は先人の業績に依拠するものですが、現代の細胞理論の起源は、2人のドイツの天才的な生物学者マティアス・シュライデン（Matthias Schleiden）とテオドール・シュワン（Theodor Schwann）の業績によって最終的に結実したのです。そして1839-1840年に細胞生物学の核となる教義（ドグマ）すなわち、すべての種の複雑な組織は、細胞分裂と分化の秩序あるプログラムから生じることを証明したのです。

シュライデン（1804-1881）は、ハンブルクの裕福な家庭に生まれました。彼はしぶしぶハイデルベルク大学で法律を学び、その後、開業するために故郷に戻りました。しかし、彼は法律の仕事を楽しむことなく、植物学への愛を追求し、より多くの時間をそこで費やしました。 深刻なうつ病に苦しんだ後、彼は法律の仕事を辞め、学校に戻って生物学と医学を学びました。 彼は結局、イエナ大学で教鞭を執るポストを得て、単なる分類学の道具としての目的以外での顕微鏡

検査のパイオニアになりました。 1837年までに、彼は植物の発生・発達に関する集中的な研究により、「すべての細胞は他の細胞から由来する」と結論づけました。 その結果、植物細胞学の父であるシュライデンは20年間その領域の教育を支配する植物学の教科書を執筆したのでした。

シュワン（1810-1882）はノイスで生まれ、ケルンとボンで学びました。そこでは、偉大な初期の顕微鏡学者、ヨハネス・ピーター・ミュラーがきわめて影響力のある教科書を執筆しましたが、彼はその作業を手伝いました。 シュワンの数多くの有名な発見の中で最も有名なものは、神経線維を包み込み、支持する特異的な細胞で、その細胞は永遠に彼の名前を冠することになります。 1837年の初頭に、植物細胞の構造についてシュライデンと話した後、彼は今日「核」として知られている、以前神経細胞内に認めた類似の構造をすぐに認識し、核が何らかのメカニズムで細胞分裂を制御することが動物細胞でも起こっていると予想し、植物細胞におけるシュライデンの考えを動物細胞へと展開しました。

1855年、偉大なドイツの病理学者ルドルフ・ウィルヒョー（Rudolf Virchow）は、シュライデンとシュワンがエレガントなラテン語で発見した原理を捉えたのです。"omnis cellula e cellula"―すべての細胞は細胞から生まれるという原理です。微生物の顕微鏡学的研究が拡大するにつれ、何世紀にもわたって揺れ動いた自発的な生存（生気論としても知られている）に関する長年の信念が、最終的には忘れ去られることとなりました。今や間違いなく、分化した組織の起源となる最初の細胞には、完全に発達した存在である特殊な細胞を形成するために必要なすべてのアイテムが含まれていなければならないことになります。主要な生物学者たちは、当時支配的であったキリスト教世界観に、暫定的かつ慎重に挑戦することになるわけですが、すべての種のすべての個体が単一の細胞から創始されると同じように、多くの驚異的な形の生命体は、たった一つの、始原細胞からの「連続体」として、薄暗い時空の中で非常に長く広がっていたに違いないと考え始めました。チャールズ・ダーウィン（Charles Darwin）という独学の自然主義者の手により出版された「種の起源」（1859）は、私たちの生命観を永遠に変えてしまいました。キリスト教原理主義者を除いて、聖書のタイムスケールは即座に崩壊し、生命の進化は未知の次元の暗い過去の時空の中に展開していったのです。

数年後（1866年）、同様に偉大なドイツの生物学者であったエルンスト・ヘッケル（Ernst Haeckel）は、胚の発生と進化に関する概念を「反復説」としてまとめたのです。ヒトでの妊娠が進行するにつれて、胚はまるで生命の進化の記憶をたどるように形を変えていきます。 例えば、胎生初期に私たちが有する鰓裂は、魚類の進化の起こりを想起させます。Virchowの神秘的な箴言は、答えられていない重要な問題を残しました。一体どのように初期胚の分裂細胞は、脳、心臓、および他の器官になることが運命づけられた過程をスタートさせると同時

に、大元となる細胞の特徴を同時に維持することができたのか？ 科学者たちはこの謎を2世紀近く追求してきました。非常に多くのことが明らかにされ、その業績に対してノーベル賞がいくつか授与されたのですが、まだ細胞というパズルには欠けている部分がたくさんあったのです。研究の過程ではっきりとしてきたことに、「幹細胞」という概念があります。1個の細胞が分裂するにつれて機能分化し、その娘細胞の1つは新たな方向性の運命をとる一方、もう1つの細胞は親の特徴を維持して生存するということです。19世紀後半の3分の1ほどの期間、この問題は細胞生物学者たちにとってきわめて身近な問題となりました。Haeckel は、大雑把にいえば今日私たちが使用するのと同様な、「幹細胞」という用語を使用した最初の人物（1868年）かもしれません。1896年の *The Cell in Development and Heredity*（コロンビア大学の生物学者 Edmund Wilson によって書かれたこの話題に関する最初の包括的な教科書）では、「幹細胞」の存在と機能を前提とした全体像を見出すことができます。1901年、フランスの生物学者の Claude Regaud（クロード・リゴー）は、精巣が毎日数百万の精子細胞を産生する過程である精子形成を記述するためにこの用語を使用しました。彼は、これらの特殊な細胞は、自己再生する祖先細胞から派生しなければならないと考えました。

　20世紀前半には、幹細胞の理解がゆっくりと広がっていきました。いくつかの研究グループは、血液中の様々な細胞－赤血球、白血球、および血小板が、骨髄の前駆細胞から生じることを示しました。しかし、骨髄における自己再生能力を有する細胞の存在を示す最初の*証拠*は、1960年に2人のカナダ人科学者 Ernest McCulloch と James Till によってもたらされました。彼らの研究によれば、放射線を照射したマウス（外来細胞を拒絶する免疫系が欠如したマウス）に骨髄細胞を注射した場合、注入された細胞の数に正比例して動物の脾臓に形成される細胞の小結節が形成されたのです。3年後、彼らと大学院生の Andrew Becker は、これらの小結節がクローンであることを証明するために細胞表面マーカーを同定する手法で研究しました（それぞれの細胞集団は単一細胞由来です）。さらに次の10年間で、McCulloch と Till は、血液中の様々な細胞のいずれかに分化する能力を有する「造血幹細胞」の存在を証明しました。彼らの驚くべき業績は、2005年にラスカー賞を受賞し、救命救助手段としての骨髄移植に対しての理論的基盤を与えたのです。McCulloch は2005年に死亡したため、本来は受賞すべきノーベル賞（死後授与はない）の栄誉に浴しませんでした。今日、両者は「幹細胞科学の父」とみなされています。

　骨髄中の前駆細胞「造血幹細胞」が毎時何十億もの血球を生み出すメカニズムの科学的理解は驚くべき進歩をしましたが、1950年代後半と1960年代後半に巻き起こった冷戦の影響を大きく受けました。ソ連が原子爆弾を開発し貯蔵して、すぐに私たちの核における覇権は終焉し、米国国防総省は放射線病治療研究

に資金を提供するようになりました。 広島と長崎の爆撃から生き残った患者の恐ろしい苦しみから、あるレベルの放射線に曝された人は、骨髄不全のためにすぐに死亡しました（ほとんどは感染症または貧血によっています）。ドナー移植による患者の骨髄を再構成する可能性への関心が爆発的に高まったのです。

現在世界で毎年何万回も行われている臓器移植は、1954年にボストンのPeter Bent Brigham 病院で始まりました。35歳の外科医Joseph Murray博士は、第二次世界大戦中の外傷手術により技術を磨き上げました。 自分の患者を助けるために必死だったMurrayは、戦死した兵士から皮膚を取り除き、ひどく火傷を負った兵士に移植しました。 皮膚移植はたかだか約10日間しかもちませんでしたが、たとえ短時間の効果でも「移植薬」の開発が可能であると信じていました。 Murray は1940年代後半に犬の腎臓移植に関する研究を行いましたが、彼の夢であったヒトの移植手術を開発することに共感する同僚はほとんどいませんでした。 ほとんどの人は、臓器を提供する健常者（ドナー）に大手術を行うことのリスクと、ドナーが生きるために必要になる臓器を摘出することに対する深い倫理的懸念をもっていました。

1954年の秋、Murray博士はRichard Herrickという23歳の男性に会うよう求められました。彼は慢性腎臓病のために死の淵にありましたが、彼には健康な一卵性双生児の弟がいました。Murrayは、聖職者や弁護士と相談し、遺体を使って腎臓移植を習熟するのに数週間費やした後、弟の腎臓の一方を病気の兄に対して移植手術を行うことに決めました。 1954年12月23日、彼はチームを率いて、移植されたヒト腎臓への血流を見る世界で最初の人となりました。 兄は手術後8年以上も生存しましたが、腎臓病の再発のために亡くなりました。一方、兄へのドナーとなった弟は2010年までふつうに暮らしていました。Murrayは一卵性双生児間で約20の腎臓移植を行い、ほとんど単独で手作りの新しい外科専門分野を作り出しました。 彼は後に、重度の奇形で生まれた患者、または大変なやけどをした患者を救うために、再建手術の分野を開発することに、彼のキャリアの大部分を捧げました。

1950年代中頃、1946年にハーバード大学で医学の学位を取得し、Murrayが勤務していたPeter Bent Brigham 病院にいたテキサス生まれの医師であるE.Donnall Thomas博士にMurrayは出会い、そこで2人は生涯の同僚になりました。医学部で白血病に興味をもったThomasは、彼の研究後、まず、Sidney Farber博士（がん化学療法の父）とその後、マサチューセッツ工科大学（MIT）のチームと骨髄に関する研究を始めました。1955年、コロンビア大学の教授任命を受け入れたThomasは、ニューヨークのCooperstownの関連病院に移りイヌの骨髄移植（BMT）の実験的研究をしていたJoseph Ferrebee博士に師事することになりました。偶然、その年の後半に、彼らは一卵性双生児の1人が白血病で死の淵にある子どもに何ができるのかと尋ねられていました。彼らは、（白

血病細胞を除去するために）全身に放射線照射し、続いて双子の健常な1人から採取した骨髄の注入を行うと説明しました。死の運命は回避されるだろうと推論し、実際に処置は実施されました。かくして、最初の骨髄移植は、ニューヨーク州の州立病院で成功しました。Thomas は、シアトルで彼の卓越したキャリアの大部分を費やして、世界でも有数の骨髄移植 (BMT) センターを建設しました。彼と Joseph Murray はノーベル生理学・医学賞を1990年に受賞しました。

さらに Murray 博士は、1958年4月に Gladys Lowman という腎不全のために亡くなる寸前であった若い女性を治療できないかと依頼されます。彼女に大量の放射線を照射した後、患者と共通する遺伝子のドナーではなく他の誰かから提供された腎臓を別の患者に移植した最初の外科医になりました。移植した腎臓は正常に機能しましたが、彼女の免疫系がとても弱かったために、感染症と戦うことができず、術後1か月後に亡くなりました。

1950年代後半の段階では、骨髄移植は一卵性双生児という比較的まれな条件（300人の出産のうち1例）でしか使用することはできませんでした。二卵性双生児などのドナーから健常細胞を移植する方法はまだ誰も知らなかったのです。1958年、フランスの科学者 Jean Dausset（ジャン・ドーセ）が、自己と非自己の区別が、組織適合性抗原 (HLA) と呼ばれる細胞表面上のマーカーによって主に支配されていることを発見したことは、非常に重要な新たな進歩の契機となりました。Dausset は、細胞の表面に位置する特定のタンパク質は、自己が何であるかを定義し、外来細胞に由来するタンパク質を認識することによって中心的な防御的役割を果たすことの本質的な機構を解明しました。その後10年間で大きな進歩を示すことになるプロセスであるいわゆるヒト白血球抗原（HLA）を「判別する」（プロファイルを作成する）ことによって、移植医療は急速な成長を遂げました。集団をスクリーニングすることによって、特定の患者と同一またはほぼ同じ HLA プロファイルを有する個人を見つけられれば、患者と*親戚関係*になくてもドナーとなる人を容易に見つけることができるのです。

ミネソタ大学の研究者であり臨床医でもあった Robert Good 博士（1922-2003）は、研究成果を実臨床に展開・推進するうえでとくに重要な役割を果たしました。ミネソタ大学で学士号、医学、博士号を取得した Good は、1950年に医学部に入学しました。彼の最初の大きな成果は1962年にめぐってきました。それは当時あまり研究されていなかった胸腺が、免疫システムを確立するうえで重要な役割を果たすことを示したのです。1965年、体の免疫系を発展させるうえで、非常に活性化した扁桃腺も役割を果たすことを示しました。この発見は、何千人もの子どもに行っていた無駄な扁桃腺摘除術の実施数を減少させることに寄与しました。1960年代、彼の研究のエネルギーは HLA システムをより深く研究することに傾注されました。そのような研究の一部は、多くの HLA 不適合の患者がどのようにしたら移植組織の拒否反応に耐えられるのかを解明することでした。

骨髄移植（BMT）

　1968 年頃、Good は臨床チームを指揮して、非近親者からの提供検体による骨髄移植（Bone marrow transplantation:BMT）を実施し成功を収めました。それ以前には、事実上すべての骨髄移植の研究は、白血病の一卵性双生児を治療することに重点を置いており、他者をドナーとして幹細胞移植を受けた最初の患者は、希少遺伝性疾患の赤ちゃんでした。この患者は、重症複合免疫不全症候群（一般に「バブルボーイ症候群」と呼ばれる）を患っている生後 4 か月の男の赤ちゃんであり、罹患した子どもは無菌環境でしか生存できないため、赤ちゃんの男性の親族のうち、11 人の子どもが既に死亡していました。赤ちゃんの 8 歳の姉が組織＝骨髄を提供しました。　骨髄移植は小さな赤ちゃんを治療し、今現在 40 代後半で健康です。希少遺伝性疾患を治療または治療するために幹細胞移植を使用するという考えが初めて生まれた瞬間でした。

　Good の若い同僚、William Krivit（最初の移植チームに参画）は、希少な遺伝性疾患の治療法としての骨髄移植の開発をリードしていました。大学生のうちから、William Krivit はやる気のある人でした。　50 年以上にわたり連れ添ってきた彼の妻 Chyrrel は、デューク大学の学部生時代に、Krivit が図書館の 1 階の窓を開けて、放課後にいつでも勉強に戻られるよう忍び込めるようにしていたことがあるのを思い出しました。　1948 年に Tulane University School of Medicine を卒業し、ユタ大学の小児科でのレジデントを終えた後、Krivit は 1952 年にミネソタ大学医学部の教授に就き、Good 博士と協力し始めました。その後 20 年間、彼らはしばしば協力し、1962 年にはふたりとも教授に昇進しました。

　1970 年代、ミネソタ大学のチームは、兄弟姉妹から骨髄を得て、骨髄移植で重度の例外なく致命的な白血病の子どもを積極的に治療し始めました。この手順では、患者の骨髄を完全に破壊し尽くす必要があるため（うまくいけば、すべてのがん細胞を含む）、それは大きなリスクを伴います。即時のリスクは、患児が感染して死亡すること（自然防御が損なわれるため）、またはドナー細胞の移植がうまくいかず（がんのないシステムを構築できても）、2 回目の移植を必要とすることでした（当時はそのような状況ではしばしば死を引き起こしました）。たとえ患児が骨髄移植手術を受けても、慢性的な移植片対宿主病（GVHD）の発症のリスクは数か月間で約 30％に及ぶという危機にも直面していました。　移植片対宿主病において、ドナーの移植された骨髄が作り出す細胞の一部は、口腔粘膜、皮膚、肝臓、および腎臓を含む、レシピエントのもつ様々なタイプの細胞を攻撃します。当時は今とは異なり免疫システムはほとんど理解されておらず、これらの黎明期で骨髄移植手術が行われる際には、子ども、家族、医療チームは英雄的な治療の旅を経るのですが、しばしば最悪の結果に終わる壮烈な旅となったのです。しかしながら時には、以前であれば例外なく致死的であった造血障害を

治療することもできるようになりました。

　小児白血病やリンパ腫の治療が成功するにつれて、Krivit は、多くの希少で致命的な遺伝的疾患、とくに正常に代謝物を分解する酵素を作り出す遺伝子の突然変異のために、体内でうまく代謝分解されない化学物質が細胞内に蓄積することによる毒性によって引き起こされる希少で致命的な遺伝子疾患を治療することができないか、を熱心に考えるようになりました。Krivit は、ミネソタ大学のチームにこれらの蓄積障害病に罹患している子どもたちを治療しようとしたことを最初に提案したとき、同僚からの激しい抵抗を受けました。白血病の治療では、医師は薬物を使って血液中の癌細胞を破壊し、幹細胞を含むドナー骨髄と交換し、新しい白血球の正常な集団を迅速に作り出すことができました。しかし、蓄積障害病の患者では、肝臓、脾臓、筋肉、脳のような多くの異なる臓器系にわたり、多くの異なるタイプの損傷細胞を治療するために骨髄移植を使用しました。しかしドナーから提供された骨髄に由来する細胞によって作られた酵素がこれらの標的に到達することを示す説得的な実験的証拠はありませんでした。

　「彼が最初に始めたときには頭がおかしいのではないかと皆で思いました。」Elsa Shapiro 博士は回想します。脳の病気の子どもの認知機能を評価する国家的な専門家で、Krivit 博士と 2 年以上一緒に働いていたのです。Elsa Shapiro 博士は、仲間から陰で「ワイルドビル（Wild Bill）」と呼ばれていたのです。2005 年に彼女が Krivit にインタビューしたときのことを思い出しました。「彼は他の医師が負わないリスクを常に背負っていました。」同僚からの抵抗は理にかなったものでしたが、Krivit は、オーファン病である蓄積障害病の多くは、発症から死に至る過程が小児白血病よりも遅いとはいえ、同様に恐ろしい転帰をとるものであると考えられていました。

　1982 年、Krivit たちは、おそらく単一遺伝子蓄積障害病に対して骨髄移植を使って治療した第 1 例目の症例を経験しました。患者は、マロトー–ラミー症候群（Maroteaux-Lamy syndrome；MLS）と呼ばれるオーファン病を患っていた幼い女の子でした。彼女は、細胞の中に大量の老廃物が蓄積したために、心不全で死にそうな状態でした。マロトー–ラミー症候群は、1963 年にフランスの 2 人の医師によって最初に正式に記載されたもので、劣性疾患で、10 万人に 1 人にしかみられません。患者は、アリルスルファターゼ B（細胞が分泌し、他の細胞に入り、部分的に修復する可能性がある酵素）と呼ばれる酵素の欠損を伴って生まれ、組織中にデルマタン硫酸と呼ばれる化学物質が蓄積します。当時、ほとんどの患者は 10 代の年齢で心不全のために亡くなりました。

　Krivit と彼のチームは、疾患をもたない姉妹から供与された細胞を使って、13 歳の少女に骨髄移植を行いました。それから彼らはうまくいくようにとお祈りをし結果を待ちました。ドナーは免疫学的に患者とよく一致していたので、Krivit はこの少女の移植細胞は生存すると確信していました。しかし、もしその移植さ

れた骨髄に由来する細胞が実際に十分な量のアリルスルファターゼBを生成し続け、これまで13年もかけて体内で起きてきた障害のダメージを元に修復させることが本当に可能になるかどうか確信がもてませんでした。しかし喜ばしいことに、骨髄移植後数か月のうちに臨床的な徴候が見られました。経過観察2年後、移植チームは *The New England Journal of Medicine* に患者の劇的な改善を報告しました。その期間中、臨界酵素の活性は正常の2％から16％に上昇し、少女の尿中に検出され得る蓄積物質の量が減少し、しかも最も劇的に、彼女の心臓機能が大幅に向上しました。 30年後、肺機能が損なわれはしましたが、患者さんはまだ生存しています。

10代のマロトー–ラミー症候群の患児に対する骨髄移植の成功は、Krivit の特筆すべき20年間の始まりでもありました。彼はその間、多種多様な重度の、それ以外では治療できないオーファン病である、リソソーム蓄積症をもつ子どもたちを治療するために積極的に動きました。まれに、他の大学の医師や生命倫理学者の一部は、骨髄移植の新しい用途を管轄する米国食品医薬品局（FDA）が認めても、これらの介入は許可できないと主張して、この努力をあまりにも危険なものとして批判しました。 骨髄移植は本質的に新しい細胞を患者の体内中に移植する手術の一形態であるため、薬剤開発のように厳格な方法で薬剤開発を監視することはなされていませんでした。しかし十分に規制されているかどうかにかかわらず、1980年代と1990年代に Krivit 博士と彼のチームは、オーファン遺伝性疾患に対するこの新しいアプローチをほぼ独力で編み出したのでした。デューク大学とパリとロンドンの移植センターもこの分野に参入していきました。

個体は骨髄移植に成功すると、キメラとなります。といってもそれは、ヤギの頭、獅子のような、蛇のような、息を吸っているギリシャの伝説のモンスターを意味するものではありません。しかし、彼または彼女は最終的に両親から寄贈された受精卵と骨髄ドナーとして働いた個人の2つの異なる供給源から最終的に得られた細胞によって永遠に生きていることになります。それらの細胞は彼の血を作り、感染症と戦い、脳や他の器官に移動します。移植の数十年後でも DNA 検査では、どの細胞が患者が受けた骨髄提供の子孫であるかを識別することができるのです。

1980年代初め、比較的安全な骨髄移植手順を実施するのに必要な HLA 適合細胞を提供することができるドナーを見つけることは困難でした。多くの骨髄提供に前向きな人々がいたにもかかわらず、骨髄を必要とする人が両親から同じ（または類似の）HLA 遺伝子パターンを継承した兄弟をもたない場合、受け入れ可能なマッチングを見つける確率は大きく低下しました。ドナー細胞の表面上の特定のタンパク質とレシピエントのタンパク質との間に非常に近い一致が存在するというこの要件は、何百万年にもわたる免疫系の進化の結果なのです。生き残るためには、ヒトは外来タンパク質を認識して迅速に破壊することができなければ

なりません。ヒトは多くの HLA 遺伝子をもっていますが、移植医師は 4 人から 5 人だけのマッチを探します。それぞれには様々なバリエーションがありますので、「パーフェクト 10」（各親は 5 つのバリアントを子どもに寄贈します）を見つける確率は、10,000 人に 1 人程度より低い確率しかありません。

このようなかくも巨大な人間の免疫系の遺伝的多様性がもたらす挑戦を克服する方法は 1 つしかありませんでした。それは全国的な骨髄ドナー登録制度を構築することでした。そうするためには、骨髄提供の意思のあるボランティアの HLA プロファイルを作成し、それを全国の移植チームが迅速にアクセスできるデータベースに入れなければなりません。現在、全国骨髄細胞協力システムと呼ばれる組織の創造と成長は、1975 年に E. Donnall Thomas 博士が異動したシアトルの Fred Hutchinson Cancer Research Center の医師たちが 1979 年に立ち上げた歴史から始まります。白血病で死の淵にあった Laura Graves という女性のための適切なドナーを彼らの血液銀行の記録を検索することによって探していたのですが、何と彼ら自身のスタッフのメンバーのひとりが適切なマッチングドナーだとわかったのです。彼の細胞を用いて行われた骨髄移植は、Laura の白血病を 2 年間で寛解させました。 Laura Graves はその後病気で亡くなりましたが、彼女の家族はドナー登録を手助けすることを決意しました。 1980 年代初期、Graves 家の人々はミルウォーキー、セントポール、シアトル、アイオワシティで骨髄登録を開始したのです。それぞれの場合には、血液銀行の記録と献血者へのアプローチがあります。しかし、HLA のタイピング検査は高価だったので、ほどなく十分な予算に裏打ちされた国による取り組みだけが、何千人もの死の淵にある患者に希望を与えることができるための十分なドナー登録数をもった登録組織を成長させることができると思われました。

Graves の家族や他の多くの人々による継続的なロビー活動の結果、1984 年に議会は全米臓器移植法（National Organ Transplant Act）を可決しました。主要提唱者の中には、兄から骨髄を受けたことによりリンパ腫の病魔から生き延びた海軍提督の E.R.Zumwalt の名前がありました。全米骨髄ドナー登録簿の設置が 1986 年 7 月、ミネソタのセントポール地域血液サービスセンターで開始されました。 1 年足らずで、22 州の 39 のドナーセンターがサテライトセンターを開設しました。 1988 年には、この組織は全米骨髄ドナープログラム（NMDP）(通称全米骨髄バンク)として改名されました。 1990 年、独立系非営利団体（アメリカ赤十字 American Red Cross からの監督を受けて）を組織し、組織の成長、登録簿の調整、不十分な少数派グループの援助機関の募集を開始しました。彼らは大成功を収めました。 1996 年には、5000 人の患者に救命幹細胞を提供した 200 万人の献血者が参加しました。今日では、NMDP は 35 か国以上で協力している登録簿と国際的な関係にあります。ボランティアリストは 600 万人を超えています。 25,000 人以上のボランティアが骨髄を寄付しています。毎月その数

は約300増加しているのです。

ミネソタ大学での骨髄移植の先駆的研究は、遺伝病の治療において新しい時代を迎えました。ノースカロライナ州のデューク大学とパリのネッカー病院の他のいくつかの小児移植センターではオーファン遺伝病を含む白血病児の治療に焦点を当てていました。さらに、欧州の多くの骨髄バンクセンター、とくにイタリアでは、β‐サラセミアを患う子どもに骨髄移植を提供するために精力的に動き始めました。

重度の遺伝性疾患の空間は膨大であり、個々の疾患は希少であり、特定の病気について真に専門家である少数の医師ですらも、すぐに自分の理解の限界を認識してしまいます。したがって、骨髄移植によって重度でしかもしばしば急速に進行する遺伝病を治療することは、きわめて不確実な状況で行わざるを得なかったのです。これらの疾患は個別にはまれであったため、骨髄移植の効果を評価するまでには何年もの年月がかかると思われました。しかもこのような厳しい現実のために、患児の両親からインフォームドコンセントを得ることは非常に困難な作業となりました。しかし絶望的な状況では絶望的な措置が求められました。オーファン遺伝病の新しい治療法としての骨髄移植の30年の歴史は、2つのカテゴリーに要約されます。すなわち免疫不全疾患とリソソーム蓄積疾患（＝リソゾーム病）の二領域での経験をレビューすることによってその歴史を雄弁に語ることになります。

その名前から明らかなように、遺伝的免疫不全疾患は、私たちの免疫学的防御システムの2つの武器、すなわちT細胞（外来の侵入者を直接攻撃する）およびB細胞（外来の病原体から身を守る抗体の供給源である）の発生過程において、重要な鍵となる要素を妨害するなんらかの突然変異から生じます。場合によっては、遺伝的障害は2つの武器に影響を及ぼし、その場合は「複合型の」免疫不全病と呼ばれます。併合型分類学者か、分離型分類学者かにもよりますが、「複合型免疫不全」という言葉には病気の総譜以上の意味が含まれます。移植医師の視点から見ると、このクラスの多くの異なる単一遺伝子型は共通の起点を共有しています。骨髄に由来する細胞に欠損があるということです。したがって、骨髄移植は、これらの病的状態が生じる一番のおおもとを直接標的とすることになります。

骨髄移植の専門医が挑戦したこれらの希少疾患のうちの1つは、血小板減少、湿疹を呈し、当たり前のように少年期の中盤の子どもを死に至らしめる再発性感染症が特徴である珍しいX染色体連鎖性障害であるWiskott-Aldrich症候群（WAS）でした。1980年から1995年の間に、Zurichの医師は骨髄移植を使用して26人の患者を治療しました。HLAと同一のドナーから細胞を受けた10人のうち、8人が長期生存者となりました。部分的に一致したドナー由来の細胞で治療された患者のうち、6人の患者は生存し、7人が感染で死亡しました。1990

年から 2005 年の間、Brescia 大学のチームはこの障害をもつ男児 23 人を治療しました。その数のうち、18 例が生存し、そのうち 16 例はドナー細胞の完全または部分的なマッチングの下で行った移植であり、多くは効果的に治癒しました。死亡者は、自分自身と部分的にしか一致しないドナーから細胞を受け取った人々の間で発生する可能性が高かったのです。親族からよくマッチした骨髄を受けた人は、全例が治癒しました。 2009 年までに、研究者は、194 人の Wiskott-Aldrich 症候群患者の幹細胞移植の長期の結果に関するデータを集めることができました。全生存率は 84％であり、2000 年以降幹細胞療法を受けた患者のうち、長期生存率は 89％でした。生存者のうち、72％が完全なドナーのキメラ性を有し、治癒に至りました。 その残りの患者さんたちは、骨髄移植後も自分の幹細胞が少し残っていたと思われる症例で、全例において不完全な免疫系が再構成されたものの、明らかに病像は改善されました。 2010 年までに、致死的な WAS の患者が完全に適合した HLA ドナーにタイムリーにアクセスできるならば、この病気は治癒可能な遺伝病になったと主張できるようになったのです。しかし、骨髄移植登録制度の急速な成長にもかかわらず、患者である男の子の 20％は未だにミスマッチの骨髄移植を受けなければならなかったため、死亡リスクは約 10％から 15％ありました。このことはいかに不完全マッチの骨髄提供者からの幹細胞移植を安全かつ有効な医療として改善できるかという問題提起にもなりました。この領域の医療は進歩はしてきたものの、経験が豊富なセンターでさえも、死亡リスクは 10％に達するのが現状です。

　おそらく、最も壊滅的かつ急速に進行する免疫不全の病態は、重症複合免疫不全症（Severe combined immunodeficiency disease：SCID）として知られています。根底にある障害とは無関係に、乳児は本質的に防御メカニズムが不十分な状態で生まれ、T 細胞数はほとんどなく、B 細胞がわずかにあるものの、免疫グロブリンレベルが低く、病原体と闘うための特異抗体をもっていません。 骨髄移植の出現まで、重症複合免疫不全症の乳児は一般に出生の数か月以内に死亡しました。オーファン遺伝病を治療するために骨髄移植を使用した最初の 10 年間（1968—1977 年）の挑戦で、重症複合免疫不全症は、移植チームが最も期待していた疾患の 1 つでした。振り返ってみると、骨髄移植で治療された世界の 80 人の重症複合免疫不全症患者がその後どうなったかをレビューすると非常に目覚ましいものがあります。 1979 年の時点で公表されたレビューでは、80 人中 18 人しか生存していないと報告されています。 その 18 人のうち 15 人が HLA 適合性のある患者から骨髄移植を受けていました。またミスマッチドナーから細胞を受けた 62 人の患者のうち 3 人だけは生き残っていたのです。 1 つの興味深い発見は、18 人の生存者のうち 3 人がアデノシンデアミナーゼ欠損（ADA）と呼ばれる特定の形態の症候群を有していたことであり、この骨髄移植という新しい治療法にうまく対応していることが示唆されたのです。

116   第 5 章

　ドナーを求めることが絶望的な状態の中、研究者は実に沢山のアプローチを試
みました。 1 つは、移植後の骨髄に潜んでいるドナーの T 細胞を完全に死滅さ
せる薬物（これは移植片対宿主病：移植した細胞があだとなって、移植された個
体の細胞や臓器を破壊する現象が全身で起こる恐ろしい疾患のリスクを低下させ
るはずと推論したわけですが）と併用して、親からもらった HLA- ハプロタイプ
の細胞すなわちハーフ・マッチ構成する細胞を使用することでした。 1985 年、
ヨーロッパのチームが心温まるニュースを発表しました。彼らが治療した 15 人
の乳児のうち、13 人がドナー依存性 T 細胞機能を発達させることができたので
す。患者のうち 11 人は長期生存者であり、9 人は正常 T 細胞を有し、ゆっくり
と再出現する B 細胞機能の証拠も提示されました。 1989 年、パリのネッカー
病院の Alain Fischer の率いるチームは、1968 年以来治療を受けていた重症複
合免疫不全症患者 183 人の経過を報告しました。HLA が同一の骨髄移植を受け
た 70 人の子どもは、76％の成功率を示し、経過観察で 6 年を少し超える中央値
を示しました（生存の確率は治療を始めてからの時間が長くなればなるほど向上
する、すなわち成功した骨髄移植治療では生存率が時間とともに増加します）。
1983 年以降に治療された 32 例では、骨髄移植の手技そのものの向上と術後ケ
アの着実な改善を反映してか、31 例が治癒したのです！ HLA が同一ではない、
T 細胞を枯渇させた骨髄の移植を受けた 100 人の乳児のうち、生存率は 4 年間
で 52％でありました。HLA が同一のドナーからの移植の成績よりもこの数字は
はるかに低かったのですが、それでもその成績はがんの治癒率よりもはるかに高
いものでした。一様に致命的な不安を消すために 50％の治癒率を示したのです。
1991 年に、ミネソタのチームは、親類縁者ではない人からドナー骨髄移植を受
けた重症複合免疫不全症または他の致命的免疫疾患を有する 18 人の患者の長期
生存率が 68％であったと報告しました。
　しかし、HLA と同一のドナーへのアクセスが不十分である厳しい現実があるた
め、医師はミスマッチしたドナーと作業する他、方法がありませんでした。1998 年、
ネッカー病院の Fisher たちは、18 か所のヨーロッパのセンターで、同種の T 細胞
を枯渇させた骨髄の移植で治療された 193 人の重症複合免疫不全症患者（移植片
対宿主病の重症度を低下させることを望んでいた）の経過について報告しました。
その報告によれば、移植後 6 か月以内に 77 名が感染し、移植拒絶、および /
または急性移植片対宿主病が発生していました。別の 24 人の患者は 6 か月後に
慢性の移植片対宿主病（通常はほとんど理解されていなかった進行の遅い型の慢
性移植片対宿主病）で死亡しました。しかし、そのようなひどい成績にもかかわ
らず、医者は子どもの約半分を治癒していました。 1999 年、イタリアの医師は、
無関係のドナーから採取したハプロタイプが部分的に一致した骨髄を有する重症
複合免疫不全症の子どもを治療した 28 の施設での経験を報告し、5 年生存率は
62％に及びました。骨髄移植による治療は間断なく進歩していたのです。

幹細胞：ヒトのモザイクをつくる　　**117**

　この間、移植片対宿主病は研究の重点課題の一つとなりました。その主な戦略は、移植されたドナー細胞による宿主への攻撃を弱めるために、強力な薬物のカクテルを使用することであって、細胞の生着を促進し、白血球数を増加させる時間を早め、生命を脅かす危険性に晒される感染症にかかるリスクを最低限にすることでした。トロントのチームは、2000 年、すなわち骨髄移植の登録患者である白人の子どもの 40％しか HLA マッチングが見つけられない時代に、メチルプレドニゾロン、シクロスポリン A、メトトレキセートを用いてドナー T 細胞を根こそぎにすると、マッチングをしていない献血者から骨髄を受けた遺伝性免疫不全障害患者 16 人のうちでも、長期（4 年）生存率が 75％まで獲得できることを報告したのです。

　致命的な免疫不全疾患の治療に成功したことで、1980 年代に医師は骨髄移植による治療を考慮すべき希少遺伝的疾患の適応数を拡大しました。そのような膨大で可能な限りのリストの中で、彼らはとくにリソソーム蓄積症（Lysosome storage disorder: LSD）に注目しました。　この障害には異なる疾患がいくつも存在し、40 以上の既知のリソソーム蓄積症はすべて、正常な細胞内での化学物質を分解するのに役立つ酵素をコードする遺伝子の突然変異によって通常では蓄積しないような代謝物の蓄積によって引き起こされます。これらの化学物質を代謝することができないと、リソソーム（細胞中の細胞器官が解毒ユニットとして作用する）内に異常な代謝物が大量に蓄積されるのです。リソソーム蓄積症の個々はまれな病気ではありますが、すべてのリソソーム蓄積症を合わせるとかなりの頻度になり、実に 6000 人の子どもの 1 人の確率で影響を及ぼします。　骨髄移植は、科学者たちが各リソソーム蓄積症で不完全な個々の遺伝子や酵素を同定するうえで大きな進歩を遂げているのとほぼ同じ時期に治療法として登場しました。この病気になった子どもにとっては「支持的な」対症療法レベルのケアしかなかったため、また多くの患児は幼児期に重篤になり死亡するのが現状でした。ですから骨髄移植を使用して骨髄を再構成し、たとえ新しい細胞が大部分の臓器の機能を十分に補完しないにしても、骨髄移植が疾患を改善するのに十分な酵素を供給することができるというかすかな希望があったのです。

　治療チームでは多くの異なるリソソーム蓄積症を治療しようという機運が高まっていました。そこには大きな理由が 2 つありました。まずリソソーム蓄積症患者のそれぞれは特異的な遺伝的バックグラウンドをもっていたため、移植片対宿主病治療のための移植科学の経験値に基づく新しいアプローチが着実に進展していたことです。また、移植後の早期での治療効果判定に要する時間は最低 12 か月から 18 か月もかかり、長期での安全性の確認と有効性に関する説得力のある証拠を提示するためにはさらに数年かかっている状況だったので、特定の型のリソソーム蓄積症に対する骨髄移植の適応となる症例では治療の実行は必ずしも迅速には進まなかったという現実があり、これらを打開する必要がありました。

初期の骨髄移植によるリソソーム蓄積症の治療に関する論文のほとんどは、様々な異なる骨髄の調達により治療され、様々な期間にわたって追跡された患者の様々な組み合わせを含む症例報告でした。 1995 年のヨーロッパからの最初の大規模な報告の中には、何らかのタイプのリソソーム蓄積症を有する 63 人の患者を治療するために骨髄移植の使用を検討しました。彼らは、HLA が一致した骨髄を使った骨髄移植が 10 ％という「低い」処置関連死亡率を示しましたが、不適合ドナーを有する処置は、これに比べてとても高い 20 ％から 25 ％の死亡率をもたらしたことを確認したのです。このような情報が提示されたとき、両親が直面するジレンマを想像してみてください！ 彼らは、子どもを短期間のうちに「病気に終止符を打つのと引き換えに痛恨なる死のリスクに 20 ％の子どもをさらすことになります。さもなければ、彼らの子どもを助けるために、決して最適なタイミングで現れるとは限らない、より安全な治療法が現れるまで何年も待つことになろう」という選択を迫られるのです。

　骨髄移植が病気の進行に及ぼす影響を十分に把握するのに十分に長い期間追跡された患者のうち、リソソーム蓄積症による重篤な障害を有する 11 人の患者において、疾患は安定したものの、症状があまり改善しないという結果がもたらされました。しかし一方では、ドナー細胞由来の酵素がリソソームに蓄積された化学物質を消失させるなど、著明に肥大化した臓器が正常なサイズに縮小し始めたという良いニュースが多少なりともあったのです！ 最も残念に思った知見は、脳機能障害を特徴とする疾患の患者では、骨髄移植はほとんど効果がないようでした。その一方、非神経障害性ゴーシェ病（タイプ I）と呼ばれるまれな疾患を有する 5 人の患者のすべてが事実上完全な症状の軽減を経験したことは最高のニュースとなりました。

　1999 年までに、様々なリソソーム蓄積症を有する 400 人以上の患者が骨髄移植を受けました。しかし、治療効果の全体像にあまり変わりはありませんでした。何といっても無関係のドナーからの骨髄移植は術後の死亡または慢性移植片対宿主病の高いリスクを有していたためです。しかし、治療介入の後を生き延びた人々の間では、病気の症状は安定し、平均余命は増加しました。2000 年までに、研究者たちは骨髄移植のとくに障害の価値をより明確に把握し始めました。ハーラー症候群と呼ばれる貯蔵障害性疾患の経験はその典型です。

　1981 年に英国の研究者たちは、重度の障害を有する 1 歳の男の子について、α -L- イズロニダーゼと呼ばれる酵素を提供しようと母親からハプロタイプの移植を受けた（実質的に半一致）ことを報告しました。彼らは避けがたい移植片対宿主病をコントロールできたことに加えて、移植後約 4 か月で移植された細胞が作る酵素が体内で実際に働いていることを示す証拠が得られたことを報告しました。この子の肥大した肝臓と脾臓は正常な大きさに戻っていて、角膜の曇りは消えていて、順調な発達を示していました。 1988 年、ミネソタの Bill Krivit が

率いるチームも、同様に励ましを与えるような成功の症例報告を世に出しました。
　しかし、最も重要な課題は、適切なドナーを見つけることの難しさでした。希少遺伝性疾患における*家族的に無関係な組み合わせ*の骨髄移植の結果に関する最初の主要な研究として、アイオワ大学の医師がハーラー症候群の 40 人の子どもの転帰を 1996 年に報告しています。子どもの半分が移植後 2 年生存していたのです。この 2 年という期間は主治医が「おそらくその患児が移植片対宿主病で死亡する可能性はないだろうと判断できる十分な長さ」を意味していました。ハーラー症候群は知的障がいを引き起こすため、認知発達に対する治療の効果を研究することがとくに重要でした。治療時に精神発達スコアが正常よりやや低い、またはより良好な範囲にある 6 人の子どものうち、*いずれの患児も認知発達の低下を示さず*、4 人が正常に発達していたのです。これは奇跡的なニュースで、しかも状況はさらによくなったのです。　1998 年に、貯蔵障害性疾患の病理学共同研究グループは、HLA 遺伝的に同一の兄弟またはハプロタイプの無関係なドナーのいずれかから骨髄を用いて骨髄移植で治療された、ハーラー症候群の 54 人の子どもに関する結果を報告しました。患者の 39 例（72％）において、提供された骨髄細胞が最初の骨髄移植として移植され、5 年生存率は 64％でした。最も印象的なのは、移植する年齢が早ければ早いほど、患者の知的状況が良好であることを示したデータでした。24 か月前に治療された 14 人の患者のうち 9 人は、正常またはほぼ正常な認知発達を示しました。2 歳以上で骨髄移植を受けた患者では、12 人中 3 人だけが正常またはほぼ正常な発達を示しました。以上の結果から、研究者たちは、ハーラー症候群の骨髄移植では患児のうち 2 歳未満であり、治療開始時の認知状態がまだ正常範囲にある症例に対して最良の治療法となると結論付けました。
　ミネソタ大学医学部のチームは、オーファン病を治療するために幹細胞を使用する世界で最も活動的なセンターの 1 つです。過去 15 年間に、小児脳性副腎白質ジストロフィー（CCALD: 第 7 章で議論します）のような急速に致命的な障害を有する小児を治療するために幹細胞を使用することにとくに関わってきました。この X 連鎖性疾患は、約 20,000 人の男の子に影響を及ぼし、細胞内のペルオキシソームと呼ばれる小器官で営まれる超長鎖脂肪酸（VLCFAs）の分解および除去に重要なタンパク質を作る遺伝子（*ABCD₁*）の突然変異によって引き起こされます。幼児期に典型的に症状を示した罹患した子どもは、もし骨髄移植を使用してこの病気の進行を阻止しようと決定しなければ、おおよそ 5 年間にわたってゆっくりと進行し、死に至るのです。
　小児脳性副腎白質ジストロフィーに罹患した少年を治療するために最初の骨髄移植が行われたのは 1982 年でした。それを皮切りにその後 17 年間にわたって、約 125 人の他の患者で骨髄移植が試みられました。その数はかなり高いと思われるかと思いますが、2、3 例以上のこの謎に満ちた疾患に罹った症例では、診

断が著しく遅れたり、あるいはあまりにも速く疾患が進行するため、骨髄移植の治療を行うことが倫理的に正当化できない状況にありました。 2004年、ミネソタ州のグループは、全臨床データが得られた126例の少年のうち94例について報告しました。その報告によれば、主な死因はあまりにも速い疾患の進行でした。これは、提供された細胞の「子孫」が十分な数だけ脳に定着し、毒性の高い過剰な超長鎖脂肪酸を排除し始めるようになるのに約12か月から18か月かかるためです。しかし、この群のうち、5年生存率と8年生存率は56%であり、未治療患者の生存率よりもよい成績が得られました。さらに重要なことに、早期に診断され治療された子どものうち、5年生存率は何と92%にも達したのです！

2010年、ミネソタ大学のチームは、幹細胞（骨髄と臍帯血の両方からの細胞、以下で論じますが）を有する60人の小児脳性副腎白質ジストロフィー男児の治療において、10年以上にわたる臨床の経験を報告しました。この大規模な研究は2004年の報告が正しいことを示しました。罹患した子どもが早期に診断された場合、徴候の進行が異常には速くない場合、十分にマッチングした骨髄細胞を移植されるという幸運があれば、移植に耐えた場合には、3分の2の割合でこの病気の進行が食い止められ、子どもはかなり正常な生活を送れるようになるだろうと考えられました。しかし悲しいことに、それは「もしも」の連続による混乱を招くことにも繋がりかねません。

1990年代には、ドナー細胞の利用に限りがあったために、幹細胞療法は依然として不安定な状態となっていました。骨髄ドナーに登録しているアメリカとヨーロッパの人が増えているにも関わらず、HLAの遺伝的プロファイルが非常によく似ている人をすばやく集団から見つけ出して、必要としている患者に供給することに対する確率はかなり低いのが現状でした。このような厳しい現実があったために、新生児の臍帯から採取した臍帯血細胞の救命幹細胞の代替源としての利用の可能性を検討するべく、新たな努力が1980年代半ばに始まり急速に進みました。

臍帯血

1970年代にマウスで行われた実験によって、「哺乳動物の臍帯血には骨髄中の幹細胞と同じような特徴をもつ細胞が含まれている」という観察結果が得られていました。そのとき、Edward A. Boyse（1924—2007, 英国生まれの科学者で後に米国の市民になった）は、動物を感染から守るうえで非常に重要なT細胞の役割に関する知識を高めるために、近交系のマウスを使用していました。1975年、Boyse博士とHarvey Cantor博士は免疫学の分野で最も有名な発見の1つであるヘルパーT細胞とキラーT細胞の存在を証明する論文を発表しました。Boyse博士はその偉大な科学的貢献を認められて、王立協会、全米科学アカデミー、アメリカ芸術科学アカデミーに選出された歴史的な人物となりました。

幹細胞：ヒトのモザイクをつくる　　**121**

　Boyse 博士は、1982 年（不適合な移植の死亡リスクが 20％以上だった時）に、翌年インディアナ大学の教授となる幹細胞生物学者で共同研究者であった Hal Broxmeyer に、救命用細胞の供給源として、ヒトの臍帯血を骨髄の代替物として提供できる可能性があると提案しました。 Broxmeyer は、幹細胞の特性に関する自身の研究を拡大して、臍帯血の研究にまで広げていきました。1989 年に彼のインディアナ大学のチームと Boyse 博士は、ヒトの臍帯血 100 サンプルを用いた研究の結果を発表しました。彼らは、ヒト臍帯血を長期間凍結する場合、凍結前も凍結後（融解したとき）においても、ヒト臍帯血サンプルの中に含まれている多能性前駆（幹）細胞の数は、ほとんど同じであることを明らかにすることができました。その数は、一般的に移植に使用される骨髄細胞サンプルの中の幹細胞数と同等だったのです。凍結融解後の臍帯血試料中に残っている幹細胞の量と質に関する彼らの観察は、HLA プロファイルが特定された試料を、その細胞を必要とする世界の任意の病院にいる患者のために輸送することのできる組織バンクに*貯蔵*できることを示唆した業績となりました。

　1988 年、パリのネッカー病院の Eliane Gluckman 博士と彼女のチームは、Fanconi 貧血と呼ばれる超希少遺伝性血液疾患で死の淵にあった 6 歳の少年を治療するために、*世界で初めて*治療用臍帯血移植を実施しました。 300,000 人の乳児のうち 1 人程度しか罹患しないこの病気は、スイスの小児科医 Guido Fanconi（1892—1979）によって発見されました。彼はチューリッヒ大学の小児病院のスタッフとして 45 年間過ごしました。 1927 年に彼は、低身長の子どもで、十分な量の白血球、赤血球を生み出すことができず、色素障害を合併した非常に珍しい症例を記載しました。Gluckman 博士の先駆的治療のためのドナー源は、新しく生まれた HLA が同一の弟でした。母親の妊娠中、医師は、羊水由来の細胞に対する Fanconi 貧血を検査する方法を独自に開発し、弟はその病気を患っていないと判断しました。そのことは患児の家族が 2 つの大きな賭けで勝ったに等しい偶然でもありました。すなわち、生まれてきた弟が患児ではない確率が 4 分の 3、そしてその生まれてきた弟の HLA タイプが患児と同じである確率が 4 分の 1 で、その両方に勝ったわけです！臍帯血移植は成功し、兄の病気（今は 30 代前半で健康）は*完治した*のです。希少遺伝性疾患の治療に新しい章が開かれたのです。

　ごく初期の頃には、治療用の臍帯血移植が、医学倫理学者や世間一般の注目を集めていた倫理的な問題を提起し、この問題は *Time* 誌のカバーストーリーにもなりました。医師が重度の遺伝性疾患をもつ患児のために HLA プロファイルが一致したドナーを見つけることができなかった場合、もし時間さえ許せば、4 分の 1 の確率で第 2 子も患児となるリスクがあるにもかかわらず、両親は新たな別の妊娠を開始し、可能な限り早期に HLA プロファイルを含む出生前診断を行うことによって、生まれてくる子どもが患児かどうかを確認しようとしました。

またあるケースでは、4分の1の確率で患児が生まれるにも関わらず、病気をもっていない次の子どもをもうけ、臍帯血提供者になることを望むケースすらありました。ほとんどの人々が胎児を「商品化」し、細胞の提供者として胎児を扱うこととするやり方に対して批判的でしたが、すでに病気を抱えて生まれてきた子どもを救うための両親の権利と認識されたのです。しかしながらこのようなきわめて珍しい両親の努力は、過去20年にわたり普及してきた臍帯血登録システムの急速な成長に伴って過去の遺物となったのです。

　急速な臨床研究の加速に感銘を受け、1992年に米国国立衛生研究所（NIH）は、適切に適合したドナー組織へのタイムリーなアクセスを目指して、ニューヨーク血液センター（NYBC）に初めての公的臍帯血バンクを設立するべきだとして資金提供し、幹細胞移植を必要とするすべての人々が恩恵にあずかるための第一歩となりました。ニューヨーク血液センターは、ニューヨークの産科医たちに、女性たちへプログラムについて知らせ、臍帯から採取した血液を彼らが流産した際に臍帯血バンクに招くよう促す教育キャンペーンを開始しました。1995年には米国で最初の非営利団体である臍帯血バンクが開設されました。それ以来、民間（営利目的の）バンクシステムと公共（州営）のバンクシステムが米国では並行して発展しました。

　1990年代には、臍帯血由来の幹細胞を用いた臨床研究のほとんどは、致命的な白血病症例で救命の可能性のある幼児に焦点が当てられました。1990年代初めまでに、多くの血液学者と移植外科医は、大規模な臍帯血バンクを設立することができれば、1970年代と1980年代には当たり前に起きていた、HLAマッチングが成立する親族がまったくいない幸運でない人には救命療法が拒否されるといったドナー不足の問題を抜本的に克服することができると考えました。自分の子どもの疾患を治療するためにHLAが一致したドナーを見つけるために、統計的に白人の約半分しかいないアフリカ系米国人にとっては、大きな臍帯血バンクの必要性はとくに深刻でした。

　女性が凍結保存するために臍帯血を提供し、必要がある人ならだれでもアクセスできる公的臍帯血バンクの発展は、米国の多くの州で、提供の募集を医師に要求する、あるいは奨励することを義務づけた新しい法律の制定によって加速しました。2005年までに、公的臍帯血バンクには15万種類以上の試料が保管されていましたが、多くの女性は、自分の出産時の臍帯血を自分の目的に使うかわりに、自分たちの子ども（または他のごく近い近親者）が希少遺伝性疾患に罹った場合、一生のうち1/1500の確率で彼らが細胞を必要とする可能性に対して保険をかけたともいえるのです。過去5年から10年の間に、提供された臍帯血を幹細胞移植に使用するのと同様に、女性による公的臍帯血バンクへの提供は劇的に増加しましたが、民間の臍帯血バンクへの提供はさらにそれを上回っています。ある調査の結果によると、2011年には、100以上の品質管理された公開臍帯血

バンクに 40 万件以上の臍帯血が保存され、130 以上の私有レポジトリー（登録システム）に 78 万件以上が保存されました。 2012 年までには、臍帯血を使用した世界で行われた幹細胞移植の数は 3 万を超え、白血病の子どもまたは骨髄の再生不良性貧血を治療する大部分が治療されるようになりました。

骨髄と臍帯血の両方に由来する幹細胞移植は、希少遺伝病の子どもを治療するために、徐々に着実に増加しています。 全米骨髄バンク (National Marrow Donor Program；NMDP) は、2000 年から 2009 年の間、ハーラー症候群患者 42 人と、小児脳性副腎白質ジストロフィーまたは異染性白質萎縮症（MLD）患者 30 人（致命的な脳変性障害）の 5 年間の幹細胞移植の生存率データを発表しました。移植後 1 年以内に約 30％の子どもが死亡しましたが、その後 4 年間での死亡患者はわずか 3 人でした。

米国では 10 年以上にわたり、提供された骨髄または適合した臍帯血を使用して、希少単一遺伝子疾患を有する子どもを治療する幹細胞移植の大部分が実施されているのは（医療行為が広範囲にわたる白血病とは対照的に）、米国の 2 つのセンター、ミネソタ大学医学部、ノースカロライナ州のデューク大学メディカルセンターでほとんどが実施されてきました。デューク大学医学部は、1990 年に始まって以来、1700 以上の手技を実施してきた世界最大の小児移植センターの 1 つになっています。両センターは現在、幹細胞移植（骨髄移植または臍帯血）を 20 以上のオーファン遺伝病に提供するようになりました。しかし、単一遺伝子疾患の患児を治療する経験は、小児がんの治療よりはるかに少ないものです。多くのオーファン病に対して、私たちの科学的理解および臨床的知識は、チームが直面する課題をよく理解するために、障害を有する多くの患者さんを治療するきわめて限られたものです。ですから、医療チームは病気をもっている患者さんたちを診るにあたって、チームが直面する未知への挑戦をよく理解しながら進めていくことがきわめて重要であると考えられます。

先天性ヘモグロビン症は例外として、問題となるすべての単一遺伝子障害は、小児がんよりもまれで、あまり頻繁には遭遇しません。さらに、治療方法のリスク（完全な HLA 適合性の兄弟間の移植の場合でさえ）は依然として低くはありません。全体的には、患者の 10％が、移植片拒絶およびその後の感染症によって、あるいは急性または慢性の移植片対宿主病（Graft versus host disease;GVHD）（移植組織中の免疫細胞が患者の細胞を攻撃すること）のために移植後の 1 年以内に死亡します。さらに 10％ から 15％ は慢性移植片対宿主病に罹って生存はしますが、一生病に苦しむことになります。別の複雑な要因は、多くの希少で致命的な遺伝的疾患に対して、その疾患が治療にあたってすでに進行してしまっている場合もあり、あるいはあまりにも急速に悪化して、臍帯血移植をしても病勢を止めることができないことすらあるのです。

「蓄積症」(Storage diseases) の治療には依然として成功は限られているに

もかかわらず、今ではヘモグロビン障害を治療するための幹細胞移植の使用が広く普及していると思われます。 β‐サラセミアおよび鎌状赤血球貧血を治療するために幹細胞を使用する間、移植センターをより積極的に動かさないのはなぜなのでしょうか？ 答えは複雑です。どちらの症例においても、既存の治療法は罹患者の生活を著しく改善し、致命的な小児疾患を慢性疾患に変えます。しかし、どちらの症例においても、この治療法は確実に最適化されておらず、患者が成人になるにつれてコストとコンプライアンスの問題が起こる可能性があるためです。

　過去10年間で、β‐サラセミアを治療するための幹細胞移植の使用は着実に増加し、現在では1000を超えています。オタワでの移植プログラムの報告は典型的な進化の姿といえます。2011年に、チームは、*HLA適合兄弟*（最も可能性のある供給源）由来の細胞を有する179人の患児を治療する経験を報告しました。治療時の年齢中央値は7歳であり、平均追跡期間は6年間でした。 11例の患者は、手技に直接関連する事象（移植不全および感染）で亡くなり、全体の13%が*慢性移植片対宿主病*に罹患しました。しかし、中程度の病気（Pesaroクラス分類IIとして知られている）と分類された患者のうち、5年間の無病生存率は88%でした。全体として、データは、7歳未満の子どもを治療し、PesaroのクラスIIIの状態に達する*前*に、治療される確率が90%であることを強く示唆しています。しかし、このよい知らせは、両親が子どものためにそのような治療法を選ぶならば、自分の子どもが、まだ病状が悪化していない健康なうちに治療介入によって死ぬ確率が約10%であることに賭けているということを認識しなければなりません。理解しやすいことですが、それが何千あるいはそれ以上の症例の幹細胞移植がβ‐サラセミアで行われていない主な理由なのです。

　1998年、エモリー大学医学部の移植チームは、全米で初めて、鎌状赤血球症に罹患した子どもを治癒するために臍帯血を使用しました。その少年は生存していますが、15年後、彼は米国でも同様に幸せな結果をもった250人しかいない子どもの1人です。これには多くの理由があります。つまり根治療法ではないのにもかかわらず、代替療法がこの病気には存在すること、アフリカ系米国人に由来するHLAマッチングのサンプル数が不十分であること、アフリカ系米国人の中にある研究対象とされることへの躊躇といった要素が考えられます。

　鎌状赤血球症患者のための骨髄移植の経験症例数がゆっくりと増えていることは、HLAマッチングがよければ移植後5年で無作為に生存する機会が90%の確率で達成されることを反映しています。興味深いことに骨髄移植に比べて、臍帯血輸血では結果は思わしくありません。最近行われた1件の臨床試験では、重症鎌状赤血球症の8人の子どもが、無関係のドナーからの臍帯血細胞で主要遺伝子座の5/6を少なくとも一致したものを移植しました。わずか1年間という期間の追跡調査で、1人の小児が慢性移植片対宿主病および呼吸不全で亡くなり、

８人のうち３人だけが生存していましたが、移植片の不全も原疾患の再発も起きませんでした。結論があまりにも落胆すべき内容であったため、本疾患への臍帯血の登録は中止されました。鎌状赤血球貧血の場合には、何らかの理由で生着が他の疾患よりもうまくいっていない可能性があります。

　今日、十分にHLAタイピングが一致したドナーからの細胞を使用する骨髄移植は、このような患者に重症の衰弱をもたらす治療を受けるのに十分な余力のある健康状態の患者に対して、約95％の生存率を提供できます。残念なことに、移植片対宿主病の理解の大きな進歩と移植片対宿主病を回避するためのいくつかの新しい免疫抑制薬の入手可能性にもかかわらず、介入に伴う5％から10％の死亡リスクを低下させるための抜本的改革は今のところありません。移植片対宿主病の発生率を下げるために今後20年間は着実に進歩することは期待できると思いますが、無関係のヒトからの移植療法を受けた宿主の幹細胞は、引き続き移植された患者に短期的にも長期的にも大きなリスクをもたらすと思われます。これは、オーファン病の遺伝子治療を開発することに大きな関心を寄せている１つの重要な理由で、この後第７章でも議論されます。多くのオーファン病では、骨髄の幹細胞を患者さんから取り出し、その遺伝子の正常なコピーを幹細胞に挿入し、それらを患者さんに戻すことによって、何百万個という細胞の子孫が体内で増え、願わくば基本的な分子欠陥を改善するのに十分な量のタンパク質が生成されることを期待できる可能性があるからです。

第6章

酵素補充療法
遺伝子組換え医薬品

ゴーシェ病

1882年に、フィリップ・シャルル・アーネスト・ゴーシェ (Philippe Charles Ernest Gaucher) という名の勤勉なフランスの医学生が、彼の診療所で重い病気に罹った女性に遭遇しました。 彼女を診察すると、肝臓と脾臓（季肋部の左側に感じられることがあります）が大きく腫大し、脚の骨が奇形になっていることがわかりました。 その後彼女はすぐに亡くなりました。ゴーシェは、その頃のヨーロッパの医学生が皆そうであったように、卒業論文を準備しなければならず、彼女が示した数々の不可思議な病状を集中して分析することにテーマを決めました。 剖検では、彼女の肝臓、脾臓、および骨髄の部位の異常な腫大は、これらの器官のそれぞれにおいて、*細胞*が異常に大きくなったことによるものだということによって説明できることも発見しました。ゴーシェの実に慎重に自分の発見を記述した内容をまとめた論文は、医学における彼の名声を不動のものにしました。 彼が最初に見た細胞は、今日、ゴーシェ細胞と呼ばれ、彼が記述したその病気（すなわち、それらを傷つける細胞内の物質の蓄積によって引き起こされる疾患）は、ゴーシェ病と呼ばれています。

　しばしばあることですが、この病気が最初に発表されてからは、その内容のおかげで臨床医の目は大きく開くことになり、すぐにゴーシェ病に類似の疾患の症例報告が続きました。 医師は、最初のゴーシェ病と同じ肝臓と脾臓の腫大を有する疾患を報告しましたが、その中には肺および腎臓の障害をもつ症例、骨の障害や慢性関節痛、あるいは挫傷を起こしやすかったり、鼻血および貧血を有する症例の記載が含まれていました。またいくつかの症例では、重度の神経学的問題があることがわかったのです。そのメカニズムはおそらく膨潤した細胞が大量の脂肪分を含んだために神経機能に異常をきたした可能性が最も高いだろうと思われました。しかし当時、病態生化学はまだ黎明期にあり、フランスの化学者

Albert Aghion が蓄積物質はグルコセレブロシド（側鎖にグルコースがついた脂肪酸）であると同定するまでに実に 50 年が経過したのです。

　Aghion の発見は多くの推測を呼び起こしました。ゴーシェ病の患者は、その蓄積物質を細胞内で過剰生産したのだろうか、それとも分解ができなかったのだろうか？ いや分解はできたかもしれないが、それを細胞外に排出することができないのではないだろうか？ こういった疑問の解明はどれも難問でした。当時は生化学者も細胞生物学者も、そのような疑問に答えるための手技も実験設備もなかったのです。その疑問に対する答えは、実に Aghion の発見からおよそ 30 年後、タンパク質生化学の大きな発展と電子顕微鏡の開発があって初めて導き出されたのです。

　1949 年、ルーヴァンのカトリック大学の生理化学研究所の会長である Christian de Duve が率いるチームは、彼らが研究していたある酵素の機能を理解することができなくて不満を募らせていました。偶然にも、彼らは酵素の機能が解明できない理由は、その酵素が細胞膜に「結合してしまっている」ためであることがわかりました。タンパク質が膜に結合しているというようなことは当時ではまだ知られていなかった時代のことです。この興味深い発見をさらに追求するために、遠心分離技術（細胞成分を遠心機にかけて質量の違いを利用して細胞成分を分画する方法）を用いて、最終的に、細胞には、化学物質を分解する酵素を含む小さな嚢様構造があることを発見したのです。 de Duve 博士はこのような細胞小器官を「リソソーム」と命名しました。数年後、彼の研究所は電子顕微鏡を使ってリソソームの物理的構造を決定するに至りました。彼はこの業績が認められて、1974 年にノーベル賞を受賞しました。

　今や、リソソームは事実上すべての細胞の重要な構成要素であり、それぞれが重要な「廃棄物処理装置」として機能することが明らかになりました。 de Duve の研究以来、研究者たちは、このオルガネラ内で働くように割り当てられた酵素の機能を無効にする遺伝的変異によって生じる約 50 ものオーファン・リソソーム蓄積症を発見し報告しました。ゴーシェ博士がリソソーム蓄積症の最初のものをセレンディピティと勤勉さによって発見したのと同様に、de Duve 博士は、セレンディピティと努力によって、ゴーシェ病患者の治療法に革命をもたらした酵素補充療法（ERT）と呼ばれる新しい形の治療法の創出につながる重要な発見をしました。その結果、酵素補充療法は他の*リソソーム蓄積症（リソソーム蓄積障害 Lysosomal sorage disorders:LSDs）*の治療にも応用される道が開かれ、その恩恵にあずかる患者さんの数は着実に増加しています。

　遺伝的なリソソーム蓄積障害のための治療法を開発するための長い道のりの最初のステップは、Roscoe Brady という名高い生化学者によって行われました。疾患の病態の元となる酵素の役割を理解することに対する彼の人生の長年の関心は、第二次世界大戦の最中に端を発します。そのとき彼はボストン市立病院の病

棟を回っているハーバードの医学生として、血液中に異常に高いレベルの脂質（脂肪）を有する患者が若くして亡くなるのを見ました。ペンシルベニア大学の病院でのインターンシップの後、彼は研究のキャリアを選びました。 Brady 博士は、米国海軍の 2 年間の訓練（Bethesda の臨床化学実験室を担当）の後、1954 年に米国国立衛生研究所（NIH）の神経疾患・脳卒中研究所に籍を移し、その後はその道のプロとして残りの人生を過ごすことになりました。これほど集中的かつ実りの多い経歴は、かつてほとんどありませんでした。

　神経学研究所に任命された後、彼は研究活動をガラクトセレブロシドに再び目を向けました。研究者たちの努力によってガラクトセレブロシドが、脳組織で最も一般的な脂肪酸であることがわかりました。その結果、すぐに彼はゴーシェ病と Aghion による発見に興味を示し、この疾患が細胞内に過剰なグルコセレブロシドが蓄積したために起きたのではないかと着想するに至ったのです。 Brady は Aghion の研究をさらに突き詰めることにしました。

　彼は当初、細胞がガラクトースをグルコースに置換したために患者が病気であると推測していましたが、実はそうではないことが判明しました。彼は次に、病気の原因となっている代謝異常が十分なセレブロシドを作ることができない可能性があると推測しましたが、それも問題ではないことが判明しました。彼はこのような考察を経て、ゴーシェ病ではグルコセレブロシドを分解することができない、すなわち再処理のためにそれらを分解することができないという作業仮説に至ったのです。

　Brady は 30 年以上にわたり多くの著しい進歩を遂げることになる偉大な旅をスタートさせました。 1960 年代半ば、彼はすべての哺乳類にグルコセレブロシドからグルコースを切断する作業を担う酵素があることを見出しました。 さらに 1964 年には彼はゴーシェ病の患者ではこの酵素は適切な量がなく不足していることを示したのです。 1965 年に彼はゴーシェ病の患者の臨床上の時間経過に沿った注意深く慎重な研究成果に基づいて、3 つの異なる重症度分類を確立し、患者の残存酵素活性と重症度が見事に相関することを示しました（多くのオーファン遺伝病では酵素活性そのものが完全に欠失していることはまれで、酵素活性の減少が起きているのです）。ゴーシェ病の細胞生物学に関する彼の研究がきっかけとなって、他にも同様の理由でグルコセレブロシドが異常蓄積する疾患が数多くあることを示唆する興味深い論文がいくつも発表されました。1960 年代後半の 3 年間で、他の研究者は、ニーマン – ピック病、ファブリー病およびテイ – サックス病を含む、それらのいくつかの原因であった酵素学的異常を解明しました。またさらに次の 5 年間で、Brady たちはこれらの病気を診断するための比較的簡単な血液検査を開発し、その検査が出生前診断に適用できることを示しました。

　1966 年、Brady はリソソーム蓄積障害に苦しんでいる患者は、機能異常のあ

るタンパク質の代わりに高度に精製された機能正常の酵素で治療できれば必ず効果があるだろうという革新的な案を提示しました。彼の考えは一見論理的に見えましたが、実は多くの課題がありました。最も困難なのは製造でした。当時、誰もそのような大きな分子の作り方を知っていなかったので、唯一の解決策は、他の動物の組織からそれらを集めることでした（ブタとウシのインスリンを得るために行われたのと同じです）。しかし、当然 Brady たちは、非ヒト型酵素が重大な免疫反応を引き起こすだろうと懸念していたので、「やはりヒトのタンパク質が必要だ。しかし臨床試験を実施するために必要となる大量のヒト酵素はどこから手にいれることができるのだろうか？」と思いあぐねていました。そのまさに次の日、彼は破棄されたヒト胎盤から酵素を分離する研究に着手していました。ファブリー病患者で欠失しているよく似た酵素の１つを大量に胎盤から抽出できることを見出しました。しかし残念なことに、胎盤から収集し、精製した酵素をボランティアに投与したところ、その酵素は体内から一瞬にして消えてしまい、治療上の利益が期待できないことが明らかになったのです。しかし、Brady は諦めませんでした。

　１人のヒトの胎盤には微量のグルコセレブロシダーゼしか含まれていません。しかし毎年病院で何百万もの胎盤が廃棄されるため、大規模な収集作業が可能になる希望がありました。最も重要な準備のための実験では、その酵素はかなり安定していることが示唆されたため、実験室においてファブリー病の治療に必要な酵素を扱うことはとても容易になったのです。1977 年、Brady と彼のチームは、ついにヒトの胎盤からの酵素の抽出を可能にするシステムの開発に向けた多年にわたる努力の成果について報告しました。開発の途上では、最終製品に、コンカナバリン A という少量の潜在的に危険な物質が混入する酵素精製のステップを避ける技術も考案しました。最初の小規模の臨床実験では満足な結果が得られました。 Brady と彼のチームは、ゴーシェ病の比較的軽度の症状を呈する２人の成人男性患者に少量の精製酵素を注射し、２人ともグルコセレブロシドの血中濃度が顕著な低下を示したのです。

　病気の治療法を開発することほど、人の心を惹きつけ、また非常に過酷な挑戦はありません。Brady と彼のチームの挑戦の旅は、その後 20 年近くに及びました。ヒトの酵素が胎盤にあることがわかってから１年間の努力と幾千もの胎盤を集めた後、結局彼らはわずか９mg の酵素を精製することしかできませんでした。それから、彼らの当初の歓喜に満ちた驚きは絶望へと変わっていきます。 貴重な材料の一部を３人目のゴーシェ病患者に注射したものの、目に見えるような効果は何も出ませんでした。彼女の全身の細胞は相当量の毒性物質を蓄積していたようで、投与した酵素がそれを処理するための効果はほとんどなかったのです。さらに、別の実験では、注射されたときに貴重な酵素の大部分が肝臓の細胞に取り込まれてしまい、投与した酵素が全身の残りの部分に到達することができなく

酵素補充療法：遺伝子組換え医薬品　　**131**

なることも判明したのです。

　Brady と彼のチームは大きな課題に直面しました。酵素を精製するだけでは不十分でした。酵素が血液中に投与された後、血管内を離れ、酵素を必要とする細胞の中に入ることを可能にする方法を見つけることが不可欠でした。幸運なことに、1980 年代初めに、Brady の同僚である John Barranger 博士が、この問題を解決するための革新的な方法を提案しました。マクロファージと呼ばれる白血球に蓄積した脂質の多くは、マンノースと呼ばれる糖に対して高い結合親和性を有する共通の受容体分子を有していました。グルコセレブロシダーゼという酵素は分子の側鎖に多量のマンノースを含む糖鎖を有しているのですが、唯一の問題は、その糖鎖がマクロファージの表面からほとんど隠れて存在していることでした。 Brady のチームは Barranger のアイデアを駆使して、酵素から側鎖の一部を取り除き、マンノースをマクロファージの表面に明瞭に残す方法を編み出しました。研究チームは、精製された酵素がそのように改変されたことにより、投与した酵素が効果的に肝臓に取り込まれ、脂肪が溜まりに溜まった肝臓の細胞に到達して、50 倍以上に効果があることを示したのです。

　1983 年、Brady は、重症のゴーシェ病にかかっている NIH の職員の子どもである幼い少年を治療するために、精製して脱グリコシル化された酵素を投与するという臨床研究が NIH の当局の承認を得ました。未治療のゴーシェ病の子どもの典型例同様、彼は重度の貧血と血小板減少症、脾腫および骨形成異常に苦しんでいました。多くの議論の末、研究チームは、成功すれば、そうでなければ避けられない脾臓切除を避けることができるかどうかを少年の慢性貧血の改善を臨床上の目標として選択しました。

　研究者たちは、2 年間にわたって、少年に週 2 回の静脈注射による改変グルコセレブロシダーゼ投与を行いました。治療の約 26 週後、少年の血球数は徐々にそして着実に改善し始めました。翌年、彼のヘモグロビンは 10 g /dL にも達し、ふつうの生活に適合したレベルに達しました。血小板数も有意に改善したのです。もっと重要なのは、Brady の言葉では、「... 患児ははるかに活発に見えるようになりました。腹部はあまり突出しておらず、脾臓の大きさは腹部の理学所見で見ても減少していたようです ...」さらに、定期的なレントゲン写真で見る限りでは骨の石灰化も改善されていました。研究者が酵素を与えることをやめると（治験週数 105 から 130）、すべての臨床的な症状の改善が遅くなり、治療を再開すると患者は再び改善を示しました。

　このような勇気を与える開発の成功により、Brady と彼のチームはもっと野心的な臨床試験を立案し実行しました。彼らは、同様の臨床エンドポイントを用いて慎重に研究を設計し、1 年に 12 人の患者を募集し、治療し、治療に対する応答で客観的な証拠を集めることにしました。この試験が承認を得て、患者を実際に募集し、研究を開始して完了するまでには実に数年がかかりました。しか

し、彼らは成功しました。 1991年の春、Brady と彼のチームは、12人のゴーシェ病患者（4人の若年成人と8人の子ども）を治療した臨床試験の結果を *The New England Journal of Medicine* に報告しました。治療1年後、全患者においてヘモグロビン濃度が改善し、グルコセレブロシドの血漿レベルは9人の患者で減少し、脾腫はすべて縮小しましたが、肝臓の腫大はこれらの患者のうち5名で減少しました。このたった1つの論文が、他のリソソーム蓄積障害に罹患している患者を治療するための酵素補充療法の研究開発を支援するための基礎知識の多くを提供することになったのです。

　Roscoe Brady 博士とその同僚の研究成果は酵素補充療法の基礎となる知識を世の中に提供しましたが、世界中に散在する数千人の患者に実際にこの薬剤を届けたのは、Genzyme という小さな会社の CEO、Henri Termeer（アンリ・テルメール）でした。オランダのティルブルグ村で1946年に生まれた Henri は、敬虔なカトリック家庭の6人兄弟のうちの四男坊でした。十代の頃に、彼は学校の成績が悪くなるほどチェスに夢中になり、両親は彼の遊びを禁じました。高校直後、19歳で、Henri は1年間の兵役を選択しました。その後彼は役人の学校に就職し管理職を与えられました。ロッテルダムのエラスムス大学で経済学の学位を取得した後、彼は靴会社に短い間勤務し、その後バージニア大学の Darden School of Business に入りました。そこからバクスター・トラベノール（Baxter Travenol）に就職しましたが、この会社は大手ヘルスケア製品会社として急速に成長しました。数か月以内に、彼はカリフォルニア州にあるこの会社のハイランド（Hyland）部門で血液タンパク製剤（血友病の第Ⅷ因子を含む）の生産を監督する任務に就きました。彼は1976年、当時血友病に重点をおいていたドイツのハイランド（Hyland）病院の運営に携わるようになったため、希少難病への興味は大いにそそられるようになりました。 1970年代後半に Genentech や Genetics Institute のような最初の偉大なバイオテクノロジー企業が登場し、バクスターの何人かの同僚がこれらの新興勢力の会社で働くようになったため、CEO だった Termeer は注目をしていました。

　おそらく、Termeer の人生における最も重要な電話は、ボストンの小規模グループから1983年に自分が立ち上げたこの Genzyme というベンチャー企業に資金提供することを知らせるものだったと思います。 1981年に Tufts の生化学者である Henry Blair、Harvard の化学者 George M. Whitesides、起業家であった Sheridan Snyder は、Roscoe Brady のゴーシェ病の臨床試験を可能にするためにグルコセレブロシダーゼの工業化に挑戦することが、Genzyme の最初の重要な目標の一つでした。同社は、医療製品ビジネスに精通した常勤 CEO を募集していました。規模も小さく、未来も不確実なこの会社の話を受けて、Termeer はあえて仕事を引き継いだのです。

　偶然、議会は1983年にオーファン病治療薬法（オーファンドラッグ法 ODA）

を制定しました。この法律の成立は結果的に Genzyme を助けることになりました。 オーファン病治療薬法は、企業にとって、市場規模が明らかに小さいために大手製薬会社がほとんど関心がないオーファン病の治療に取り組ませるための多くのインセンティブを提供することになります。この法案の成立の背景には、オーファン病の患者のいる家族が自分の愛する人々を助ける必要性を感じて、多くの小規模な患者グループができ、そのようなグループの長く、忍耐に満ちた議会へのロビー活動の成果がありました。そのような多くの患者グループの緩やかな連合による大きな輪は、オーファン病の研究開発を推進する最も効果的な方法が、その領域で開発に努力をした中小企業に経済的インセンティブが保証されることだと結論づけました。患者支持グループの人々と医薬品業界との間で議論されてきた長年の成果であるオーファン病治療薬法がそのような概念を初めて形にしたのです。この法律は 1984 年に改正され、オーファン病治療薬とは 20 万人未満の米国民に影響を及ぼす場合と定めた法律は、開発をする会社に 7 年間の市場独占権を提供するようになりました。加えて、臨床試験費用やその他の財政的インセンティブの税額控除も提供しました。 オーファン病治療薬法の最も興味深く、重要なことの一つは、理想主義者であった Ted Kennedy と Orrin Hatch という主義主張のまったく異なる 2 人の上院議員が、この法律の現実化に向けて緊密に働いたことでした。 1999 年には欧州連合（EU）も同様の法律を制定するに至りました。

オーファン病治療薬法は、希少疾患に関する経済統計の姿を一変させました。1984 年に急性間欠性ポルフィリン症（AIP）と呼ばれる肝臓疾患の患者を治療するために開発されたパナマチンと呼ばれる薬剤が、オーファン治療薬のステータスを確立する最初の例となりました。その後の 30 年間で、オーファン病治療薬法は 300 以上の新しい治療法の承認を果たしました（希少がんや、単一遺伝子疾患ではない他の多くの重篤な疾患を含む）。今日、米国食品医薬品局（FDA）によって毎年承認される医薬品のおおよそ 20％は、オーファン指定（オーファン病治療薬）となっています。多くのアナリストは、オーファン病治療薬法がバイオテクノロジー産業の爆発的な成長に多大なインパクトを与えたと確信しています。このようなオーファン指定の非常に高価な医薬品は、オーファン病治療薬法による保護の下で販売されていたため、議会の一部は時々このような保護的法律は廃止すべきであると提案されたこともありました。しかしそのような心配（希少疾患薬に対する優遇の撤廃）は実際にはほとんどありませんでした。

オーファン病治療薬法の通過を巡る闘いの幸いな結果の 1 つは、Abbey Meyers のリーダーシップの下、希少疾患支援のための全国組織（National Organization for Rare Disorders：NORD）が創設されたことでした。あらゆるオーファン病についての書籍は、彼女の間断なき貢献を認識することなしに著されてはなりません。 1982 年、トゥレット症候群（チックや行動問題に関連する

まれな神経学的疾患）の息子を抱える Abbey は、ジョンソン・エンド・ジョンソンのスポンサーによる臨床試験に参加することで少しでも恩恵を受けることを期待していました。それは別の病気のために開発されている薬によって、自分の息子が抱えている疾患をもつ他の子どもを救えるかどうかを見極めたいという気持ちも相まってのことでした。しかし、ある日、彼女は息子の医師から、この薬を販売できる市場規模が小さすぎるという懸念によって、この薬の開発が中止されようとしていることを知ってしまいました。Meyers は会社にそのような決定をやめるように働きかける挑戦をすることを決め、このような希少疾患に悩まされている他の家族の援助を得るためのキャンペーンを開始したのです。彼女は最終的にジョンソン・エンド・ジョンソンと交渉し、ついに会社はその薬の研究開発を続けることになったのです。

　Meyers は数か月後、個々の希少疾患治療薬開発への懸念をもつ多くの小さな患者支援グループの支持を得て、NORD を創設し、20 年間もの長きにわたりこの組織を牽引しました。この間、Meyers は議会周辺で有名かつ効果的な活動家として知られるようになりました。例えば、2002 年に議会は希少疾病法を制定しました。希少疾病法のおかげで、NIH が希少な遺伝性疾患の研究を強化するようになりました。今日、NORD はメンバーの中の個々の希少疾患ごとに焦点を当てた組織の多数を集めて 1 つの傘下にまとめたもので、1,000 万ドル以上の予算で、新しいディレクターの Peter Saltonstall の強力な指導の下で運営されるようになっています。

　Termeer は Genzyme の創業の文化に重要な原則を注入しました。患者が常に優先されるという原則です。創業の初年度に彼は Roscoe Brady と会い、NIH に頻繁に通ううちに酵素補充療法で長らく治療されることになる最初の患児になる小さな男の子を知るようになります。Termeer は、通常新薬を開発するためのタイムラインは長くなることを知っていて、多くの人々が、製品をもたない会社で働くだけの忍耐をもたないこと、投資家に将来への希望しか提供できないことを知っていました。実際、一部の早期従業員は退職しました。しかし、彼はそれを気にしませんでした。Termeer は新薬開発の長い旅の中で自分自身の意思で会社に残ることを選択したチームメンバーだけを必要としていました。彼は Genzyme の最高経営責任者（CEO）を 25 年以上務めていました。これは、バイオテクノロジー業界で最長の任期であり、アメリカの産業史上最長の記録です。

　Henri Termeer は 60 代半ばの頃、有能な CEO に見える風貌で、実際に有能でした。ライオンのような威風堂々とした髪型と魅力的なオランダなまりのアクセントに恵まれた彼は、エレガントでおしゃれで、すべての人の名前を覚えられる珍しい才能と素晴らしい笑顔をもっていました。2005 年 4 月に、オーファン遺伝病の新しい治療法を開発するための新しい企業を創造するという課題を討議する会議が開かれ、世界で最も成功したバイオテクノロジー企業の 1 つとなっ

た Genzyme で、「問うべき質問はただ 1 つしかありません」と彼は述べました。
「あなたが手助けを望んでいる患者さんの生活を変えることができる薬を作れま
すか？　もしそれをあなたができるならば、あなたが心配している他のすべての
こと、例えば治療するのに十分な患者がいるだろうか？　十分安価に薬をつくる
ことはできるだろうか？ FDA はどのようなハードルをもって私たちを飛び超え
させていくのか？ ── そのような問題は解決されるでしょう。」

　1980 年代の NIH では、Henri がゴーシェ病における「本当のヒーロー」と呼
ぶことがある、Roscoe Brady は、小さな男の子に対して臨床的な恩恵を提供す
るために十分な代替酵素を得るために、治験を行う機関である NIH に就職し、
そこで働きました。しかし、子どもに胎盤組織から抽出するためのありとあらゆ
る努力をしたにもかかわらず、Brady は、不可解な病気を逆転させたり停止させ
たりするのに必要な欠損酵素（グルコセレブロシダーゼ）を単に産生または獲得
することすら叶いませんでした。子どもの容態は確実に悪化してゆきました。製
造プロセスは、工業化される必要がありました。大量生産という課題は学術研究
室の範囲をはるかに超えるスケールだったのです。

　Genzyme はそこに目をつけて参入しました。当時、ヨーロッパでは、フラン
スのとある村に科学者たちが集まり、西ヨーロッパの各地の病院から送付された
何十万もの数の胎盤から体液を取り除いていました（潜在的に利用可能なものは
そのうちの 70％程度）。彼らは、IgG と呼ばれる重要な免疫グロブリンを単離精
製するための原材料としてその体液を使用していました。免疫グロブリンは、免
疫系障害の人々を助ける重要な役割を果たしましたが、胎盤そのものにはまった
く興味がありませんでした。 Genzyme はそのような使用済みの胎盤にアクセス
したのです。

　Genzyme は処理施設を建設し、胎盤からグルコセレブロシダーゼを抽出し始
めました。当初、ゴーシェ病患者 1 名のみを 1 年間治療するのに十分な酵素を
精製するために、22,000 の胎盤を処理しなければならないと科学者は見積もり
をしました。 Genzyme が Ceredase と呼ぶものを作り始めたとき、それは社会
が受け入れられるコストで製品を生産できることはまったくといってよいほど確
証はありませんでした。しかし、それは必ずしも最も厳しい挑戦というわけでは
ありませんでした。

　「数十万個の胎盤から得た細胞を大量にプールして新しい生物製剤を作りたい
と提案したときの FDA の反応を想像できますか？」と Termeer 氏は回想しま
した。Genzyme はこの計画を、世の中でまだ HIV の危機が叫ばれており、胎盤
には一部 HIV が含まれている可能性があったようなときにこのような提案をし
たのでした。当初、FDA は、この酵素製剤 Ceredase に HIV が含まれず安全で
あることを FDA に説得できるレベルまでに酵素を精製することは不可能である
と考えていました。多くの疑念と課題にもかかわらず、Genzyme は、辛抱強く

頑張りました。大規模な精製のためにフランスで抽出された原材料を処理する施設をアルバカーキに建設しました。 それから 1 年足らずの後、ヨーロッパの規制当局は、IgG 製剤を作るための胎盤の使用は、HIV 感染の脅威があまりにも大きく、これ以上 IgG 製剤を収集することはできないと判断しました。しかし、Genzyme は規制当局に対して説得し、グルコセレブロシダーゼの分離を継続することに成功し、本当に HIV に汚染されていない酵素製剤の最終製品を生産できることを当局に確信させたのでした。

もちろん、NIH を訪れている間、Henri は、Brady が治療したいと思っていた少年と母親に会いました。希少疾患を治そうとする人々の努力にはしばしば当てはまるのですが、親の愛と子どもに対する献身がこの物語の重要な部分であることは読者の皆さんはすでにご理解をいただけていると思います。息子にゴーシェ病があることを知ったとき、その少年の母親、Robin Berman 博士は臨床活動をやめ、息子や同じ病気をもつ子どもたちを助けることに集中するため、NIH で必死に働きました。 Brady 博士と一緒に働くだけでなく、彼女は National Gaucher Foundation を設立しました。 時が経つにつれ、彼女の息子は骨髄の破壊によって引き起こされる重度の貧血から徐々に衰弱していきました。ほとんどの日、彼はベッドの上に一日中横たわったままで、青白くもの憂げでした。その頃、治療に必要な酵素製剤はアリゾナ州で精製されていましたが、Genzyme は Ceredase の治験の第 I 相安全試験を行うための FDA の許可を取得したところでした。安全性試験は、薬が有効であることを示すような計画は含まれていません。通常の場合、ヒト被験者に与えられる投与量は研究者が治療上有効であると考える想定量よりも少ない値に設定されます。

疾患の希少性と利用可能な薬物の量が限られていたため、FDA は、通常であれば治験は成人で最初に行われるという通常の原則を回避することを、Genzyme に対して許可するという珍しい措置を取りました。すなわち、「より多くの薬物の製造が要求される場合には、大人で最初に治験をするのではなく、対象患者の実際の体重に応じて通常投与されるべき」という考え方を提示したのです。かくして 1983 年、Brian Berman は、精製酵素製剤の治療用量を実際に受ける最初の子どもになったのです。自社が開発している薬物を治験で投与することになる患者さんを知っておくようにするという会社の礎となる原則をもっていた Termeer は、その少年の数か月間の治験後に訪れた際、彼は信じられない光景を目にします。その小さな男の子は病院の病棟を走り回っていたのです！多くの規制上のハードルは満たされなければならないものの、Termeer は確信していました。「Ceredase が治療に効くということを証明するためにはこの子の劇的な回復の事実があれば十分で、別の新たな臨床試験は必要ないと思った！」と彼は大きな笑顔を浮かべました。彼は現在、酵素製剤の大量生産や、有効性の

研究（小規模の安全性試験が治療上の利益の証拠を示している場合でも必要）、あるいは用量設定試験（正確な用量を決定するため）、および規制適合性の取得などへの挑戦をすべて満たして完結できると考えていました。

Genzyme が新薬申請（NDA）を申請してから約 1 年後の 1990 年秋に、FDA の内分泌代謝促進委員会は満場一致で、ゴーシェ病でヒトを治療するための改変酵素の承認を FDA に提言しました。そのレビューでは、委員会が考える主要な安全性への懸念は、人間の胎盤由来の製品が、プリオンと呼ばれる、ヒト成長ホルモンの原材料として供給されるヒト由来の下垂体の抽出物に混入していることが判明した小さな変性タンパク質の問題でした。プリオンは、クロイツフェルト−ヤコブ病と呼ばれる希少な、神経変性疾患で致死性の脳障害を引き起こすことが知られていました。網羅的な文献検索では、胎盤組織からのそのような物質が胎盤に存在するような証拠は見つからなかったので、委員会はゴーサインを出しました。ついに FDA は、Ceredase を 1991 年にヒトで使用することを承認したのです。

Ceredase の承認がどれだけ驚異的な成功だったかを伝えるのは非常に難しいことです。ヒトグルコセレブロシダーゼを精製するためには特別な努力が必要でしたが、それは 1 つのハードルでしかありませんでした。通常酵素のような分子は非常に大きいので、体の異物排除システムによって分解される前に、目的の臓器まで循環して、酵素を必要とする細胞の中まで到達するように製剤を設計できると思うような生化学者はほとんどいませんでした。さらに、多くの人は、投与された患者の免疫系が、酵素製剤を異物として認識することによって、重度のおそらく生命を脅かす反応の重大なリスクを抱えていることを理解し恐れていたのです。このため薬が承認された後も、多くの医師は依然としてその安全性に懸念を抱いていました。

当時、私はニューメキシコ州サンタフェの Vivigen という小規模な遺伝学的検査会社の役員で、Genzyme は遺伝学的検査事業の拡大の一環としてこの会社を取得しようとしていました。この計画は、Genzyme 株を発行して Vivigen を買収することであり、Ceredase の売上に、株式の将来価値がほぼ完全に依存している状態でした。販売後に安全問題が発生した場合（このようなことは頻繁に起こります）、Vivigen の経営基盤を Genzyme に売却する決定は悲惨なものになるかもしれません。そこでゴーシェ病の世界的な権威の 1 人である Robert Desnick 博士に電話をかけて尋ねることにしました。彼はニューヨークの Mount Sinai School of Medcine の教授でした。 20 年以上経っても、私はまだそのときの通話のことを覚えています。私は「この薬はどれくらい素晴らしい薬なのでしょうか？」と尋ねたところ、彼は間髪を入れず、「それは奇跡のように効きます」と答えたのでした。

Gaucher 1 型疾患の患者を治療する Ceredase の承認は勝利を収めましたが、

138 第6章

数万個のヒトの胎盤から酵素を抽出することは大変かつ非効率的なプロセスでした。彼らが Ceredase を開発している間にも、Genzyme の科学者は、ヒト細胞からの複雑なタンパク質を収集し精製するという困難な作業から解放するために、新しい組換え DNA 技術の手法を活用する努力を怠りませんでした。

これを達成するために、彼らは非常に洗練された発酵システムを開発しました。彼らは、ヒトタンパク質をコードする DNA 配列を単離し、その配列をプラスミドと呼ばれる環状 DNA にスプライスし、その後チャイニーズハムスターの卵巣細胞から作られたマスター細胞株に感染させました。発酵システムとしての非ヒト細胞の使用は、生産プロセスが汚染する可能性のあるウイルスが混入する可能性は非常に低く、系統に悪影響を及ぼすヒトを遠ざけることができ、きわめて魅力的でした。大量の酵素を製造するためにマスター細胞株を搾り取った後、科学者はプロセスをスケールアップし、最終的に細胞が高度に支持的な増殖用培地に浸された 2500 リットルのバイオリアクターの中で培養させるようにしました。細胞が酵素を分泌した培地を毎日回収し、最終生成物の凍結乾燥（乾燥）酵素を精製するための複雑な一連の精製工程に付しました。

Genzyme の科学者がこのより効率的な生産手段を完成させた後、臨床医はその安全性と有効性が Ceredase に匹敵するかどうかを判断しなければなりませんでした。彼らはゴーシェ病患者 30 人の 2 つの薬剤を比較する第 III 相試験を実施しました。治験の結果、バイオリアクターで作られた酵素であるイミグルセラーゼ（Cerezyme）がアルグルセラーゼ（Ceredase）と同程度に有効であり、免疫反応がはるかに低いことが示されたのです。 Genzyme は 1994 年に Cerezyme の承認を得、Ceredase の使用を段階的に廃止しました。現在のところ、100 か国に約 6000 人ともいわれる患者さんたちは、ゴーシェ病の徴候と症状をコントロールするためにセレザイム（Cerezyme）に大きく依存するようになりました。この薬は約 10 億ドルの収入を生み出していますが、最近競合製品が出現したにもかかわらず、この疾患を治療するうえでのゴールデンスタンダードとなっています。 Cerezyme は世界で最も高価な薬の一つですが、患者さんの命を救うことには疑いの余地がありません。

Ceredase と Cerezyme の開発は、製薬業界に新しい分野を創出しました。理論的には、これらの薬物を開発するために使用されるアプローチとプロセスは、数十もある異なるリソソーム蓄積症の多くでブレークスルー療法を開発するためにも利用可能です。1990 年代、Genzyme はそのための研究開発の努力を急速に拡大し、他のいくつかのバイオテクノロジー企業がこれに従いました。

ファブリー病

1897 年に、ヨーロッパの皮膚科医である William Anderson と Johannes

Fabry はそれぞれ独自に、患者の異常な臨床徴候を認識しましたが、それは第2の、そしておそらく最も謎めいたリソソーム蓄積症を理解するための長い探求の旅の始まりでした。当時ファブリー（37 歳）はすでにドルトムントの市民病院で皮膚科の診療部長になっていました。ファブリーは 1930 年に死亡するまで診療部長の職責を全うしたのですが、ある日外来で、13 歳の男の子を診察し、男の子が言うのに過去 4 年間にわたり主に大腿部および臀部に限られた異常な分布で、小さくて明瞭な暗赤色の皮膚病変を発症しているというのです。Fabry はその原因についてはまったく知る由もありませんでしたが、彼は忠実に自分の発見を「結節性出血性紫斑病 purpura haemorraghica nodularis」と表現し（当時の典型的なラテン語でもはや使用されていないことはありがたいことです）、何らかの先天性血管障害のためにもたらされるのだろうと推測したのです。Fabry が観察した数週間のうちに、ロンドンのセントトーマス病院に勤務する英国の皮膚科医である William Anderson は、若年患者に同様の所見を記録し、「アンギオケラトーマ・コーパス・ディフューザム・ユニベルサーレ」と称し、そしてそのことを疾患原因のコメントなしで「A Case of Angio-keratoma」として出版しました。この病名は「ACD」と短縮されて臨床の現場ではおおよそ 60 年にわたり使われました。 Anderson とは違って、Fabry はこの疾患に生涯関心をもち、この患者に加え他の何例かの患者の経過を追跡し、1930 年に最初の患者の剖検所見を発表しました。したがって、今日この疾患を Anderson–Fabry 病とは誰も呼ばないのには相当な理由があるのです。

　20 世紀の最初の 40 年間で、医師はこれらの特徴的な皮膚所見を有する患者の症例が散発的に症例報告されるようになり、疾患の記述には皮膚所見に加えて他の臓器に関連する徴候および症状がいくつも配列するように並べられて、「慢性疼痛症候群」と呼ばれるようになりました。1940 年代に 2 人のスウェーデンの医師がこの疾患に特別な関心をもちました。いくつかの論文の中で、この 2 人は 1947 年に、Fabry の名を症候群に象徴的に冠したタイトルで、2 名の患者に関する詳細な剖検結果を論文として発表しました。一方で彼らの研究成果は、時間とともに腎臓、心臓、および眼に影響を及ぼす症状がどのように進行するのかを把握し、おそらくそのような特徴は、脂肪性物質のこれらの臓器にある細胞内への凄まじい蓄積によるものであるという理解を導く助けとなったのです。

　発症年齢の幅広いスペクトラム、最も疾患の影響を受ける臓器系、および重症度の多様性などがあるため、敏腕の医師であっても、実際に様々な徴候に気づいてこの病気だとわかるまでに年月が経過することは驚くことではありません。またある患者では、報告される症状の一つ一つが、単一遺伝子の異常で起こる希少疾患の個々の症状としてよく理解することができます。ファブリー病患者のなかには、皮膚の病変のみが現れ、医師に相談しないことを選択する人もいます。また別の患者では、中年期以降になって心臓病の徴候が現れることによって、はじ

140　　第6章

めて自分がファブリー病であることに気がつくこともあります。さらに、腎不全の徴候が現れたときに自分の病気がファブリー病だと知る人もいるのです。過去においては、何人もの患者が関節や腹部に感じる慢性疼痛のために、医者から精神医学的疾患を疑われる症例も多くあったのです。

　比較的最近になって、この病気の318人の男性患者と337人の女性患者を対象とした自然歴から得られた臨床データ を分析した研究者の報告が出ました。それによれば、これらの患者のうち大多数の患者は、小児期に徴候と症状を有しており、それが正しい診断に結び付く可能性があったことです。例えば、9歳までに、少年の40％、少女の23％が皮膚病変を有していました。 12歳頃になると、男子27％、女子27％が耳鳴りを訴えました。また年齢7歳までに、男児の約35％および少女の24％が、食後に腹痛の再発を繰り返していました（この症候は自律神経系の関与を意味します）。振り返ってみると、約10年ほど前までは、仕事をしている若いふつうの女性が訴えるような当たり前の症状を訴えていることから、ファブリー病の徴候であった可能性をどれくらい専門医が見過ごしていたかを正確に理解することはきわめて困難だといえます。

　ファブリー病の遺伝学的理解の大きな前進は1965年に起きました。ウィスコンシン大学の小児科医であるJohn Opitzという著名な臨床医が率いる研究チームが、生化学的技術を使ってX染色体上の遺伝子の突然変異によって引き起こされることを明らかにしたのです。1970年代と1980年代には、15歳でドイツからアメリカに移住した異常に高い身長の男であるOpitzが、科学的な会議で最新の研究を報告していたのですが、その内容は聞くたびに私を驚かせました。この本を書いたとき、彼はユタ大学の名誉教授であり、間違いなく世界で最も学識の高い臨床遺伝学者のひとりでした。

　ファブリー病がX染色体の一部の異常で起こることがわかったことによって、なぜファブリー病の家族の多くの女性が、より軽症の症状を示す傾向があるのか説明がついたのです。突然変異を有する単独のX染色体は病原性をもちますが、もう一方の遺伝子は正常なため、女性の細胞ではその遺伝子の正常なコピーで機能するのです。この病気のような突然変異が女性に及ぼす疾患像への影響についての長い間の誤解の要因は、保因者である女性が軽症の場合、発症が明らかに遅延するために（約30年間続く）医師による発見が遅れることにあります。 300人以上のファブリー病に罹患した女性患者の発症の経過を追跡したファブリー・アウトカム・スタディ（FOS）という長期の臨床試験が開始されて以来、多くの患者さんが、軽症以上の障害を示すことが明らかになりました。その研究成果のおかげで、私たちは平均して、ファブリー病の保因者である女性の平均余命は一般の健常女性群より10年以上短く、心臓病で死ぬ可能性がはるかに高いことがわかり、また50代、60代で透析を必要とするような腎不全を発症することも明らかになりました。理由はわかりませんが、多くの他のX連鎖性遺伝疾患の場合

酵素補充療法：遺伝子組換え医薬品　　**141**

に女性では決して発症しないのとは異なり、ファブリー病では女性でも症状がでることがあるということです。すなわち女性を対象としたファブリー病の研究成果が教えてくれるのは、人間の細胞が正常に機能するためには、リソソーム酵素が通常の50％以上働かないと何らかの症状に繋がるのだということなのです。

　ゴーシェ病と同様に、酵素補充療法がファブリー病患者の生活を大きく改善するかもしれないという最初のきっかけとなる出来事は、1960年代後半に起きました。 1967年、Roscoe Bradyが率いるチームが病因に関わる酵素欠損を発見しました。 1967年から1970年の間に、彼らはα-ガラクトシル加水分解酵素と呼ばれる酵素の機能をよりよく理解するためにさらなる実験を行いました。しかし、この酵素は人間の組織から精製するのがとくに困難であり、量産することはまず不可能であろうということが判明したのです。バイオエンジニアがCerezymeの製造に使用したのと同じ遺伝子工学的技術を用いて、疾患を改善するのに十分な量の材料を製造することができるようになるまで、さらに10年が経過しました。

　もう一つの大きな進展は、1990年代半ばになって、（Bradyを含む）研究者たちが、ヒト遺伝子と機能的に同等のマウスの遺伝子を欠失させる技術、すなわち「ノックアウト」マウスを開発し、これに見られる疾患の表現型（症状）を知ることによって、ヒトに起こる病気を理解し、マウスをモデルとして治療法を考え、効果を確認するという手法により進歩のペースが著しく加速しました。Robert Desnick博士が率いるチームは、酵素補充療法がファブリー病のモデルマウスで悪化する徴候を逆転させることができるのを証明しました。この酵素の製造能力を拡大していたGenzymeと協力して、彼とその仲間はファブリー病患者の酵素補充療法の第Ⅰ相/第Ⅱ相（安全性と用量範囲試験）を実施しました。

　2001年には、彼らは非常に勇気づけられる成果を*The New England Journal of Medicine*に報告しました。彼らはファブリー病患者58人の無作為化プラセボ対照二重盲検（治療中の患者は実際に酵素補充療法を受けているのか、いないのかについては盲検でわからないようになっています）について報告しました。薬物有効性の主張を支持するために選択された重要な臨床エンドポイントは、処理後のグロボトリアオシルセラミド（GL-3）（有害な蓄積物質）のクリアランスを測定するために腎臓組織の生検を使用することでした。 酵素補充療法を受けた29人の男性のうち20人は生検でGL-3を有していなかったのですが、対照群の29人のメンバー全員が依然として細胞内沈着物が認められました。 58名全員が酵素補充療法を6か月間受けた「エクステンション」試験では、GL-3は2人以外の患者で消失しました。痛みスコアの低下や生活全般の質の改善など、その他の測定が困難な要因も著しく改善されました。欧州と米国の両方で、規制機関はGenzymeと緊密に協力して承認プロセスを合理化しました。欧州医薬品庁（European Medicines Agency）は2001年後半に承認し、FDA（Genzyme

142   第6章

は長期レジストリに患者をフォローすることに直ちに同意した後）が2003年の初めにヒトの使用のために承認するに至ったのです。

ポンペ病

1990年代後半、Genzymeはまた、ポンペ病と呼ばれるきわめて衰弱性の蓄積症の障害に対する酵素補充療法を開発しようと試みました。この病気は、オランダの病理学者、Joannes C. Pompeの名前にちなんで名づけられ、1932年に疾患の関連性が最初に記述されました。Pompeはユトレヒト大学で医学を学びました。1930年12月27日、まだ研修医のときに、肺炎で死亡した7歳の少女に剖検を行ったのですが、彼はすぐに彼女の心臓が異常に肥大していることに気づいたのです。顕微鏡を通して、彼は筋肉細胞が構成するメッシュのような組織が大きく歪んでいることを発見しました。当時、他の蓄積障害が報告されていたため、Pompeは乳児が化学的に歪んだ細胞機能の蓄積によって疾患となり死亡したと推測したのです。その後すぐに、Pompeと彼の同僚は、その子どもでは自身の細胞にグリコーゲン（デンプン様化合物）が過剰であることを示しました。Pompeはこの疾患を研究し続け、博士論文は心臓の病理所見を分析したものです。ナイメーヘンのある病院で一旦働いた後、1939年に、Pompeはアムステルダムの病院で病理学の主任に任命されました。

私たちは研究一途の医師を愛国的な英雄として考えることはめったにありませんが、Joannes Pompeはその評価に値します。1940年の春、ナチスがオランダを侵略した後、彼は5月15日に降伏するまでオランダ軍に加わりました。彼はオランダのレジスタンスに参加し、最初は聖母病院（Onze Lieve Vrouwe Gasthuis：OLVG）病院の秘密の部屋を使って、ユダヤ人をかくまう支援も行いました。1943年の春、彼はナチス医学会に入会することを拒否し、辞表を病院上層部に提出しましたが、上層部はそれを無視することを選択し、彼はそこで働き続けました。彼の研究所はいくぶん離れていたので、1944年11月、レジスタンスの人たちが動物実験室に無線送信機を隠し、英国の連合軍に情報を送信するために役立てることに彼は同意したのです。ところが1945年2月25日、ナチスの兵士は送信機を発見し、病院の中庭で無線通信士を撃ちました。彼らはPompeが教会から家に帰ってきたのを発見し、すぐに彼を投獄しました。1945年4月14日、オランダのレジスタントは鉄道橋を爆破し、その過程でドイツの列車を破壊しました。報復として、ナチスはPompeと他の19人の囚人を橋の近くの牧草地に連れて行き、そこで彼らは一括して処刑され、大きな墓地に葬られたのです。今日、ポンペ病の初期の研究のいくつかが行われた病院の入り口の近くに、Pompeの生活を記念したプレートと彼とともに亡くなった他の病院の雇用者の名前が掲げられています。Pompe博士がナチスの手にかかって非業の死に至らなかったら、この疾患の研究がどれほどもっと急速に進歩したの

だろうと思いをはせます。

　ポンペ病は、α‐グルコシダーゼ（または酸性マルターゼ）と呼ばれる酵素の欠陥によって引き起こされるグリコーゲン蓄積障害です。典型的には、突然変異が遺伝子のどこに位置するかに依存して、小児では幼児期には激しい重度の障害を発症するか、小児期以降は軽度の形態になります。この病気の重症型に罹患した幼児では、筋肉は非常に弱く、自分では呼吸できません。ほとんどの場合、生存するためにレスピレーター（人工呼吸器）に依存します。Genzyme がこの開発に着手したとき、この疾患の「幼児型」に罹って生まれた子供は実に 90 ％が生後 1 年以内に死亡していました。

　ポンペ病に対する開発を引き受けるという Genzyme の決定の一部は、自然発生的に発生する動物モデルの初期データを確証することに一部起因していました。1998 年、東京のチーム（訳注　国立精神・神経研究センター辻野誠一博士ら）は、日本のウズラにポンペ病（同じ遺伝子の突然変異から生じる）の鳥類型を組換え酸マルターゼで投与した効果についての研究を発表しました。通常、影響を受けた鳥は重度のミオパチーを患い、飛行することができず、深刻な筋肉壊死で死に至りますが、ちょうど 2 週間の治療後（わずか数回の注射）、4 羽の治療を受けた鳥は羽ばたくことができるようになり、1 羽は数フィートの距離を飛ぶこともできました。

　Henri Termeer は、デューク大学医学部の研究者が、人間の疾患の治療法を開発するという提案で Genzyme にアプローチした 1998 年に、医師に患者の数がどれくらいあるかを聞いたことを思い出しました。動物モデルでは、置換酵素を供給することによって筋肉を改善し、動物を生存させることが十分可能でした。実際に、Genzyme では最初に何人の患者がいるかを調べようと試みましたが、患者はほとんど見つからなかったのです。そもそも子どもたちは生後わずかの期間しか生存できないので、病気の発生率（1 か国当たりの出生数）または罹患率（全生存患者）を実際に知ることができませんでした。このために会社内では開発の是非について激しい議論となりましたが、Termeer は心配しませんでした。彼の見解では、Genzyme が効果的な薬を作れば、それを正当化するのに十分な患者がいるだろうということでした。

　幼児ポンペ病は希少疾患の中でもとくにまれな疾患です。Genzyme の臨床専門家は、治療を受けていない患者群と比較したランダム化臨床試験で超希少な致死性疾患の臨床研究をすることは非倫理的だと考えていました。その代わりに、彼らは広範な自然歴の研究に着手しました。幼児ポンペ病と診断された 150 人の患者の記録を世界中の人から見つけて調査研究をしたのです。これらの記録から、彼らはこの病気の進行に関する世界最大のデータを集めました。最終的に、Genzyme の臨床専門家は、社内では Myozyme と呼ばれる代替酵素製剤を投与する臨床試験の結果を未治療の乳児の臨床経過と比較することで、効力を発

144　第6章

揮させることができることを FDA に納得させることができました。結果は非常に印象的でした。本質的にすべての未治療の乳児が初年度に死亡したのに対し、Genzyme が臨床試験に登録した 16 名の乳児はすべて 1 年間生存し、しかも人工呼吸器を必要としなかったのです。

　Termeer の考えは正しかったのです。実際薬を必要とする患者は少なからずいたのです。障害がほぼ一律に致命的であり、有意義な治療法がない場合、科学者はその発生率および罹患率を計測するための動機（インセンティブ）はほとんどありませんが、だからといってそれは患者がいないことを意味するものではないのです。 2006 年に Genzyme が FDA から幼児ポンペ病の治療薬として Myozyme が承認されたと発表したとき、数日で新薬へのアクセスが殺到しました。臨床的な需要は、同社の医薬品供給能力を上回ってしまいました。会社の上層部は生産を改善しようとあわてて対応に動きました。これは、治療法を開発するのに十分な患者がいないという大多数の見解があった企業にとっては、まったく予想外のことでした。 2012 年、オーストリアの研究者たちは、34,736 人の連続新生児の遺伝学的検査で、ポンペ病の 4 人の乳児が 1：8684 の発生率を示し、文献よりもはるかに高いことが判明しました。新しく発見された子どもの大半はミスセンス突然変異をもっており、通常はそれほど深刻ではないのですが、そのような症例では少し後になって発病する形態になります。

　Termeer は、ゴーシェ病の患児たちの家族と一緒に、ポンペ病の患児たちの家族に手を差し伸べました。 Genzyme のスタッフがその組織の構築に尽力し、患者登録システムの構築を支援しました。患者登録システムというのは、本質的には、疾患に罹っている患者に関する情報を収集するデータベースです。Termeer は、将来の臨床試験に参加する可能性のある患者を見つけるための迅速なアクセスを提供し、薬の市場を構築するのを手助けするため、患者登録システムの構築が値千金に匹敵することを知っていました。

　医師は現在、幼児ポンペ病の子どもを Myozyme で約 8 年間治療しています。これは、その効果を得るのに十分な時間です。予期されたように、生存期間が延長し、人工呼吸器の使用時間が遅れ、重度の冒された幼児の筋肉機能が改善するという臨床のエビデンスは、全体的には明らかではなく、治癒には至っていませんでした。患者はしばしば、タンパク質に強い免疫応答を示し（身体が異物と認識する）、酵素は筋機能を正常に戻さず、一部の子どもは年長になったとしても、呼吸不全または心不全で死亡しました。幼児期の疾患の平均的な子どもがより長く生きるにつれて、新しい表現型が出現しています。例えば、グリコーゲンが脳組織に蓄積するため、早期発症の疾患を有するこれらの子どもの一部は、後に知的障がいを発現する可能性がありました。 Myozyme と Lumizyme（最近承認を受けた）は、1400 人以上のポンペ病患者の命を救い、症状を改善しました。

　Genzyme は、初のバイオテク企業でもなく、初の遺伝子疾患専門企業でもあ

りませんでしたが、ゴーシェ病のための酵素補充療法および他の遺伝的蓄積症障害の治療開発におけるその大成功は、この新しい産業への大きな関心を刺激することになりました。 1990 年代半ばまでに、他の企業が同じ分野の企業を立ち上げていました。おそらく、最も重要なのは、カリフォルニア州に本社を置き、リソソーム蓄積症にも注力している BioMarin です。 1997 年、UCLA の研究者であり、国内有数の生化学遺伝学者である Elizabeth Neufeld と研究室の研究員であった小児科医 Emil Kakkis は、チャイニーズハムスターの卵巣細胞株を開発し、イズロニダーゼ、ハーラー症候群またはムコ多糖症 I 型（Mucopolysaccharidosis type 1: MPS I）と呼ばれる疾患に欠陥のある酵素の酵素置換療法を開発してきました。

　罹患した子どもに見られる骨格や風貌に出る症状のために昔は「ガーゴイル症」と呼ばれたこのまれな（10 万人に 1 人未満）リソソーム蓄積症は、英国の医師によって約 1900 年に最初に記載されました。しかし、名前の基となるハーラー症候群については、1919 年にミュンヘンで見出された患者の症例報告を発表した若い小児科医がその賞賛を受けることとなりました。数十年前、臨床遺伝学者は 9 つの異なるムコ多糖類症候群を番号で再分類し、今日ではこの状態をムコ多糖症 I 型（MPS 1）と呼んでいます。 3 歳または 4 歳までに、すべての臓器の細胞がグリコサミノグリカン（GAG）と呼ばれる大きな分子であたかも詰まっているかのようで、子どもの生命と人生を荒廃させました。彼らは通常、脾臓や肝臓の腫れ、脊柱変形、呼吸障害、角膜のくもり、難聴、関節の問題、場合によっては知的障がいがあります。約 15 年前までは、この病気に罹った者の多くは幼い頃に死亡しました。

　Neufeld と Kakkis のデモンストレーションでは、ムコ多糖症 I 型で機能しない正常な酵素を作ることが可能であったため、Glyko という会社からのわずか 150 万ドルの投資で始まった BioMarin が生まれました。スタートアップ 1 年以内に民間投資家からさらに 1100 万ドルを調達しました。驚くべきことに、わずか 1 年後、小さな会社は、疾患治療のための酵素補充療法を開発するために、Genzyme との合弁事業に参入しました。進歩は、薬物開発の一般的な基準の限りにおいては非常に速かったわけです。 1998 年、BioMarin は株式公開し、新規株式公開で 6700 万ドルを調達しました。 Emil Kakkis は現在、同社の最高医療責任者（Chief Medical Officer）です。 15 年以上にわたり、BioMarin は着実に研究開発の課題を拡大してきました。 FDA は、2003 年にムコ多糖症 1 型を治療する薬と知られる Aldurazyme を承認しました。2005 年にはムコ多糖症 IV 型という関連疾患を治療するために、Naglazyme と呼ばれる第 2 の薬を承認しました。その後、BioMarin はムコ多糖症 IVA 型（モルキオ症候群としても知られる）およびフェニルケトン尿症（PKU）患者の治療薬の開発に成功しましたが、2014 年中頃には BioMarin の市場資本は 85 億ドルに達しました。

Henri Termeer は、珍しい病気を征服したいと思っている人たちにどんなアドバイスをするでしょうか？「可能な限り多くの前臨床的証拠を開発しましょう。」「安全性と免疫原性のすべての問題は解決できないことを了承してください。」「FDA は、治療された患者での安全リスクを評価するために何年も追跡されることを理解していると考えています（その人には存在しない、または機能していないヒトタンパク質を投与する、すなわち酵素補充療法では新たに開発された小分子であり、多くの「オフターゲット」効果を有する可能性があります）。」「治療可能な患者の数を抑止しないでください。」Genzyme と他の企業も、いったん薬が承認されると、既知の患者の数が２倍から３倍にもなることを何度も見てきました。規制当局は、希少疾患の臨床試験を実施することがどれほど難しいかを理解していますので、柔軟性があり、合理的な道筋を見つけるためにあなた方に協力していきます。

　1990 年代から 2010 年にかけて、Genzyme は１つのリソソーム蓄積症を克服し、ファブリー病（2003 年）を治療する Fabrazyme（α-galactosidase）、ハーラー病を治療する Aldurazyme (laronidase) (2003 年)、Myozyme (alglucosidase α) はポンペ病治療薬として（2006 年）大きく貢献しました。この時代には、遺伝性希少一遺伝子疾患のための医薬品の開発において、Genzyme はバイオテクノロジー分野の誰もが認めるリーダーであり、その過程で株主に印象的な価値をもたらしました。欧州医薬品大手 Sanofi が 2011 年に買収したとき、Genzyme は 200 億ドルと評価され、Termeer は全米で最も長く CEO を務めた人となったのです。

　私は、Genzyme が開発した薬へのアクセスのために何人の人生が救われたのかと推測しています。私の推測では、2014 年までにその薬が 10,000 人以上の命を救ったのではないかということです。したがって、Sanofi の取引の見方を変えると、Sanofi が Genzyme の薬を、治療された人の人生を１人当たり 100 万ドル以上で評価したことは素晴らしいことです。酵素補充療法で治療されている患者の大部分は子どもとして治療を開始しているため、一生を通して治療するには何百万もの費用がかかります。しかし、酵素補充療法はまた、他の高価なケアの必要性を排除し、ゴーシェ病やファブリー病の場合でも確かに多くの患者が生産的な生活と人生を送ることを可能にします。決定的なコストベネフィット分析を行うことはおそらく不可能ですが、これまでのところ、社会は高価な薬を容認しています。確かに、酵素補充療法の費用は、数か月間命を延ばすために 10 万ドルかかるがんの薬よりも、社会への経済的利益をはるかに上回ることがほぼ確実です。

　2013 年までに、FDA はリソソーム蓄積障害治療用の人工酵素５種を承認し、その他の遺伝性単一酵素異常症用にはさらにいくつかの酵素を承認しました。これらのうち、承認された最初の（ゴーシェ病の治療のための）Cerezyme は、最も有益な効果を示していました。他の酵素置換戦略の各々は、それらが設計され

た遺伝的リソソーム蓄積障害のいくつかの臨床局面の課題を改善しています。しかし、その病気が脳を傷つけるような事例では、その治療価値は低いのです。一般に酵素補充に使われる大きな分子は血液脳関門（BBB）を通過できないためです。

　胎児期および乳児期では、私たちの脳内を覆う最も細い血管である毛細血管内皮細胞は、タイトジャンクションを密に形成し、少数の小分子のみが選択的に血管の外側に分布する脳神経細胞に入ることを可能にします。他の細胞とは異なり、脳を栄養する毛細血管を構成する細胞は星状細胞によって受け入れられています。さらに、脳の毛細血管そのものは分子がより浸透しにくい基底膜を有しています。各脳細胞は、その仕事をするために比較的高いレベルのエネルギーを必要とするため、あらゆる細胞に栄養素を供給するという課題を満たすためには、毛細血管網が巨大でなければなりません。私たちの脳の毛細血管の一方の端から他方の端まで 300 マイル（480 キロメートル）以上にもなると推定している人もいます。

　実際のところ、脳細胞に到達することができないため、酵素補充療法薬は、遺伝的蓄積症障害によって引き起こされる冷酷な脳損傷を遅らせるうえで、本質的に価値がありません。幸いにも、最も一般的な病型のゴーシェ病の場合には、治療によって脳が守られます。残念なことに、ハンター症候群（MPS I とも呼ばれる）やハーラー症候群（MPS II とも呼ばれる）などの他のいくつかの症例では、たとえ小児が酵素補充療法の早期に処置されたとしても、経時的に神経学的損傷を引き起こしてしまいます。

　ここ数年の間にいくつかの研究グループが、脳室を満たしている脳脊髄液中に、人工的につくられた酵素を注入する方法を工夫することにより、この非常に重要な治療上の問題を克服しようと試みています。しかしこの方法は、治療がほぼ確実に定期的かつ生涯にわたって行われなければならないため、最適な送達方法とはかけ離れています。脊髄液へのアクセスを取得および維持することは不便であり、髄液穿刺の操作そのもののリスクも伴います。しかし一方で、酵素補充療法の髄腔内送達が有意な利益をもたらす可能性があるという証拠が出てきています。 2009 年頃から、科学者たちは、ハンター症候群とハーラー症候群のマウス疾患モデルを作成し、遺伝子操作されたマウスの脊髄液に酵素を注入する実験を行いました。その後の脳内の有害な蓄積物質の再投与の効果を示す結果から、マウスが酵素の補填によって恩恵を受けていることを示し、その結果に基づいてヒトでもおそらく恩恵を受けるだろうと推測されたのでした。 2014 年に、バッテン病（Batten disease）のモデル犬で髄腔内酵素補充療法を使用する研究があり、酵素補充療法には追い風になりました。

　これら 2 つの疾患、ハンター症候群とハーラー症候群を有するヒトにおける最初の臨床試験が開始されました。ノースカロライナ大学の教授である Joseph Muenzer は、Elaprase（イズルスルファーゼ）の製造元である Shire

Pharmaceuticals が資金提供した試験で主任研究員（principal investigator:PI）を務め、髄腔内（髄液）ハンター症候群の子どもの試験では、4人のグループに分け、プラセボで治療されるか、または3つの異なる用量の薬物の1つ（いわゆる用量線量試験）を与えられた16人の罹患した子ども（3歳から18歳）を登録しました。結果はまだ報告されていません。ミネソタ大学では、Paul Orchard 博士が、ハーラー症候群の子どもを骨髄移植や Aldurazyme（ラロニダーゼ）の定期的な髄腔内投与で治療する臨床試験を行うチームを指揮しています。その研究はちょうど患児を募集し始めており、最初の安全性の確認は 2016 年まで公表されない可能性が高いと思います。

　酵素の定期的な髄腔内投与にはいくつかのハードルがありますが、そのうちの最も難しいのは脳全体に十分な酵素を送達するという課題です（貯蔵障害は本質的に脳内のすべての細胞に影響します）。マウスの実験のニュースは明るい兆しですが、実際に病気を阻止するために人間のように大きな脳全体に広範囲に酵素を送達することは不可能かもしれません。一つの希望は、2007 年、Emil Kakkis 博士（当時 BioMarin）が率いるグループが行った研究で、イヌの脊髄液に高用量のラロニダーゼをこの疾患と同等のイヌの疾患モデルに投与すると、この病気の特徴であるグリコサミノグリカンの蓄積レベルの是正が実際に起こることが示されました。

　全体として、2014 年には約 1 万人の患者に重度の負担を軽減するために酵素補充療法薬が投与され、総額で約 30 億ドルの収益がありました。この約半分はGenzyme が負担し、ほとんどは非ニューロパシー型のゴーシェ病患者の治療による収入が最も関連していました。 2014 年に International Gaucher Registry（ゴーシェ病の患者登録制度）は、酵素補充療法に関連する長期のリスクと便益をよりよく理解するために、6000 人以上の同意患者の臨床経過や治療経過などをフォローし続けています。

基質減少療法（Substrate Reducing Therapy: SRT）

　酵素補充療法はよいことはよいのですが、「根治療法」ではなく、あくまで「症状軽減療法」です。さらに、酵素補充療法の非常に高いコストと多くの患者のために高分子の薬物が引き起こす免疫学的問題により、研究者は未来のために他の優れた治療法を開発するよう促されているのが実情です。リソソーム蓄積障害の治療に対する考えられるアプローチの1つは、患者の突然変異した酵素がそれを分解することができないため、細胞中の毒性レベルに蓄積するその基質の量を減らすことであろうと思われます。ある意味では、低フェニルアラニン食（第 1章で論じました）は、基質減少療法の一形態です。 リソソーム蓄積障害（細胞によって作られた大きな分子を分解しないことによって引き起こされる）では、

酵素補充療法：遺伝子組換え医薬品　　**149**

食事療法はまったく機能しません。それでもなお、毒性基質の蓄積を以下の手段のいくつかを使って何とか下げられるかもしれないと考えられています。例えば、変異を起こした酵素でも十分に機能を発揮できるレベルまで有毒物の濃度を下げて病気の症状の一部を軽減することのできる薬物の開発とか、通常では起こらない代替の分解代謝経路を見出してそちらに分解を誘導したり、あるいは貯蔵された物質の安定性を低下させるような薬物を開発することなどが可能性として挙げられます。1979 年、ジョンズ・ホプキンス大学のグループは、二次的な生化学経路に沿って毒性物質を排除するために小さな薬物を使用することによって、尿素サイクル（窒素代謝）の障害を有する子どもの健康を改善できると提案しました。約 2000 年以降、科学者たちは、これまでのところ劇的な成功は得られていないいくつかの障害について、このような基質減少療法（1980 年代初頭に最初に提案された）を開発しようと努力を重ねてきました。

　約 15 年前、研究者たちは、イミノ糖と呼ばれる化学物質が、テイ–サックス病、およびそれと密接な関連のあるサンドホフ病の子どもの細胞中に有毒なガングリオシドが蓄積する速度を遅くする可能性があることを示しました。残念なことに、その後の研究では、このように患児を治療する重要な臨床的利点は再現されませんでした。約 10 年前、1 つの研究グループが、システアミン（Cystagon）と呼ばれる低分子化合物が、バッテン病として知られる重度の若年発症疾患の患者において、細胞内の蓄積物質の量を減少させたことを示しました。しかし、ここ数年のフォローアップ後も、有効な明白な証拠は出てきませんでした。研究者たちは、ゴーシェ病を治療するための基質減少療法（SRT）の応用に対して最も有望ではないかと期待していました。　1990 年代後半から 2000 年代にかけて、Actelion というバイオテクノロジー企業が、細胞がスフィンゴ糖脂質を産生する経路における最初の酵素の産生を阻害するために miglustat（現在 Zavesca という名前で販売されている）を開発しました。この薬物は細胞がスフィンゴ脂質を合成する経路の最初の酵素による生成を抑えることによって、最終的にその疾患に罹患した患者に蓄積するグルコセレブロシドの生成を抑えることが主作用です。　2003 年に FDA は酵素補充療法を使用できない患者のゴーシェ病治療薬として miglustat を承認しました。　SRT は酵素補充療法よりずっと安価でなければなりません。何人かの患者にとって、医師は、付加的療法として miglustat を使用することによって高価な組換え酵素の用量を低下させることができるようになりました。おそらく最も直近の有望なニュースの一つは、2015 年春、ファブリー病患者の新規経口基質減少薬の第Ⅱa 相試験を実施すると発表しました。薬物（GZ／SAR402671）は、酵素がファブリー病の毒性蓄積をもたらす経路の重要な中間体であるグルコシルセラミド（GL-1）の形成を阻止するのを阻害することが明らかにされたことでしょう。

　基質減少療法の 1 つのエキサイティングな側面は、同一の化合物がいくつか

の異なるオーファン障害を改善するのに有効であり得ることであり、その各々は同じ合成経路の異なる段階での酵素欠損に起因することです。miglustat は、ニーマン‐ピック C（NP-C）病と呼ばれる比較的重篤で希少な蓄積症であっても、臨床的価値はそこそこあるとされています。ニーマン‐ピック C 病の子どもを治療するために miglustat を使用する欧州連合（EU）、ロシア、および他の地域で規制当局の承認を得るための Actelion の取り組みは成功しました。しかし、2010 年に FDA は本質的に同じデータパッケージを見直し、拡大して使用するため、miglustat は承認されませんでした。「完全回答書」では、当局は本質的に有効性のより臨床的な証拠を見るよう求めました。これは、ニーマン‐ピック C 病をもつ子どもの多くの親を混乱させ、一部の家族たちを怒らせました。どうしてこの薬物が欧州で承認され、米国で合意に達することができなかったのでしょうか？ いずれの尺度でも、FDA への公平さにおいて、データパッケージは、臨床的改善効果を示す非常に控えめな証拠および長期的利益を予測する証拠は提示されませんでした。

それでも、このような疾患に罹患した子どものための他の治療はありません。米国では、ニーマン‐ピック C 病に罹患している子どものための miglustat への使用は、保険会社が高価な薬の使用を適応外使用で支払うかどうかによって決まります。私の推測では、現在影響を受けている子どもの約半分が何らかの形でこのような保険適応外のしくみを使わざるを得ません。ここ数年、いくつかの小規模な臨床試験が行われ、miglustat 治療はニーマン‐ピック C 病のいくつかの側面、とくに眼の動きと適切な嚥下能力を安定させるという結果をもたらしました。

ムコ多糖症（MPS）症候群の多くは、グリコサミノグリカンと呼ばれる分子の毒性作用のために生じる。ゲニステインと呼ばれる小分子がグリコサミノグリカンの合成を阻害し、疾患の負担を軽減できるかどうかを判断する臨床試験が行われているようです。2013 年、Genzyme は、次世代の基質削減薬「eliglustat」の第III相試験の結果を報告しました。まだ他の薬剤で治療されていなかったゴーシェ病患者 28 人の試験で、eliglustat は、脾臓容積を有意な縮小と肝腫大を軽減し、血小板数を改善するという目標を達成しました。2014 年の夏、FDA は、Gaucher I 患者のための第一選択経口療法のために新薬（現在 Cerdelga として販売されている）を承認しました。

基質減少療法の進歩は遅いのですが、リソソーム蓄積症に密接な関係をもつ研究の中では活発な領域であり、今後 10 年程度の間にはいくつかの疾患を軽減させるような薬が承認されるはずです。しかし、その性質上、基質減少療法は病気の改善を達成するための戦略であるものの、根本治癒は提供できません。現時点では、基質減少療法薬はオーファン病の自然経過を劇的に変えるといったことはまず起きないだろうというのが現状です。

第7章

遺伝子治療
ウイルスを用いた正常遺伝子の送達

組換えDNA

幻想的なディズニー映画の一つであるファンタジアの一場面で、魔法使いの弟子として鋳造されたミッキーマウスは、彼の主人に反抗し、禁じられた力を使って遊び、すぐにコントロールを失い、壊滅的な洪水を引き起こします。偉大な指揮者、レオポルド・ストコフスキーは、1939年に映画音楽の監督としてフィラデルフィア音楽院でアニメーション化された8つのクラシック作品（ベートーベン、シューベルト、デュカス、ムソルグスキーによる作品を含む）のコレクションを使って指揮しました。遺伝子治療の起源を思うとき、私は時々魔法使いの弟子が起こした洪水の連続を思い出します。どうしてって？　1970年代初めに分子生物学者がDNAを操作できるツールを発見した後、分子生物学者たちは凄まじくたくさんの科学的な疑問を解き明かしたいと考えるようになりました。しかし、一方では分子生物学という新しい力を行使すると、意図せずに甚大な被害を生態系にもたらすかもしれないという懸念がありました。実際に起こりえる恐怖の例を挙げれば、誰かが組換えDNA技術を利用して、ある系統の細菌を改変した場合、もしその細菌が実験室内での封じ込めから逃れたときは、農作物を荒廃させたり、あるいは人を殺したりするかもしれないということでした。分子生物学の黎明期には、生物学者に前例のないような倫理的な反動が生まれました。分子生物学が生まれた頃の議論に戻ると、私はまずは遺伝子治療の基礎となる初期の出来事を思い出します。分子生物学の黎明期の歴史は、その創始者のひとりであるGunther Stentによって書かれた「*黄金時代の到来　Coming of the Golden Age*」と呼ばれる素晴らしい著書に集約されており、その中身に沿って話を進めたいと思います。

　当時、まだ真新しい響きであった「分子生物学」という用語は、X線結晶学を専門とするW.T. Astburyという英国の科学者によって1930年代に創成されました。当時、タンパク質構造を研究するためにX線を使用することは、急速

に発展する分野として位置付けられました。それには、生物の本質にかかわる
DNAのらせん構造を1953年にワトソンとクリックが明らかにしたことに代表
されるように、構造生物学によってもたらされた多くの生物学的な発見が重なっ
たこともあり、分子生物学の重要性は不動のものになっていきます。新しい用語
が定着するのには時間がかかるものです。しかしその言葉を改めて語った人がい
るとすれば、ドイツの物理学者Max Delbrückでしょう。彼はドイツの著名な物
理学者であるBohrと研究をしていましたが、1930年代後半には彼は自分の抜
きんでた知性を遺伝子の*物理的性質*の探求へと向け直したのです。Delbrückが
遺伝子を研究し始めた当時はまだ、細胞の複製が何十年もの間、ドグマであった
時代にあって、情報を忠実に伝達することができる独立した物質としての遺伝子
の役割とメンデルの概念について、当時の科学者はまだその役割について何も知
りませんでした。確かに、DNA分子の見かけの単純さと比較して、タンパク質
の構造ははるかに複雑に見えましたから、当時のほとんどの科学者はタンパク質
が遺伝物質であると考えていたのです。

　1940年代初め、Delbrückは他の2人の科学者、サルバドール・ルリアとアル
フレッド・ハーシーと共同研究を始めました。これら3人が、American Phage
Group（ファージは、20年前に発見された小さなウイルス様粒子に与えられた
名称であり、細菌に感染して自己複製を産生する能力を有することが知られてい
た）を作りました。ロングアイランドのコールドスプリングハーバーで、1940
年代にこのファージ・グループは夏の休暇を利用して毎週「合宿」を重ね、分子
生物学という用語に重要な意味を与えた基本的な発見をいくつかすることができ
ました。私は、1975年に私の人生の最初の招待セミナーをCaltechのBiology
学科で行ったのですが、その際、Max Delbrückが観客の中にいることを実感し
たときの「恐怖」を今でも思い出します。

　1944年、マンハッタンのロックフェラー研究所のオズワルド・エイヴリー研
究室で、遺伝子の理解を飛躍的に加速させた大きな発見がありました。異なる細
菌株の実験では、オズワルドは、「ドナー（提供者）」からのDNAが「レシピエ
ント（受け取る側）」の遺伝情報を変えてしまう可能性があることを示したのです。
この発見は、すなわち、DNAは遺伝物質の本体であるに違いなく、DNA分子は
大量の情報を持ち運び、忠実に伝達するように構造化されているはずであること
を意味していました。

　インディアナ大学の学生であったジェームズ・ワトソン（James Watson）は、
1940年代を通して50人以下のファージ・グループの中で最も若いメンバーの
ひとりでした。彼のポスドク時代の冒険と、1952年—1953年のイギリスのケ
ンブリッジ大学でのフランシス・クリックとの共同研究は、彼らのDNAの二重
らせん構造の発見で絶頂を迎えました。しかし、驚くべきことに、1950年代に
はこの偉大な発見（ワトソンとクリックが1962年にノーベル賞受賞。最年少受

賞者となった）に基づいて発見された研究の成果はまだ開花していませんでした。　DNA を合成するために必要な化学的ツールをまだもっていない科学者は、遺伝子の構造と機能を解明するために、古典的な細菌遺伝学に依存せざるを得ず、その進歩は遅々としていたのです。そのような研究の中で最も重要なのは Seymour Benzer により成された細菌遺伝子の微細構造の解明でした（1930 年代に開発された「1 つの遺伝子が 1 つのタンパク質をコードする」という説を確認し、展開しました）。また Benzer の研究は、遺伝子制御のメカニズムの解明と理解に重要な貢献をした黎明期の研究成果をもたらした Jacob（ジャコブ）と Monod（モノー）という 2 人のフランス人科学者の活躍の場を与えました。

　遺伝子治療の研究の起源は、前段で私が簡単に要約した研究成果、あるいは単純なウイルスがどのように複雑な生物の細胞内に侵入して、宿主の細胞内の酵素の仕組みを支配し、制御するのかに興味をもった幾多のウイルス学者の研究と切っても切れない関係にあります。遺伝子治療の先駆けとなる重要な知見は、ナチス・ドイツとの抵抗で戦ったイタリアの医学研究者であるレナート・ダルベッコによりもたらされました。戦争の後、彼はアメリカに移住し、インディアナ大学のサルバドール・ルリアと仕事をしました。数年後、彼は Max Delbrück のチームに合流するためにカリフォルニア工科大学に異動しました。　1964 年、ダルベッコは、SV40 と呼ばれる腫瘍ウイルスが、哺乳動物の細胞の中にあるゲノムの遺伝子の発現を変えることができ、ウイルス由来の DNA をその細胞のゲノムに伝播させることによって、正常な動物細胞を癌細胞に形質転換できることを示しました。もちろん正常細胞から癌細胞への変換は生物にとってなんの利益も生み出しませんが、一方で、この実験によって遺伝子異常を治療する目的で正常遺伝子を細胞内に運び入れるためにウイルスを活用することがいつの日か可能となることが示唆されたのです。

　この仮説は、Stanfield Rogers 博士が後に、植物細胞に自然感染する TMV（タバコモザイクウイルス）と呼ばれる別のウイルスが、細胞が通常作ることができなかったタンパク質を作り出せることを発見（1944 年のエイヴリーの研究に端を発した発見）のおかげで揺るぎのないものになりました。セオドア・フリードマン博士を含むダルベッコのグループの科学者たちは、1971 年頃に、所望の DNA 配列を細胞に輸送するために天然に存在するパポバウイルスの変異体を使用することが可能かどうかを探究し始めました。

　1970 年代には、多くの細菌が正確な位置で DNA 配列を切断できる酵素（「制限酵素」と呼ばれる）が発見されました。これを契機に科学者が遺伝子を単離し、ウイルスのキャプシドと呼ばれる内部装置に挿入することを可能にする新しいツールが登場しました。　1970 年代、科学者は単離された遺伝子をウイルスベクターと組み合わせて、そのような「遺伝子の運び屋」を作り出す技術を完成させたのです。同じ時代、ダルベッコの生徒である Howard Temin（テミン）と

David Baltimore（ボルチモア）の 2 人が、細胞がウイルスの RNA コードを読み取り、対応する DNA 配列を作ることを可能にする酵素（逆転写酵素と呼ばれる）を独自に発見しました。ダルベッコと彼の 2 人の学生は、1975 年にこれと関連する研究による大きな貢献が認められてノーベル賞を受賞しました。

1972 年頃、Shope パピローマウイルス（Shope papilloma virus：SPV）を研究していた Rogers が、実験室で彼の同僚の何人かがアルギニンと呼ばれるアミノ酸の血清レベルが低いことを見出して、その原因が研究室内でのウイルスへの曝露ではないかという疑義が出ました。Rogers は、アルギニン血症と呼ばれる非常にまれなヒト疾患（今日はアルギナーゼ欠乏と呼ばれる）があることを知っていました。アルギニンを分解する酵素が患者では明確に欠損しており、その血中濃度が毒性を発揮するようなレベルに達するのです。現在の倫理委員会では到底承認を得られない「実験」ですが、Rogers はこの希少疾患をもつドイツ人の 3 人の女児に、SPV を使って、その遺伝子にアルギナーゼ遺伝子を乗せて、感染させることにより治療した結果、代謝異常が是正されることが明らかにされました。女児は生存には影響がありませんでしたが、倫理上の懸念を引き起こした「実験」であったために、実用化にはならず、結果としてこの実験は臨床上の効果をもたらすことはありませんでした。

1972 年頃、スタンフォード大学の生化学者で、1980 年にノーベル賞を受賞したポール・バーグは、SV40 の DNA とラムダと呼ばれるバクテリオファージを切断して繋ぎ合わせる（組換え技術）ために、今ではすぐに入手できるようになった「制限酵素」を使用できることを示しました。これは*2 つのまったく異なる生命体の遺伝子配列をつなぎ合わせる*という意味で驚異的な実験でした。この実験は、他の同様な実験と同様、新しい遺伝子工学の分野を生み出し、真の技術革命の舞台を生み出しました。ヒューストンのベイラー医科大学の大講堂でバーグ博士から自分の発見について講義を受けた群衆は皆、魅了され、直に触れる興奮を覚えています。講堂にいた人は、学生と聴衆です。しかし、遺伝子工学の初期に行われた組換え実験は、環境破壊、がんの大流行、恐ろしい新しい形態の生物学的テロリズムといった「想像上の事象」も一方では生み出しました。例えば、あらゆるヒト腸内に存在する細菌である大腸菌（*Escherichia coli*）にがんを引き起こす遺伝子を偶発的に感染させた場合どうなるのか？ バーグと他の人々は、これらの懸念に対処するために迅速に動きました。

1975 年には、カリフォルニア州モントレーのアシロマ・カンファレンスセンターで約 140 人の主要生物学者と数名の弁護士と倫理学者が会合を開き、遺伝子工学のリスクを議論し、それらを評価し、封じ込める方法について検討しました。この特別会議の結果の 1 つとして、アシロマ・グループは、「遺伝子操作の実験のために選択されたいかなる生物でも、生物学的に欠損をもっていなければならず、欠損があるために研究がなされる実験室以外の環境では生存できないよ

うにしなければならない」ことに焦点を当てた一連の自主ガイドラインを作成しました。このガイドラインは、細菌分類学という難解な分野で仕事をしていた微生物学者の知識と経験により作成されましたが、彼らは問題となる細菌を生存しないようにする処理方法を具体的に指摘できたので、その内容にはとくに説得力がありました。

1970 年代後半に、組換え DNA 実験に関連するリスクについて多くの一般的な議論が行われ、組換え DNA 実験の異なる種類の実験室封じ込めの異なるレベルを要求する連邦の規則が策定されました。何人かの政治家の中でとくに有名だったのは、後にマサチューセッツ州ケンブリッジの市長となる Alferd Vellucci です。彼は、新技術を慎重に検討し、研究を禁じるか厳格に規制する条例を制定しました。その後数年の間に、数多くの科学論文が種間で DNA 配列を移動させることに伴う環境リスクを探究する努力について報告し、一般社会に安心感を提供することに貢献しました。実験室で誕生した遺伝情報が改変され障害をもったような生物は、管理された環境以外では生存できなくなったのです。

1970 年代後半には、科学者たちは、DNA ペイロードを組み立て、ヒト細胞に自然感染することができるウイルスベクターを用いてゲノムへ必要な DNA を挿入できるようにする重要な技術を確立しました。この研究の多くは、ヒト β - グロビン遺伝子（数千人の人々がこの遺伝子に変異があるために鎌状赤血球貧血や β - サラセミアに罹患しています）を用いて行われました。黎明期の遺伝子工学者にとっての主な関心事は、遺伝性血液疾患の患者由来の前駆（幹）細胞を採取し、正常遺伝子を保有するウイルスベクターでこれらの細胞に形質導入を行い、その後それらを患者に移植し戻すことによって治療に結びつけることでした。生物学的にありえなくもないシナリオは、形質導入された幹細胞が体内で増殖し、その子孫の細胞が原疾患を解消するのに十分な正常ヘモグロビンを産生することだったのです。しかし、十分な幹細胞に正常遺伝子を形質導入し、患者を治療するべく本来の「自然の宿」である骨髄に戻し、治療レベルのヘモグロビンを産生するという確信をもてる方法はまだ誰も知りませんでした。

この目標を達成する夢は、現代医学の年表における有名な倫理的な不正行為の一つにつながりました。 1980 年にウイルスを感染させて遺伝子を骨髄細胞に導入することに成功した UCLA の血液学者の Martin Cline 博士は、安全上の懸念から遺伝子治療の実験に対して規制当局の認可を得られないことを知っていながら、米国を去り、β - サラセミアに罹患していた 2 人の少女を治療しようと試みました。1 人はイタリアで、もう 1 人はイスラエルで治療を実際に試みたのです。この実験的療法は有益な臨床効果を示しませんでした。Cline はこれらの国の法律は破っていませんでしたが、明らかに米国の研究規則に違反していました。全面的なレビューの後、米国国立衛生研究所（NIH）は彼の研究を非難し、今後の資金調達のための彼の将来の申請は制限され、特別な審査を受けるべきと判断し

たのでした。

1981 年、複数の研究グループは、レトロウィルス（RNA で構成されており、逆転写酵素を使って相補的に DNA を作る能力がある）を改変してヒトに与える危険を少なくし、遺伝子ペイロードを持ち運びして送達することが可能であることを報告しました。例えば、改変レトロウイルスベクターを用いてヒトの細胞に遺伝子導入を行い、検出可能な細胞機能の改善を確かめるという技術として 1983 年に出現しました。そのような事例が、Theodore Friedmann が率いるチームによってもたらされました。彼らは、Lesch-Nyhan 症候群と呼ばれる、hypoxanthine-guanine phosphoribosyl transferase という酵素の先天的欠損のために起こる希少なオーファン病(重度の発達遅延および自傷行為が特徴の病気)を有する小児から採取した細胞にレトロウイルスベクターを介して正常酵素遺伝子を導入し、細胞機能を部分的に改善させることができたのです。 1985 年から 1995 年の間には、ウイルスの特性を利用したベクターだけではなくて、リポソーム（DNA の長く伸長した DNA を内部に挿入できるようにした脂質膜で包まれた小球で、細胞に到達すると脂質膜が融合して内包された中味を細胞内に運び込むことのできるもの）のような非ウイルス系の遺伝子送達システムの開発が急速に進みました。それらのペイロードを細胞の内部に送達するのです。このようなドラッグ・デリバリーシステムの普及により、数百人の若手科学者がこのような深淵で困難な医学の領域に参入した結果、1990 年代には遺伝子治療に関する論文数が急増しました。

臨床に展開可能な遺伝子治療が誕生した頃、NIH の研究者である W.French Anderson が、アデノシンデアミナーゼ欠損症と呼ばれるオーファン遺伝病に罹患した少女を治療することができた（この酵素の欠如は、免疫担当細胞が感染症と闘う能力が極端に低下する）、1990 年 9 月 14 日ほど素晴らしい日はなかったでしょう。簡単な静脈内注入法を駆使して、彼は患者の骨髄から収集した細胞にこのアデノシンデアミナーゼ（ADA）という酵素作るための健常な遺伝子を繋いだアデノウイルスベクターを用いて、何百万もの細胞を培養、増殖させてから患者の体内に戻したのです。この疾患を改善するためには、全身のすべての細胞を正常化させる必要はなく、白血球を生み出す骨髄細胞にだけ正常酵素の遺伝子が導入されればよかったので、この疾患を選択したのは実に賢明でした。なぜならそのような患者の多くは、実際に免疫系が強くなっていることを確認するのに数年かかることにはなりますが、アデノシンデアミナーゼ治療の成功は遺伝子治療の時代が到来することを示唆していました。しかし悲しいことに、Andersonの研究キャリアは、数年後に小児への性的虐待の罪で投獄されたときに終わってしまい世間から無視されてしまいました。

1995 年までに、米国およびヨーロッパ諸国の連邦規制当局は、200 件を超える臨床での遺伝子治療試験を承認し、1000 人を超える患者が被験体として登録

されました。楽観的な見方が多かったものの、遺伝子治療が法医学的ケアに入る前に（＝ヒトに死をもたらすようになる前に）解決される必要のある多くの技術的問題（とくに遺伝子を保有するウイルスを安全に送達することに関して）があることは明白でした。 1995 年の秋、囊胞性線維症、アデノシンデアミナーゼ欠損症、および遺伝性高コレステロール血症を治療することを目的とした、3 つの異なる遺伝子治療の臨床試験の結果は、すべて失敗に終わりました。これに対応して、2 つの NIH 諮問委員会は、これをきっかけに、遺伝子治療の実用化への努力についてきわめて懐疑的であるとの見解を示し、より厳格な監視を推奨するようになりました。

　それでもなお、民間では楽観主義の時代が続き、バイオテクノロジー産業の遺伝子治療への関心はさらに高まりました。例えば、1993 年頃には、ケンブリッジに拠点を置きスタートアップしたベンチャー企業で、β - ヘモグロビンの遺伝子を導入するためのベクターを開発しようとしていた Genetix Pharmaceuticals が、遺伝子治療の商業化を目的とした民間投資を初めて獲得したのです。 1995 年に、Harold Varmus（NIH 所長）は、遺伝子治療の治験が安全に行われるようになったことに感銘を受け、連邦組換え DNA 諮問委員会（RAC）の規制力を弱め、会員数を 25 人から 15 人に減らし、その見解は唯一の勧告であると裁定しました。彼のメッセージははっきりしていました。遺伝子治療は最初の数年間は余分なレベルのレビューを必要としませんでした。 1998 年に遺伝子治療の第一歩の歴史をしるした Theodore Friedmann は希望をもっていました。米国食品医薬品局（FDA）が約 200 の試験の開始を承認し、2500 人以上のヒト被験体が登録されていることを彼は著述しました。

　しかし皮肉なことに、Friedmann 博士の著書が出版された直後に、ヒト遺伝子治療の見通しが崩壊したのです。 1998 年の秋、オルニチントランスカルバミラーゼ欠損症（OTC）と呼ばれる X 連鎖性希少疾患である遺伝病であると 2 歳のときに診断されたアリゾナ州の 18 歳の若者 Jesse Gelsinger は、ペンシルベニア大学の James Wilson 博士によって主導されていた治験に参加することに同意しました。（日本ではゲルシンガー事件として有名な ELSI ［ ethical, legal and social issues：生命科学・医学研究を進めるに当たって社会との接点で生じる様々な問題］の話では必ず出てくる出来事です。）最も重篤なものでは、この病気に罹った小児は、肝臓にあるオルニチントランスカルバミラーゼが働かないため尿素回路が回らなくなり、体内のアンモニアを尿素として肝臓で代謝して尿中に排泄することができないため、血液中にアンモニアが急速に蓄積し、数日間で脳に重大な損傷を与える可能性がありました。当時は、生まれて数日以内に子どもが昏睡状態に陥り、短期間で死に至ることが多いため、医師が重篤な代謝異常をコントロールできるようになるのが遅すぎることがしばしばでした。

　その意味で 18 歳の若者であった Gelsinger に発症したオルニチントランスカ

158   第7章

ルバミラーゼ欠損症のメカニズムは大変珍しいものでした。彼は " モザイク " だったのです。彼は母親から突然変異した X 染色体を継承していなかったのです。しかし受精後体細胞分裂において彼の X 染色体上に変異が生じた結果、彼の体内には「細胞の一部は正常で、一部は機能欠損」という状況が作られたのです。そのため、出生直後には彼は健常であり、2 歳になるまでこの病気とは診断されませんでした。医師は、彼に非常に低タンパク質の食事を与え、過剰の窒素を吸収する安息香酸ナトリウムと呼ばれる化学物質を与えることによって、病気をコントロールすることが 18 年間できていました。

Gelsinger は人生を通して、低タンパク食を遵守するように注意を払うことによって、軽い表現型のオルニチントランスカルバミラーゼ欠損症を有していても彼は健全な状態を維持し、正常なティーンエージャーとしての人生をおくっていました。彼の病気はそれほど重症ではありませんでした。しかし、ペンシルベニア大学内の IRB ＝ Institutional Review Board：倫理委員会は、安全上の理由から、臨床試験でより重症の幼児をエントリーさせる前に、軽度のオルニチントランスカルバミラーゼ欠損症をもつ成人を対象として治療するべきであるという一見もっともな決定を下したのです。一方で IRB はまた、治療を切望する両親から、重篤な病気になっている子どもを「実験プロトコル」に組み入れるために必要なインフォームドコンセントを得ることができないのではないかと懸念していたのです。Wilson 博士と臨床医である Mark Batshaw 医師は、より軽症なオルニチントランスカルバミラーゼ欠損症の患者さんに「安全性試験」（新しい治療法の効果よりもリスクを評価することに重点を置いた）を開始するよう促しました。

もちろん、ヒトを治療するための準備として、研究者はすでにマウス、アカゲザル、ヒヒで広範な動物実験を行っていました。一部のサルは肝臓の炎症の徴候を発症しましたが、それらの徴候は大事に至らず消失しました。ヒト被験者に対する肝臓障害の未知のリスクを低減するために、この計画では、正常なオルニチントランスカルバミラーゼ欠損症遺伝子を有するアデノウイルスベクターを、肝臓の一部（肝臓の右葉）に直接注入することになっていました。最初の 17 人の被験者では重大な悪影響は生じませんでした。 Jesse は治療を受ける 18 人目でした。

1990 年 9 月 17 日、医師は遺伝的に操作されたアデノウイルスの数十億コピーを含有する約 30 ミリリットルの液体を、Jesse の肝臓の右葉に問題なく注射しました。すぐ直後に彼の体温は急上昇しましたが、アデノウイルスは風邪症状を起こすことから、それはとくに珍しいことではありませんでした。しかし治療開始後 48 時間以内に、急性肝不全の警告徴候である「黄疸」の徴候を示し始めたのです。懸命な医療措置にもかかわらず、Jesse はすぐに肝不全に陥りました。簡単にいえば、研究チームが遺伝子治療によって機能を保護したいと望んだ器官（＝肝臓）自身に対して、ベクターに用いたアデノウィルスが、重大な損傷

を与えるのに十分な凄まじい免疫応答を誘発したのでした。数日のうちに腎臓をはじめとする多臓器の不全状態に陥りました。1990年9月29日、両親の前で、Jesse は脳死と宣告され、彼の人工呼吸器のスイッチは切られたのです。彼の家族は、彼が生前登山を楽しんだマウント・ライトソン（アリゾナ州のツーソン近郊）の頂きから散灰したのでした。

　連邦当局は迅速に動きました。臨床試験に問題がなかったのか、詳細なレビューを開始しました。彼らは Wilson がいつか遺伝子治療を商業化しようと計画している会社に株式持分を保有していることを事前に明らかにしていなかったと結論し、利益相反の疑惑を提起しました。これにより、米国法務省の広範囲にわたる調査が開始され、長年にわたる訴訟手続きの後、Wilson 医師は（不正行為の事実認定がなくても）5年間 NIH から一定の支援を得られる研究費を保留することに同意しました。Gelsinger の家族はペンシルベニア大学を訴えましたが、事件は最終的に和解しました。 NIH との和解を遵守した Wilson 医師はその後遺伝子治療に関する重要な作業を続けました。過去15年間に、彼の大規模な研究チームは、この分野に多くの素晴らしい貢献をしました。最も重要なことの1つは、Wilson が今日遺伝子治療に使用する最も安全な薬剤であると考えられる多くのアデノ随伴ウイルス（AAV）の発見とその性質の特定について重要な科学的役割を演じていることです。

　Jesse Gelsinger の死は、米国における遺伝子治療に深刻な影響を与えました。規制当局は、すべての遺伝子治療に関わる臨床試験の一時停止を宣言しました。一時停止の内容は Gelsinger の死について評価が下されるまでは、すべての治験は停止となりました。最も熱心な遺伝子治療の支持者の多くは怯え、「遺伝子治療に対する疑義の長い時代」に入りました。しかし、Gelsinger の死に関する広範な科学的レビューは、承認されたプロトコルに重大な弱点はなく、動物試験からヒト試験が開始されてはならないということを示す証拠もなく、実際の治療に関しても、治療計画からの逸脱も見られなかったのです。調査委員会は、Jesse が広範ではありましたが予測が困難なウイルスによる炎症反応で死亡したと結論づけました。これは、同じ臨床試験に参加した他の患者にはこのような炎症反応が起きなかったとも結論付けました。

遺伝子治療の時代の到来

　Gelsinger の死を取り巻く遺伝子治療への逆風は、米国に比べてヨーロッパではあまり強くはありませんでした。フランスでは、とくに造血系（血液を作る細胞から成る）他に治療手段のないような単一遺伝子疾患を治療することを目的とした遺伝子治療の推進に熱意がありました。 1990年代後半に、マウスモデルを用いて他の科学者が行った研究を基に、パリにあるネッカー病院の移植専門医で

ある Alain Fischer 博士に率いられた医学研究者たちは、X 連鎖重症複合免疫不全（X-SCID）と呼ばれる免疫の希少遺伝子疾患を治す臨床試験をスタートさせました。この疾患はサイトカイン受容体のγc サブユニットと呼ばれるタンパク質をコードする遺伝子の突然変異によって引き起こされます。このため患者は、インターロイキンと呼ばれる様々な免疫反応を起こす化学的メッセンジャー（具体的には 2、4、7、9、15 番）と相互作用するのに必要な細胞表面レセプターを作ることができなくなり、感染症に対する抵抗性が失われるのです。これらの化学的メッセンジャーは、私たちが生きる、細菌やウイルスの世界から私たちを守る T 細胞と「ナチュラルキラー細胞」の形成に不可欠なのです。この遺伝性疾患で生まれた少年は、感染から身を守ることができず、X 連鎖重症複合免疫不全は幼児期の致命的な障害になります。 1990 年代後半には、治癒の唯一の希望は骨髄移植（BMT）でしたが、骨髄移植自体が死亡の危険性が 15％もある「英雄的介入」であった時代でした。

　1998 年、Fischer と彼のチーム、とくに Marina Cavazzana-Calvo という名の著名な血液学者と、Salima Hacein-Bey-Abina という才能あるイタリア人の血液学者が、X 連鎖重症複合免疫不全に罹患した男児から幹細胞を採取し、臨床試験の結果を報告しました。 X 連鎖重症複合免疫不全は、正常なγc サブユニットをコードする DNA 配列を組み込んだモロニーレトロウイルスを使ってこれらの細胞に形質導入し、患児の体内に戻して正常に機能する免疫系を再構成することができるかどうかを試し、願わくは移植した細胞が体内で十分増殖して正常に免疫系が機能できるようになればと考えたのです。 2000 年に彼らは最初の 2 つの課題で実験的介入が有意な副作用を伴わず、*遺伝学的に改変された細胞が免疫学的欠損を矯正するのに必要なタンパク質を作っていた*という確かな証拠を提供する論文を *Science* に発表しました。 2002 年にチームは 9 人の患者の治療から現在までの結果を報告し、治療後 4 か月の T リンパ球およびナチュラルキラー細胞が大規模で健全な細胞集団として存在することを実証したのです。一方、正常に機能する B 細胞の数は、所望の数よりも低いものの、子どもを感染から保護するのに十分でした。世界中で有名になったこの成果の記者会見は、遺伝子治療が画期的な福音をもたらす予感を示すものでした。そしてそれは実際そうだったのですが、すぐに大きな問題が浮かび上がりました。

　2003 年に同チームは、X 連鎖重症複合免疫不全に罹患した 10 人の少年が遺伝子治療を受けたことを報告しました。そのうち 9 人の骨髄は十分に再増殖して免疫機能は回復しました。しかし、最年少の 2 人の少年が白血病と診断されたことは大きな懸念となりました。分子生物学的な分析によって、この 2 名の患者では、ウイルスベクターが、*LMO2* と呼ばれるがん遺伝子（がんリスク遺伝子）のプロモーターをコードする DNA シーケンス内に挿入されていたことが明らかになったのです。未知の理由で、ベクターはそのスポットに DNA を優先的

に挿入し、がんを引き起こすことが知られている遺伝子の制御を解除してしまったのです。残念ながら、科学者はウイルスベクターが宿主細胞の DNA に挿入される場所を人為的に制御することはできませんでした。事実、当時彼らはヒトゲノムの広大な領域に頼っていましたが、そのほとんどのコード情報は明らかにはなっていない中で、*挿入突然変異の誘発*は非常にまれな事象であると考えていました。今、このような症例が出たことで、そのような「挿入突然変異が非常にまれであるという前提条件」が絶対ではないことが実証されたのです。パリのグループが X 連鎖重症複合免疫不全の男児を治療していた頃、ロンドンのグループが同様の研究を行っており、同じ結果に達しました。遺伝子治療を受けた 10 人の少年のうち、すべての症例が再構成免疫システムの恩恵を受けましたが、その中で 1 名に急性 T 細胞リンパ芽球性白血病が発生しました。幸いにも、積極的な化学療法を実施したことによって、この男児の白血病は長期の寛解を得るに至りました。

　最初の 2 回の臨床試験が開始されてから 15 年が経過しました。X 連鎖重症複合免疫不全の遺伝子治療は成功したのでしょうか、あるいは失敗したのでしょうか？ 1 人の子どもを除くすべての症例は遺伝的に再構成された T 細胞防御システムの体内への導入によって効果を得ました。またほとんどの患児は、低い、しかしある程度の数の正常機能を有する B 細胞が再構成され、約半分の症例はもはや免疫力維持を目的とした静脈内γ - グロブリンの定期的な注射を必要としなくなったのです。しかし一方では、遺伝子治療を受けた 20 人の少年のうちの 5 人は、いずれの場合にもベクターが *LMO₂* 遺伝子の中または近くに優先的に挿入されたときに引き起こされるがん遺伝子制御の擾乱のために、白血病を発症しました。5 人のうち 4 人は白血病の治療にうまく反応した結果、長期的な寛解に到達しましたが、1 人の少年は薬石効なく亡くなりました。この治療法が開発される前までは、*致命的*と運命づけられたこの遺伝性疾患に罹った患者にとっての唯一の選択肢は、よく HLA typing が一致した献血者からの高リスクな骨髄移植しかありませんでした。そのような患児 20 人のうち 19 人は生存し、もし骨髄移植を受けていなかったとしたら一生続けなければならないケアを受けることもなく元気に生活しています。これらの臨床試験は、X 連鎖重症複合免疫不全に罹患した小児の低下した免疫機能を遺伝子治療によって長期的に再構成ができるという素晴らしい科学の成果をニュースとして提供したのです。しかし一方で、これらの臨床試験の結果は、同時に遺伝子治療をより安全なものにするためには、より安全なウイルスベクターを開発することが必要不可欠であるとも教えていたのです。

　過去 10 年間で、「より安全なウイルスベクターの探索」は科学上の重要な挑戦の一つであり、大きな進歩がありました。おそらく最も重要なのは、ヒト細胞に容易に感染するが、病気を引き起こすことが知られていないウイルスであるア

162　　第 7 章

デノ随伴ウイルス（AAV）の使用が急速に拡大していることでしょう（実際ほとんどのヒトは血液中にアデノ随伴ウイルスの 1 つ以上の種類に曝露されています）。 1990 年代後半から 2000 年代にかけて、フィラデルフィアのウィルソン研究所で働く科学者たち、なかでも Guangping Gao は、多くの新しいタイプのアデノ随伴ウイルスを発見しました。そのほとんどはまだ完全には研究されていないものの、このような探索と同定の作業は加速し続けています。通常アデノ随伴ウイルスがその DNA をヒト DNA に挿入することはきわめてまれなことです。通常は、アデノ随伴ウイルスは細胞質内で独立したエピソームと呼ばれる環状 DNA として存在するため、ヒトの DNA に罹患しているウイルスよりもがんを引き起こす危険性が非常に低くなるのです。 アデノ随伴ウイルスを基にした遺伝子治療は、未熟な分野であり、依然として克服すべき多くの課題があります。より多くの非組み込みベクターを発見または開発する必要性に加えて、私たちの免疫系がこれらのウイルスにどのように反応するかを解明すること、あるいは特定の細胞型のみに感染する指向性ベクターをどのように開発するか（トロピズム）、また最も困難な課題である、新しい遺伝子が細胞内に送達された後、その発現をどうやって人為的に制御できるかなどの多くの課題に挑戦しているところなのです。(訳注：アデノ随伴ウイルスはかぜを引き起こすアデノウイルスの仲間ですが、ヒトには病気を起こさないことがわかっているので、遺伝子治療のベクターに使おうと研究者は考えました。しかしのちに人にはアデノ随伴ウイルスへの自然免疫がすでに成立しているので無害であるということが明らかになるにつれ、アデノ随伴ウイルス - ベクターは投与しても免疫によって排除されやすいという欠点も同時に認識されるようになりました)。

　X 連鎖重症複合免疫不全試験で与えられた遺伝子治療から直接生じた白血病によって引き起こされた恐ろしい状況にもかかわらず、2003 年頃からは、ヒト疾患を治療するための遺伝子治療の開発に取り組んでいる先進的な研究者たちは、先行きに対してより楽観的になっていました。その一つの証左として、2000 年に、遺伝子治療研究開発のコミュニティが、米国遺伝子細胞治療学会（ASGCT）を創設し、主要な専門雑誌を出版し、現在までに 1000 人以上の研究者を擁する学会となったことです。遺伝子治療が重症複合免疫不全 SCID を患う小児の免疫機能を回復させる可能性があるという臨床エビデンスの増加に加えて、別々の研究室での個々の進歩が学会を通じて全分野を結び付ける契機となりました。

　とくに注目すべきは、フィラデルフィアの小児病院で働く血液学者、Katherine High 博士が行った研究です。彼女は臨床家として教育されましたが、化学に強い関心をもち、キャリアの早い段階で MD ではなく PhD を修了することを選択しました。1984 年、Katherine High が Yale 大学で血液学を修了した頃、研究者たちは血友病の主要な病態の 2 つを引き起こす異常タンパク質の原因となる遺伝子をクローン化しました。これは、彼女が 30 年間一心に遂行してきた

目標であった血友病 B の遺伝子治療に関する研究に着手するうえで重要な役割を果たしました。 2002 年、High と彼女のチームは、重度の血友病 B（遺伝子が完全に欠損してしまう、いわゆる「ヌル」変異によって引き起こされたために完全に第 IX 因子が作れない状態）を有するイヌを治療することができることを示す成功例を報告しました。

　この目的を達成するために、彼女のチームは最初に、イヌ第 IX 因子の遺伝子のコピーをペイロード（積載物）として搭載したアデノ随伴ウイルスベクターを設計し製造しました。彼らは、4 匹の罹患犬の肝臓へのカテーテルを使って、イヌの体重 1 キログラム当たり 100 億のベクターゲノムの用量を送達し、18 か月間注意深く動物をモニターしました。その結果、たった 1 回の治療の後、3 匹のイヌが正常犬に見られる第 IX 因子のレベルの 5％から 12％を作り出せるようになっていることが明らかになりました。ヒトでの多くの研究は、正常量のタンパク質のわずか 3％でも有していればヒトは本質的に病気にはならないことがわかっています。第 IX 因子のタンパク質の血液中のレベルと一致して、3 匹のイヌは正常な凝固時間を有し、良好な健康状態を保てました。4 匹目のイヌは、投与したタンパク質の働きを妨げる自己抗体ができて、製剤を不活性化していたため、一過性の効果しか示しませんでした。それ以来、High と彼女のチームは、中和抗体によって引き起こされる免疫療法を含む、遺伝子治療に対する免疫学的課題の研究を継続していきました。

　High のチームによるイヌでの研究成果は、ヒトでの治験に対しての希望が高まりました。ヒト遺伝子治療の拡大のための非常に重要な論文となった成果は 2011 年に発表されました。血友病分野の主要な研究者を多数含む多施設臨床研究チームが、血友病 B に罹患した 6 人のヒトに対する臨床試験の結果を報告したのです。研究者たちは、正常な量の第 IX 因子の 1％を産生することが知られている男性への静脈内注入によって、正常な遺伝子を繋いだアデノ随伴ウイルス 2 型由来のベクターの単回用量を送達し、次いで 6 か月から 16 か月間経過観察をしました。治験の参加者は、2 つのグループに順次登録され、ベクターの用量を段階的に摂取されました。治療後、6 人のうち 4 人は、それまで継続していた第 IX 因子タンパク質の定期的な注射を止めることができるようになりました。他の 2 人は、実質的に低下した因子を補充する程度の対応で健康を維持することができたのです。全体的に、ベクターによって導入された遺伝子は、正常レベルの 2％から 11％の産生をもたらしました。注目すべき重要なポイントの 1 つは、最高用量を受けた男性の 2 名が、肝臓での一過性の炎症反応を起こしたことでした。High は、20 年間にわたってヒトにおける遺伝子治療に専念してきましたが、ヒトにおける遺伝子治療はまもなく実現可能であるように思われていました。ところが、2011 年 12 月に *The New England Journal of Medicine* に掲載されたロンドン大の科学者である Amit Nathwani が筆頭著者である論文が発表され

ると、嵐のような関心が燃え上がったのです。

2014年の春、重症血友病患者を治療するためのアデノ随伴ウイルスベクターのいくつかの第 I / II 相臨床試験が行われました。遺伝子治療の新たな商業的関心を反映して、3つのうち2つは最近資金提供されたアデノ随伴ウイルスベースのバイオテクノロジー企業によって支援されました。 Asklepios BioPharmaceuticals,Inc. は、遺伝子治療分野で最も有名な科学者の1人であるJude Samulski を含むノースカロライナ大学の遺伝子治療研究者によって設立されました。 2013年には、フィラデルフィア小児病院 (Children's Hospital of Philadelphia: CHOP) は、才能のあるチームを見出して、Spark Therapeutics を創出するために5000万ドルを拠出することに決めました。High 博士は現在、Spark の社長兼最高科学責任者です。他の共同創設者には、アデノ随伴ウイルスベクターの製造における世界トップの専門家の1人であるFraser Wright と、重度の遺伝的眼疾患の遺伝子治療を推進する重要な役割を担っている眼科医のJean Bennett がいます。 2014年の春、Spark Therapeutics は、ベンチャー・キャピタル・グループのコンソーシアムからさらに7300万ドルを調達し、米国で最も優れた資金調達を果たした遺伝子治療企業に成長したのです。

レーバー先天性黒内障

1869年、ドイツの眼科医であるTheodor Leber は、現在では彼の名を冠しているいくつかの先天性網膜疾患の特徴を詳細に記載した初めての医師となりました。この本に出てくる他の偉大な19世紀の医師と同様に、実験眼科医学の父ともいわれるLeber のことに言及することには大きな価値があります。1840年にドイツのカールスルーエで生まれ、教育の行き届いた家庭に生まれたLeber は、子どものときから科学に深く関心をもち、ハイデルベルクの医学校に通うようになりました。彼は24歳で自身の選んだ眼科という分野で初めての大きな貢献をしました。化学染料を使って目の中と目の周りの複雑な血液循環を描写したのです。それから一世紀経った後ですら、眼科の教科書には彼が描いた循環図がまだ使われていたほどです。仕事を始めるようになって最初の頃、Leber はパリとベルリンの病院で働いていました。ベルリンでは、現在、彼の名前を冠するようになった変性性眼疾患を患っていた3人の幼い子どもの家族に最初に遭遇し、綿密に調べました。 Leber は、この障害は、網膜の細胞の機能不全のために、誕生からの視力がひどく低下していることが特徴であることを記載しました。

慎重な臨床研究にもかかわらず、研究ツールの欠如によって妨げられたため、視覚生理学の理解は大きく後れをとり、1950年代までほとんど進展しませんでした。 1967年に視覚の生化学におけるビタミンAの重要な役割を解明してノーベル賞を受賞したハーバード大学のGeorge Wald の研究室から、最初の大き

な分子生物学的な足跡が始まったといえなくもありません。それにもかかわら
ず、1970 年代になっても、眼科医は新しい臨床用のツールを使って Leber が始
めた記述的な臨床研究を進めることはできても、網膜の遺伝的疾患を有する患者
に対してはほとんど何もできない状態でした。その例として、電気生理学的手法
を用いて、罹患した眼の網膜が光に対してほとんど反応を示さなかったことを記
録することができる程度だったのです。 ようやく 1990 年代になって、研究者は、
DNA 解析を駆使して、希少遺伝性眼疾患に罹患した患者の家族について研究し
始めました。 1993 年、ベセスダ国立眼科研究所の T.Michael Redmond 博士は
網膜細胞のビタミン A を処理する重要な役割を果たすタンパク質である RPE65
の遺伝子をクローン化しました。 4 年後、RPE65 の突然変異がレーバー先天性
黒内障（LCA）と呼ばれるタイプの網膜疾患を一部の子どもに引き起こしている
ことが示されました。過去 20 年間、分子生物学者は眼科医と提携し、レーバー
先天性黒内障が少なくとも 19 の異なる形態を含むことを遺伝子解析により明ら
かにしました。それぞれは、眼の桿体または錐体細胞の機能にとって重要なタン
パク質をコードする異なる遺伝子の突然変異に起因していました。これらの疾患
の大部分は常染色体劣性でした。

　1999 年に、スウェーデンの科学者は、先天性静止夜盲症と呼ばれるイヌの眼
疾患が、RPE65 をコードするイヌ遺伝子の突然変異によって引き起こされるこ
とを報告しました。自発的に発生するレーバー先天性黒内障の大型動物モデル
の発見は、この疾患の最初の「ノックアウト」マウスモデルの作成からわずか 1
年後に起こり、この疾患の遺伝子治療を研究するための非常に重要な検証系を提
供することになりました。その後、コーネル大とペンシルバニア大学の研究者チー
ムは、これらの動物の視力回復のために遺伝子治療を使用するプロジェクトを
開始しました。

　分子生物学者がアデノ随伴ウイルス 2 型（AAV2）を用いて正常型の RPE65
（AAV-RPE65）を保有する遺伝子ベクターを作製した後、網膜の外科医はベクタ
ーを 4 匹のブリアール犬の眼に注射しました。これら 4 匹のイヌは 3 か月から
4 か月齢で本質的にすべての視覚機能を失っている状態でした。 1 匹のイヌは注
射されず、対照動物として用いられました。 1 匹のイヌは網膜下の注射を一方
の眼で行い、もう一方のイヌでは注射しませんでした。また別の 2 匹は網膜下
の注射を一方の眼で行い、硝子体注射（眼の前房へ）を他方の眼で行いました。
4 か月後、イヌは広範囲の視覚検査を受け、正常および低照度下で障害物コース
に挑戦させて歩行の反応を専門家が観察しました。電気生理学的検査の結果、網
膜下注射で治療された眼では、機能の実質的な回復が見られました。この非臨床
研究の 5 人の評価者のうち 5 人すべてが、本治療法がイヌに機能的に正常な視
力を回復させる効果があると評価しました。この結果は、イヌがかかる病気に対
応するヒトの病気の子どもを治療しようとする試みに対して強力な支持材料とな

りました。 2001 年に入ってから、いくつかの研究チームはイヌの研究を進展さ
せ、優れた安全性プロファイルと長期的な視力回復が共にみられることを次々と
報告しました。科学者たちは、正常な遺伝子を繋いだベクターをたった*1回注
射*するだけで、失明を*恒久的に改善*できると夢見るようになったのです！

　視力の喪失を防ぐ、または逆行させるための抜本的な治療として遺伝子治療を
試みるべきではないかという考え方は、一昔前と比べて決して勇敢な治療法では
なく現実味のある方法であるということが判明したのです。眼疾患を治療の標的
にすることには、2つの強固な安全上の利点があります。まず、眼は「免疫特権
臓器（宿主の免疫反応が起こりにくい臓器）」であることです。一つには眼球は
体の他の部分から大きく隔離されているため、治療遺伝子を眼球に送達するよう
に設計されたベクターを投与することは、そのベクターが眼球以外の臓器に対し
て余計な効果を発揮する可能性は低いだろうと考えられます。第2に、臨床試
験では1回に一方の眼のみを治療することができ、仮に重篤な有害事象が発生
した場合でも、反対側の眼は保存されるという利点もありました。

　遺伝的眼疾患を遺伝子治療の標的疾患とすることも、実用上の理由から魅力的
でした。科学者は1980年代後半にヒト遺伝子治療を真剣に検討し始めたので、
治療用ベクターを妥当なコストで作るという課題は依然として高いハードルでし
た。網膜の数万個の細胞を標的とするのに十分な量のベクターを作製するという
課題は、より大きな臓器（脳など）に送達するか、または全身に送達するのに比
べると決して困難な課題ではありません。網膜を対象とする多くの外科医は、眼
の後部に直接物質を注入することに高度に熟練しているので、少量のベクターを
主要な標的細胞のごく近くに送達することができたのです。

　臨床研究のペースは、患者や科学者が望むよりも常に遅いのですが、これは子
どもに使用するための新しい治療法を開発する場合にとくにその傾向が強くなり
ます。フロリダ大とロンドン大の他のチームを含む CHOP のチームは、時間の
かかる、しかし必要なステップ（動物安全性試験、高品質ベクターの作成、人間
研究委員会）をゆっくりと、しかし着実にヒトを対象とした臨床試験のための基
礎を築いていきました。 2003 年、CHOP のグループは、第 I 相遺伝子治療安全
試験で LCA2 型（*RPE65* 遺伝子の異常で起こるタイプ）を有する 12 人の患者（12
歳から 44 歳）を登録する承認を得ました。しかし、このグループは患者の登録
をすぐには始めませんでした。

　ハーバード大で研鑽を積み 2001 年のイヌの論文の筆頭著者である Jean Bennet
が率いるチームは、人間の眼に遺伝子治療をどのように提供するのが最善である
かについての基礎知識を深めたいと考えていました。この病気の疾患モデルマウ
ス（ブリアール犬での疾患よりもヒトの疾患によりよく似通っている可能性があ
る）を扱っていた Bennett のチームは、2005 年にベクターが網膜の光受容体細
胞の比較的無傷の層の付近に送達できれば視力の回復効果に期待がもてることを

示しました。また、同年には、ブリアール犬の長期フォローアップ効果の期待を
もたせる成果を公表し、動物が遺伝子治療を1回受けた後、長期的にも安定した
桿体および脾臓細胞機能を保持していることを実証したのです。FDAが研究者
にヒトに新薬を与えることを許可する前に、科学者は動物で毒物学の研究を行う
必要があります。 2006年にCHOPおよび他のグループは、高用量のベクター
に対するイヌの応答に基づく安全性を担保できる成績を報告しました。

　最初の臨床試験の成果は、*The New England Journal of Medicine* の2008年
5月に2つの論文が立て続けに掲載されました。 CHOPチームとロンドン大の
眼科研究所のJ.W.Bainbridge博士とR.R. Ali博士たちは、RPE65における大人
の視力喪失に対する遺伝子治療の初期知見を報告しました。ロンドン大の臨床試
験では、3人の患者のうちの1人は明暗を識別できるようになったことを眼科の
専門医により認定され、有意な改善を示しました。フィラデルフィアでは、治療
ベクターを右目に注射した3人の成人は、視力の主観的検査で視覚機能の穏や
かな改善を認めました。また1人の患者が網膜の裂傷を経験しましたが、それ
はほぼ確実に手術自体の合併症の結果でした。CHOPからの報告は、同様の臨
床試験を遂行した2つの他のグループ（ロンドンとフロリダ）の同時報告と非
常によく似たよい結果でした。チームは定期的に手術結果の評価を更新しました
が、どうやら視覚機能の改善は持続していたようでした。しかし、実際に効果が
どれくらい長く続くかについて誰も確信をもつことはできませんでした。治療効
果が陽性に出る持続期間は、遺伝子治療における未解決の主要な問題の1つで
あり、あと10年から20年間くらい経たないと完全には答えられないものです。

　2009年にCHOPグループは、*RPE65* が欠損している12人の患者のグループ
の中で、視力機能の様々な測定値において最大級の機能改善が小児で記録された
ということが報告されましたが、これは予期できなくもない発見でした。1年後、
別のグループが15人の小児および成人についてフォローアップを報告しました
が、治療に対する年齢依存の応答は見出されませんでした。 2013年にイタリア
で治療された5人の患者の経過観察では、遺伝子治療後の早期視力が時間とと
もに維持されることを見出しました。しかし、このような安心をもたらすヒトで
の発見とは裏腹に、イヌで最初の遺伝子治療を指導した獣医師を含むチームは、
遺伝子治療にもかかわらず、イヌの網膜の光受容体では細胞の変性が治療後も継
続していることを報告しました。

　臨床試験中の患者は完全に失明していないので（例えば、目の前で手を振った
ときに変化を感じることができる）、手術のプラセボ効果をコントロールするこ
とがきわめて重要でした。 1つの重要な客観的尺度は視神経乳頭光反射（瞳光
対光反射）の変化です。一方の瞳孔に光が当たると、両方が収縮します（これは
合意応答と呼ばれ、脳を介した反射が介在します）。 Bennett博士とそのチーム
が治療を受けた眼に光を当てると、両眼では、未治療の対照患者と比べてはるか

に強い瞳孔反応が誘発されました。しかし、彼らは未処理の左目に光を照らしたとき、彼らは強い反応を引き出しませんでした。患者はまた、低視力においてしばしば見られる異常な眼球運動である眼振が治療後に改善していました。最も印象的な結果は、低照度障害コースの結果でした。治療の前に、患者1と2は、迷路を正しく進むことができず、大きな障害物にぶつかって難渋しました。しかし治療の数週間後、患者2は指示矢印を読むことによってコースを歩くことができ、障害物にも衝突しなかったのです。

2010年5月、私はワシントンD.C.での米国細胞・遺伝子治療学会の年次総会に出席し、Jean Bennett氏の話を聞きました。科学的データを発表した後、Bennett博士は学会では普段はみかけない、しかしきわめて楽しそうに、遺伝子治療を受けたレーバー先天性黒内障の少年を表彰台に招き入れました。そこで臨時のセッションとして、彼女は、遺伝子治療の前後で障害物迷路歩行をやり抜く能力を比較したビデオを示しました。Bennett博士はその後、治療の影響について彼にインタビューしました。約1000人の聴衆の前では驚くほどに恥ずかしがっていたにもかかわらず、彼は治療の最善の部分を聞かれて、「いま、皆と野球をやることができるんだよ！」と答えたのです！彼の言葉に対して聴衆は総立ちになって惜しみない拍手を送ったのです。

RPE65変異の患者さんに対するアデノ随伴ウイルス遺伝子治療の臨床試験の延長研究は、米国およびヨーロッパのいくつかのセンターで進行中です。もちろん、初期の研究は安全性に焦点を当てなければなりません。新薬が体内に導入されると、重大な免疫学的反応を引き起こす可能性については常に大きな懸念がつきまとうといわざるを得ません。このようなリスクを検定する1つの方法は、フォローアップ治療です。最初の3人の患者の右目を治療してから約2年後、Maguire博士はRPE65導入遺伝子を保有するアデノ随伴ウイルスベクターを左眼の網膜下腔に注射しましたが、患者は懸念された免疫反応を起こさず、視力はさらに改善を示しました。

2015年には、アデノ随伴ウイルス遺伝子治療によるRPE65の治療に専念した約9件の公開臨床試験が行われました。フィラデルフィアのBennett博士率いるチームは、24人の幼児をLCA2で治療することを望む第III相試験を実施しています。この臨床試験が臨床上の目標到達点に達すると、アデノ随伴ウイルス2型ベクターとその導入遺伝子は、米国での臨床使用が承認された最初の遺伝子治療薬となり得ます。フランスとイスラエルのグループは、フィラデルフィアとロンドンのチームによる研究成果の追試と治験期間の延長に取り組んでいます。2015年の春、2つの研究グループが、小さなコホートのRPE65変異の患者さんの長期フォローアップについて報告しました。残念なことに、治療1年後に検出された視力の改善は、視覚的な利益を維持するように見える実験的な犬のものとは異なり、長期的には改善度が減弱していると思われる知見が得られました。

これは、ヒト患者がより高い用量の「薬物」を必要とすることを意味しているのかもしれません。RPE65 は、同様の投与方法（すなわち網膜変性疾患治療のための健常遺伝子を導入したウイルスベクターの網膜下注入）によって他の類似のオーファン眼疾患の治療にまで拡大・応用ができるのではないかと、医師および患者グループは、初期の成功を熱望しています。

　ブレイクスルーとなる治療法の開発のための基礎を提供するきわめて重要な研究のほとんどは、大学や医学部で実施されていますが、これらの施設は、非常に高価で時間がかかる創薬のスタートから FDA の承認を得るまでの新薬開発ができるようには、通常整備されていません。すべての薬と同様に、遺伝子治療製品の承認を得るには数千万ドルが必要であり、失敗の危険性が大いにあります。共有するべき知恵は、人間の安全性試験に適合する約 10 件の創薬の努力のうち、わずか 1 つだけしか今までに承認されていないという事実です。 FDA がヒトの使用のために承認するポイントまで到達できた遺伝子治療薬開発企業はまだいないのです。一方で超希少疾患である *RPE65* 欠損症のような病気については、企業にとって薬物開発プログラムに何百万ドルも投資することを正当化するような商業戦略を作り出すことはきわめて困難です。発生するコストを取り戻すだけの患者さんの数があまりにも少ないからです。

　私たちは、希少オーファン病の創薬開発のための新しい経済モデルを必要としているということです。学術研究機関に属する偉大な科学者や臨床医が、このような障害をもつ小児に対して治療が有効であるという証拠を繰り返し示しているのですが、そのような薬が商品化できないとしたら実に悲惨です。その意味で、CHOPが2013年に約5000万ドルを投じてSpark Therapeutics,Inc.を立ち上げ、Highと仲間の仕事を加速し実用化に向けて展開する決定を下したことは、大胆かつ革新的な出来事でした。

小児性染色体関連副腎白質ジストロフィー

　私が初めて Hugo Moser 博士に会ったのは 1990 年代の初頭でした。その頃私はマサチューセッツ州ウォルサムで精神遅滞のケアのために設立されていたユニス・ケネディ・シュライバー・センターでエグゼクティブ・ディレクターを務めていましたが、Hugo は 1970 年代半ばにハーバード大学医学部とシュライバーセンターで研究神経学者として従事し、ジョンズ・ホプキンス医学部付属のケネディ・クリガー研究所に異動していました。 Hugo は 1925 年にスイスで生まれ、1933 年に両親がナチス政権から新たに逃れるまではベルリンで幼年期を過ごしました。彼の家族はニューヨークに定住し、Hugo はハーバード大学医学部に入学する前にコロンビアで学士号を取得しました。朝鮮戦争で兵役に服した後、ハーバードに転向し、伝説になるほど有名な神経学者 Raymond D. Adams のもと

で訓練を受けました。彼は、国内初の小児神経学者のひとりになりました。才能のある研究者であり、思いやりのある医師でもある Hugo は、後に X 連鎖性副腎白質ジストロフィー（XLALD）と呼ばれる不思議な疾患に魅了されました。彼の妻である Anne（医者でもあり、才能のある生化学者でもある）とチームを組んで、彼は後の人生の大部分をこのオーファン病の理解に捧げました。

この本の読者の何人かは、この病気になった息子のための治療法を見つける家族の努力の実話に基づくハリウッド映画、「ロレンツォのオイル／命の詩 (Lorenzo's Oil)」の懐疑的な性格の医師（ピーター・ウスチノフが演じた）として Hugo が描写されているのを覚えているかと思います。しかし実際は、Hugo は大きな心をもった懐が深く紳士的な人物で、患者の両親が提案したある種の脂肪酸を大量に補った食事が小児脳性副腎白質ジストロフィーという X 連鎖性副腎白質ジストロフィーの小児型疾患に相当する病態を改善する可能性があるという考え方に深く関心をもったのです。彼は「ロレンツォのオイル」の臨床試験を実際に計画、実施し、その成功した結果を論文にして発表する際に、共著者として患者である若者の両親を含めたのです。

この疾患がどれだけ恐ろしいものであるかを伝えるために、実際にその恐怖を体験した家族について（彼らの名前を仮名として）話をしたいと思います。Kathy Griffin の悪夢は、ある午後、彼女の小学 2 年生の息子の学校の先生からの電話で始まりました。先生は彼女に話し合いに出てもらえないかと頼んだのです。当然のことで、Kathy はどうしてだろうと少し気になりました。最近、Peter は家で怒りっぽかったのです。彼は学校でも行儀がわるかったのでしょうか？ Kathy が翌日の午後に教師と面会した際、彼女はもっと深刻な驚愕すべき問題に直面しました。「Peter は行儀がわるいわけではありません。しかし彼は周囲から浮いているように見えました。彼も以前は勉強に熱心でした。今は何事にも焦点が定まらないように見えます。彼は明白な理由もなく授業中 2 度も泣き始めたことがあります。」それを見て担任の先生は家庭で重大な問題があるかもしれないと心配しました（クラスの別の子どもが両親の離婚に苦しんでいたので）のですが、実はそれは理由ではありませんでした。Peter は 2 人の姉妹と両親がいる幸せな家庭に住んでいましたから。

Kathy と夫の John は、即座に小児科医との面談予約をとったのでした。両親からの緊急のサインを察知して、医師は、これまでの診察を通じて何度も見てきた子どもの突然の急変症状を徹底的に洗い出しました。身体所見を診る限り、Peter に元気が足りないように見えたことを除いて、すべてが見かけはふつうに見えました。小児科医はいくつかの血液検査をオーダーしましたが、家族の帰り際には、何も異常はないでしょうと告げました。

数日後、医師は Kathy を呼びました。驚いたことに、臨床検査で異常が発見されたのです。Peter は高カリウムおよび低ナトリウム血症を示しており、アジ

遺伝子治療：ウイルスを用いた正常遺伝子の送達　　**171**

ソン病（十分な量のコルチゾールを作る副腎という腎臓の上部にある内分泌器官が機能不全に陥って起こる疾患）を疑う所見がありました。さらなる精密検査によって、数日以内に診断が確定されました。幸いにも、アジソン病は、体内でのコルチゾールの供給を補うことによって治療可能です。しかし、大きな疑問は、なぜPeterがこのような副腎不全を起こしたのか、ということでした。その原因を発見するための探索は、数か月続き、いわゆる「診断への終わりなき旅（＝diagnostic odyssey）」を経験することになり、最終的には最悪の結果を宣告されました。

　学校での残りの学年では、Peterの成績（医師が低血清コルチゾールレベルを回復させたにもかかわらず）は、徐々にしかし着実に悪化し続けました。４月までに、進歩するどころか、以前は聡明だった少年が数学の能力を失っていたことが、先生にはっきりと分かりました。３か月間、小児科専門医への３回以上の「受診」で明らかな身体的異常が見つかりませんでしたが、両親と医者は本当に心配していました。３回目の受診が終わったところで、Kathyは大学病院の神経科専門医にPeterを診察してもらうようにしました。

　２週間後、神経専門医が慎重に徹底的に検査したのを見て、KathyとJohnは心配して結果を待ちました。その１つは、小児科医によって行われた検査とはかなり異なっていました。両親は神経科医が行う診察一つ一つを食い入るように見ていましたが、異常所見がありそうだとは気づきませんでした。しかし医師は検査の終わりに、「私は重篤な病的所見は何も見つけることができませんでした。ただ、とても気になる微妙な所見がいくつかありました。なかでも、Peterの顔のそば近くで私の手指を振ったときに、それを見ることができていないようでした。」と答えました。「何も異常がないかどうかをきちんと確かめるために、脳MRI（核磁気共鳴断層撮影装置）を実施する必要があると思います。」

　１週間後、２回目の訪問で事態はさらに悪化しました。MRIは、２つの病変がPeterの脳にあることを示しました。一つ目は視覚中枢の領域の背側、二つ目は思考がどのように処理されるかに影響する中枢に病的所見があったのです。さらに、炎症を探すのに使用される特別な造影剤の注入によって、これらの病変の縁の周りが明るくなったことが確認できました。すなわちPeterは脳に炎症性の病変が２か所できていたのです。確定診断するためには、超長鎖脂肪酸と呼ばれる化学物質のための特別な血液検査が必要ですが、神経専門医は両親に、「お子さんは小児脳性副腎白質ジストロフィー（CCALD）と呼ばれる珍しい遺伝病である可能性が高いです」と語りました。しばらくしてGriffin一家の素晴らしく幸せな世界が崩壊し、混乱と恐怖の津波が彼らを襲いました。両親の最初の質問は、「どうして遺伝病であるはずがあるのでしょうか？両親は健康なのに！」ということでした。神経科医は、両親の家系に家族歴がなかったため、Peterのケースでは小児脳性副腎白質ジストロフィーはおそらく、Johnの精子によって受精し

た卵の DNA で計り知れない理由で起こった新しい変異（de novo mutation）が原因だろうと話をしました。

　両親にとっての次の質問は、「遺伝子を変更することはできません。Peter のために何ができるでしょうか？」ということでした。2002 年、この話が実際におきた時代には、進行性の小児脳性副腎白質ジストロフィーを治療する唯一の希望は幹細胞移植でした。ミネソタ大学の William Krivit 博士とパリの Hopital Saint-Vincent-de-Paul の小児神経科医 Patrick Aubourg 博士による 1990 年代の先駆的臨床研究は、男児が小児脳性副腎白質ジストロフィーの早期のうちに骨髄移植（Bone marrow transplantation: BMT）で治療された場合、この危険な治療のリスクを回避して生き残ることさえできれば、比較的正常な生活を送ることができることが示されました。適切な骨髄ドナーまたは臍帯血サンプルを迅速に同定できる場合には、疾患を安定化させることに望みが出てきます。Peter は自分の免疫系を完全に破壊した後に、骨髄で分裂して増殖する新しい幹細胞を移植しなければならない状況にあったのです。新しい幹細胞のうちのいくつかは、マクロファージになり、脳に行き、血液脳関門を通過し、さらに、小児脳性副腎白質ジストロフィーの特徴である、超長鎖脂肪酸（VLCFA）の蓄積を改善すべく、これを貪食処理する能力を有するマイクログリア細胞として定着することが必須でした。

　その日を境に、グリフィン家の人たちは、耳慣れない、近づきがたい難解な医療の現場に直面し、翻弄されることになりました。Peter の小児脳性副腎白質ジストロフィーが相当進行していることはすでに明らかでした（小児脳性副腎白質ジストロフィーの少年の 5％から 10％は、理由はわかりませんが病状が進行しないことがあります）。時間がありませんでした。核家族または直接の家族の誰かが、よく似たタイピングの骨髄（ヒト白血球抗原 [HLA] に匹敵する）をもっていないかを調べましたが、結局だれもいないことが判明するのに 2 週間もかかりました。3 週間後、病院は必要な幹細胞を提供するのに十分に適合した（しかし完全には一致していない）臍帯血細胞のある場所を突き止めることができました。

　Peter が骨髄移植を受けられるとわかるや否や、グリフィン家はこの時点で最も困難な決定に直面しなければなりませんでした。当時、この治療（骨髄移植）が試みられた症例の約 10％において、小児は早い段階から、大規模感染あるいはまたは重度の急性移植片対宿主病（Acute GVHD）などの合併症で（通常 1 年以内に）死亡していました。しかもそこで生き残った患者の 20％は、慢性移植片対宿主病（Chronic GVHD）となり、一生病気を背負って生きていくことになる可能性もありました。結局前に進むことに決めたことで、両親は Peter を病院で何週間も一人ぼっちにさせ、そしてほとんど確実に多くの痛みを伴う副作用で非常に困難な時期を過ごさざるを得ませんでした。息子の小児脳性副腎白質ジ

ストロフィーの過酷な進行を止めるチャンスを与えるために、両親は自分の息子に治療の結果として起こりうる死のリスクを取らさざるを得なかったのです。

しかし状況は思いのほか悪くなっていきました。小児脳性副腎白質ジストロフィーの場合しばしばそうであるように、最も経験が豊富な医師でさえ、幹細胞移植の時点で、移植が仮に成功しても彼に脳機能の回復をもたらすようなレベルにもっていけるかどうか予測できませんでしたし、また比較的正常な生活が可能になるのか、または病気のために時間とともに衰え続けるかどうかも予測不能だったのです。疾患の状態を決定する際の最も重要な2つの要素は、小児脳性副腎白質ジストロフィー患者が通常最も多くの機能（視覚、聴覚、言語能力、運動能力）を失う脳の領域とならびに特別なスコアリング評価システムをMRIスキャンに適用することです。その神経学的検査では、開発者であるジョンズ・ホプキンス大学医学部のGerald Raymond博士の名前を取ってレイモンド・スケールと呼ばれており、Peterは「a2」と判定されました。これは本質的に機能欠損があることを意味しましたが、小児脳性副腎白質ジストロフィーを迅速にコントロールできれば、かなりよい結果が導けるかもしれないと思われました。しかし彼のMRIスコアは10であり、治療が効くまでの間に彼は生き残ることができますが、重度の知的障がいが残ることが強く示唆されたのです。世界で約300症例という少ない経験から、Peterは移植が多くの希望をもたらすであろう期限の終わりに近づいていることが示唆されていました。結局のところ、最良の状況であっても、移植により病気を安定させるのに約9か月から12か月かかるという事実があるために、治療方法の決定は複雑かつ困難になりました。移植の後、それが成功したとしてもPeterの病気はよくなるどころかほとんど確実に悪化すると予想されました。

このような状況下で一体、Peterの両親には他にどのような選択肢があったでしょうか？　もし彼らがPeterの治療を受けることを決断しなければ、彼はほとんど確実に病状が一方的に悪化し、数年後（おそらく3年後から7年後）、話すこともコミュニケーションもできず、歩くことができず、食べることができなくなって、慢性疾患のケア施設で彼が死ぬまで、再発性肺炎に苦しむことになるのです。グリフィン家は移植を選びました。治療後最初の10日間、Peterの容態は安定していましたが、11日目に血中に感染症を引き起こし、それは脳に広がりました。さらに3日後に彼は死亡したのです。

もう少し悲痛ではない話を共有することにします。　小児脳性副腎白質ジストロフィーのための他家の幹細胞移植（非自己からの細胞の移植を意味する）を受けた少年の例では臨床試験の成績は悪くありません。彼らは移植で生き残り、病気は安定し、治療を受けていない場合よりもはるかに高いレベルの認知機能を有しました。残念ながら、正確にどの程度うまくいくかについての情報はほとんどありません。最初の幹細胞移植は1986年から2012年に小児脳性副腎白質ジス

174   第7章

トロフィーの少年に提供されて以来、わずか約300例程度が実施されています。その期間中、成果について発表された論文はほんのわずかですが、論文のほとんどは生存率については議論していますが、子どもの機能的な臨床経過についてはほとんど報告がありません。2011年5月、ミネソタ大学の移植チームは、過去10年間に移植を受けた60人の小児脳性副腎白質ジストロフィー男児のフォローアップ研究を発表しました。これは単一の教育病院で移植された人数の中で最大のものです。しかし、この論文でさえ、親にとって最も重要な機能回復に関する成果の詳細はほとんど記載されていませんでした。

　最近、2012年には、移植チームが小児脳性副腎白質ジストロフィーをもつ男児の命を救うために骨髄または臍帯血幹細胞移植を利用するという英雄的な努力にもかかわらず、子どもが「似た同胞」であった兄弟または姉妹を幸運にもたない限り、（2人が、移植される幹細胞を受け入れるか拒絶するかを決定するすべての主要な抗原が同一であることを意味します）、手術の1年以内に死亡するリスク（病気）は依然として約15%であると報告されました。もちろん、この死亡リスクは、進行した病気の少年にセンター病院がどの程度骨髄移植を前向きに提供しようとしているのかにかかっています。もしこのような疾患センターが障がいをもつ子どもの治療を拒否しているような場合には、それだけで治療介入に伴う死亡率は低くなるのです。

ブルーバードバイオ（bluebird bio）

　Third Rock Ventures で働く1年ほど後、私は小児脳性副腎白質ジストロフィーの男児を治療するための遺伝子治療の開発に深く関わりました。2009年2月、マサチューセッツ州ケンブリッジにある Genetix Pharmaceuticals の CEO、Alfred Slanetz 博士に電子メールを送りました。私はその会社が研究開発費を獲得しようとしていることを知り、その会社の科学的プログラムが魅力的なプロジェクトであるかどうかを評価したいと思っていました。Genetix は伝説上の不死鳥のごとくまさに会社を再建しようとしていたのです。この会社は1990年代初めに、重要な酸素運搬分子であるヘモグロビンを細胞がどのように産生するかについての世界的な専門家集団が科学部門の創始者になって作られました。最も単純な意味で、血液中の何十億もの赤血球は、体の多くの組織に酸素を運び、二酸化炭素を拾い、肺に戻って二酸化炭素を捨て、肺でまた酸素を再充填するヘモグロビンを運搬する小さな運び屋といえます。

　当初のチームは、ヨーロッパの治験グループから多額の資金を調達しました。このグループは、鎌状赤血球貧血およびβ‐サラセミアという世界で最も頻繁に見られる単一遺伝子疾患を治療する遺伝子治療を開発するという非常に困難な課題を解決することに長年取り組んできました。（ただし、依然としてこれらの病

気は米国とヨーロッパではオーファン病です）。彼らの大きな成功は、2001年、Philippe Leboulch（後にフランスの主要研究グループを指揮し、同社の主要コンサルタントを務める分子遺伝学者）が率いるチームが Science に論文を発表したのが初めてでした。彼のチームはこの病気のマウスモデルにおいて鎌状赤血球貧血を治療できたと報告しました。治療を実施するために、チームは、ヘモグロビンをコードする正常な遺伝子のペイロードを、鎌状赤血球マウスから採取した幹細胞に運ぶための生物学的ミサイルとして、レンチウイルスベクターを構築しました。研究者たちは、このウイルスが感染した幹細胞を注入してマウスに戻してやると、これらの幹細胞は骨髄に移動し、急速に分裂し始め、疾患のために不足したヘモグロビンを新たに生成し、不足を逆転させるのに十分な正常赤血球を作ることを示しました。異常に形作られた鎌状赤血球の大部分は消失し、動物の脾臓は巨大な割合までは膨潤せず、腎臓機能の重要な局面は正常のままであり、未処理対照動物とは異なり、処置マウスは死ななかったのです。

　この成果は重要な科学的進歩でしたが、会社は依然として非常に高価な臨床前および臨床研究を引き受けなければならず、さらなる資金を調達する必要にせまられました。しかし、不安定な経済のなかでさらなる資金を調達することは、はるかに困難になっていたのです。十分な金額の新規資金を調達することができない場合、Genetix の取締役会は、将来的にはよりよい財務環境を望んで、計画を縮小しました。残念なことに、遺伝子治療を受けたフランスのX連鎖重症複合免疫不全の子どものうちの何症例かが白血病を発症したという2004年の報告を受けて、医師と投資家の多くが当然のことのように慎重になっていました。Slanetz は、会社の評価が急降下（元の投資家が毎月資金を貸していたためにまだ黒字でした）を避けつつ、新しい投資家から資金を調達するという困難な課題に直面しました。

　Genetix については2つの刺激的な出来事がありました。第1に、遺伝子操作されたレンチウイルスベクターの安全性を評価しようとするフランスでの小規模な第 I / II 相臨床試験を支援していたことで（これは、X連鎖重症複合免疫不全試験で使用されたベクターで生じたような合併症を起こす可能性が低いものでした）、β - サラセミアの患者さんを治療するためのものでした。2006年、同社は最初のヒト対象を治療するために、フランスにおいて、FDA と同等の規制当局の許可を得ていました。遺伝子治療を受けてから3年後、治療を受けた若いカンボジア男性は非常に経過良好であることを知りました。彼から採取した骨髄にウイルスベクターを使って導入された正常なβ - グロビンの遺伝子は、移植後に彼の体内で定着して幹細胞として増殖し、現在、彼の体のヘモグロビンの約3分の1を作っていました。私はこの患者さんがもはや人生を脅かすのに大きな課題であった「定期的な輸血」を必要としなくなったことを知り、驚いたのです。第二に、Slanetz 博士は最近、小児脳性副腎白質ジストロフィーの男児を治療す

176 第 7 章

るため、パリに拠点を置いた遺伝子治療試験の権利が認可されていたことを知りました。契約書の下で、パリの科学者がこれまでに男の子 2 人を治療し経過良好であると、彼はいいました。規制当局は同社に 2 人以上の少年の患者で臨床試験を実施する許可を与えていたのです。

　新しい治療法を創り出すという夢の上に構築された数多くのバイオテクノロジーベンチャー企業は、そのほとんどが臨床試験にまで到達しないのが常です。しかしここに素晴らしい例外があったのです。この企業は遺伝子治療という研究開発の結晶を 1 つではなく、2 つも生み出して臨床試験にまで到達させました。小児脳性副腎白質ジストロフィー試験の治験の結果が肯定的であった場合、その事実と β - サラセミアの若年男性 1 名を治療できた成果を組み合わせると、潜在的にこの企業の臨床的および商業的価値はきわめて大きくなるだろうと予想されます。 2009 年の夏から秋にかけて、私と同僚は、Genetix が提供した科学的および臨床的情報を消化するのに多くの時間を費やしました。私たちは徐々に、Genetix の研究を推進しながら臨床試験を進めることによって、患者さんに劇的なメリットをもたらす可能性があることを徐々に確信することができました。

　遺伝性ヘモグロビン症を治療するための遺伝子治療の課題にはかなり精通していましたので、私は小児脳性副腎白質ジストロフィー治療計画の理解に科学的な観点から事業精査を進めました。これは、関連する科学論文の多くを読み、専門家にインタビューし、臨床試験を行っていた臨床科学者に会う必要がありました。その夏、Patrick Aubourg と Nathalie Cartier の 2 人の医師が率いるパリのチームが、Genetix 遺伝子ベクターで治療された小児脳性副腎白質ジストロフィーの 2 人の男の子の臨床状態についての詳細を *Science* に提出していたことを知りました。

　この報告は励みになりました。幹細胞の DNA にレンチウイルスベクターを挿入することに関連した有害事象の徴候はなく、医師が懸念していた遺伝子免疫障害の子どもゆえの前白血病症候群の徴候も幸いありませんでした。循環血液中の白血球のかなりの部分は、ウイルス形質導入幹細胞の子孫であり、両方の男児において、小児脳性副腎白質ジストロフィーの特徴である脳損傷は、治療後 1 年間の段階で進行しませんでした。この論文の結論のくだりで、35 人の小児脳性副腎白質ジストロフィーの男児を治療するために骨髄移植を使用していた経験のあった Aubourg は、その疾患が 40 ％にも及ぶという高い死亡リスクを考慮すると、「レンチウイルス改変自己細胞療法は最良の治療の選択肢になるだろう」と語りました。もちろん、治験に登録された患者がまだ 2 名しかいないということはありますが、小児脳性副腎白質ジストロフィーの壊滅的な性質と骨髄移植に伴う大きなリスクを十分に学んだことで、私たちの開発チームは大いに励まされたのです。いずれの手段によっても、遺伝子が自分の細胞に挿入された*自己療法*は、同種異系療法（ドナー細胞の使用）よりもずっと安全でしょう。 2 人の子

どもについてしか報告がありませんが、この報告はこれまでのところ、遺伝子治療は少なくとも骨髄移植と同等に有効であることが示されました。バイオテクノロジー企業が骨髄移植に関連する死亡のリスクを回避する薬剤を開発できる場合、それはおそらく素晴らしい選択肢の治療になると考えられます。

　調査の早い段階から、私は Third Rock のパートナーである Nick Leschly と一緒に働くことができました。無限のエネルギーをもつプリンストン大学院生、5 人の娘の父、そして患者の援助への情熱に熱心な Nick は、事業精査（デューデリジェンス）すなわち企業買収などで行われる資産の適正評価、資産や買収対象企業の価値、収益力、リスクなどを詳細かつ多角的に調査し評価することに長じていました。夏の残りと秋、冬の始まりの頃までかけて、Nick と私（知的財産の評価など特定の分野の専門家であったコンサルタントと一緒に）は、2 つの臨床試験のプログラムは成功のチャンスがかなりあると判断しました。私たちはいくつかの学術ベースの遺伝子治療試験をレビューし、一部の分野が良好な進展を示していることを確認し、同時に部分的に小児脳性副腎白質ジストロフィー治験からもフィードバックを得ることができるだろうと考えました。*Science* が小児脳性副腎白質ジストロフィー患者の詳細なレポートを発表した 2009 年 11 月 6 日以降、私たちがインタビューした主なオピニオンリーダー（KOLs）からの返答は非常にポジティブなものでした。主な懸念事項は、私たちには取り組むことができないものでした。遺伝子治療を受ける長期のリスクは何であったか？しかし、小児脳性副腎白質ジストロフィーはきわめて重症な疾患であるうえに、すべての臨床専門家が同様に異種骨髄移植治療に大きなリスクを伴うと主張していたため、大勢の意見はほぼ 1 つにまとまっていました。遺伝子治療の初期の成功を通じて、ウイルスを用いて遺伝子改変された自己細胞の移植療法は、治療の大きな前進となることが示唆されました。ヘモグロビン障害を治癒するための遺伝子治療の可能性についてもさらに期待と興奮が高まりました。

　2010 年 1 月までに必要な調査は完了しました。私たちのチームは、そのときまでに Genetix の新バージョンにかなりの金額を投資することに賛成する提案の用意ができました。彼の事業精査（due diligence）の仕事の間、Nick は会社を活性化させるための展望についてとても興奮していました。彼はパートナーに、新しい会社を推進するために大きな力を注ぎたかったといいました。パートナーは投資に同意し、Nick は新 CEO となり、私は暫定チーフメディカルオフィサーになりました。2010 年 3 月、遺伝子治療の世界的専門家の 1 人である Mitch Finer と私たち 2 人は、ケンブリッジの 840 Memorial Drive に移りました。古いビルが、誇らしげなバイオテクノロジービルに会社の本拠を構え、会社をリフォームするという新しいエキサイティングな挑戦を始めました。Nick は、大文字をまったく使わなかった詩人 "c.c. cummings" のように、新しい会社に "bluebird bio" と命名しました。

当初、bluebird bio の臨床試験はすべてパリで行われていました。パリは両方の臨床試験の場だったのです。私は Aubourg 博士と Cartier 博士、およびその同僚たちに会うために、数週間おきに旅しました。背が高く、細身で、ほとんどいつも濃い色のタートルネックのジャージーを着用していて、パイプを喫煙していました（研究室や患者を診ていないとき）、Patrick Aubourg は一昔前の主任教授のような雰囲気のある人でした。1986 年、彼は小児脳性副腎白質ジストロフィーの子どものために最初の骨髄移植を組織しました。それ以来、彼は 40 人近くの少年の治療に携わっていました。西ヨーロッパのほとんどの医師が子どもの小児脳性副腎白質ジストロフィーを診断するとき、通常、そういった患児はみなパトリックを紹介します。何年もの彼の同僚で、温かくてスタイリッシュなパリジャンの Nathalie Cartier という小児科医は、*Science* の論文の主著者でした。

そのあと、bluebird bio は潤沢な資金を得て、(1) ヒト幹細胞に矯正遺伝子を送達する総合的な能力を向上させること、(2) 小児脳性副腎白質ジストロフィーおよび β - サラセミアの臨床試験を推進し、米国においても同様の臨床試験を実施すること、これら 2 つの目標に重点を置いて、急速に成長しました。bluebird bio は比較的早期に小児脳性副腎白質ジストロフィー患者 12 人を登録する予定を示しました。少年から自家幹細胞を得た後、その細胞に矯正した遺伝子をもつベクターを導入し、形質転換する予定です。様々な厳格な安全基準を満たした形質導入された細胞が十分に供給できれば、それは少年が入院して治療を受けるべきであるという強力なサインになるでしょう。まず医師は数日間、もともとの骨髄細胞を破壊する強力な薬物でそれらを除去し、次に、遺伝子操作された幹細胞を体内に注入します。すべてがうまくいけば、これらは骨髄に「生着」し増殖するでしょう。新しく生まれた白血球の一部は、マイクログリアとなって脳に移動する細胞に分化する可能性があります。これらの細胞が生着するかどうかは、この病気の神経症状が改善するかどうかの鍵です。このような細胞群は、患児が代謝することができなかった過剰脂肪酸を分解する能力を復活させることになるでしょう。

bluebird bio は、自社が開発する治療法は、ただ代替薬として効果を発揮するだけでなく、何よりも安全であるべきという強い「社是」をもっていました。しかし、上述のベクターで治療された世界で他に類のない 4 人の男の子に対するヨーロッパでの最新の治験データによれば、病状の早期に治療することが不可欠であることが示唆されました。幸いいずれも治療による有害な副作用は出ていませんでした。2006 年と 2007 年に治療を受けた最初の 2 例の少年は病気の悪化が抑えられ安定化の証拠を示しましたが、3 例目の少年（2008 年に治療を受けた）はそのような安定化を示しませんでした。最初の 2 人の少年は学校に通っていて、歩行も可能で、比較的ふつうの生活を送っていました。 3 人目の男の子には活発な脳病変があり、話す能力を失っていました。おそらく適切な数の遺伝子操作

済みのマイクログリアが彼の脳に到達しなかった可能性が推定されます。4例目の男の子は、治療を受けてから1年半後に見る限りは、とても良好な経過をたどっているように見えますが、まだ結論を出すのは早すぎると思っています。すなわちこの遺伝子治療は、3例の男の子のうちの2人で効果を発揮したわけで、もちろん症例数はまだ少ないのですが、この成績は異種骨髄移植による治療の経験値と同等の成功率ということになります。2012年に遂にFDAは、bluebird bioが米国で臨床試験を拡大させることに同意しました。

　2010年の創業以来、bluebird bioは着実に進歩しています。米国でβ-サラセミアに苦しんでいる人々の治療を進めるために遺伝子治療試験を開始し始めました。 2014年の夏の終わりまでに、小児脳性副腎白質ジストロフィーの臨床試験の拡張によって12人の男の子を登録し、治療をしました。 2014年の秋には、鎌形赤血球症の2例の患者を治療した際と同じ臨床研究プロトコルの下で、治療を進めたことを発表しました。同社の株式は2013年に公開されました。もちろん、Nick Leschlyが最初に気づくことを思ってですが、会社の成功に関する究極の評価基準、これらの病気の子どもたちの命を救えるかどうかの結果が判明するのはまだ先のことになります。

　bluebird bioのチームが、レンチウイルスベクターを利用した遺伝子治療を実現するために活発な活動をしている間にも、現実に他の多くの新規企業が遺伝子治療分野に参入してきました。その一つに、もともとAmsterdam Molecularとして知られていましたが、有望な科学的研究にもかかわらず財政困難に陥ったため、2011年に資本が再建され、"uniQure"という新たな社名を取得した企業があります。当時、この会社は、超希少難病で、脂質代謝異常のために生命を脅かすような再発性の膵炎の起こす疾患であるリポプロテインリパーゼ欠損症に罹患した、まだ2歳の患児を治療するための遺伝子治療（AAVとして知られているアデノ随伴ウイルスを使用）をヨーロッパで承認する過程に深く関わっていました。2012年7月、4回のレビューが必要とされた長期かつ困難な規制プロセスを経て、ヨーロッパのFDAにあたる欧州医薬品庁（European Medicines Agency：EMA）は、Glyberaと命名されたこの遺伝子治療薬を承認し、この薬は西洋で初めての患者に使用できる遺伝子治療薬となりました。この治療法は、患者に脂肪がほとんどない食事（実際にはきわめて実施が困難な食事療法）を摂り、コレステロールを低下させるスタチンを服用して治療するといった従来の標準治療に比べてはるかに優れた方法となりました。

　Glyberaは、足の筋肉への少量の注射として投与されます。わずか27人の患者（わずか100万人に1人しか罹患しないので、多くの人を臨床研究に登録するのは困難）を包含する3件の小規模な臨床試験の結果は、数か月の期間にわたってアデノ随伴ウイルス遺伝子治療薬が、血液中のトリグリセリド（中性脂肪）の量を低下させ、かつ膵炎の頻度が少なくなることを指標として評価しまし

た。後者の利点、すなわち膵炎の頻度の低下は、欠損した脂質代謝酵素が新しい酵素として血流に分泌され、そこでカイロミクロンと呼ばれる大きな脂質複合体を分解することによりもたらされます。もちろん、安全性の懸念に関する不確実性は、同社が治療を受けた患者を何年もフォローアップしなければ払拭できないのは当然です。Glybera の治療法は現在、約 1,000,000 ドルで販売されています。これは思いがけないような高額に思えるかもしれませんが、患者が実際に消費する生涯医療費はこの金額よりもずっと高いかもしれません。

2013 年と 2014 年の間に、遺伝子治療への投資は爆発的に増加しました。uniQure と Spark に加えて、アカデミア出身の科学者でもあり、創業者である者を中心に 12 社ほどの企業が結集し、包括的なプログラムを立ち上げるために必要なベンチャー企業を見つけることができました。2009 年に遺伝子治療のプログラムに参加し始めたグラクソ・スミスクラインの主導に始まり、ファイザーとロシュを含む医薬の巨大な大手企業も参入し、遺伝子治療分野における発見の可能性を評価させる目的で作られたチームに、より多くの資源を割くようになりました。

遺伝子治療の急速な成長を特徴づけるわかりやすい指標の一つは、2014 年の第 17 回米国遺伝子細胞治療学会年次総会での発表内容を要約することかもしれません。1000 人以上の科学者が 788 件の抄録を投稿しました。この学会の大規模なセッションでは、新しい、より効果的なウイルスベクターの開発、遺伝子ペイロードのデザインの改良、遺伝子編集、癌免疫療法などのテーマを扱う数多くの特別シンポジウムが含まれていました。近年、この会議の特別イベントの 1つは、この分野における「特別功労賞」の賞の一部として与えられた特別講演です。2014 年、遺伝子治療を夢から現実に進めた、世界で最も影響力のある科学者として、Luigi Naldini 博士が選ばれたのです。

Naldini 博士は、1990 年代半ばにカリフォルニア州サンディエゴのスクリプス研究所で、Inder Verma（早期の遺伝子治療での第一人者のひとり）の薫陶を受けました。遺伝子治療における最初の商業的取り組みの一つであるセル・ジェネシス（Cell Genesys）で短期間働いた後、Naldini は母国のイタリアのアカデミアに戻りました。長年、ミラノのサン・ラファエル研究所のディレクターを務め、ウイルス学者、分子生物学者、神経科学者の卓越したチームを築いてきました。他のどの研究者よりも Naldini 博士が称えられたのは、レンチウイルスベクターによる遺伝子治療の開発の功績でした。HIV のヒトの細胞に侵入する高い効能を利用して、彼は病原性の元となる特徴を遺伝子工学で排除するとともに、ウイルスベクターとして求められる細胞移行性を増幅させることにより、素晴らしい治療用ベクターを開発したのでした。

Naldini 博士は、基礎研究者ではありましたが、彼の人生を通して、重度の病気の子どもを治療するために自分の研究への情熱を傾けました。数年前、彼の

研究は製薬会社であるグラクソ・スミスクラインの注目を集めました。グラクソ・スミスクラインは希少で致命的な遺伝性疾患の研究に資金を提供するために彼と契約を結びました。最も困難な疾患の一つに異染性白質ジストロフィー（Metachromatic Leukodystrophy: MLD）があります。この疾患はアリールスルファターゼ A と呼ばれる酵素をコードする遺伝子の突然変異から生じる、希少な蓄積症疾患です。この疾患に罹患した子どもは運動能力を発達させることができず、通常 10 歳までに亡くなってしまいます。遺伝子の正常コピーを患者の造血幹細胞に送達するレンチウイルスベクターを設計した後、Naldini と彼のチームは長年にわたり、この病気の進行を止めるかまたは改善することを目指しました。この病気は人生の早い段階で起こり、病勢の進行は執拗であるため、Naldini と彼のチームは、遺伝子診断によって、異染性白質ジストロフィーが発症することが運命づけられている子どもの兄弟を救済することに専念しようと決めました。この臨床試験では、驚くべきことに、治療をしなければその疾患で死ぬことが運命づけられていた子どもに、発症前に実施されたたった 1 回の治療によって、今のところ予防効果がありそうだという気配が見えるところまできました。この成功はおそらく、"クロスコレクション現象（Cross correction）"によるものと考えられています。すなわち、まず形質導入された細胞が血流を介して脳に移動し、そこで正常な酵素を分泌する一方、局所の脳神経細胞がこのような酵素を摂取しかつ再利用する可能性があります。遺伝子導入された細胞が十分な数で脳に到達しさえすれば、正常な酵素を分泌する能力によって、単一遺伝子疾患の症状を軽減させることが可能になるか、場合によっては元に戻せるようになるのではないかと、未来に明るい見通しを提供できる可能性が生まれつつあります。

　私は米国遺伝子細胞治療学会の年次総会に出席していましたが、Naldini 博士が自身のキャリアのハイライトをたどった演説を聞くという光栄に浴しました。40 分かけて、彼は新しい治療法の創出に着実に近づいていった 20 年の研究の要約をしました。異染性白質ジストロフィーの発症を永久に防ぐ「予防的遺伝子治療」のおかげで、異染性白質ジストロフィーの原因となる遺伝的欠陥をもつ子どもたちが元気に遊んでいるビデオを見たときが、最も心を揺さぶられた瞬間でした。実に素晴らしい成果でした。聴衆として参加していた 1000 人の科学者が全員スタンディング・オベーションで応えたのもとても素晴らしい瞬間でした。

　発症前の異染性白質ジストロフィーを患う少年を治療するための遺伝子治療が早期に成功の兆しが見えたことで、「遺伝子治療の時期、病気を大幅に改善または逆転させるためには、どういうタイミングでやればいいのか？」という重要な問題が提起されました。この分野はまだまだ日も浅いので逸話的な情報しか提供できませんが、その一部は大きな楽観主義の要因となっています。遺伝的に引き起こされる免疫性疾患や、とくに β‐サラセミアおよび鎌状赤血球貧血のよう

な造血（血液形成）系の疾患にとくにそれが当てはまりそうです。ミラノで開催された欧州血液学会（European Society of Hematology）で 2014 年 6 月に、bluebird bio の資金援助を受けた科学者たちは、β - サラセミアを治療するための遺伝子治療を受けた 2 人の患者について、治療が完了してわずか数週間後に、患者は幼児期からずっと受けていた毎月の輸血を必要としなくなるほど、十分なヘモグロビン（遺伝子操作された新しい幹細胞の大部分）を作っていることが判明したのです。幹細胞の形質導入レベルと、その子孫細胞が作り出したヘモグロビンの量は、予想をはるかに上回っていました。

　希少遺伝子疾患の子どもたちを助けるために結束しているバイオテクノロジー界と患者団体において、遺伝子治療に対する興奮は明白なものですが、他にも多くの胸を躍らせるような開発が進行しています。続く 3 つの章で見ていきましょう。

第8章

遺伝子変異の克服

米国、ヨーロッパ、日本、ならびにますます増加しているその他の多くの国々で研究している多数の生物医学研究者には、珍しい遺伝子異常を治療するためのさらに新しい方法の開発を当てた研究室における数百人もの研究者が含まれています。不幸なことに、先天性代謝異常の改善、血友病患者への第Ⅷ因子の投与、β-サラセミアの病態を制御するための高頻度の輸血や鉄キレートの投与、酵素置換技術を送達することによるリソソーム蓄積症の子どもの治療、遺伝子治療のためのウイルスベクターの投与、さらにはタンパク質補充療法のための巨大分子の製造のために新しく出現したこれらの方法を全部集めても、潜在的に存在するすべての単一遺伝子疾患のごく一部でしか治療ができないのが現状です。

　多くの科学ジャーナリストによれば約7000の単一遺伝子の異常による疾患があるといわれています。この数値は、おそらく、"On line Mendelian Inheritance in Man（OMIM）"として知られているデータベースのカタログ内の項目の数からの推定でそのような数字が出ているものと推察しますが、それは明らかに過小評価で実際にはもっと多いはずです。なお、このカタログには、遺伝子変異に伴う7000種類を超えるわずかな表現型が掲載されていますが、その多くは疾患や障害とみなすにはあまりにも軽度です。主にヒトゲノムに少なくとも多くの遺伝子が存在するために、その数に匹敵する、すなわち2万以上の単一遺伝子疾患が存在しなければならないと主張するむきもあります。しかし、おそらく胎児の初期発生に壊滅的な影響を及ぼす単一遺伝子異常も多数存在し、そのような場合には胎児そのものが生まれてこないために、私たちは、そのような単一遺伝子疾患について調べたり、症例を数えたりすることはできません。

　重要な疑問はむしろ、「治療可能な単一遺伝子疾患がいくつあるか？」です。もちろん、答えは「治療可能」をどのように定義するかによって異なります。この問題を検討する科学者は、「治療薬の標的となりうるゲノム」の概念を探究します。つまり、基本的な生物学と薬物開発に必要な私たちのもつ技術を考えたと

き、患者さんの福音に繋がるような利益をもたらす薬を開発する可能性がどれくらいあるかということに帰着します。答えは、関連する生化学を理解するだけでなく、実際に介入する合理的な機会があるかどうかの2点に左右されるでしょう。実際には治療可能なオーファン病の正確な数を知っている人は誰もいませんが、私たちは、薬の開発者が、これまでに知られている単一遺伝子疾患の5%に満たない病気に対する治療法しか開発していないことを認識しています。事実としてはっきり言えることは、少なくともそれらの成果は1世紀以上今日に至るまでに及ぶ苦難に満ちた研究の成果の賜物であるということです。

多くの単一遺伝子疾患の世界が示す生化学的課題は、著しく均一に見えるかもしれません。アルカプトン尿症から色素性乾皮症までの各疾患は、遺伝子の突然変異が特定のタンパク質をその適切な形態で産生せず、1つまたは多くの組織における細胞機能を破壊するために生じます。したがって、それを必要とする細胞にコードする遺伝子またはタンパク質の通常のコピーを供給することによって、あらゆる重篤な遺伝性疾患を治療すれば、治療できないことはないのではないかという着想に至ります。これが、遺伝子治療およびタンパク質補充療法の目標であることはいうまでもありません。しかし、このようなことを、安全かつ効果的な方法でどうやって行うのが適切なのか、まだわからない多くの疾患があるのが現状です。例えばいくつかの疾患では薬物送達にとって非常に困難な課題が存在します。例えば、デュシェンヌ型筋ジストロフィーの研究では、タンパク質ジストロフィンを十分な量、全身の筋肉にコードする遺伝子を送達すれば、患児の生活を改善できる可能性があることが示唆されています。しかし、全身にある何百もの筋肉にジストロフィンを送達するという技術的な課題を想像してみてください！特定の化学反応を引き起こす酵素とは対照的に、構造タンパク質（組織の完全性に関与するタンパク質）を作製できないために問題が生じる骨形成不全症（OI）のような多くの障害もあります。誰もまだそのようなハードルを越えるための治療法を創出していないのが現状です（この後第9章で議論しているような積極的な研究プログラムもスタートしてはいますが、、、）。

この章では、新しい治療法を開発することができる疾患の数を大幅に拡大する可能性のあるいくつかの研究のアプローチについて説明します。このリストは決して網羅的ではありませんが、分子生物学者、薬化学者、および同僚たちが新しい治療法を開発する方法を示すものです。進歩的な研究医たちがマルファン症候群を治療するために低コストの既存の薬物をどのように使用しようとしたかについて簡単に議論したいと思います。科学者たちはフリードライヒ症候群のような運動失調症患者を、フラタキシンと呼ばれるタンパク質産生を増加させるためにどのように治療しようとしているのか、どんな研究開発グループが脆弱X症候群の共通の特徴である行動上の問題を改善するために、脳の機能を制御する特定の分子の作用を抑制または抑制する薬物を開発しようとしたか、また別の研究者

が脊髄性筋萎縮症 1 型と呼ばれる致命的な障害を患う小児を治療する方法として、隣接する遺伝子の喪失を相殺するために特定の単一遺伝子の発現を増加させようとしているのかについて、触れていきたいと思います。

マルファン症候群

アブラハム・リンカーンの身長は、6 フィート 4 インチ (193 センチ) で、歴代で最も背の高い大統領でした。ポトマック陸軍の司令官、George McClellan を訪れたときの彼の写真を見ると、将軍と職員を皆見下ろしているのがわかります。また他の写真では、服の袖が腕の長さに比べてあまりにも短いのがわかります。全体的に見れば、彼の手は彼の太腿部に比べて著しく低い位置でぶら下がっているように見えました。医師のもっと懐疑的な趣味の中には、特定の歴史的人物が様々な特有の病気や疾患を抱えているかどうか、しばしば乏しい証拠に基づいて推測することがあります。狂気王といわれたジョージ 3 世は急性間欠性ポルフィリン症に苦しんだために、アメリカという植民地を失ったのでしょうか？短い、O 脚のトゥールーズ・ロートレック（第一いとこであった両親から生まれた）は、単一遺伝子疾患の小人症に苦しんでいたのでしょうか？アブラハム・リンカーンはその特徴的な身長と非常に腕が長いという特徴をもってマルファン症候群といわれたのでしょうか？

20 年近く前、ジョンズ・ホプキンス大学医学部のオスラー記念教授であった Victor McKusick は、われわれはリンカーンがマルファン症候群を患っていたかどうかを検討すべきか否か、そして、もし検討すべきであるならば、われわれはリンカーンがマルファン症候群を患っていたことを確定することができるか否かを検討するために、私に委員会への参加を呼びかけました。McKusick は、写真の記録と伝記の細部に基づいて、リンカーンがマルファン症候群であるかいなかという 2 つに 1 つの確率を私に突きつけました。無作為に選択された人の中ではマルファン症候群は 5000 人に 1 人未満の確率でしか現れませんが、リンカーンにはその可能性がきわめて高い疑いがありました。

偉大な歴史的な偉人について自然に湧き出る好奇心は別として、彼の死後に診断を確定することがそんなに大きな課題なのでしょうか？ McKusick は 2 つの答えを提示しました。つまり、リンカーンがマルファン症候群であることを証明できれば、ジョン・ウィルクス・ブースが彼の脳に銃弾を撃たなかったとしても、どの道リンカーンにはわずかの時間しか残されておらず、南部はほとんどの場合、復興へのより包括的なアプローチによって利益を得ることはできなかったろうという予測、そして第二に、リンカーンが果たしてきた国家を維持するうえでの特別な役割を考えると、希少遺伝性疾患の人であっても偉大なことを成し遂げられるという強力なメッセージを生み出すだろうと思われました。このことは、市民

の生活の質の向上を目指す終わることのない戦いにおいて、きわめて重要なのです。なぜなら、彼らにとってはしばしば、医療費の負担にくらべて、偏見のほうがはるかに大きな障壁となるからです。

リンカーンにマルファン症候群があったかどうか、どうやったら調べることができるでしょうか？ この疾患は優性遺伝であるため、障害の影響を受けた生きた直系の子孫を見つけることができればそれが最も簡単な方法です。私たちの系統的疫学研究では、生きている直系の子孫の証拠は見つけられませんでした。しかし McKusick は、リンカーンの頭蓋骨から得た 100 本以上の髪の毛と骨断片約 15g が、ワシントン DC の軍事博物館で眠っていることを知っていました。私たちの委員会が直面した 2 つの重要な質問は、(1) マルファン症候群を引き起こすことが知られている突然変異を探すために、この物質から DNA を抽出することが倫理的に問題ないかどうか、(2) 仮に倫理的に問題がないとして、技術的に可能であるか？ ということでした。委員会は、倫理的課題に長時間を割いて議論し、リンカーンの組織を検査することは許されると結論づけたものの、この結論は実際には履行されませんでした。当時（1998 年）は、1 世紀以上にわたって博物館の箱に室温で保管されていた小さな破片から DNA を抽出する技術的手段はまだありませんでした。仮に少量の DNA を抽出することができたとしても、1 つの遺伝子の全配列を読むことができないほど断片化されていることが想定されました。現在であれば、私たちはおそらくリンカーンの DNA をうまく解析することができたのでしょうが、誰も解析するべきであると勧める者はいません。

Antoine Bernard-Jean Marfan（1858-1942）は、フランス南部で小さな町の田舎の医者の家族に生まれました。彼はトゥールーズで医学研究を始めましたが、2 年後に 1877 年にパリに移り、その後 30 年間、彼は国内の主要な小児科医のひとりとなりました。1901 年には小児病院でジフテリア部の部門長に任命され、1910 年には彼は教授になりました（今日よりもさらに大変なことだったでしょう）。 19 世紀後半であれば想像がつくかと思いますが、マルファン博士の主な学術的興味は感染症と栄養でした。彼はジフテリアと結核の専門家になりました。1897 年に彼は、彼の最高傑作となる *Treatise of Diseases of Children* 子どもの病気を出版し、そのおかげでフランス科学アカデミーの会員となりました。「マルファン（Marfan）」は、医学におけるいくつかの身体所見の由来の名前としても知られています。マルファンの法則は、特定の結核の子どもでは再発リスクが非常に低く、舌の先端に赤い三角形があるとの観測に基づいていますし、腸チフスの徴候はマルファンの徴候と呼ばれています。Gabrielle という名前の小さな女の子と診察で遭遇したのは、彼の名前が後年どんな医師でも知るようになるチャンスとなりました。

マルファン博士は、母親がどうも順調に成長していないのではないかと心

配していた娘の Gabrielle を調べたところ、異常に長い蜘蛛の足のような指（arachonodactyly）、非常に長い腕と脚の骨（dolichostenomelia）、胸壁（漏斗胸 pectus excavatum）と脊椎の異常がありました。彼は子どもの母親も調べたので、これらの特徴が遺伝性疾患によって引き起こされたものと推測しました。時代の典型であったように、彼の症例報告は、他の医師に患者の同様の徴候を探すよう刺激し、何年もの間、類似の報告が文献に現れました。マルファンの患者さんは、おそらくは結核のために、初診からほどなく他界したため、結局のところ、彼の名前を冠する疾患の理解にはあまり貢献しませんでした。

　研究が医学の土台となる前の時代にあっては、この疾患について記載する取り組みはまとまりのないものでした。1914 年、ある医師が、眼の水晶体脱臼が、マルファンが指摘していた奇妙な患者に頻繁に見られたと指摘しました。1931 年、ベルギーの医師が、この着実に増えつつある身体的徴候のある患者が結合組織の障害をもっており、（おそらくはこのとき初めて）マルファン症候群と命名しました。1943 年に 2 人の医師が、この病気を有する若年成人に生命を脅かすような大動脈瘤がしばしば見られたことを指摘した症例報告を発表しました。これは、罹患者が高齢になると大動脈壁の構造が異常に脆弱になる可能性があるという論理的推論を示唆しています。一生の間、1 秒おきに左心室が収縮し、大動脈弁を通って大血管を通って血管樹に沿って全身に大量の血液を送り、数十億の赤血球が生命維持に必要な酸素分子を脳や腎臓、および筋肉に送達させていることを思い起こしてください。心臓の作用は血管内の高圧を維持し、血液の噴流は大動脈の壁に圧負荷をかけます。マルファン症候群の子どもの大動脈では、壁は先天的に弱く、ゆっくりではありますが、年々確実に、血流から受ける物理的圧力に負けて、大動脈が拡張してゆくのです。

　マルファン症候群の研究は、とくに Victor McKusick のおかげで、1950 年代には大きな進歩を遂げました。McKusick は、当時、ジョンズ・ホプキンス大学の若い心臓専門医だったのですが、やがて臨床遺伝学者に転身したのでした。1956 年に、彼はマルファン症候群に焦点を当てた結合組織の遺伝的障害に関する論文を発表しました。マルファンの症例報告と、症候群の最も重篤な局面が、大動脈瘤破裂による成人期の突然死のリスクであったというエビデンスの収集に、実に 50 年以上が経過していました。

　1960 年頃には、マルファン症候群は外科的疾患となりました。大動脈にパッチを当てることを目的とした移植片を作製するために利用できる特殊ポリマーの開発により、動脈瘤の成長に追従し、手術不能な状態に陥る前に修復することが可能となったのです。1960 年以前には、古典的なマルファン症候群の大部分の人々は大動脈破裂で亡くなりました。多くの場合、若年成人でした。1976 年から 1997 年の間、ジョンズ・ホプキンス大学病院の外科医は、このような群のリスクの高い 231 人の患者の大動脈の根幹部を人工的に置き換えました。手術 5

年後、患者の88％が生存し、手術から20年後でも75％が生きていました。過去30年にわたり、医学療法および心胸部外科手術の進歩は、マルファン症候群の人々の平均寿命を、40歳代半ばから70歳代初めにかけて、すなわちほぼ正常にまで上昇させたのでした。

　同じ頃、この病気の分子的基盤を理解し、それに基づき新しい治療法を考えるという重要な進歩がありました。1990年（旧石器時代ともいえる遺伝子マッピング時代）のフィンランドの研究者たちは、マルファン症候群を引き起こす遺伝子変異が第15番染色体に局在していることを明らかにしました。同年、ジョンズ・ホプキンス大学の若い小児心臓病学者 Hal Dietz が、マルファン症候群に焦点を当て人類遺伝学者の助けを借りて、マルファン症候群を専門とする研究者として、保因者（キャリア）を用いたいと述べました。その後15年間を経て、Dietz は ジョンズ・ホプキンス大学の3人目の教授（McKusick と彼の学生であった Reed Pyeritz 博士の次）になり、この疾患の理解が深まりました。

　彼が仕事を始めてから約2年後、Dietz は、細胞外マトリックス中の線維素の主成分であることが知られているフィブリリンと呼ばれるタンパク質をコードする疾患原因遺伝子が示されたことを示す論文の筆頭著者となりました。マルファン症候群の徴候は、様々な組織の構造的欠陥のために発生していることは間違いないと思われました。当初は大動脈壁が血圧を支えられず病的に拡張するのを防ぐための明白な方法が提供できなかったため大きな不安となりました。この疾患に罹った子どもが十分な構造タンパク質をもたずに生まれた場合、大動脈に起こる動脈瘤のような疾患は避けようがないのでしょうか？　しかし、このような症状の因果関係についての見解は、マルファン症候群の他の多くの特徴を十分には説明していませんでした。なぜ、この病気でしばしば眼の中の水晶体の脱臼、骨の過成長、低い筋肉量、およびそれらが衰弱しているような脂肪の貯蔵量の低下をなぜ示すのだろうかという患者らの疑問がそれらにあたります。

　自分の研究室を運営するようになった Dietz は、この病気の理解を深めることに着手しました。彼の初期の研究のいくつかは、この疾患のマウスモデルにおける肺機能不全の研究に焦点を当てていました。彼は、構造的な弱さのために、マウスの肺組織が経時的に悪化することを観察できるのではないかとの仮説を立てました。ところが実際にはそのモデルマウスで、*出生時*に炎症や破壊の徴候のない構造異常を発見しました。一部の分子は正常な肺組織の発生を誘導することができなかったようでした。数年間にわたり実施された実験では、Dietz が率いるチームは、マルファン症候群のマウスモデルにおいて、フィブリリンの欠乏がトランスフォーミング増殖因子 - β（TGF- β）と呼ばれる別の分子の*増加*を引き起こしそれが大動脈の拡張を引き起こすことを確かめたのです。この研究は、正常なフィブリリン -1 がトランスフォーミング増殖因子 - β に結合し、それを必要とする結合組織に導くことを示唆していました。身体が正常なフィブリリン

-1 を欠いている場合、自由に浮遊するトランスフォーミング増殖因子 - β は多種多様な細胞に害を及ぼします。ちなみに、これはすばらしいニュースでした。どうしてかって？ロサルタン（アンジオテンシンⅡ受容体ブロッカーまたは ARB として知られている）と呼ばれる広く使用されている安全な血圧薬がトランスフォーミング増殖因子 - β 活性を低下させる、すなわちこの疾患の制御に使えることが知られていたためです。おそらく Dietz は、この薬剤が Marfan 症候群のための医学療法を提供する可能性があり、十分早期にこの薬物の投与を開始すると、動脈の重度の拡張を回避し、手術の必要性を排除する可能性がもたらされると考えられました。

2004 年には、臨床試験でマルファン症候群（他の医療療法がすでに検出可能な大動脈根幹部の拡張の進行を抑制できていない 17 人の子ども）を Dietz が登録しました。彼はロサルタンを子どもに投与し、イメージング技術を使って大動脈根拡張の変化率を経時的に測定しました。 2008 年に研究チームは集積したデータをレビューしました。研究に参加する直前の数年間に、大動脈拡張は平均 3.54 ミリメートル / 年増加していました。ロサルタンを開始した後、年間増加率は平均で 0.046 ミリメートル / 年（約 90％減）に著しく減速しました。しかし大動脈根幹部の中間層を構成する細胞の非常に複雑な生物メカニズムを考えると、Dietz らはこの結果を解釈することにはきわめて慎重でした。彼らはまた、患者、両親、または医師が結論に飛びつくことを望んでいませんでした。

それにもかかわらず、この報告書は、世界中のいくつかの研究室の研究者を刺激して、他の同様の薬物も使って大動脈根幹部の拡張を遅らせることを臨床研究として試みました。いくつかのグループが薬物の使用を奨励するニュースを提供していたようでした。例えば、2009 年に、アジアのグループは、影響を受けたマウスを、ロサルタンと、ドキシサイクリン（マトリックスメタロプロテアーゼと呼ばれる酵素ファミリーの特定のメンバーを阻害することが知られていたため選択された）と広く呼ばれている抗生物質の両方で治療することによって、動物は本質的に大動脈の膨張を停止したのでした。

Dietz と彼の同僚は、最初の試験の結果に大変勇気づけられて、マルファン症候群患者約 600 人に数年間にわたり大動脈に対するロサルタンの影響を評価するための、より大規模な前向き研究を開始しました。生後 6 か月から 25 歳までの患者群を、アテノロール（標準療法でしたが、無作為化、前向き臨床試験で厳密に研究されていませんでした）と呼ばれる抗高血圧薬の標準療法を受ける群と、もう一方の群はロサルタンを受ける群でした。ロサルタンとプラセボの効果を比較することがより効果的でしたが、両親は子どもたちが数年間という長期間にわたり治療を受けない可能性が 50％ になることを断固として拒否しました。2014 年 11 月の *The New England Journal of Medicine* で報告された 3 年間の試験の結果は、やや期待を裏切るものでした。ロサルタンは、大動脈の拡張を遅

190　　第 8 章

くすることにおいてアテノロールより優れてはいませんでした。専門家は、両方の薬が患者にそれなりの利益をもたらすと考えていましたが、それが正しいことを証明することはできなかったのです。Dietz 博士は結果に失望していることをすぐに認めました。しかし、マルファン症候群の患者を助けるための彼の取り組みは、まだ衰えていません。

　過去 10 年間、Dietz および他の研究グループが率いる世界の研究グループは、大動脈および他の主要な血管の完全性に影響を及ぼすいくつかの追加された希少疾患の病態生理を理解するうえで大きな進歩を遂げました。例えば、Dietz の研究は、血管壁の構築および維持におけるトランスフォーミング増殖因子 - β の役割をより深く理解することにつながりました。 2005 年には、もうひとりのジョンズ・ホプキンス大の医師である Robert Loeys 博士と Dietz がそれぞれ、トランスフォーミング増殖因子 - β（TGF-β）をコードする遺伝子の変異によって、マルファン症候群とよく似た症状を引き起こす病態があること（Loeys-Dietz syndrome）を記述した論文の筆頭および最終著者となりました。

　Hal Dietz が率いる研究は、希少疾患の分子的基盤を把握することの重要性を雄弁に示唆しています。ときには、そのような研究は、新しい治療目的のために、別の疾患ですでに使われている既存の薬物を使用すること（Drug repositioning）の価値を発想することに繋がるのです。人への*投与の経験のある治療薬*を別の*新しい目的に利用すること*、これはしばしば、新しい治療法への最も迅速な道を開きます。

フリードライヒ運動失調症

　高名なハイデルベルク大学の医学部の教授である Nikolaus Friedreich 博士は、1863 年に何症例かの患者の臨床観察の記録を報告しました。興味深い早期発症の神経変性疾患の症例でした。最終的に、フリードライヒの運動失調症（FA）として知られるこの希少疾患の経過について、最終的に 5 つの論文（1876 年の最後）に発表しました。 5 つの論文は非常に包括的かつ臨床的に鋭い視点で記載されており、放射線医学の進歩から新たに発見された知見を除き、1996 年にこの疾患の原因遺伝子が同定されるまで、このオーファン疾患とも呼ぶべき遺伝性疾患の理解には、その後新たに加えられる知見はほとんどありませんでした。

　フリードライヒ運動失調症（Friedreich's ataxia: FA）は、フラタキシンと呼ばれるタンパク質のレベルが急激に低下する FXN 遺伝子のトリプレット反復突然変異のために生じる常染色体劣性疾患です。これにより、脊髄背側神経節の細胞および心臓の細胞が徐々に変性していきます。フラタキシンは、ミトコンドリア（細胞内の動力発生装置として作用する細胞小器官）においてきわめて重要な仕事をしているようです。ミトコンドリアにおいて、フラタキシンは鉄・硫黄錯

体（クラスター）の形成において重要な役割を果たします。 フリードライヒ運動失調症患者ではフラタキシンの含量が低く、時間の経過とともにミトコンドリアを衰弱させます。このことは、最終的に細胞にひどく損傷を与え、最終的に細胞死をもたらすある種の原因分子が過剰に蓄積されるのです。亡くなった患者さんの剖検の研究では、脊髄の特定のカラム、背根神経節、および歯状核と呼ばれる脳の領域が時間経過とともに変性することがフリードライヒ運動失調症を有する患者において確認されています。

　フリードライヒ運動失調症は広汎な神経学的疾患とみなされていますが、ほとんどの患者さんは 30 歳代後半または 40 歳代に心不全で死亡します。通常数十年にわたって進行する心臓の病態は、フラタキシンの量が不十分であることに起因する鉄代謝異常のために、ミトコンドリアの異常の直接的な結果でもある可能性が高いと考えられます。 フリードライヒ運動失調症を有する比較的若い患者の多くは、おそらく膵臓の島細胞中のフラタキシンの欠乏によって引き起こされる損傷のために、糖尿病を発症することも知られています。

　2012 年、私はこの本の執筆の調査を始めた年に、Nick Johnson と出会うことに恵まれました。10 代のときにフリードライヒ運動失調症と診断された Nick は、病気が彼に課した身体的精神的な負荷にもかかわらず、素晴らしい人生を送っていたのです。彼は、最も効率的な空調システムを有する建築物の設計専門の機械工学者でした。彼はまた、フリードライヒ運動失調症のための国家研究の議題を進めるために奮闘する患者グループの中の精神的な支柱でもありました。Nick が私と共有した人生の歴史は、私が医学文献から準備したような文章の要約よりもよい点を捉えているかと思います。

　1963 年生まれの Nick は幼少時代から、学業やスポーツに秀でており、とくに野球では、13 歳ですでに多くの注目を集めていました。私がボストンの近くの自宅で Nick と長時間話していたとき、フリードライヒ運動失調症との闘いの初期段階のことを極力詳しく聞かせてくれました。驚くことではありませんが、彼はスポーツの局面で自分の体に起きた出来事をつぶさに説明してくれました。彼が思い起こした最初の記憶は野球の試合であり、彼は絶対に勝つことができると確信していた低速の下手投げ投手の投げる球に対してシングルヒットすら打てなかったというのです。シーズン後半、ライトでプレイしていた Nick は、彼がキャッチできると確信していたフライのボールを捕球することもできなくなりました。次の春、彼はチームの先発選手リストにはもはやいませんでした。たとえまだ十分にプレイすることができたにも関わらず、そのことが彼の技能の驚異的な低下の現れだったと思い出すのです。

　Nick の最初の受診（1970 年代後半）は診断につながりませんでしたが、地元の医師のひとりが名門であるボストン病院の著名な神経科医に彼を紹介してくれました。会話のこの部分では、明るい男、Nick は明らかな苦々しい表情で話し

ました。「医者は慎重に検査し」と彼は思い出して立ち上がり、Nick を診断してから数分後に戻ってくると話しました。「彼が戻ったとき、」Nick はいいました。「主治医は私を目で見て、"あなたはフリードライヒの運動失調症と呼ばれる病気です。そのための治療法はありません。あなたは 5 年から 10 年以内に車椅子を必要とする状態になります"」と。フォローアップの必要はないと医師はいいました。Nick は「そのとき自分は 15 歳。それは私の人生の最悪の日だった」と話しました。

　何とか Nick は診断を宣告されたショックのために起きたうつ病から回復し、彼はこんな病気なんかに自分を支配されてたまるかと決心をしました。彼はもはやスポーツをすることはできませんでしたが、彼はまだ歩くことができました。Nick はリスクを承知で学問に傾注し、権威あるウスター工科大学（Worcester Polytechnic Institute）に入学して、機械工学を専攻することに決めました。大学時代、運動能力は着実に低下しました。数か月おきに、彼はさらに別の自由度を失いました。彼は最初に杖で歩き、次に歩行器で歩くようになりました。Nick は、大学の大きなキャンパスで、ある教室から別の教室へ移動するのがいかに大変だったかをよく思い出していました。 フリードライヒ運動失調症の進行は遅いものの、刻一刻身体機能は新たな段階に確実に低下していきました。とくに Nick が目を覚ました朝、もはやペンを握って書くことができなくなったときは本当に大変でした。

　「それは本当につらかったです」と彼は振り返りました。しかし、再び彼は気持ちが折れることなく辛抱していました。大学キャンパスは特段の配慮が払われて設計されたものではなかったのですが、Nick は卒業し、よい仕事につくことができました。雇用主は何年もの間、全般的には、彼に対して支援をしてくれました。しかし、ある日、かなり友好的だった上司が彼を彼の事務所に呼び、歩行器をあきらめて車椅子を使うようにと言うのでした。会社の雇用主からは、彼が妥協しなければ、訴訟になるかもしれないと言われたと、彼はそのときのことを語りました。彼はまたも厳しい瞬間を体験しましたが、一方で Nick は自分の雇用主の視点、本当はどう考えていたのかを垣間見る機会をもったのです。とにかく、車椅子での生活は不可避となったのですが、彼は人間として生きるために車椅子を可能な限り使わないようにし続けました。

　フリードライヒ運動失調症に罹患した患者の共通の結果の 1 つは、車椅子をいかに効果的に使用し、どのように呼吸するかを含む、人生の多くの局面で QOL を損なう可能性のある重度の脊柱側弯症（背骨の湾曲）を発症させることです。Nick はまだ 20 歳代の間に、背骨の片側の筋肉群が反対側の筋肉群よりもよく働いているときに発生する脊柱側弯症に対応するために整形外科で背骨に長い金属棒を貼り付ける手術を受けました。最初の手術はうまくいきませんでしたが、最終的にはこの手術によって脊柱側弯症の進行が食い止められました。しかし、

Nick の背中の X 線を見ると、脊柱に骨があるのと同じくらいたくさんの金属が挿入されている像が脊柱に見えました。

30 代の頃には, Nick は車椅子に制約され独身であったものの、決して諦めませんでした。彼は、フリードライヒ運動失調症に罹患している人々の目標を前に進めるために、主要な患者グループの 1 つを立ち上げるのを手伝ってくれました。彼の自分の身体的な制約にもかかわらず、自分の仕事を愛し、病気について学び、報告したいと思っていた人々のために、環境問題や病気をもつ人々に配慮した新しい建物の設計手法に関する地元のリーダーとして邁進しました。ある日、幸せな出来事が起きました。歯科医にかかったとき、彼は Sue という歯科衛生士に出会い、彼女との会話は弾みました。彼は自分の病気に彼女がどう反応したかを本当に気にしていました。彼は彼女にデートを申し込んだところ、驚いたことに彼女は「はい」といってくれたのです。その後彼らは結婚し、今ではもう 15 年にもなりました。2 人が結婚した年に、Nick はすでにフリードライヒ運動失調症に罹患している人々の平均寿命を超えて生きていました。そのような話を聞くと、私は人間のしなやかさ（レジリエンス）に対する信念にとても活気づけられます。

51 歳を超えた年齢となって、Nick は私が想像を絶するほど困難な課題を抱えています。彼は自分でベッドの中に出入りすることはできません。妻は彼の洋服を着せてあげて、電動式の車椅子に移さなければなりません。発生する可能性のある問題（例えば、アパート内の火災報知器）に対応できないため、彼がひとりでいることは困難です。彼は現在家で仕事をしていますが、生産性が低下してきています。非常にイライラした状況です。彼の声は失われつつありますが（それらの筋肉を制御する神経もこの病気の影響を受けます）が、心は研ぎ澄まされていました。彼は軽度の糖尿病ですが、心臓はうまく機能していました。フリードライヒ運動失調症患者の 70％が心不全で死亡しています（通常は 50 歳前）から、とても珍しい例といえます。2013 年 3 月、Nick は私にフリードライヒ運動失調症の弟が死亡したと私に電子メールで伝えてきました。今日、米国では約 1 万人のフリードライヒ運動失調症しかいませんし、約 1 万 5000 人の患者がヨーロッパに住んでいますが、Nick のような人を知ったことで、私はフリードライヒ運動失調症が希少難病であるオーファン病とは思えないのです[1]。

現在、私たちはフリードライヒ運動失調症の病因についてかなりの知識をもつようになりました。 DNA レベルでは、フリードライヒ運動失調症は「トリプレットリピート病」と呼ばれる約 20 の異常な単一遺伝子状態疾患の 1 つでした。これらの病態では、ある長さのヌクレオチドの 3 塩基単位の繰り返し配列が連

---

1 Nick は 2015 年 2 月 20 日に死亡しました。フリードライヒの運動失調症を抱える多くの人にインスピレーションを与えてくれたので、私は彼が自分の話がこの本に記録として残ってほしいと願っていたに違いないと考えています。

続する異常をもつ遺伝子によって、減数分裂（卵子または精子細胞の形成）中の分子プロセシングエラーは、数が大幅に拡大するような病態を指します。通常の人々では、フラタキシンをコードする遺伝子は、GAA と呼ばれる 3 つの塩基の約 30 回（またはそれ以下）の反復を有します。罹患者は、両親から継承した遺伝子の両コピーに、さらに多くの（典型的には 500 から 600、時には 1200 を超える）3 塩基反復が生じています。両親にはそれぞれ長くなった遺伝子と正常な遺伝子があるため、病気の影響を受けません。

　フリードライヒ運動失調症の分子病理は、他のトリプレットリピート病（ハンチントン病および脆弱 X 症候群も含む）とは異なり、フリードライヒ運動失調症では、イントロン 1 と呼ばれる遺伝子の領域で伸長が起こります。イントロン 1 は、タンパク質自体をコードしない DNA の伸長（メッセンジャー RNA の産生の間に伸長した RNA が編集されます）です。実際、生体に必要なタンパク質をコードする遺伝子の部分には通常突然変異は存在しないのですが、イントロンにおける伸長したリピートは細胞の翻訳機構を弱めてフラタキシンを十分に作り出すことができなくなるのです。おそらくは異常に伸長した DNA があるせいで DNA を RNA に転写する様々な酵素の反応効率が低下するために病態が作られるのです。フリードライヒ運動失調症を有するほとんどの患者は、約 10% から 15% 程度しか正常なタンパク質をもっていません。

　この事実により、科学者は、既存の薬剤や新たに生成された小分子を使用して、フリードライヒ運動失調症患者の細胞をなだめすかして、より効率的かつフラタキシン欠乏症を部分的に克服できるかどうかを疑問に思うようになりました。罹患した人の細胞によって作られたフラタキシンの量を倍増させることができれば、私たちは、フラタキシンの異常な遺伝子（罹患した子どもの親）1 コピーだけもつもの（罹患者の親）が病気の徴候を発症しないことを知っているので、不調を大幅に改善するはずです。　フリードライヒ運動失調症をもつ人は通常 12 歳前後で診断され、病勢は典型的には長く、ゆっくりとした衰えの中で生活を送る（車椅子に依存する前に 10 年以上経過している可能性がある）ため、新薬に介入するのに十分な時間があるように思われます。

　過去 10 年にわたって臨床研究者はその他 2 つのことを試みました。それほど劇的ではないのですが、ある種のアプローチしやすい方法です。すなわち、(1) イデベノンと呼ばれる小分子を繰り返し使用することを試みてきました。これは、抗酸化特性をもっています（よく知られている栄養補助食品、コエンザイム Q と非常によく似ています）。(2) 彼らはミトコンドリアから余分な鉄を除去するために鉄キレート剤を投与していました。*血液中*の過剰量を容易に除去する鉄に対する親和性の高い薬剤を使用する努力は、フリードライヒ運動失調症を有する患者にとって有益ではないことが示されています。既存の鉄キレート剤は、細胞内のミトコンドリア内部に到達することができないのです。これを行うための他

の方法を開発しようとするいくつかの初期の研究努力が進められています。

　イデベノンがフリードライヒ運動失調症を有する患者の症状の悪化を遅延させることができるかどうかを調べるために約10の臨床試験が現在行われています。この介入研究の効果を調べる際に必要な信頼性の高いバイオマーカーや放射線診断法がないため、これらの臨床試験を進める神経科医は、患者の臨床症状の変化を定期的に評価し、いくつかある臨床評価尺度を使って重症度を評価します。しかし残念なことに、イデベノン研究は無作為化されずかつ適切な対象を置かずしかも短期間のみ（しばしば1年以下）、少数の患者を追跡した研究であったため、患者の悪化の時間経過は遅く、患者間でデータのばらつきもあるため、大規模でかつ複数年の研究であっても、研究のデザインが堅牢でない限り、研究のデザインが患者さんに対して提供に値する統計的に有意な臨床的有効性を示すことが困難でした。そのような困難を克服して実施された唯一の無作為試験では、イデベノンでの1年間の治療が、広く使用されている評価尺度で測定したところ、プラセボ薬よりも効果がないことが判明しました。疫学のサブスコア解析では、イデベノンを定期的に使用することにより、心臓の左心室の容積が減少し、潜在的に重要な所見であることは明らかになりました。イデベノンは、服用するのが安全で、安価で、処方せずに利用できるので、多くの患者は、それが利益を与えるという証拠は弱いものの、それを服用し続けることになります。この製品を提供するウェブサイトは、イデベノンが「高次の脳機能を支えている」という非常に疑わしい主張をしており、記憶障害や脳毒性の問題を改善するのに役立つなどと宣伝しています。このような主張に遭遇することは、残念ながら希少難病患者の家族にとってよくあることで、絶望的状況におかれた人々を相手に、まことしやかな治療法を販売するために、根拠の薄い脆弱なデータが使われてしまうのです。

　フラタキシンの細胞内レベルを上昇させるもう1つの大きな努力は、重度の貧血（しばしば、がんに続発する副作用です）の場合に赤血球の産生を刺激するために長く使用されてきたエリスロポエチンの利用です。フリードライヒ失調症患者の細胞を用いた実験によると、エポエチンα（エリスロポイエチン製剤）はフラタキシンレベルを*上昇*させることが示されました。薬物を患者に投与した小規模のオープンラベル研究では、8週間後にフラタキシンのレベルが上昇しました。しかし一方で、患者の半数が安全域を超えた赤血球増多症を発症しました。現在のところ、しっかりしたプロトコルで規制された臨床試験が実施されていないため、エポエチンαが臨床上有益であるかどうかは不確実といわざるを得ません。しかし、科学者たちが、複数の薬物がフラタキシンの細胞レベルを測定可能なレベルに上昇させることが示されているという事実は、治療法の開発に大きな弾みになります。

　さらに進行中の研究分野がその他にもあります。その一例が、転写抑制を減少させ、結果としてフラタキシンの産生を間接的に*増加*させることを期待する

HDAC 阻害剤と呼ばれる薬剤の利用です。数年の間、Repligen という会社がこのアプローチに重点を置いていましたが、2013 年までにプログラムを継続するのに十分な資金が確保できなくなってしまいました。アンチセンス技術の商業化のパイオニアである Isis Pharmaceuticals は、フラタキシンを増加させることを目的として短い修飾 RNA を使用する可能性を検討しています。カリフォルニア州の Edison Pharmaceuticals は、フリードライヒ運動失調症におけるミトコンドリア機能の改善を目的とした大規模なプログラムを実施しています。

　2013 年には、フリードライヒの運動失調症への関心が高まり、新しい起業の可能性のあるターゲット領域として私と私の同僚は世界の有数の専門家にインタビューしました（悲しいことですが、オーファン病の新しい治療法の開発で例外のない特徴は、治療法開発が困難なため専門家の数が少ないという現実です）。私が会った優れた臨床医の研究者の中で、Arnulf Koeppen との出会いはとくに有益でした。今では 70 歳代となったこの小柄な Koeppen 博士は、ドイツの医学校を終えた直後に米国に移住しました。1969 年に初めてフリードライヒ運動失調症の患者を診察した直後から、この疾患の患者を支援する臨床研究活動に集中し始めました。彼はニューヨーク州アルバニーにある在郷軍人病院で神経学者として働いていました。古い学校や裁判所にいる人の話に耳を傾けてよく聞く彼は、20 世紀初頭のヨーロッパの医学教授を思い起こさせます。

　私たちのチームが難病の専門家にインタビューするために部屋に集まると、訪問してくる専門家はほとんど例外なくコンピューターを起動するや否や、60 枚から 70 枚ものパワーポイントのスライドで自分の考えを発表します。しかし Koeppen 博士はそうではありませんでした。彼との最初の会合では、私たちがお互いに好意をよせた言葉を交わした後、彼は私たちに背を向けつつフリードライヒ運動失調症に関する彼の大きな論文の束をおもむろに取り出して「何について知りたいですか？」と尋ねてきました。その 3 時間後、私がそれまでに文献を読んできたすべての時間から得られるよりも、フリードライヒ運動失調症の自然史、細胞生物学、神経病理をより深く理解することができました。最も驚いたのは、彼が何十年もの間フリードライヒ運動失調症を研究する手法は、患者を治療し、亡くなった後にその組織を研究するという古典的な手法でしたが、病気を改善するために遺伝子治療を使用することに非常に熱心だったことです。この執拗な病気の臨床経過の多くには、（とくに症状が発現してから最初の 10 年間で）脊髄後索から現れる神経系の機能低下を伴うため、彼は脊髄液中に健常なフラタキシン遺伝子を保有するウイルスベクターを注射することを思い立ちました。まだ若くて可動性がある患者の脳脊髄神経細胞に遺伝子を送達させるという彼の考えは、非常に合理的だと思っています。

脆弱X症候群

　1943 年に 2 人のロンドン在住の医師 J.Purdon Martin と Julia Bell は、*Journal of Neurological Psychiatry* に短い論文を掲載し、3 世代にわたって中等度から重度の知的障がいを有する 11 人の男児と男子、および軽度の認知障害を有する 2 人を除いてすべての女性が正常という家系について報告しました。彼らは、これが X 染色体連鎖型精神遅滞の最初の確かな証拠であることが慎重に示唆されていました。今日の基準で見ると、この症例報告は非常に単純な内容でした。彼らは、例えば、最終的に不調に密接に関連する特定の身体的異常の大部分には気づいたようでした。しかし、彼らは、疾患に罹った少年および男性の一部が社会からは避けられ、通常は視線を避けるために凝視を避けるといった症候を見逃していました。彼らはまた、2 人の女性の中程度の症状の患者では、より複雑な要因が作用していることを示唆していました。彼らの観察は、マーチン－ベル症候群と呼ばれていた 20 年間のことを理解するための持続的な努力の先駆けとなりましたが、この病気は、現在では*最も一般的な*遺伝的知的障がいの単一遺伝子疾患である「脆弱 X 症候群」と呼ばれているものです。

　症例報告は、医師が、自分の受け持っている患者が報告された新しい診断根拠を満たしているかどうかを評価し、また、彼らが新しい知見を拾うことでその症例報告の内容をよりよく充実できるかどうかを問うようなよい刺激となります。20 年間で、他の臨床医は、マーチン－ベル症候群、とくに細長い顔、大きな頭、および（青年期後の）異常に大きな精巣（睾丸）（おそらく下垂体から分泌される過剰な卵胞刺激ホルモン（FSH）のために、精巣のセルトリ細胞を刺激する）などの新たな特徴的な表現型を見出していきました。この疾患を有する家系を拡大して調査したその後の研究では、疾患遺伝子の軽度の影響を受けた女性が何症例か見つかったため、欠陥遺伝子の遺伝パターンが X 染色体連鎖疾患の規則に厳密には従わないことが確認されました。すなわち、通常の X 染色体連鎖疾患では疾患遺伝子の健常なコピーが他の X 染色体上に存在し、これが通常疾患リスクに対抗するのに十分であると考えられているのですが、脆弱 X 症候群は例外であったのです。

　マーチン－ベル症候群の歴史の次章は、Herbert Lubs という臨床遺伝学者によって開かれました。彼は *American Journal of Human Genetics* に 1969 年に報告した論文に、精神遅滞を有するある男性の白血球を葉酸が欠乏した培養液を使って培養したあと染色体検査をすると、顕微鏡の下で X 染色体の長腕の終わりが染色体の残りの部分から壊れて離れ離れになっているように見えることを論文に発表したのです。当時はまだ DNA 分析は不可能でしたが、光学顕微鏡でヒト X 染色体が蝶番の末端が他の部分から一貫した変異を検出する能力はきわめて限定されていたので、これはきわめて異常な所見でした。Lubs は、精神的に遅れ

198　第8章

ている男性親戚の家族の若い男の子を評価する過程で発見したX染色体の異常が、病気のマーカーとなり、おそらく原因を説明することができるだろうと認識しました。彼は論文を発表する前に、4000人もの新生児の白血球の染色体の異常を捜しましたが、ついに再びそのような症例を見つけられませんでした。また彼は単に発症前の幼児を見つけられなかったかもしれません。今日、私たちは、彼が理解しようとしている病態、今では脆弱X症候群と名付けられたこの疾患が（別の遺伝学者、Fred Hecht の後に、顕微鏡下で見られる明らかな破壊を記述するために「脆弱な部位」という用語を使った）、4000人に1人の男の子の割合で出現することはすでに理解されています。

　1970年から2000年の間、臨床医および基礎科学者は、この比較的一般的な障害の複雑な臨床的性質の理解を深め着実な進歩を遂げました。1970年代半ばまでに、（家族歴および身体検査に基づいて）医師がそのような病態を有する可能性がある男性および少年について染色体分析を行うことが可能になりました。しかし、振り返ってみると、当時は細胞培養技術が困難であり、往々にして約半数ではX染色体の脆弱な部位の出現が誘導できなかったのです。それでも、この病態を診断することができるようになったおかげで、非常に一般的に知られていた、精神遅滞患者のための多くの国営長期療養施設に住んでいる男性の数がどうして女性よりも多いのかを説明できるかどうかを調査する研究者も現れました。すべての社会においても、女性より男性の精神遅滞が約5%から6%過剰です。このような男女差は、X染色体上の単一遺伝子疾患に起因すると思われるでしょうか？ 1つの単一遺伝子疾患の存在だけでその多くを説明できるでしょうか？その頃、脆弱X症候群のいくつかの人口調査は、この1疾患の存在だけで患者の男女格差全体の約20%を占める可能性があることが示唆されました。

　私は1980年代後半、マサチューセッツ州 Waltham の Fernald State School の医学部門長であったときに、この病気のことをよく知るようになりました。当時、最も精通した医師でさえも、たかだか半数の患者についてしか発達障害の原因を診断することができませんでした。多くの高齢患者（1920年代に子どもとして入院していた）は、数十年前の若いときに不正確な診断が行われたのです。

　ある日、私は病棟回診をしていましたが、50歳代の男性で、大きな頭と大きなカップ状の耳をしている患者と会いました。私が歩いて彼を追い越したとき、彼は私の肩を強くたたきました。後で彼の医療記録を読むと、彼が4歳のときに、私がかつていた Fernald に入院していたことに気づきました。そして、医師記録では、彼が1歳のときにベッドからの墜落による頭部の傷害によって重度の発達障害となったのだと記載がありました。私はこの男性の理学所見に基づいて、脆弱X症候群の診断に必要な染色体検査を注文しましたが、結果は本当に陽性であることが判明したのです！ この男性に対する臨床的視点を急激に変えるだけでなく（例えば、彼の行動障害の管理方法を見直す必要があるなど）、その発

見によって、患者の家系の人々にとっても重要な意味をもち、実際その何名かは脆弱 X 変異の発症者あるいは保因者でした。このような診断は広範囲の家系調査につながり、期待どおり、精神発達遅滞があるにも関わらず明確な診断をされていない患者や、明らかに脆弱 X 症候群であることが間違いない患者、さらには結婚して妊娠する世代の女性が、もし将来子どもを設ければ脆弱 X 症候群を抱えている発達障害の子どもが生まれてくるリスクのあることを理解していませんでした。

　大きな科学的なブレイクスルーが、ロッテルダムの研究者によって 1991 年に起こりました。彼らは原因遺伝子を追跡してクローニングするのに DNA 解析のために新たに開発されたツールを使用したのでした。このようにして、彼らは、脆弱 X 症候群が減数分裂（生殖細胞の形成）中の DNA コピーの異常によって引き起こされ、通常は CAG の 3 塩基配列の繰り返しが 45 コピー未満の遺伝子が、患者の遺伝子では 200 コピー以上も繰り返して伸長しているという顕著な事実を発見したのです。このような異常な伸長は、プロモーターと呼ばれる遺伝子の一部で起こり、その結果、遺伝子のサイレンシング（転写が起きないこと）が起こります。機能的プロモーターがなく、異常に拡大した DNA はもはや FMR1 タンパク質として知られる正常タンパク質を作ることができなくなるのです。次の 10 年にわたるその後の研究は、このタンパク質が RNA との結合において役割を果たし、正常脳組織においてとくに発現が顕著で、脳機能に顕著な病態がある本疾患の表現型ともよく一致しました。しかしその機能の全貌についてまだ多くのことを研究して明らかにする必要があります。この発見はすぐに、培養系と顕微鏡を使った従来の染色体分析よりも容易で正確な DNA 検査の開発につながりました。

　罹患した少年の脆弱 X 症候群の表現型のよりよい理解、突然変異遺伝子が知的障がいの比較的一般的な原因であるとの認識の高まり、自閉症と診断された一部の男児が実際には脆弱 X 症候群を有することがあるという認識、診断を確定または排除するための DNA 検査の普及は、患児が診断される年齢の速やかな減少をもたらすはずでした。しかし、当時、認知遅滞を呈する小児について、十分な研鑽を積んだ専門の小児科医が乏しかったのです。検査の結果、有益な情報が得られる可能性は高くはありませんでした。なぜなら、その検査体は数百ある様々な疾患のスクリーニング目的で使われていたからです。新しい検査が正しく使われるまでに 10 年がかかりました。私はときどきスクリーニングツールとして脆弱 X テストを提唱し、懐疑的な意見に遭遇した小児科医のグループにセミナーを行ったときのことを忘れられません。実際にこのテストは高価な検査であり、結果はほとんど得られなかったので、理解できなくはありませんでした。医学における変革は、マスメディアが示唆するほど急速な変化は起こらないものです。

　脆弱 X 症候群が、遺伝子をサイレンシングする、自然発生のトリプレット反

復の増加のために生じたという発見は、分子遺伝学において新しい分野を開く契機となりました。今日、科学者は、トリプレット伸長で生じる約20の希少遺伝性疾患を同定しており、すべてが何らかの形の神経学的障害を引き起こすことがわかりました。これらのすべてにおいて、細胞学的病態が次の3つの機序のうちのいずれか1つが起こります。すなわち、正常なタンパク質を十分に作製できない病態、不適切に組織されたタンパク質によって引き起こされる病態、または異常なメッセンジャーRNA（DNAとタンパク質の間の仲介役）によって発揮される細胞自身への毒性機序、などです。脆弱X症候群では、正常なタンパク質は存在しません。分子に起こる異常は類似しているにもかかわらず、この疾患はまったく異なる時期に、そしてまったく異なる出現の仕方で現れるのです。脆弱X症候群は小児期に現れる発達障害であるのに対し、ハンチントン病は、通常成人期まで顕在化しません。

　脆弱X症候群の原因となった変異遺伝子の発見はこの研究分野の流れを大きく変える出来事でした。米国にはこの症候群のために重度の知的障がいに苦しんでいる2万5千人以上の男性と少年がおり、少数ですが軽度の障がいを負っている女児や女性がいます。原因遺伝子の単離は、科学者がいつかその疾患の治療法を開発できる可能性があるという最初の希望の光の輝きをもたらしました。誰もが、実用化までは長い道のりであることを知っていましたが、疾患遺伝子が同定されたので、分子生物学に基づいたより深い研究を開始することができるだろうと思うようになったのです。

　次の重要なステップは、ヒトの脆弱X症候群の動物モデルを開発することでした。2000年、ユタ大学のあるグループが、ショウジョウバエ（1世紀にわたって遺伝子の位置と機能を理解するために使用されてきたハエ）のモデルを開発しました。ハエとヒトの最後の共通の祖先を見いだすには何百万年も前に戻る必要がありますが、ニューロン（脳神経細胞）の構造と機能は非常に似ています。2000年以来、疾患の病態生理を理解し、障害を改善または逆転させるために使用される可能性のある小分子を探索するために、ショウジョウバエモデル（機能する遺伝子をもたない）を用いた研究グループが増えてきました。

　一方、研究者はゼブラフィッシュの病気モデルも開発しました。その理由は、そのからだが透明なので、生後の臓器発達を研究するのが容易になるからです。*FMR1*遺伝子は、脳細胞間のシナプス（接続）を形成するうえで重要な役割を果たすタンパク質を作るという膨大な研究が示されています。具体的には、いくつかのニューロンの棘状突起の伸長の誘導を助ける特定の種類のRNAに結合する、制御的に作用することがわかりました。脆弱X症候群のショウジョウバエモデルは、実際にはヒトの症状を想起させる表現型を有し、一部のマウスモデルでは、罹患した動物は人に見られる異常（例えば、大きな睾丸を有するといった）と非常に類似した異常を有します。

遺伝子変異の克服　　**201**

　2003 年までに科学者は、脳の発達において FMRP（タンパク質はそのように呼ばれた）の役割について非常に重要で決定的な事実を見つけました。多くの発生経路の場合と同様に、FMRP に対抗する調節性 G タンパク質共役型受容体として知られる細胞表面分子である mGluR5（代謝駆動型グルタミン酸受容体 5 型）と呼ばれる第 2 のタンパク質が存在したのです。 2004 年にマサチューセッツ工科大学（MIT）の神経科学者である Mark Bear は、新しい治療上の仮説を立てるようになりました。動物や FMRP が不足している人々が神経病を発症するため、mGluR5 の活動を抑制すると、脳の重篤度を低下させることがわかりました。2005 年、彼と別の研究者、とくに Randall Carpenter という医師が、Seaside Therapeutics という会社を結成し、mGluR5 アンタゴニスト*（拮抗薬）*として働く小分子の開発を試みました。彼らは、大規模な篤志家の支援も得て会社が迅速に動くことができるようにできたので、大変幸運でした。

　同じ時期に、脆弱 X 症候群のマウスモデルにおける脳の進行中の研究は、2 番目に密接に関連する治療仮説を導きました。行動異常の多くは、扁桃体と呼ばれる脳の領域の異常に起因する可能性があるという証拠が提示されたのです。マウスでは、科学者は γ‐アミノ酪酸タイプ B（GABA-B）と呼ばれる神経伝達物質の欠損を見出しました。このことから、患者が GABA-B アゴニスト（作動薬）として作用する薬物によって恩恵を受けるかもしれないという仮説を導きました。GABA-B は mGluR5 と拮抗または競合することが示されていたので、GABA-B の産生をアップレギュレーション（上方に調節）することが間接的に mGluR5 の作用を弱める可能性があったのです。Seaside Therapeutics は、GABA-B アゴニストに焦点を当てた医薬品開発プログラムに着手しました。2007 年までに、民間からの潤沢な資金、熱心な患者団体、献身的な臨床研究者からの堅調な資金提供を受け、Seaside Therapeutics は各目標を含むプログラムを臨床開発に進めました。

　2010 年 7 月、脆弱 X に関する年次研究会で、主任研究者たちは、GABA-B アゴニストであるアルバクロフェンと呼ばれる既存の薬剤の第 II 相試験の結果を報告しました。チームは「社会的ひきこもり」をもたらす患者の症状を軽減することを目指しました。つまり、患者さんやその家族にとってこのような課題の解決は大きな問題でした。患者の年齢を 3 群に分けたこの研究は、米国の 17 の異なる臨床現場で実施されました（可能な限り迅速に患者の必要数を登録する手助けをするアプローチを実施しました）。プラセボを対照群として、盲検化され、行動や過敏性を評価した様々なスケールでのアルバクロフェンの影響を評価するように治験が設計されました。この薬は主なエンドポイント（過敏症の軽減）に大きなメリットを示しませんでしたが、全体的にデータは改善傾向を示唆していたようであり、より期間の長い試験で肯定的な結果が得られる可能性を示唆していました。脆弱 X 症候群におけるアル

バクロフェン試験の初期の結果は、疾患にかかっていた子どもの家族の間で大きな関心を呼び起こしました。 2012 年に、「Autism Speak」という財団は、有益な研究プロジェクトに大きな財政的支援を提供し、密接に関連する自閉症スペクトラム障害の分野で研究を支援するために Seaside Therapeutics に 200 万ドルの助成金を授与しました。

　残念ながら、Seaside Therapeutics は 2013 年中頃に、脆弱 X 症候群の患者におけるアルバクロフェンの有効性を評価するために実施していた大規模な試験が、目標としていた効果が得られないと発表しました。さらに、同様の第 II 相試験が自閉症スペクトル障害患者を対象に行われましたが、期待どおりの結果は得られませんでした。2013 年 6 月、スイスの巨大医薬品会社 Roche は、この薬を製剤の開発販売権を購入しないことに決めました。資金が枯渇した結果、Seaside Therapeutics はこれらの臨床研究を中止せざるをえなくなりました。脆弱 X の臨床試験があらかじめ目標と定められた臨床エンドポイントのいくつかに近づいていていただけに、この決定にはとくに失望しました。私が 2014 年 12 月に Mark Bear と話をしたとき、彼はいつかアルバクロフェンが脆弱 X 症候群の子どもに大変有益であることが証明されると楽観的でした。シモンズ基金自閉症研究イニシアチブは同意しているようです。 2015 年の春、アルバクロフェンに対する権利を購入しました。これにより大きな臨床試験を行うことができます。うまくいけば、Seaside Therapeutics の研究努力は、臨床的に患者にわずかな利益しか提供しない現在使用されている精神医学用の薬から、脆弱 X 症候群の小児および成人を解放し、安全で経口投与できる薬物の最終的な開発に寄与することになるかもしれません。

　Seaside Therapeutics は、*根本的な分子的原因を矯正するのではなく、その症状の軽減のための薬物の開発*に取り組んできました。残念なことに、この独自のアプローチは、自閉症スペクトラム障害（ASD）のための医薬品研究の大部分を特徴づけるものであり、数多くの別個の遺伝子が関与する多彩な病態に対する治療戦略としては誤った印象を与えていることはきわめて残念なことです。それぞれの発症機序に沿った個別の分子標的治療の開発なしではこの問題は解決しないと考えます。

　私たちが脆弱 X 症候群の新しい治療法の承認を見るまでにはまだ長い道のりがありそうです。 2014 年 10 月、ClinicalTrials.gov に掲載されている「脆弱性 X 症候群の治療試験」の検索結果から 44 件のエントリーを確認しました。その数のうち、研究者は 20 件（アルバクロフェンが関与しています）説得力のある治療効果を示すことができませんでした。残りの 24 件のうち 4 件が早期に開始されましたが中止され、1 件が中断され、数件のステータスが不明とされ、9 件が現在でも患者を募集しています。これらのうち、すべてが、行動異常に適度に有益な効果を及ぼすことができるかどうかを調べるために調査されている、よく

知られた低分子に関わるものでした。いずれも期待できる成績ではありませんでした。しかしながら、後の章で見るように、脆弱X症候群に特定の孤児性の単一遺伝子疾患を治療する強力で新しいアプローチが登場しています。おそらく最も有望な方法は、*fmr1* 遺伝子の発現を再活性化する低分子を開発することでしょう。

脊髄性筋萎縮症（Spinal Muscular Atrophy: SMA）

医学の訓練を受けた後、Guido Werdnig（1844-1919）はオーストリア - ハンガリー帝国の軍隊に約10年間従軍し、今日ボスニアという名で知られている地域の反乱を鎮圧するために手を焼きました。彼の初期の出版物には、負傷した兵士を山岳地帯を越えて移動させるにはどうしたらよいかといった臨床的な課題が記載されていました。1888年、Werdnig博士はGrazで民間人の生活に戻り、神経学の実地訓練を受け、尊敬の対象であった臨床病理学研究所での職責を受けました。1891年には、筋肉の緊張がない状態で生まれ、呼吸困難に苦しんでいたWilhelm Bauerという幼児を診察する機会を得ました。Werdnig博士は、呼吸器の病態をすぐに察知し、それが筋肉組織である横隔膜が原因であることに気づき、まだ知られていない未診断の神経疾患と考えて、この子が5歳で死亡するまで臨床経過を丹念に追跡しました。この患児（剖検の研究を含む）について書いた論文は、今日私たちが脊髄性筋萎縮症（SMA）として知っている病気について初めて出版された記録となりました。剖検を行い、顕微鏡で組織標本を調べた後、Werdnigは、少年の脊髄の前角細胞のほとんどが変性していることを指摘しました。「*前角*」という用語は、脳からの運動神経の束がアフリカ大陸の角のように外側に膨らんだ脊髄の一部を通っていく領域を説明しています。）1896年、Werdnigはウィーンに移りましたが、皮肉なことに、1907年に彼は珍しい神経学的障害—痙性対麻痺に悩まされ、1919年に亡くなりました。

その後Werdnigの観察は、1892年に若いドイツの神経学者Johann Hoffmann（1857—1919）によって再現され、この病気が改めて確認されました。HoffmannはHahnheimで生まれ、Wormsで教育を受け、（当時は一般的なことでしたが）複数の医学校で学び、ハイデルベルク大学の「上級」の成績で卒業し、テタニー（おそらくギラン–バレー症候群の症例）に関する論文を執筆しました。Hoffmannは、ハイデルベルクで自分の研究キャリアを過ごすことに幸運を覚えました。そこでは、ヨーロッパで一流の神経学者のひとりであるWilliam Erbの指導の下、何十年も働いていました。1892年に、Hoffmanは、Werdnigに似た論文を（翻訳された）*Familial Progressive Muscular Atrophy* というタイトルで発表しました。彼は20人の罹患した患者を有する4家系内にいた20人の患者のうち、7人の患者の臨床所見をとくに詳しく調べ、Werdnigの神経病理学

204　　第 8 章

的研究を発展させ、結果としてこの新しい疾患に対して生涯関心を持ち続けました。次の 10 年間で、彼は病気の病歴について 5 つの論文を発表しました。彼は大きな存在であった Erb 教授のかげにいたわけですが、Hoffman はそれも気にも留めませんでした。1914 年に彼は昇進し、生涯在職権を獲得しました（当時としては非常に遅い決定とはいえませんでした）。第一次世界大戦中、彼はハイデルベルクの大学病院および関連の臨床機関全体を監督することを委任されました。1919 年に Hoffman が、おそらくくすぶり続けた顎の感染に端を発した敗血症のために急逝した後、Erb は彼の同僚としての神経学への寄与を称える死亡記事を書きました。

　ウェルドニッヒ–ホフマン病として知られるようになったこの疾患の理解はゆっくりと進んでいきました。研究者たちは、ウェルドニッヒ–ホフマン病が脊椎の前角細胞の重度の変性によって引き起こされる常染色体劣性疾患であることに関して医学界の一致したコンセンサスが構築されたのは 1961 年になってからのことでした。その頃、彼らは何がこのような重症の病気を引き起こすのか理解は進んでいませんでした。今日、医学教育では、（発見者名を疾患名に冠する）冠名症候群を病名として使用することを避ける傾向にあり、カリキュラムには、もはや 19 世紀の偉大な臨床家がもたらした貢献を立ち止まって思い出す余地などなくなってしまったのです。　ウェルドニッヒ–ホフマン病は現在では、脊髄性筋萎縮症 1 型（SMA₁）としてほぼ普遍的に知られるようになりました。

　オーファン病のひとつとして、この疾患は比較的高い頻度で起こり、10,000人のこどもの約 1 人に影響を及ぼします。ですから、すべての小児科医は骨格筋の緊張が異常に失われた子どもを診察したときには直ちにこの疾患をすぐに思い起こすようにならねばなりません。　脊髄性筋萎縮症 1 型は常染色体劣性疾患であるため、出生の発生率は 50 人中 1 人程度が 2 つの SMN（生存運動ニューロン）遺伝子の 1 つに突然変異をもって生まれることを意味します。この頻度は、次のように推測されます。罹患した子どもは、正常な 1 つの遺伝子型と 1 つの突然変異型の遺伝子をもつ 2 人の健康なキャリア（保因者）から生まれなければなりません。そのカップルから受精した胚は、突然変異が乗っている染色体の両方を継承しているリスクを 4 分の 1 の確率をもっています。　すなわち $1/50 \times 1/50 \times 1/4 = 1/10,000$ の確率で発症します。欠陥のあるタンパク質の完全な機能の解明は未だ途上ですが、脊髄の前角細胞の生存にとってはこの遺伝子の機能が明らかに必須であるため、この疾患は脊髄性筋萎縮症 1 型と呼ばれています。この本を今読んでいる人の約 50 人に 1 人が SMN 遺伝子に突然変異をもっているという事実は、驚くほど頻度が高く聞こえるかもしれません。もし疾患に冒された子どもが子孫を増やさないと仮定するとすれば、なぜ人類の間でこの遺伝子変異が高頻度で共通に存在しているのでしょうか？ 今のところその理由は誰も知る由もありません。　しかし 1 つの突然変異をもつことは、未知の微妙なメカ

ニズムで人類の生存にとって有益であるのかもしれません。しかし仮にそうであったとしたら、そのような人類にとっての利益が何なのかは未だ謎なのです。

　生存運動ニューロン（*SMN1*）遺伝子に有害な突然変異を伴って生まれた乳児の運命は、ヒトゲノムのもつ別の「気まぐれ」によって最終的に決定されます。幸いにも、進化の過程で、ヒトは、*SMN2* と呼ばれる非常に密接に関連する遺伝子（同じ 15 番染色体上の異なる場所に位置する）の 2 つ以上のコピーを提供できるように変貌を遂げました。*SMN2* は、正常なタンパク質よりも短い形態ではありますが、機能が失活せず一部残っています。私たちがまだ理解していないメカニズムによって、多くの人が *SMN2* 遺伝子の産物を 3 つ、4 つ、または 5 つと複数のコピーで生まれてきます。したがって赤ちゃんがもつ *SMN2* のコピー数が多いほど、*SMN1* の両コピーに突然変異があってあまり深刻な影響はありません。*SMN1* 遺伝子に変異が生じますが、3 対の正常 *SMN2* 遺伝子を有する乳児は、たった 2 対の人よりも重症度が軽く、多くの場合人工呼吸器を必要としません。*SMN2* 遺伝子が 4 対で生まれた子どもは罹患し、通常軽度の障害を有します。一方、*SMN2* 遺伝子を 5 対有する少数の子どもは、比較的正常な生活を送ることができます。残念なことに、脊髄性筋萎縮症で生まれた子どもの約 65％がきわめて深刻な重症な疾患を抱えるのです。

　ほとんどの脊髄性筋萎縮症 1 型乳児は明白な骨格筋の異常を呈し、通常は生後数か月以内に診断されます。筋緊張の低下に関連する乳児の希少疾患が多く、脊髄性筋萎縮症 1 型の赤ちゃんの間では病気の進展速度が異なるため、正確な診断には時間がかかることがしばしばです。DNA 検査は、臨床症状からこの疾患であることに疑いをもち、それを確認するために日常的に使用されています。悲しいことに、多くの脊髄性筋萎縮症 1 型の赤ちゃんは、最初の誕生日前まで人工呼吸器に依存し、多くは 3 歳または 4 歳までに死亡します。米国では、いつでも、年 1000 人を超える子どもが脊髄性筋萎縮症 1 型で生活しています。この疾患は比較的一般的にみられるものであるにもかかわらず、新生児スクリーニングの対象とはなりません。その理由の一部には安価な検査の欠如が挙げられます。この疾患は通常比較的早期に診断されるものであり、部分的には患児を援助する介入が全般的な栄養および呼吸支援に限られているからです。

　脊髄性筋萎縮症 1 型が比較的一般的で非常に重篤であることを考えると、過去 15 年以上にわたり、この疾患の創薬研究において爆発的な成長が見られたことは驚くことではありません。多くの戦略が試みられてきましたが、最終的には 3 つのカテゴリーに分類されるものの中に最も魅力的なものが集約されます。異常タンパク質（運動ニューロンに有毒な影響を及ぼす可能性がある）を無力化する努力、正常な SMN2 タンパク質の高発現戦略、そして最近進歩が著しい遺伝子治療（ベクターを用いて *SMN1* 遺伝子の正常なコピーを運動ニューロンに送達する）などがそのような戦略に包含されます。2014 年に、脊髄性筋萎縮症 1

型を有する小児のための最も進んだ臨床研究の成果は、SMN₁ タンパク質の産生を細胞内で停止するように設計された分子の注射である「アンチセンス」技術の使用によって推進されていました。

より高いレベルの SMN₂ タンパク質がより軽度の疾患を有することと相関するという事実により、一部の研究者は治療戦略として脊髄性筋萎縮症 II 型を発現させる方法を探究しています。 1 つのアプローチは、ハイスループットスクリーニングに基づいています。文字通り数十万の小分子の同定・定量を大規模に並行して確認し、疾患に罹患した患者から得られた細胞を培養し、その条件下で多数の中の特定の化合物が細胞の生存に有益な効果があるかどうかを非常に速いスピードで確認してゆきます。大規模なスクリーニングは、通常陽性シグナルを読み取るのですが、再検査で陽性の結果を生み出すことができない分子も一方で報告します。創薬のこの部分は、「ヒット」化合物から「リード」化合物に進むことを確かめる技術として知られています。しかし細胞培養系において有望であることがわかった多くの初期化合物は、同じ化合物を疾患モデルマウスで試した段階で大抵失敗してしまうことが問題でした。

希少疾患の新たな治療法を開発する場合、開発の早期の取り組みの共通の試みは、「スクリーニングライブラリー」を用いて、すでに米国食品医薬品局（FDA）によって承認されている小分子のセットの中に効果のあるものがあるかどうかを確かめることです。いくつかの低分子化合物は SMN₂ タンパク質の産生をアップレギュレーション（上方制御）するか、またはその半減期を延長させる可能性があります。 脊髄性筋萎縮症に関する研究では、科学者たちは、ヒドロキシ尿素（鎌状赤血球症患者のヘモグロビンの産生を増加させるために広く使用されている薬物）、フェニル酪酸ナトリウム、バルプロ酸（抗てんかん薬）、および細胞をより多くの脊髄性筋萎縮症 II 型を産生するような化合物等がこのカテゴリーに該当します。これまでのところ、いくつかの初期の臨床試験で好結果が得られたにもかかわらず、臨床試験ではこのアプローチの明確な利点は示されていませんでした。これは、脊髄性筋萎縮症 1 型の幼児が慢性的な病的状態にあり、医学的に脆弱であるために、とくに子どもとその両親が離れて遠くの医療センターに出かけなければならないということを考慮した場合、適切なタイミングで特定の臨床試験に登録することがきわめて困難なためです。両親の子どもの援助への熱意にもかかわらず、物流上の課題として、試験で十分な数の被験者を登録するのが遅延することは決してまれなことではないという現実があります。このような希少疾患ではそのような患者登録がうまくいかないことだけで治験を終了せざるを得ないことさえあります。

約 20 年前、薬理学の元教授であった Stanley Crooke 博士は、Isis と呼ばれるバイオテック企業を立ち上げ、そこで彼と彼の同僚が特定の DNA 配列を標的としてその作用を人為的に不活性化することのできる新しい種類の薬剤を開発し、

これを「アンチセンス」と命名しました。Isis の計画はプラットフォーム企業に
なることでした。すなわち最も有望な医薬品を、臨床試験を通じて実用化するに
足りる必要な膨大な資金をもっている大手製薬会社と提携してアンチセンス薬
を製造することでした。Isis は長くてときには険しい道を歩んできましたが、20
年の努力を経て、きわめて印象的な進歩を遂げました。その薬剤のうち 2 つは
規制当局の承認を得ており、開発中のアンチセンス医薬品は 25 種あり、投資家
は 60 億ドル以上の市場価値があるものと再評価しています。

　Isis は、約 10 年間、3 つのタイプの脊髄性筋萎縮症をすべて有する患者のア
ンチセンス療法の開発に取り組んでいます。2010 年までに、そのリード化合
物の一つが、SMN$_2$ タンパク質の産生をアップレギュレーション（上向き制御）
する方法で RNA 分子の形成を調節できる可能性があるという確証が得られまし
た。このプロセスは、疾患を改善する可能性があります。2011 年までに、同社
の SMA プログラムは、*Biogen Idec* が Isis に約束して、世界的な権益を取得し
（プログラムが交渉された期限内の目標数値マイルストーンを満たすならば）、そ
の契約期間中に 3 億ドルと 2 倍のロイヤリティを製品販売に伴い供給する条件
を提示したのです。2013 年 3 月、コロンビア大学の臨床研究者である Claudia
Chiriboga 博士は、オープンラベルの漸増用量第 Ib 相試験からのデータを報告
しました（本質的には、3 人の異なる用量の安全性試験を、SMA$_2$、SMA$_3$ に罹
患した子どもに対して行いました）を、米国神経学会の会議で発表しました。こ
の試験は当初はそのようには計画されていませんでしたが、患児は臨床的に正の
臨床効果を示し、年に 1、2 回の髄腔内投与だけで陽性の臨床効果が確認された
のです。

　2013 年 5 月 9 日、Isis は、第 I 相安全性試験で脊髄性筋萎縮症 1 型を最初の
乳児に投与した際に Biogen Idec からマイルストーン（中間目標）支払い（350
万ドル）を獲得したと発表しました。さらにもっとよいニュースが続きました。
Isis は、2013 年 9 月に、3 月に報告された 24 人の子どものフォローアップに関
するさらなるデータを報告しました。これらの結果は、2 回の最高用量の薬物を
投与された子どもが、単回注射を受けてから 14 か月までに筋肉機能の改善を示
したことでした。これは興味深いニュースですが、FDA は、アンチセンス技術
の新しさと不確実な長期安全性のリスクを踏まえて、より*軽度*の脊髄性筋萎縮症
の治療法に対しては懸念を表明しました。2014 年に、Isis は FDA が受け入れ
るような将来の臨床試験のための仕組みを開発するためにさらなる努力をする予
定です。

　ベルリンでの World Muscle Congress で 2014 年 10 月に、脊髄性筋萎縮症 1
型を患う小児の Isis の臨床試験をリードしている研究者は、約半数の患者がこの
小児の疾患の臨床経過と比較して、人工呼吸器を必要とするか、死に至るまでの
いずれかの期間が治療によって実質的に遅れることを示しました。実際に、Isis

は、脊髄性筋萎縮症 1 型患者 110 人を登録して大規模な臨床研究を進めています。このランダム化された二重盲検試験では、腰椎穿刺によって薬物が注射され、臨床研究者は 2017 年まで子どもの呼吸状態および全体の筋肉機能を監視することになっています。

ヒトの生物学への理解が深まるにつれて、オーファン病を改善するための他の創造的なアプローチがこれからも出現してくるでしょう。この章では、突然変異（マルファン症候群）の影響に対抗するために既存の薬剤を再利用すること、正常タンパク質が生成できず、体内の含量が少なすぎるために病気になっている場合に、正常なタンパク質の産生を増加させる小分子を探索または創出すること（フリードライヒ運動失調症）、あるいは生化学的な回路の異常に対して、これに再バランスをかけるような分子の開発（脆弱 X 症候群）、細胞が騙して必要なタンパク質（脊髄性筋萎縮症 1 型を改善するために脊髄性筋萎縮症 II 型のレベルを増加させる）をより多く作れるようにタンパク質を誘導するメッセンジャー RNA の産生を人為的に制御する新規の化学的手法を紹介しました。これらの介入および他の介入が、特定の障害の負担を有意義に軽減する治療につながると信じることは科学的に妥当だと思います。しかし、一方でこれらの方法は疾患の完全な治療につながる可能性は低いのが現状です。ほとんどの遺伝的障害では、適切な量のタンパク質の産生を、個人の生活の適切な時期に、かつ適切な細胞に命ずることができないために、疾患の病態が顕性化します。 脊髄性筋萎縮症 1 型を治療する最善の方法としては、遺伝子治療が挙げられます。現在、いくつかの小規模な遺伝子治療試験が進行中です。このような研究は、1 年未満で臨床的成功または失敗を示す可能性があるため、2017 年頃までに成功の目途がいくらかでもつく可能性があるかもしれません。

次の章では、私はさらに新しい別の有望な治療法について触れたいと思います。*構造タンパク質*（典型的には組織の構造を維持するのに役立つ大きな分子で、通常は代謝経路の活性化には関与しない）を作り、必要とする場所に確実に送達することによって、本当に恐ろしいオーファン病を抑え込む方法です。私はその仕事に直接関与する幸運を得ました。その努力の物語です。

第9章

バタフライ・チルドレン
皮膚の再構築

栄養障害型表皮水疱症

重度の単一遺伝子疾患が数多く存在する中で、栄養障害型表皮水疱症（Dystorophic epidermolysis bullsa:DEB）と呼ばれる疾患の常染色体劣性型（rDEB）ほど恐ろしいものはありません。生命を脅かすこの皮膚疾患は、表皮（皮膚の外層）を真皮（より深い層）に固定するのに重要な役割を果たす大きなタンパク質を作ることができないことが原因で起こります。この章ではこの病気に罹患したある若者とその家族の話を説明しますが、患者とその家族に起こる結果はあまりにも深刻で、彼らがその状況に対して柔軟性を示すことは一種の挑戦でした。まず疾患の歴史について最初に触れたいと思います。

常染色体劣性栄養障害型表皮水疱症の理解は、19世紀後半に医師が収集した細心の臨床記述から始まります。ハンセン病やトリコチロマニア（抜毛症；慢性的な髪の毛引きが深刻な脱毛を引き起こす重度の行動障害）を含む広範な障害の研究でそれまでも顕著な貢献をしていたフランスの皮膚科医、François Henri Hallopeau（フランソワ・アンリー・アルポー：1842—1919）は常染色体劣性栄養障害型表皮水疱症の多くの合併症を記述し、おそらくそれが遺伝性疾患であることを見出した最初の何人かの医師のひとりでした。Hallopeau はフランスの医学アカデミー会員に選出されましたが、そのような輝かしい経歴の後、最晩年、Nanterre の慈善病院で貧しい人々に一次医療を提供することを選択したのは彼の人生の最も象徴的な出来事の1つだったといえます。

ベルリンとミュンヘンで学んだ後、オランダのライデン大学皮膚科の主任教授となったドイツの皮膚科医、Hermann Werner Siemens（1891—1969）は、もうひとりの常染色体劣性栄養障害型表皮水疱症に関する最初の記載をした医師でした。Siemens は、一卵性双生児を対象とした研究を実施し、遺伝的要因と環境要因が表現型に対して相対的にどのように影響を及ぼすかを分析した最初の生理学者のひとりでもありました。ライデン大学に滞在した際、彼は常染色体劣性

栄養障害型表皮水疱症患者の症例を詳細に記載する機会がありました。Siemens は、ナチスの優生学政策に対して支援をしていたため、今日では実際の医学への貢献ではほとんど評価を与えられていません。 1930年代、彼は、遺伝的素因が多くの先天性疾患に影響を与えたと主張し、遺伝病のリスクを回避するよう国家に義務づけるべきと示唆し、重症の患者の「自発的消滅」を求める書を執筆したのでした。アロポー - シーメンス症候群として数十年前から知られてはいたのですが、そのような背景もあり 1970年代頃からは、今日使われている常染色体劣性栄養障害型表皮水疱症（rDEB）という臨床用語が新しい病名として使われるようになったのです。

　私は、ボストンからメイン州 Noblebro に旅しました。2012年2月の晴れた朝でした。最後の1時間は、古い3本マストのある船が進んでいく海岸のパノラマに憧れて、海岸道路を北にドライブしました。坂道を下って見えてくるワスカセット港で、大きな鷲が道路を横切って低速で飛んでいくにつれ、大きな喜びを感じました。Hibbard さんの家は、もしあなたが Nobleboro で生まれ育っているなら、簡単に見つけられるかと思います！ある小さな交差点で間違って曲がった後、私はプライドを呑み込んで電話をかけ、Tim の父親 Glenn から与えられた指示を思い起こしました。数分後、私は小さな納屋と控えめな農家の間の路地に車を引き入れました。とても人懐っこい黒い猫が私を迎えてくれました。

　そこでは Glenn が出迎えていました。彼は背が高く、聡明な人で、大きなタグボートの水先案内人として生計を立てていました。彼は私をキッチンテーブルの椅子に招き入れ、家族を呼びました。 息子の Tim は後からついてきました。希少疾患の患者さんに興味をもつ医師として数十年にわたって獲得した「勘」で私は即座に判断を下しました。Tシャツとパジャマのボトムを着ていて、年の頃なら18歳くらいの Tim の姿に私の心は打ちのめされました。彼はまるで強制収容所の生存者のようにやせこけて見えたのです。彼は亜麻色（薄い黄色）の髪の毛、薄い青色の瞳をもち、口をゆがめた笑みを浮かべていました。彼は、私がコートを脱ぐ前に、栄養障害型（ジストロフィー性）表皮水疱症の患者としての彼の人生について話を始めました。そのありさまは、あたかも彼が長い間そうすることを楽しみにしていたかのようでした。彼の言葉の特徴に私はすぐに気づきました。彼は印象的で多彩な語彙で複雑な感情を表現しました。しかも圧倒的な強い口調で話をしたのですが、深い怒りはほとんどないのではないかと思えました。彼はまだ、この恐ろしい病気との闘いの日々に負けてはいませんでしたが、大きなダメージを与えている様子が見てとれました。

　3分から4分たって、Tim の母、Ellen が現れました。彼女はロングアイランド訛りの、暖かく、率直な人でした。そして、Tim のいとこ、Cody は Hibbard の家で一緒に住むようにと最近メイン州に引っ越してきた、もの静かな20歳の男性でした。私たちはキッチンテーブルの椅子をぐるりと囲みました。病気につ

いて学ぶ最もよい方法は、病気に罹っている人と一緒に実際に時間を過ごすことです。Tim は初めて会った常染色体劣性栄養障害型表皮水疱症の患者さんではありませんでしたが、2時間の間、彼と彼の家族からの話は読書などから得る知識よりもずっと多くのことを教えてくれたのです。彼の話を聞けたことは、私の人生で最も感動的な体験の一つでした。

　私が彼に会ったときに23歳だった Tim は、Hibbard 家に生まれた最初の子どもでした。最初に会ったとき「歳の頃なら18歳くらい」と私が間違ったのはおそらく彼が慢性的な栄養失調を患っていたことがあったのだと思います。Ellen の妊娠は何事もなく、ニューヨーク州のよく知られた病院での出産・分娩でしたので、彼女と彼女の夫は健康な赤ちゃんの出産を心待ちにしていました。彼女の出産はあまり難しいことではなかったのですが、出産を楽しみにしていた瞬間は終焉を迎えました。看護師が赤ん坊のお尻を軽く叩いたあと、「皮膚の大きな帯」が看護師の手に剥がれ落ちてきました。夫の恐怖に満ちた表情を見て、Ellen は何か大変なことが起きたのだと気づきました。赤ちゃんを母親に渡す代わりに、看護師が分娩室から駆けつけ、赤ちゃんの顔を除くすべての部分を柔らかい包帯で包みました。ヒバード家にとって幸運だったことは、常染色体劣性栄養障害型表皮水疱症が希少疾患であったにもかかわらず(30万人の出生ごとに約1人！)、医師が数時間で息子の状態を正しく診断したことでした。産科医は、小児外科のチーフを呼び、Tim の皮膚を1回見ただけで診断したのでした。そのとき主治医が家族に言わなかったのは、この病気により家族の運命は見直しが迫られ、1年が過ぎると、さらに大きな課題に直面するだろうということでした。

　常染色体劣性栄養障害型表皮水疱症は、皮膚細胞がコラーゲンⅦと呼ばれる正常な形態のタンパク質を産生できないようにする遺伝的突然変異によって引き起こされます。ケラチノサイトと呼ばれる皮膚細胞は、このタンパク質を間断なく産生して細胞外に分泌します。このタンパク質は、外側の皮膚層を内側の皮膚層に付着させておくマトリックスと呼ばれるタンパク質の一つとして重要な役割を果たしているのです。コラーゲンⅦによって形成される間質の線維構造に障害があると、わずかな外傷により外皮が脱落することがあります。小児皮膚科医がもっと穏やかな皮膚病変を診察しているとき（疱疹のような遺伝的な病気がたくさんあります）、たまに鉛筆の消しゴムをとり、穏やかに皮膚をこすることがあります。患者がこの病気に冒されると、この軽度の刺激でさえ表皮層を内層から剥離させ、ランナーがつま先をスニーカーに繰り返しぶつけるような擦れから生じるような、表皮の部分に水疱を引き起こすのです。

　しかしそれが事実なら、なぜ23歳の Tim は典型的な外見を示していないのでしょうか？私が彼に会ったとき、彼の顔には水疱がなく、彼の手には何も明らかなものは見当たりませんでした。幸いにも、病気はしばしば悪い病変から顔の多くを守ります。これはおそらく、顔面は多くの擦り傷や機械的な緊張を日常的

に受けていない身体の1つの領域であるからであろうと推察されます。皮膚のどの部分も常染色体劣性栄養障害型表皮水疱症の影響を受けることがありますが、手、足、臀部、背中など、外的な圧力が最もかかる部分の病変が顕著です。体を動かすと、皮膚病変はとくに動きが激しく癒合しにくい部位で起こり、きわめて治りにくい慢性皮膚病変を発症し瘢痕が広がっていくのです。

Timがこの世に生まれ落ちたと同時に、健康な子どもが生まれた場合とははるかにかけ離れた生活のリズムが家族にもたらされました。Ellenはいつも生活上のいろいろな注意に気を配らなければなりませんでした。彼女は毎日*何時間*もかけて、特別な、非常に高価な保護包帯（1年に50,000ドル以上の費用がかかります）で息子を包み込まなければなりませんでした。彼女は、家族と連絡を取り合うすべての人に、子どもと接触するにあたっての厳しいルールを教えなければならなかったのです。Timが成長するにつれて、彼女はまったく新しい方法で食事を調理することを習得する必要も生じるようになりました。

常染色体劣性栄養障害型表皮水疱症は正常な皮膚を荒廃させるだけではありません。小児の消化管の特定部分、とくに食道および直腸の上部の粘膜はひどい状態に陥ります。このような部位で病状が悪化すると、多くの不快な医療処置、とくに食道拡張術などにつながるため、強い痛みに対して子どもにがまんを強いたりするので、付き添う両親は深い悲しみにくれることになります。この病気の患者さんが毎年病院に入院することは珍しいことではありません。食物を嚥下させるだけで、外傷による生体反応が引き起こされ、上部食道にできた傷が瘢痕化します。その結果、狭窄した上部食道は特殊な食道チューブで拡張しなければなりません。Ellenは、子どもの食道に傷がつかないようにできる限り柔らかい食べ物だけを用意しなければならなかったのですが、一方で、そのような工夫だけでなく、息子がそのような限られた食事を摂取する際に同時に十分な栄養を受けていることも確認しなければなりませんでした。

私の訪問のために割り当てられた2時間の予定が進むにつれ、自然とプライバシーの障壁が徐々に取り除かれたこともあり、Timと私はともにうちとけてオープンになり、彼の話はより気持ちの入った内容になりました。彼がどのように答えるかわからないままに、私はTimに、常染色体劣性栄養障害型表皮水疱症での生活について最も気になることを尋ねました。その瞬間、シンシナティの16歳の少女と同様の会合をしたときのことを思い出しました。彼女は足に重大なダメージがあり、皮膚の剥離したつま先が融合して（擬似乳歯様）車椅子に乗った生活を強いられていたのですが、多くのハンディキャップがあったにもかかわらず、彼女はそのときすぐに答えたのでした。「私は歩くこともできるし、友だちと一緒にもいられますよ」。

その話を聞いてTimは "たわごとを！" と言い放ちました。Timは大腿上部内側、肛門の周り、*直腸*にも重度の皮膚病変がありました。柔らかな排便でさえ

バタフライ・チルドレン：皮膚の再構築　　**213**

も、苦痛を与えます。 Tim は強い痛み止めを 24 時間体制で厳重なスケジュールで服用し、便通を必要と感じたときに余分に服用します。痛みのために彼は食事をしたくなくなり、一方で服用する薬のために便秘になると、直腸の痛みはひどくなりました。それは、終わることのない悪循環なのです。そのような状況が、彼がとてもやせていることの理由だったことがようやく理解できました。しかし、信じるのが難しいことですが、Tim はそれでも幸運な方なのです。若い患者の中には、苦痛のためにまったく食べることができない人もいました。彼らは外科的処置で腹部を通って配置される、胃の壁に縫いつけられた特別なチューブ（胃瘻チューブ）をつけるので、残りの人生、その経路で経管栄養を受けることがなんとかできるようになります。Tim がこの病気の患者に起こる現実の話を生の言葉で口にしたとき、泣き出し始め、自分の掌に顔をうずめたのでした。Ellen の目にも涙が溢れ、沈黙がテーブルの上を覆ったのです。私はしばらく待ってからインタビューを続けました。

　私は Glenn と Ellen に Tim の学校での体験について話してもらえないかとお願いしました。過去 20 年間、Hibbard 家はニューヨーク、ノースカロライナ、そしてメイン州と移り住んでいきました。住まいは Glenn の転職によって大きく左右されました。驚くことではありませんが、幼稚園から高等学校までの Tim の教育は、学校に通うことができず欠席日数が多かったため教育に支障をきたしました。彼の学校での欠席日数は、年を重ねるにつれて増え、常態化しました。1 年間、彼は 180 日のうち 59 日を欠席せざるをえませんでした。小学校に通う間、Ellen は、同情的な気持ちで生徒を教える教師のように不断の努力をして、Tim をよい生徒として育て、アメリカの公立教育のベルトコンベアに沿って進学させることができました。しかし中学校になると、そのようなフォローは一層厳しくなりました。 1 年の間、Tim は、あまりにもたくさん学校を休んだために、担任教師が（同情の心をもって）彼を特別教育の教室に置くことにより、州の規制による留年などの憂き目に遭わないようにしてもらいました。Tim はその経験をはっきりと覚えていて、彼にしてみれば、それは自分が知的障がい者として扱われたのではないかと感じたとそのときのことを話しました。彼は何とか高校を卒業し、男同士の友情を維持することさえできたのでした。

　高校が終わる頃には、Tim の人生は社会から隔離された深みに落ちてしまいました。メイン州での生活をするうえで、州からの経済的支援を受けるにはある程度の収入のある家族と一緒に生活していると、経済的支援を受けることができなくなりました。さりとて実質的な援助なしには自ら生きることができず、鎮痛剤の連用によって自身の知性は麻痺に陥り「絶え間ない霧」の中にいたため、Tim 自身は大学の卒業は見込みの低い挑戦だろうと考えて いました。小規模な地域社会の大学で彼がやらねばならない努力はあまりにも身体的に厳しいものでした。もともと少ない高校のときの友人とも疎遠になったので、1 日のほとんど

214　　第9章

を家で過ごすようになっていました。読書をしたり、「あまりにも長い時間」テレビ番組を見たり、あるいは自分の病気の治癒を夢見たりしていたのです。

　Ellen と Glenn と Tim は過去の苦痛に満ちた日々の話をしつつ、刻々と時間が過ぎ、私は Tim を苦痛に満ちた牢獄に閉じ込める原因になった病変の一部を見せてもらえるかどうかを聞いてみました。すると Tim は、もし望むのなら、裸になることは厭わないと私にいいました。Glenn は突然重い口を開き、この病気のことをまったく知らない医師たちが、そのむごたらしい皮膚病変を見て恐怖のために尻尾を巻いて逃げて、病気を克服する望みがないと感じさせるような態度をとってきたことなど、災難の数々を思い出し語りはじめたのです。その話には何も不思議なことはありませんでした！ 重度の水疱症患者の人生を運命づける、終わることのない痛み、食事の問題、運動の制限、複数回の手術、隔離、機会の喪失に加え、多くの患者において、中年になると、悪性の皮膚がんが生じ、それは治療が困難であり、かつ致命的なのです。Tim は、若いときに常染色体劣性栄養障害型表皮水疱症の 10 代の患者のために開催された特別なサマーキャンプに出席した際も、患者さんたちがお互いに最初に尋ねたのは、「まだがんとは診断されてないですか？」という質問でした。多くの患者は治療法がないために 40 代までの間に進行性のがんで命を落としてしまうのです。

　Tim は立ち上がりました。Ellen の助けを借りて、彼は黒い T シャツを脱ぎ、ベルトラインから乳首のすぐ下までの体躯を包み込んだ大きな白い包帯をあらわにしました。彼がシャツを脱いで初めて、身体が幽霊のようにやせ細っていることがわかりました。彼は向きを変え、Ellen は優しくベルクロストラップをはずしました。彼の足の下の先端のすぐ下から彼のベルトラインまで、Tim の背中全体は赤く生々しく腫れあがっていました。その有様はまるで中世の拷問の道具により開かれていた光景であるかのように見えました。Ellen が包帯を引き離したとき、私はその包帯に緑黄色の膿といくつかの肉芽組織が付着していたことがわかりました。私は数フィート離れていましたが、その匂いを嗅ぐことができました。言葉を失った瞬間でした。

　Tim は、沈黙を破りました。「自分の皮膚を見てこれはひどいとあなたが思うのであれば、私の局部と直腸の病変を見てからにしてほしい」。Ellen は私に、何年もの間こんな状態、ある意味もっとひどい状態だったのですと語りました。背中の上部中央は、熱傷の患者の肌に見えるような一つの大きな塊をなす瘢痕傷でした。私たちは 2 時間ほどテーブルを囲んでいたのですが、Tim は再び椅子に座ることはありませんでした。彼は号泣し、突然部屋を出たきり戻ってきませんでした。Ellen は、キッチン用の椅子に彼を長く座らせることは、それ自体が非常に苦痛なのだと説明してくれました。彼は私が到着する前にオキシコドン（鎮痛薬）を服薬していたおかげで椅子に座っていられただけなのでした。今は、眠る必要があったのです。こうして私たちの訪問は終わりました。

私はボストンに戻ってから、希少疾患の治療薬を開発する会社を設立しようかと真剣に考えました。　常染色体劣性栄養障害型表皮水疱症は非常にまれで治療が難しいため、最近まで医学研究のコミュニティから注目を集めていませんでした。多くのオーファン病の場合と同様に、常染色体劣性栄養障害型表皮水疱症の原因をより深いレベルまで理解しようとしている欧米や日本の医学部には、ほんの一握りの基礎科学者と臨床医しかいませんでした。米国では、運のよい年にはアメリカ国立衛生研究所（NIH）がこの疾患を研究するためにせいぜい数百万ドル相当の助成金を授与する可能性がありますが、そのほとんどは分子メカニズムを理解するために費やされていて、治療薬の開発にはまわってきませんでした。

私が新しい会社の目標として考えていることを反映させて、2008年に常染色体劣性栄養障害型表皮水疱症の新しい治療法を開発することができるかどうかを検討することにしました。関連する医学文献を読んだ後、私はこの疾患が本当に非常にまれな疾患であると結論づけました。仮に新しい会社が効果的な薬を開発したとしても、初期投資を取り戻すことはできません。しかし、その3年後、私の考えは変わりました。

第一に、常染色体劣性栄養障害型表皮水疱症の発生率（毎年の人口当たりの出生数）と罹患率（患者の総数）は非常に低いものの、おそらく医学文献に記載されている数よりも数倍高い可能性があることに気づきました。新生児の90万人のうちの1人にだけ疾患が起こると考える（論文の一部が述べたように）代わりに、30万人に1人が罹患した場合、商業的ベンチャーを支援するのに十分な患者がいるかもしれないと考えたのです。この病気の臨床専門家、とくに治療がしばしば特定の医療機関に集中し、患者登録制度が米国よりも堅持されているヨーロッパ諸国では、私は彼らが予想していたよりも多くの患者を追跡していることを知りました。この疾患が報告されていたよりも実は一般的であったことを示唆していたのです。第二に、新しい有効な療法が臨床試験に入った直後に登録患者数が倍増するというのが、希少疾患の薬の開発の際にはよくあることだと繰り返し同業業者に言われたことです。治療法がなく、患者さんやその家族の人々に先行きの望みがない場合、医師を訪ねることはなく（少なくとも大学病院の医師のところには行かない）、したがってそのような患者が症例数としてカウントされないのです。新しい治療法の研究は、まれな慢性疾患の患者を医療システムに呼び戻すのです。

第三に、そして最も重要なことに、私は最近 Mark de Souza と出会い、緊密に協力し始めました。彼自身、バイオテクノロジー企業の夢をもって、企業に就任した生化学者でした。Mark と彼のパートナーは、ベンチャーキャピタリストの Jim Fordyce（長年、米国のノーベル財団に相当するラスカー財団の理事長だった）という熟練したベンチャーキャピタリストであり、魅力的なプロジェクトとして、主に南カリフォルニア大学の David Woodley と Mei Chen という2名

216   第9章

の研究者の仕事のおかげで、常染色体劣性栄養障害型表皮水疱症に非常に興味を
もってくれました。彼らには、Third Rock Ventures からの資金調達を期限通り
に行うことを期待して、新しい会社の計画を評価し立ち上げるのを手伝ってくれ
るかどうか尋ねました。チームとして働いている Woodley と Chen（皮膚科研
究医と細胞生物学者）の科学論文をよく読んだあとは、重度の希少皮膚疾患、と
くに常染色体劣性栄養障害型表皮水疱症患者を助けるために彼らは専門家として
の人生のほとんどをこの事業に費やしました。そして私は起業に同意しました。

　平均して、成人は約 1.7 平方メートルの皮膚を有します。他の多くの機能に加
えて、この素晴らしい「臓器」は、環境に潜む多くの目に見えないリスクに対す
る主たる防衛線を提供します。皮膚の構造的完全性を維持するために不可欠なタ
ンパク質が存在しないか、または機能を失っているようなタンパク質のために生
物学的に非常に重篤な問題を引き起こさないかどうかを検討することは重要で
す。倒れたときに肌に痛みを感じるときのことを考えてみましょう。下層の真皮
から表皮をせん断する擦過傷は、身体の防御壁が破られたという激しい警告信号
の波を脳に送ります。何百万年もの間、皮膚は複雑な構造に発展し、いくつかの
細胞層が組織化され、皮膚科医はそれらのグループを反応単位、様々な埋め込み
構造（毛包や汗腺など）、複雑なネットワークの小さな血管、多数の網状の感覚
神経、複雑な細胞外マトリックスであり、正常であればすべての部分を一体とし
て維持しているのです。私たちは通常そのようには考えていませんが、皮膚は複
雑でダイナミックな器官であり、毎秒毎秒の生活の中で活発に活動しているので
す。

　最近まで常染色体劣性栄養障害型表皮水疱症の科学的理解と治療は、保護包帯
や鎮痛薬の改善を除いて、昔の症例報告の時代からほとんど進んでいませんでし
た。最初の大きな科学的な突破口となったのは、1991 年にフィラデルフィアの
トーマス・ジェファーソン大学医学部の Jouni Uitto 博士のチームがコラーゲン
Ⅶの遺伝子をクローニングし、その欠陥が常染色体劣性栄養障害型表皮水疱症
と関連していることを確認したことでした。病気の原因をはっきりと理解する
ことができるようになったのです。チームの一員が、皮膚科学の若手教授 David
Woodley でした。この皮膚科医は、Uitto 博士のところで 1 年特別研究期間を過
ごしていました。それに続く 20 年間で、Woodley と彼の同僚である Mei Chen は、
自分自身または同僚と一緒に、この疾患を治療するための様々なアプローチを模
索した一連の優秀な論文を発表しました。 Mei Chen はおそらく世界で唯一の
細胞科学技術を使って（少量で）コラーゲンⅦを生産することができる研究者で
した。

　Woodley と Chen が直面した最大の問題は、ほとんどの薬物（医薬化学者が
合成できる小分子）とは異なり、コラーゲンⅦは巨大タンパク質であるというこ
とでした。この分子は完全に組み立てられると、食品医薬品局（FDA）によって

すでに承認されている最大の「薬物」（抗体）よりもはるかに大きい分子量を有します。その天然の形態では、コラーゲンⅦは３つのそれぞれのユニットからなる三量体—タンパク質構造として組織化されます。このように分子が大きくて複雑な場合、タンパク質の化学者は細胞のもつタンパク質の生産能力を利用して作る必要があります。科学者はこれを行うための技術を開発しました。最も広く使用されているのは、チャイニーズハムスター卵巣（CHO）細胞由来の不死化細胞株にヒト遺伝子の通常のコピーを挿入し、ヒトタンパク質をそれら自身のタンパク質と共に導入した遺伝子産物としての外来タンパク質を同時に製造させることでした。仮に小さなバッチでタンパク質をうまく作ることができたとしても、スケールを大きくするにはさらに多くのハードルがあります。主要なもののうちの２つは、これらの非常に大きなタンパク質が正しい三次元構造になっているかどうか確認することであり、もう一つは患者を治療するのに十分なタンパク質の製造量をスケールアップさせる方法を考案することです。実際には創薬の道具としてのチャイニーズハムスター細胞の出現は短期的なものでしかありませんでした。

　20世紀初頭以来、遺伝学者が最も集中的に研究してきた哺乳類はマウス（*Mus musculus*）でした。サイズが小さく、飼育が容易なため、研究者は動物のコロニーを特別な形質で維持することができました。この動物は容易に繁殖し、短い妊娠期間（23日間）をもっており、しかもその生理システムは人間のものとよく似ていたのです。主なマウスセンター、とくにメイン州バー・ハーバーのジャクソン・ラボラトリーでは、科学者が遺伝的な変異によって引き起こされた病気を75年間念入りに研究しています。これらの突然変異の多くは自発的に起こります。明敏な技術者は、独特な遺伝子欠失によって引き起こされる繁殖実験によって確認された場合、マウス遺伝的障害のカタログに新たな追加を行い、新しい表現型を見出してゆきます。約25年前、科学者は特定の個々のマウス遺伝子を「ノックアウト」する技術を開発し、遺伝子ごとのマウスの健康に対する突然変異の影響を調べることができるようになりました。

　毎年夏の私の最も興味深い経験の１つは、ジョンズ・ホプキンス大学の遺伝学科とジャクソン・ラボラトリーが共同で７月にバー・ハーバーで２週間学ぶ哺乳動物ゲノム学とヒト遺伝学の短期コースの講師陣に加わることです。毎年午後１時に研究室は研究棟の背後にある芝生に巨大なテントを設置します。内部には、数十人の専門技術者が、ヒトに起こる疾患と同じような病態を引き起こす遺伝子の突然変異のために発生したオーファン病のモデルマウスを入れた飼育ケージの後ろにいます。このシーンは田舎の奇妙な見本市を連想させます。人々は珍しい標本をみようと列をなしていました。長いテーブルの中を歩き回り、疾患モデル動物の特徴について技術者に尋ねることができます。そのモデルの中には、数例を挙げますと、病的に肥満で震えのあるマウス、脆弱Ｘ症候群のマウス、

聴覚障害のマウス、脆弱な骨をもつマウスなど、神経障害をもつマウスが含まれています。

モンゴルの高原にいるげっ歯類であるチャイニーズハムスター（*Cricetulus griseus*）は、人間の健康を向上させるうえで非常に重要な役割を果たしている齧歯類のひとつです。科学者は、1919年に感染症の専門家が、細菌の病原性の理解に役立つ多くのヒト肺炎（「タイピング」と呼ばれるプロセス）を引き起こす連鎖球菌に対する免疫学的応答を研究した際に、この細胞を使いました。その約40年後、研究者たちはチャイニーズハムスターが11組の染色体しかもたないことを学んだのです（ヒトの23組と比較して）。それを契機に生物学者はチャイニーズハムスターを十分に規格化された研究用動物に発展させることに興味をもちました。

1950年代中頃、コロラド大学で多くの経歴をもち、ヒト細胞遺伝学および細胞生物学の先祖のひとりである科学者、Theodore Puck は、チャイニーズハムスターマウス卵巣由来の細胞株を開発しました。その功績によって、彼は1958年にアルバート・ラスカー基礎医学研究賞を受賞しました。その年には彼と他の科学者である J.H. Tjio は、正しい数のヒト染色体を確定的に樹立した論文を発表しました。賞を授与する際に、ラスカー財団は、単細胞由来の純粋な培養生成物の作製を可能にする新しい技術が確立したことによって、遺伝医学およびがんにおける研究開発を一新するだろうと予測しました。私は晩年に何回も Puck 博士に会う楽しい機会を得ました。一目見たときから彼はハリウッド映画に出てくるような情熱的な研究者の印象を与えたのです。彼は生物学的システムに関する基本的な真実を明らかにすることに非常に熱心で猛烈な知識人でした。そのため当然のことながら、Puck は、健全な批判精神の持ち主であり、他の人の主張に対して挑戦することをためらいませんでした。彼はまた、基礎科学のための連邦政府からの資金が人間の健康を向上させるための鍵であり（そして、自分が慢性的な資金不足にあえいでいると主張することも躊躇しませんでした）、その目標を達成するために情熱的に自分の主張を述べました。

1970年代の遺伝子工学が創成されたことに伴い、微生物（とくに大腸菌）を用いてヒトインスリンや成長ホルモンなどの重要な分子を大量に生産することが可能になりました。科学者は、所望のヒト遺伝子の通常のコピーを大腸菌にスプライシングし、巨大なチャンバーで発酵させ、主に特殊なカラムで目的のタンパク質を精製することによって目的を達成しました。これらは最初に遺伝子操作された薬として世に出るようになります。このアプローチにより、製薬会社は、動物に由来するタンパク質（例えば、ブタ由来のインシュリン）をヒトに送達することに伴う免疫学的問題のリスクを大幅に低減することができたのです。しかし一方で、微生物は構造的に複雑なタンパク質を作るために必要な分子遺伝学的性質を欠いている部分があります。臨床的に効果的であるためには、タンパク質が

機能を発揮するためには、正確な折り畳みパターンおよび複雑な「翻訳後修飾」を受けなければならず、最終的には生物学的に活性のある分子が創出されなければならないのです。

　チャイニーズハムスター卵巣に由来する細胞系（CHO細胞）は、正常な三次元構造に非常に類似した形態の大きなヒトタンパク質（宿主細胞にスプライシングされたヒト遺伝子由来）を製造する「分子の仕組み」をもっていました。さらに、CHO細胞は、操作に非常に柔軟性があり、懸濁液中に非常に高密度で増殖することができるため、合理的なコストでタンパク質を大量生産しようとする場合、非常に貴重な特性となったのです。

　1960年から1990年までの間に、何千人もの科学者がチャイニーズハムスター細胞株で研究し、それらの系譜がヒトタンパク質の製造と精製を探求する選択方法となっていきました。CHO細胞はこの分野で非常に有名となったためについにはFDAから一般に安全とみなされる、いわゆるGRAS（generally regarded as safe）として認められるようになりました。1987年、FDAは、脳卒中患者を治療するために使用される組織プラスミノーゲンアクチベーター（TPA）と呼ばれる分子であるCHO細胞の産生に由来するヒト使用のための最初の薬物を承認しました。 Activaseとして知られているこの薬剤の分子量は59,042Daで、とても印象的な大きさではあるのですが、それでも常染色体劣性栄養障害型表皮水疱症の治療に必要とされる完全に組み立てられたコラーゲンⅦよりはるかに小さいのです。

　1987年以来、タンパク質生産のための最良の収量を有するクローンを選択するために、遺伝子操作されたCHO細胞をスクリーニングした後、多数の薬物が開発されるようになりました。 2011年、CHO細胞の生産システムで作られたタンパク質を販売していた製薬会社は、世界中で300億ドルの売上げを出しました。オーファン遺伝病のための8つの薬物に加えて、このリストには、がん、脳卒中、および自己免疫疾患を治療するために開発された多くの薬物が含まれています。現在、ヒトでの使用のために薬として生産された全タンパク質の70%がCHO培養で開始されています。 CHO細胞を用いた何十年にもわたる経験から、危険なウイルスが存在しないという多くの証拠が得られており、今は改めて他の培養細胞系タンパク質生産システムを作ることができない状態にあるということです。

　おそらく、CHOシステムを使用して大型で安定したタンパク質を作ることよりも厄介なことは、精製したタンパク質が体内に投与したときに、最も必要とされる体内の「目的地」にきちんと到達する方法を見出せるかどうかが重要です。コラーゲンⅦは、細胞外マトリックス（ECM）と呼ばれる領域の皮膚細胞の外側に存在します。健康な人では、皮膚をせん断力から保護します。 常染色体劣性栄養障害型表皮水疱症患者の皮膚病変の電子顕微鏡写真を見ると、真皮への表

皮の接着を物理的に強化しているマトリックスタンパク質の架橋がほとんどは、欠けていることがわかります。では製剤化したコラーゲンⅦを投与する場合の最善の投与ルートは何でしょうか？ 体内を薬が旅する間にそれほど十分な時間長く病変部にそのまま留まるでしょうか？ あるいは投与したタンパク質製剤のために患者さんが深刻なアレルギー反応を起こすことがあるでしょうか？ これらの難しい課題は、私も同僚も直面していた問題でしたが、私たちは、何とかそれらを克服して、常染色体劣性栄養障害型表皮水疱症患者のためにコラーゲンⅦを製造し提供することを企図しました。

　約20年にも及ぶ研究を行って、WoodleyとChenはコラーゲンⅦに関する知見を大幅に蓄積させました。1993年に、Woodleyは重要な第一歩である遺伝子（*ColⅦA*と呼ばれる）をクローニングしたチームに参加して研究に取り組んでいました。困難で苦痛を伴う数年を経てChenは、Ⅶ型コラーゲンの構造を明らかにしました。このコラーゲン分子は3つの連鎖を形成して自己集合することによって機能分子として働くことが明らかになりました。数年後、少量のヒトコラーゲンⅦを作製するために、HEK293（胚性腎細胞由来で広く研究に使用される）と呼ばれる*ヒト細胞株*を遺伝子操作で作成しました。

　このような系が正常な構造のタンパク質を少量でも作ることが一旦できれば、WoodleyとChenはタンパク質を投与することがマウスの病気を治癒するのを助けることができるかどうかを見極めるための重要なステップを実際に実験で検証することができました。過去30年間の生物医学研究における最も重要な進歩の1つは、マウスの遺伝子を選択的に「ノックアウト」し、ヒト疾患の遺伝子異常を反映したモデル動物を繁殖させる方法の開発でした。 WoodleyとChenは、常染色体劣性栄養障害型表皮水疱症マウスを「作る」ためにこれらの遺伝子工学技術を初めて使用しました。

　2008年、WoodleyとChenは、組換えコラーゲンⅦを栄養障害型表皮水疱症DEBマウスの皮膚病変に直接注射すると、治療された病変が未治療の病変よりもはるかに速く治癒したことを示しました。これは大きな前進でした。しかし、人間は、進化系統樹で見るとマウスが存在する場所からかなり離れた枝を占めています。コラーゲンⅦはヒトの場合と同じようにマウスの構造的役割を果たしますが、ヒトの疾患を改善するために必要なタンパク質の量は知られていません。少数のマウスを使った実験成績はよい兆しに見えましたが確かな治療法を開発する保証はありませんでした。

　しかし幸いにも、自然は幸運をもたらしました。その頃、フランスのリヨンにある獣医学科の博士課程で勉強していた獣医師は、常染色体劣性栄養障害型表皮水疱症のイヌを発見したのです。このイヌは、人間の赤ちゃんによく似た徴候で生まれました。そのイヌはその遺伝子のイヌ型で突然変異をもっていたことを示しています。さらなる研究によりそれが正しいことを証明しました。これはその

イヌにとっては悪い知らせでしたが、常染色体劣性栄養障害型表皮水疱症をもつ人にとっては素晴らしいニュースでした。イヌの栄養障害型表皮水疱症 DEB（人間の常染色体劣性栄養障害型表皮水疱症よりも重症度が低い）をもついくつかのイヌを繁殖させ研究することが可能になりました。イヌはマウスよりヒトに近い大きさであり、進化生物学的にも比較的ヒトに近いと考えられたので、イヌから収集したデータは、研究者がマウスで得られた結果をヒトでの応用に向かって正しい方向に進んでいくかどうかを知るのに非常に重要な方法であると考えられます。 常染色体劣性栄養障害型表皮水疱症の場合、大きな問題は Mei Chen がタンパク質を作ることができた世界で唯一の科学者であり、彼女でも少量しか作れなかったということでした。

ロータスによる組織の修復

2010 年の冬、私は de Souza および Fordyce と緊密に協力して、常染色体劣性栄養障害型表皮水疱症（ジストロフィー性表皮水疱症）を患う小児を治療するためのタンパク質補充療法を開発するためにバイオテク企業に資金を提供する魅力的な提案を構築できるかどうかを見極めることにしました。

会社が画期的な技術（この場合はタンパク質補充療法）を構成する「製品エンジン」に精通していることに加えて、常染色体劣性栄養障害型表皮水疱症の自然経過および臨床経過の専門家を擁していなければなりません。そこで開発の初期段階で、組換えタンパク質を開発した 2 人の重要な科学者と効果的に連携し、知的財産の問題とそのライセンス供与に関する医学部との交渉、真実の深い理解を深めるための実現可能性を評価し、実際にその病気にかかっている患者の数、主要な患者グループとの友好的な関係を確立する一方、常染色体劣性栄養障害型表皮水疱症で生まれた子どもの本当の出生率と平均余命を綿密に判断し、米国と欧州の主要臨床専門家にインタビューを重ねました。私たちの計画を詳細に分析し、常染色体劣性栄養障害型表皮水疱症をもつ人々をケアする現在のコストを評価し、詳細な規制のハードルを見きわめて、成功した薬が販売されるようになるための価格帯を決定し、新会社が市場でどのように価値を獲得するかをモデル化するのです。

最初の 9 か月間の会合は数十回に及びました。Mark（チームを率いていた）、Jim、そして私が挙げた様々な仕事をこなしていきました。1 か月が過ぎると、いくつかの重要な問題が浮上しました。 常染色体劣性栄養障害型表皮水疱症はきわめてまれな疾患でしたので、私たちがこの仕事を始めたときには米国国内には治療可能な患者が 200 人いるかどうかすらわかりませんでした。まばらに発表されていた科学文献によれば、約 1,000,000 人の人々がこの疾患で生まれていることが示唆されています。この数字が正しいとすれば、非常に新しい療法を

222 第 9 章

開発する可能性が高いにもかかわらず、市場は非常に小さく、疾患への新たな治療法開発への投資が実際の採算に合うかどうかの確信を得ることは非常に難しいと予想されたのです。

　私たちはより漏れの少ない患者登録制度を作ることにしました。 Mark de Souza は、各国の主要診療所を指導した多くの医師との会議を行うためにヨーロッパに渡り、直接聞き取ることによって患者登録を推進しました。彼がヨーロッパに焦点を当てて登録を進めようとした理由は、様々な国レベルで医療制度が編成されており、典型的には 1 つまたは少数の医療センターで超希少疾患のケアを集約している特徴があるためでした。月例会議の定期的な議題の重要なもののひとつは、各国の常染色体劣性栄養障害型表皮水疱症患者数が更新された世界地図を見直すことでした。 1 年足らずで、Mark は、示唆された医学文献で引用された発症率および罹患率よりも何百人も多く、常染色体劣性栄養障害型表皮水疱症患者がいることを立証しました。私たちは、ヨーロッパでは常染色体劣性栄養障害型表皮水疱症が 250,000 人の出生のうち約 1 人で診断されていることを確信しました。その数字でもまだまだまれな疾患ではありますが、その数は文献上の算出データよりも 4 倍多くの患者さんがいることを示していました。おそらく、その縦割りで非効率的なヘルスケア提供システムのために、米国では、調査の努力により数字が少ししか増えなかったことが想像に難くありませんでした。しかし一方で、ほとんどのアメリカ人がヨーロッパ移民の遺伝的背景をもっていたので、常染色体劣性栄養障害型表皮水疱症の発生率が米国ではヨーロッパよりも低くなると考える根拠はありませんでした。私たちはそれを実際に証明することはできませんでしたが、最終的には米国で治療可能な患者を見つけることができるとかなり確信していました。その点で、Hibbard の家系が常染色体劣性栄養障害型表皮水疱症患者の臨床登録には出現しなかったことは興味深いものでした。患者家族には何の役にも立たなかったので、彼らは患者登録システムに加わることはなかったわけです。

　しかし、薬剤としてコラーゲンⅦを開発することを正当化するのに十分な患者がいるとしても、提案された会社は、（1）巨大なタンパク質を厳重な規格の下に構造と機能が維持された状態で製造すること、（2）タンパク質を目的の病変部位に安全かつ効果的に送達する方法を開発すること、が必須のミッションでした。

　常染色体劣性栄養障害型表皮水疱症に起因する重度の皮膚病変を有する患者を治療する方法を考える際には、創傷に直接塗布された局所クリーム、皮内注射（分子が表皮と真皮の間の領域に到達することを確認するためにはよいと考えられる）、および静脈内治療などがオプションでした。しかし明白な理由から、静脈内治療が望ましいと考えられました。タンパク質を周囲の静脈にゆっくりと注入して、傷口に到達するのに十分な量で体内を循環させることができれば、毎年、既存の病変を治癒し、新しい病気の発症を防ぐことができるかもしれません！

この有望な推測の理由は、一般に、コラーゲン分子は非常に安定であり、生体内においては置き換わる速さは非常に遅いからでした。

私たちがインタビューした科学的および臨床的専門家の中には、静脈内送達戦略が有効であると信じている人はほとんどいませんでした。次のような反対意見があったからです。(1) 循環中に遭遇するであろう他の分子によって治療用タンパク質が不活性化または破壊される可能性がある、(2) 仮に治療用タンパク質がそのまま残っていたとしても、そのタンパク質を必要とする部位の毛細血管壁をどうやってタンパク質を透過させ、治療上最も鍵となる細胞外空間に到達させるのかという問題、(3) 毛細血管から仮にうまく染み出たとしても、それが必要とされている創傷に到達するために十分遠くに拡散させるという確証がもてないという課題、などがそのような反対意見の主なものでした。残念ながら私が話した8人の科学者の中では、ほぼ同じようなネガティブな意見が大勢でした。彼らは、人工のタンパク質製剤がその目標に達した場合、患者に大きな助けとなるだろうが、静脈注射で成功裡に送達する可能性は低いとも信じていたのです。常染色体劣性栄養障害型表皮水疱症の治療法をどのようにしたらよいのかを理解しようとキャリアを積んできた人で、静脈内送達に成功する確率は20%以上であるという人は誰もいませんでした。

一方で、ある専門家は、局所的なクリームまたは皮内注射によって、ほとんど無痛である小さな針を用いて病変に直接送達されるような薬剤として組換え型コラーゲンⅦを開発することは、この疾患の治療においては、変革的な出来事であると感じていました。このような薬物は、Tim が患っていたような悲惨で破壊的な病変、口、食道、および肛門を保護する可能性をもっていました。同様に重要な、手指や足の指同士が融合してしまったような場所への定期的な注射は、車椅子に縛られ、手を使うことができない多くの子どもたちでは手や足の指の融合を防ぐかもしれないという可能性もありました。このような致命的な疾患を治療できる薬を開発するという大きな魅力があるにもかかわらず、私は局所注射治療法を進めることが果たして研究努力に何百万ドルも投資するリスクを正当化するのに十分な経済的価値を生み出せるだろうかと懸念したのです。

この疾患がきわめて希少であることを考えると、いくつかの学術団体と少なくとも2社が競合して常染色体劣性栄養障害型表皮水疱症の治療法の開発を進めていたことには驚きました。2010年5月、ミネソタ大学の有力な臨床研究グループが、The New England Journal of Medicine に論文を掲載し、常染色体劣性栄養障害型表皮水疱症を治療するための幹細胞移植の使用について報告しました。同種異系幹細胞療法が有効であることが示された場合、この手順に伴うリスクにもかかわらず、コラーゲン療法を主体とする本プロジェクトへの関心を弱める充分な理由となる可能性が生じました。悲しいことに、ミネソタ大学からの報告では、幹細胞移植が常染色体劣性栄養障害型表皮水疱症の治療法とはならない

ことが最終的には示されました。研究中の7人の被験者のうち2人は骨髄移植に関連する事象で死亡し、2人は幹細胞移植により生命を脅かす副作用を経験しました。さらに、1年以上にわたり包帯の使用における有益な衝撃低減を定量的に評価するようにしたエンドポイントの成績では印象的な結果は得られませんでした。

2015年には、様々な薬物（ポリフェノンEおよびサイモシンB）が創傷治癒を促進するかどうかを判断するための治験実施または計画試験が行われています。もう1つは、同じ目的のために光線療法の使用を検討しているところです。細胞ベースの治療に多くの努力が注がれています。スタンフォード大学の研究者たちは、常染色体劣性栄養障害型表皮水疱症の患者を臨床試験への参加募集を実施し、患者の皮膚の無傷部分を除去し、ColVII（組換え型コラーゲンVII型）遺伝子の正常バージョンを保有する遺伝子ベクターを用いてこれらの細胞に形質導入し、それらを培養のシートに成長させ、それらを患者の傷に移植することを試みました。彼らはこれらのシートをLEAESと呼んでいます。頭字語は「LZRSE-Col7A1設計された自己上皮シート」（最初の用語はベクターを指しています）です。この場合皮膚の障壁機能を回復させるのに十分な数の固定用フィブリルが細胞シートに存在することが求められます。つい最近提案された臨床試験（ロンドンのキングズカレッジ）では、患者に第三者提供者から得られた間葉系幹細胞（MSC）と呼ばれる細胞を注入する第I / II相試験が実施されました。間葉系幹細胞は、骨髄に存在する非造血多能性細胞です。この仮説は、注入後にいくつかの間葉系幹細胞が皮膚幹細胞に分化し、慢性創傷を治癒するための新しい細胞を提供するという仮説に基づいたものでした。

ここまできて、同種異系幹細胞療法、初期の遺伝子治療開発プロジェクト、および皮膚細胞の遺伝子操作による成長、そして常染色体劣性栄養障害型表皮水疱症患者の傷を覆うパップ剤としての上皮シートの使用を検討した後、私たちは確信をもって自分たちの方法が臨床的に成功を収めるチャンスが十分あると確信しました。

慎重な事業精査の後、TRVは「仮想企業」として2011年3月下旬にLotusに資金を提供しました。十分な資金で武装したMark de Souzaはフルタイムで働き、Jim Fordyceは鍵となる早期作業をアウトソーシングするのに費やした時間は半分でした。チャイニーズハムスター細胞株において、研究室が病気を研究するために開発した3つの異なるマウスモデルにおける組換え型コラーゲンVII型の傷害の治癒への影響を研究し、少数の罹患犬と同様の実験を行い、「前臨床毒性パッケージ」を準備（FDAは潜在的な薬物が2種の動物に投与された後、ヒトの潜在的な危険性の徴候を探すために組織の広範囲にわたる研究を要求しています）、患者指向の登録用ウェブサイトの開発、および患者数の他大陸への拡大など多岐にわたる仕事が発生しました。 TRVのパートナーであるNeil Exter

と私は役員会で一緒になり、Mark と Jim と定期的に会い、進行中の課題について話し合っていました。

　会社立ち上げからわずか 9 か月後の 2011 年 12 月、私たちは Leena Bruckner-Tuderman 博士の研究室から喜ばしいニュースを受け取りました。彼女は、多少穏やかな形に疾患を負わせることのできる hypomorphic マウス（それほどひどい変異をもたないマウス）を作りました。基本的に、マウスの細胞は通常の量の組換え型コラーゲンⅦ型の約 5 ～ 10％を作り、ヒトに似た病変を再現しました。細心の注意を払って、彼女の研究室のポスドクは、動物の尾の静脈に組換え型コラーゲンⅦ型を注入することに成功しました（ここでは小さなマウスのサイズを考えると非常に困難な作業です）。マウスを処置後、分子が完全なままであり、皮膚の基底膜に移動したことを示すことを彼は証明できました。これはすなわち組換え型コラーゲンⅦ型が全身に投与されたことを知る、すばらしいニュースでした。しかも、レポートの次の部分は本当にエキサイティングでした。免疫蛍光と呼ばれる手法を用いて、病変が存在する皮膚の領域に組換え型コラーゲンⅦ型が優先的に移動したことを示すことができました。顕微鏡下で皮膚生検を見ると、緑色の輝く線が、タンパク製剤が局所に到達することを示していました！ それは最も必要な場所に到達していたのでした！

　毎年 TRV では、国際希少疾患の日（2 月の最後の日）に、まれな病気の患者を訪問し、つらい病気とともに生活することについて、自らの話を共有することにしています。まれな遺伝病を抱える患者さんとその家族にとって、新しい企業を創造することがいかに重要なことか、これ以上の力強い期待はありませんでした。2012 年、Tim Hibbard と彼の家族が私たちの活動に加わりました。通常のおしゃべりが静まり、人々が座席についた後、私はインタビューの最初に、Ellen に息子の診断を最初に知ったときどのように思ったかをまず聞き始めました。Ellen は、重度の障害をもつ子どもの大部分の母親のように、私たちが決して考えつくこともできないような毎日遭遇する挑戦に立ち向かうだけのレジリエンス（しなやかさ）を獲得しており、会場の見知らぬ聴衆からの質問に、喜んで親密に答えていました。「すぐに何かおかしなことが起きたのだということはわかっていました」と彼女は語りました。「出産するやいなや、看護師が Tim を抱きかかえて部屋から出ていったのです。私は一緒に付き添っていた夫を見てすぐにただならぬことが起きたことを悟りました。夫の顔がすべてを物語っていたのです。Timmy は大きな問題を抱えて生まれてきたのです」と言いました。産道を通ってくるときに、Tim の下肢の皮膚がほとんどはがれて脱落してしまったのです。

　すべての言葉を捉えようと前のめりになって話を聞いていた聴衆に、Ellen と夫の Glenn、そして Tim は家族のこれまで 23 年間の生活と人生を語りはじめました。とくに心に突き刺さる瞬間は、Tim が、この病気に罹っていない弟のこと

について話を始め、泣き出し始めたときでした。彼の弟の Kris は、幼い頃、兄が死ぬかもしれないと考えて毎日暮らすことによって心に傷をもってしまったのです。Tim は、Kris が自分を愛しているといっているのを理解はしていました。しかし、Kris は、学校に通うようになり、大人になるにつれ、ガールフレンドと関わるようになると兄と距離を置くようになりました。Kris は、病気が兄の人生を粉々にしてしまい、自分には兄を助けることができないことを悟ったのです。

　Ellen は息子（大学に通うことができず、仕事を控え、友人にほとんど放棄され、ガールフレンドをもつような希望はない）の希望の光を見つけようと、毎日どのように奮闘しているかを伝えながら、涙をあらわにしました。私は Tim に自分の生活を説明するように頼みました。Tim は毎日痛みを伴う薬を飲んで、彼が物を飲み込むたびに経験する痛みのために、食べることすら恐れる毎日だと答えました。もしこの Cody が自分の家族と一緒に住んでいなかったら、自分はどうしてよいかわからなくなってうつ病になっていただろうと語りました。夫の Glenn は、質の低い医療施設や州の障がい者支援プログラムについて怒りをもって話しました。Tim は医療以外の財政支援をほとんど受ける資格はなく、月に数千ドルかかる特別な包帯など、彼のニーズの多くは十分にカバーされていませんでした。さらに Glenn は私たちに大きな医学部の病院に行ったときのことを語りました。Tim は病院でのほとんどの時間、医学生のラウンド（回診）の目に晒され、医学の専門家は家族と数分しか面談しませんでしたが、1 か月後には法外な金額の請求書が送りつけられてきました。Glenn は、逆に、彼の息子が小児科のレジデントたちのために提供した「教育セミナー」のための請求書を自分で大学病院に送り付け、法外な請求書を無償にしたときのことを述べながら、苦々しく笑ったのでした。

　この家族へのインタビューの最も心の痛む瞬間は、6 フィート 1 インチ（185 センチ）の身長で体重が 100 ポンド（45 キロ）を少し上回るだけの Tim に、聴衆に小さな背を向けてくれないか（事前にこのことは Tim に同意してもらってのことですが）と私が尋ねたときでした。さらに彼の肩甲骨から腰まで覆った大きな包帯を取り除くよう Ellen に頼みました。室内に固唾をのむ音が流れて、、、Tim の背中の下 3 分の 2 は、赤い潰瘍の大きな病変で、あたかもそこに火の玉に落ちたような光景でした。

　インタビューの所定の時間は過ぎましたが、人々は席を立とうとしませんでした。Tim は、自分のやりたいことや自分の病気をコントロールする薬さえあればやってみたかったこと、夢見ていたことについて、聴衆から質問を受けることを熱望していました。Tim は本当にそうすることはできませんでしたが（座っていることによりひりひりする痛みのために）、できるものなら運転したい、とくにマウンテンバイクが（そういう気持ちはティーンエージャーの頃の方がもっと強かったのです）。ある質問に答えるにあたり、彼は自分が実際には決してで

きないような冒険的な遊びのことを書いてある書物を一生懸命読むために多くの時間を費やしたと語りました。Ellen は次のようなお願いの言葉でセッションを閉幕しました。「私は、栄養障害型表皮水疱症に罹っている Tim のような患者を助けようと試みたすべての実験的アプローチを調べました。あなたの新しい会社の挑戦を知ったとき、こう思ったのです。誰かがついに私にとって重要な意味のあることをしようとしてくれているのだと。私はそのことを Tim と同じ病気をもっている子どもの母親の皆さんに伝えたい。私は、そこにいるすべての母親に代わって、私たちはあなたを応援し、みんな心がつながっているのですと知らせたいのです。」

　グループがバイオテクノロジーの新興企業に投資する場合には、カレンダーをにらみながら計画を立てます。対象となる企業が患者さんを救済するための有望なプロジェクトをもっており、それが患者さんに大きな利益をもたらす可能性があること、その会社が大企業に売却したり、企業を買収したりすることで、後で商業的価値につながる利益の可能性などなど、、、。ベンチャー企業とその限られたパートナーは、その性質上、ハイリスク・ハイリターンの活動に従事するのです。カレンダーを念頭に置いて、新しく生まれたバイオテクノロジー企業は、価値創造のための熾烈な競争を始めています。

　ロータスは、組換えコラーゲンⅦタンパク質を製造する細胞株を開発し、常染色体劣性栄養障害型表皮水疱症で苦しんでいる世界でできるだけ多くの患者を同定し、有効性の信号を提供する可能性のある動物モデルにおいて「前臨床実験」を行いました。Mark のリーダーシップの下で、同社は以下の３つすべてで成功を収めました。2011 年の秋までにロータスは、タンパク質を製造するための細胞培養技術の確立に確かな証拠を提示することができ、タンパク質を静脈内投与することが可能であるとの見解を示し、さらに創傷治癒をもたらすような方法で栄養障害型表皮水疱症のモデル動物に投与し、医学文献に基づく予想よりもはるかに多くの患者（ヨーロッパを中心に）がいることを説明する会合を投資家に対して実施することを完遂しました。もちろん、同社はヒト型のタンパク質を試験することができるようになってたった３年しか経験していませんでしたから、まだ困難なハードルもありました。その中には薬物としての組換え型コラーゲンⅦ型（rColⅦ）の潜在的価値の計算を曇らせるような不確実性な問題もありました。rColⅦ は定期的に（おそらく年に約６〜８回）、生涯にわたって投与されなければならないことはほとんど確実でした。しかしもしこのタンパク質製剤がこの病気の症状を変化させる力があると考えると、平均寿命が飛躍的に伸びる可能性があり、その結果毎年、治療可能な患者の数が増え、この新薬の市場性がさらに魅力的になる期待もありました。

　約 15 か月のやりくりを経た後、ロータスは、私たちのプロジェクトに関心をもつかもしれないいくつかの企業との探索的な意見交換を始めました。ある企業

Shire は、その子会社である Shire Human Genetic Therapies を通じて、ロータス社を買う可能性に本当に関心をもっていました。 2012 年の秋まで、Shire のチームは、ロータスに対する入念なレビューを実行するのに多くの時間と労力を費やし、12 月中旬までに、Shire は会社を買収しようと決めました。Third Rock Venture の Neil Exter of Third Rock によるロータス側との交渉の後、両当事者は、Shire がロータスを（これまでの作業に対する認識としての）「前払い」料金と、特定の開発中間目標が達成されたときにさらなる資金提供を実施し、さらには Shire が FDA との新薬承認の申請を支援することを目的とした「重要な」臨床試験を開始した場合には、最大級の支払いが行われることで合意したのです。

2013 年 1 月 8 日、Shire は、サンフランシスコで開催された大規模な JP Morgan バイオテクノロジー会議で、ロータスを買収したと発表しました。Shire が rColVII の FDA 承認を最終的に得た場合、ロータスを買収した目的が記録的な速さで達成したことが商業界で記憶に残る出来事となる可能性があります。科学的側面で見ると、成功すれば治療薬としての構造タンパク質の FDA による最初の承認につながった事例として歴史に刻まれることになり、希少性疾患の治療手段として使える数十種の有用な構造タンパク質がさらに開発できるかもしれません。

メロシン欠損型先天性筋ジストロフィー

2012 年の春に、ハーバードビジネススクールの若手卒業生 James McLaughlin と仕事を始める機会に恵まれました。 James と私は毎日会い始めて、新しい治療プラットフォームについてブレインストーミングし、新しい会社の製品エンジンを構築する価値のありそうな最近発表された研究をレビューしました。約 6 週間して、私たちは、「メロシン欠損型先天性筋ジストロフィー」（略して MDC$_1$A）と呼ばれる、生命を脅かす超希少筋疾患に興味をもつに至りました。

新生児の 4000 人に 1 人が罹患する、比較的一般的な X 連鎖型の最終的に致死的な疾患であるデュシェンヌ型筋ジストロフィーのことはよく知られています。一般的に、少年期で歩くのが困難で、青年期に車椅子に拘束されるようになり、典型的には 20 代の心臓病で死に至ります。私の子ども時代、コメディアンであり俳優である Jelly Lewis は、デュシェンヌ型筋ジストロフィー（DMD）についてテレビで大きな注目を集め、毎年の資金集めを主催し始めました。毎年フランスの同様の資金調達イベントもまた大変成功しています。米国では、筋ジストロフィー協会（MDA）は遺伝的筋障害に関する研究を推進するための最大の非営利団体です。しかし、筋ジストロフィー協会には様々な種類の筋疾患患者を対象とするまれな疾患が含まれているため、献身的な両親が自分の子どもの病気

に尽力するために新しい組織を開設することは驚くことではありません。これはメロシン欠損型先天性筋ジストロフィーの場合もそうであり、現在は CureCMD というグループがコアとなっています。

多くの遺伝病がそうであるように、メロシン欠損型先天性筋ジストロフィー MDC1A は世間にはあまりよく知られていません。1990 年代半ばまでは、異常に筋緊張が低下した乳児を評価するために呼び出された医師は、運動機能の低い幼児を調べるために身体診察といくつかの単純な検査のみを使用して、ジストロフィン複合体の重要な要素 - 筋肉を動かす単位として働くタンパク質の集合体に異常があるか、またはジストロフィン複合体異常と類似はしているが未知の筋疾患の大きなグループに入れるかを判断していました。1994 年、M. Fardeau と F.M. Tomé が率いるフランスの研究グループは少数の子どもがメロシンとして知られている重要なタンパク質を欠いていることを発見したと報告しました（このタンパク質は現在ラミニン M またはラミニン -111 として知られています）。Tomé のチームは、すでにこれまで遺伝的筋疾患の理解に重要な貢献をしてきましたが、この疾患で生まれた幼児は介護をしてもほとんど歩くことはできません。しばしば直立することができず、しばしば彼らの横隔膜および肋間筋が弱いために幼くして呼吸不全で亡くなります。この論文報告をきっかけにいくつかの研究グループが先天性筋疾患に興味をもち、この新しいメカニズムによって起こる筋ジストロフィーの分子機構を精緻に理解するべく研究を始めました。1995 年に別のグループは、ある患児にも脳の白質の異常があり、メロシン欠損症の子どもと筋肉疾患の子どもを区別する第 2 の方法が追加されたと報告しています。

私たちがメロシン欠損型先天性筋ジストロフィーに興味をもったのは、ミネソタに住む Richard Cloud という人が私たちに連絡をしてきてくれたときでした。Richard はメロシン欠損型先天性筋ジストロフィーに苦しんでいる少女の父親です。この病気を解明するために行われてきた研究がごくわずかであることに不満を抱いて、彼は Prothelia という会社を設立した科学者 Brad Hodges と力を合わせていました。彼らは、メロシン欠損型先天性筋ジストロフィーの臨床経過を改善するための臨床試験の基盤構築をするために必要なデータを生成し、可能性のある基礎的な研究プログラムを開始しようとしていました。Cloud は、ボストンの西からわずか数マイル離れたレンタルされた実験室で働いていた筋肉生理学の専門家で、Hodges の研究を支援していました。リノのネバダ大学で科学者と共同作業を進めてきた彼は、タンパク質を送達することによって、人間の病気を引き起こす遺伝子を欠いている遺伝子組換えマウスの生命寿命を大幅に伸ばし、改善する可能性があるという印象的なデータを得ました。これらのデータは期待のもてるものでした。しかし、人に応用して治療法を開発するには数千万ドルかかるはずです。またそのような治療法が本当にできた場合であっても、一体治療できる患者は何人いるのでしょうか？

230　　第 9 章

　James と私は最初の 2 人の会合に興味をもち、メロシン欠損型筋ジストロフィーについての限られた文献に飛び込みました。私はこの研究室で Brad にインタビューすることにしました。関連する科学論文を読むと、私たちは、疾患の経過に十分早く十分な筋肉組織に十分なラミニン -111 を送達できれば、この疾患の通常の死因である呼吸不全を回避することができるに違いないという思いがますます高まりました。しかし、現在生存していて治療可能な状態にある患者の数に関する正確な証拠がほとんどありませんでした。次の数週間で、私たちは Richard と Brad に、米国の患者集団における有病率（生存している患者数）を確定するよう課題を与えました。ある時点で、Richard は米国に 1200 人の子どもがいると主張しました。その数字を聞いて私たちは、その半分でも患者さんのニーズがあるのであれば、タンパク質の製造と供給の実現可能性を評価するのに必要な広範な技術的援助に取り組むと答えました。

　この病気は非常に深刻であり、10 年間はその確定診断検査を小児神経科医が利用可能であったこともあり、病気に罹った子どもの大部分は正しく診断されているだろうと予想しました。罹患した子どもの生存期間がほとんど 10 年（妥当な推測ではありますが）しかないと仮定すると、1000 人という点有病率を維持するためには、毎年米国で約 100 人の新しい患者が生まれるはずです。そうであれば、この病気は 40,000 人の新生児のうちの 1 人に起こるはずですが、その頻度は非常に高すぎないだろうかと思われました 。

　この病気の患者さんが米国に 1000 人がいる場合、おそらくヨーロッパには約 1500 人程度がいると推定されます。これらの数値は、新薬の FDA 承認を得るために必要な膨大な数百万ドルに対して投資価値があると想像するのには十分な大きさです。オーファン遺伝病の世界で臨床的進歩を起こすために実施される数多くの有用なプロジェクトを進めるために配分される数百万ドルの投資に対して、わずかな患者さんに対して莫大な経済的負担をかけざるを得ないというのが厳しい現実です。希少疾患のために薬を開発することに経済的限界があることがなかなか理解してもらえません。仮にある薬が特定の疾患に非常に効能があると仮定すると、社会は年間 30 万ドル、60 万ドル、100 万ドルの公的負担をその疾患に対して容認するでしょうか？ 私は最後の章でこの疑問に答えたいと思います。

　治療可能な患者がどれくらい存在するかを判断することは容易なことではありません。少数の希少性疾患のために、病気の発生率（母集団 1 年当たりの生児出産）とポイント有病率（または点有病率（特定の瞬間に生存している患者））の数は、決して研究されていないか、または 1 つまたは 2 つの小さな地域推定から外挿されるか、その疾患を専門とする臨床医による推測に頼らざるを得ないのが現状です。 1 つは希少疾患の患者を正確に把握する目的では通常助成金は配分されないのも 1 つの理由です。そのような研究に対して若手教授がそういう仕事をしようという動機にもなりません。さらには多くの科学雑誌編集者はそのような研

究結果の出版にあまり積極的とはいえません。もし誰かが強制的に発生率と有病率を調査したとしても、その調査を補完するデータはほとんどありませんでした。

　メロシン欠損型先天性筋ジストロフィーの場合には、発生率および / または有病率を議論している論文はほんの一握りであり、いずれも米国での研究結果に基づいていないものでした。イングランド北部からのものは、非常に価値のある調査研究で、臨床専門家が 300 万人の調査域にあるすべての患者を確認したものでした。彼らは 20 人の患者を診断したので、150,000 人あたり約 1 人の有病率となりました。しかし、イングランド北部の白人の多い地方での疫学研究は、米国のような人種のるつぼのような状況を反映しているとはいえず、おそらくスペインで調査をすればまた違った発見を生み出すことができるはずでした。患者の真の数を見つける方法は 1 つだけです。1 人診たら 1 人とカウントするという方法しかありません。超希少疾患の場合、ヨーロッパでは、通常、この病気に重点を置く少数の主要な 3 次治療クリニックまたは研究チームが存在します。これらのチームには持続性があり、主要な医師から直接得られた場合、各診療所での実際の患者数は、国内または国際的な点有病率を合理的に近似することができます。Brad と Richard への私たちの挑戦は、彼らが診療所で追跡したメロシン欠損型先天性筋ジストロフィー患者の数を聞いて、米国とヨーロッパの臨床専門家に数多くの電子メールを送るようになりました。

　赤ちゃんが先天性筋ジストロフィーを患っているかどうかを判断するうえで、小児科医が生後 1 日目で筋肉の脆弱さを示す症例を拾い上げることはきわめて重要なことです。重度の障害では、筋力低下は、横隔膜および胸部の筋肉を伴い、しばしば呼吸能力を低下させるため、命を脅かす可能性があります。メロシン欠損型の疾患では、ラミニン -211 と呼ばれる複雑なタンパク質はその構造的役割を果たすことができず、筋膜が弱く破裂しやすいことが知られています。症状が重症なのですから、すべての患者を数えるのはそんなに難しくないだろうと思われるかもしれませんが、実際はそうではありません。

　いくつかの先天性筋ジストロフィー（CMD）は非常にまれですが、最新の分子病理的なこの疾患の記録では、他の先天性筋ジストロフィーの有病率について疑問が生じるデータが示されています。　すなわち数少ない先天性筋ジストロフィーの疫学に関する文献では、メロシン欠乏に起因するといわれている合計のパーセンテージは、高いものは 75％から低いものは 8％まで異なる結果を示す引用文献が複数出ています。この値はおそらく 40％程度というのが、白色人種の集団では正しいかもしれないと推定しています。

　患者の正確な数を把握することも大変ですが、さらに難しいのは、これらの患者のうちその障害をもつ人の数が*治療可能な集団*を構成するかどうかを推測することです。オーファン病で単一遺伝子障害をもつ人々は大別して、検出可能な範囲の量のタンパク質を産生しない細胞によって障害が起こる場合と、細胞が複数

のメカニズムで奇妙な形態をとる、あるいは遺伝子異常のために長さが短かくなったタンパク質を生成する場合の２つのグループに分類されます。ヌル（Null）と呼ばれる機能性タンパク質をもたないものは、通常、例外なく深刻な影響を受けます。機能不全のタンパク質をもっている患者における疾患の重篤度は大きく変わる可能性があります。そのうちの一部は軽度の影響しか受けない可能性もあります。一般に、患者の約３分の１はヌルであり、３分の２はヌルではありません。後者の４分の１が軽度の病気で、本当に高価な治療を必要としない場合、治療可能な患者数は、実際の患者数よりも15％少なくなります。少数で治療する場合、治療可能な患者の推定値を減らすことは、すべての薬物開発プログラムに付随して、実質的なリスクを負うという議論を弱めることになります。

　このような不確実性に対処するために、オーファン病の新しい治療法を開発する人々は、ほとんどの場合、これまでに学会で実施されていた方法にこだわることなく、より多くの患者を頻繁に疾患の自然歴（特定の疾患がどのようなタイムスケールで悪化し、予後がどうなるのか）を調査する研究に着手するべきです。これは決して批判ではありませんが、NIH と他の資金提供機関が、自然歴の研究に対してほとんど費用を支払ってきませんでした。自然歴研究が適切に実施されれば、時間の経過とともにどのような単一の疾患の重症度がどの程度で推移するのかについてもはっきりとわかります。例えば、メロシン欠損型先天性筋ジストロフィーの場合、この病気で誕生した幼児の30％が呼吸不全および早期死亡の危険性が高く、別の30％は自力で呼吸できますが、10 歳までに車椅子に拘束され、20％は多くの機能を損なう生涯にわたる衰弱をもたらす重度の筋肉の障害をあまり被らず、残りの10％ は治療を必要としないような軽度の障害を有することになるのです。

　Richard と Brad は、メロシン欠損型先天性筋ジストロフィーの患者さんが米国には約 350 人いるという確かな証拠しか提供できませんでした。私たちは、治療可能な患者集団が小さすぎると断定しました。

　Brad Hodges と Richard Cloud と彼らのアカデミアの同僚たちは、その後著名な成果をあげました。わずか３年後には、Brad と Reno の科学者たちは、細胞株にヒトラミニン -111 を作ることに成功しました。次に、ラミニン -111 をマウス型メロシン欠損型先天性筋ジストロフィーでマウスに与えた場合、動物の平均寿命が倍増し、筋肉の強度が増加することが示されました。科学者たちは、マウスの筋力をテストする独創的な方法を考案しました。 そのテストの一つでは、マウスたちは、細いバーに懸垂でぶら下がり、もしバーにつかまるだけの筋力がなくてバーをはなしてしまうと水の中に落ちる仕掛けを作りました。もう一つの方法は、ロータロッド（トレッドミルというベルトコンベア付きの上り坂）にどれくらいの時間いられるかを測定します。ラミニン -111 は、治療されたマウスの筋肉を研究し、未治療のマウスから採取した組織と比較することによって、

筋肉の炎症および筋肉の数およびサイズの低下を治療薬が軽減することも示しました。彼らの研究の中には、この治療法がこの病気によって悪化した症状を逆転させることさえ示唆するデータもありました。

これらは確かに印象的な発見でした。しかし、安全であり、マウスでうまく働く薬が人間にとって安全で効果的であるとは限らないという慎重な姿勢であるべきです。マウスで確認された効果をイヌで検証すれば役立つだろうと思うのですが、いかんせんイヌの遺伝子をノックインしてヒトオーファン病のイヌ型を作製する方法をまだ誰も見つけていませんでした。獣医師は、ネコに記載されているものの、まだイヌにメロシン欠損型先天性筋ジストロフィーを発見しておらず、誰もその種の疾患を研究していません。

2014 年の早い段階で、私は Brad にメロシン欠損型先天性筋ジストロフィーの進歩について問い合わせました。彼からは数週間前に Prothelia がリノのネバダ大学と Alexion という大きなバイオ企業との戦略的合意に入ったとうれしそうに私に話してくれました。これらの支援期間は一般に公開されていませんが、Alexion は大学でのラミニン -111 の研究に資金を提供することに合意しており、一定の研究マイルストーンが達成されれば Prothelia を購入する選択肢があります。もう一度繰り返しますが、希少遺伝性疾患の子どもの親の情熱と決意は、オーファン病克服のための研究開発の努力を成功裏に加速することができたのです。

第10章

リガンド
遺伝子をオンする

X連鎖性脱毛異所性外胚葉異形成
（無汗性外胚葉異形成症：低汗性外胚葉異形成症）

中西部の農家の主婦で魅力的な Mary Kaye Richter には、はじめはすべてが順調に思われました。彼女が授かった新しい男の赤ちゃん Charley は、元気な産声でこの世に生まれ出ました。とてもかわいらしく、正常の大きさで生まれ、ふつうの新生児が示す行動をしていました。小児科医も看護師も何の問題も指摘しませんでした。親戚も喜んでいました。彼女の新しい息子との数か月の間は、ほかの赤ちゃんと何も変わったところはありませんでした。

Charley の最初の誕生日の頃になって、Mary は子どもの様子が心配になってきました。これは、母親が子どもの発達を同じ年齢の他の子どもと比較し始める時期です。Mary は、彼女の息子にはごくわずかな髪しかないことが不思議でした。自分の家族の他の子や同じ年くらいの友人の子どもたちではそのようなことがなかったからです。彼女は、息子が15か月齢でまだ1本の歯も生えてこなかったときに、より多くのことを知ることになります。彼女は Charley を歯科医に連れて行ったのですが、歯科医はすぐに Charley に遺伝的障害があると疑い、歯科大学に息子を連れて小児歯科の専門家に検査を依頼するようアドバイスしたのです。Mary はすぐに受診する予定を決めました。

大学病院の歯科医師は、Mary に病歴と息子の髪について質問をしました。歯科医師は、彼女の家系の誰かに先天的に歯がない人がいなかったかどうか尋ねました。それから彼は、身体診察で歯の芽の証拠がほとんど見つからなかったこと、そしてその小さな男の子が異常に小さな歯槽堤（歯が形成されている顎の部分）しかもっていないことを伝えました。この頃は彼は確定診断できる検査がないので確信がもてないと言いましたが、Charley は低汗性外胚葉異形成症（Hypohidrotic ectodermal dysplasia）と呼ばれる遺伝性疾患で生まれたものと推論しました。

235

236 　第10章

　進化論の父であるチャールズ・ダーウィンは、この疾患について学ぶことになった最初の科学者のひとりでした。1840年代中頃、彼は英印軍の医師から、祖父とその孫に歯がなく、汗をかくことができないPunjabの家族について、熱い太陽の下で頑張った農民の危険な状態を説明する手紙を受け取りました。彼の作品「育成動植物の趨異」(1875)で、ダーウィンは次のように書いています。「私は、Scindeのヒンドゥー族のW. Wedderburn氏によって私に伝えられた類似の事例を示そうかと思っている。4世代にわたり、両方の顎、上顎下顎、合わせてわずか4本の小さなもろい前歯と8本の臼歯が特徴で、このような表現型をもつ男性には体にほんの少しの体毛しかなく、若い時期に脱毛する。彼らはまた、暑い季節に皮膚の過度の乾燥から多くの苦しみを受ける。娘が病気の影響を受けている例がないことは注目に値する。上記の家族の娘はこの病気にはならず、その病は息子にのみ伝わるのである。また男児が罹患にかかっていた場合、それが次の世代の男児に伝わることはない。」と記載されていました。驚くべきことに、彼の鋭い観察力と推測力をもってすれば、ダーウィンはX連鎖性疾患を発見する歴史的な機会を手に入れる栄誉をみすみす逃したわけですが、そのメカニズムは1910年頃までは完全には解明されていませんでした。

　英国の医師John Thurmanは、1848年に低汗性外胚葉異形成症の最初の臨床症例報告（おそらく2人の罹患した最初のいとこの報告）を発表したと評価されています。次世紀に、何名かの医師が追加の症例報告を発表しました。これらの初期の学術的努力は、1980年代まで医師が使用していた3名の学者を連記した冠の名前症候群、キリスト-シーメンス-トゥレーヌ症候群という病名をもたらしました。ウィスバーデンで診療したドイツの歯科医Josef Christ(1871-1948)は、この病気の歯科的側面を最初に説明しています。ライデン大学の皮膚科会長であり、5つの希少皮膚疾患を記述したHermann Werner Siemens (1891-1969)は、低汗性外胚葉異形成症に関する研究を最初に行った人です。彼は双子を対象とした研究を通じて病気の遺伝的および環境的貢献を分析する先駆者でもあったため、彼の名前はより明確に認識されるべきだと思われます。しかし、1930年代後半から1940年代初めにかけて、Siemensはナチの優生学的思考を受け入れてしまいます。彼は当初は病気に罹患した人々の「自発的消滅」を要求する遺伝学、人種衛生、人口政策の基礎となる本を記し、改版に際してヒトラーの人種政策を称賛したのですが、途中で考え方を変えたに違いないのです。なぜならSiemensは1942年にナチスにより指導教授の座を追われ、ドイツの占領政策に抵抗した咎のために投獄されていたことが、それを証明しています。戦後になって、彼は学術的地位を回復はしたものの、かつて戦前に学会で評価されたような称賛を受けることは、二度とありませんでした。Albert Touraine(1883–1961)は、エリート中のエリートでしたが、20世紀の3分の1の間、すべてのフランスの皮膚科医の中で最も多くの業績を成し遂げました。彼は1912年にパリの大学で

医学博士号を取得し、梅毒に関する論文を書きました。第一次世界大戦中に軍隊に勤め、その後いくつかの農村病院で勤務した後、パリのサンルイ病院で上級職に就任しました。彼のキャリアの中で、120のオリジナルの記事を発表し、フランスの皮膚科学雑誌のトップに1000以上の寄稿を編集しました。

おそらく低汗性外胚葉異形成症の最も興味深い最初の人文的な記述は1938年に発表されたものです。雇用対策局（WPA）で働いていたCharles Gravesという作家が、"Whitaker Negroes"の詳細を記載したものです。大部族であるミシシッピ族の多くの人々に低汗性外胚葉異形成症が強く示唆される特徴があることが記されています。そのような人々を説明するにあたり、彼は次のように記述しています。「黒人たちは、バケツの水を畑にまき、水を頭からかぶって着衣をぬらすことがよくあり…彼らの髪は細く絹のようでありながら薄くて短い…男の子たちだけが遺伝しているように見え、女性は正常です。」

1970年代半ばに、ブラジルのNewton Freire-MaiaとMarta Pinheiroのような著名な何人かの学術医師が、遺伝的に引き起こされた多くのまれな外胚葉性異形成（皮膚前駆細胞に由来する1つ以上の組織が機能しない状態）を記述するために、爪、腺および腺構造に関連する徴候および症状の異なる組み合わせのパターンによってそれらを分類することを試みました。その研究では、この単一遺伝子障害が少なくとも11の異なるグループに分類されることが示唆されましたが、その手法は非常に複雑で不満足なものでした。他の知見の中で、彼らの努力の結果、低汗性外胚葉異形成症は1984年までに記述された117例の別個の症例の中で最も頻度が高いものであることが確認されました。今日、特定の遺伝子における異常によって外胚葉性異形成皮膚およびその付属部の形成に病的変化を及ぼすことが判明している疾患の数は170例を超えるに至りました。

1980年代半ばに、ウェールズ大学医学部の臨床遺伝学者であるAngus Clarke博士は、56世帯の低汗性外胚葉異形成症の自然歴を、影響を受けたメンバーとともに包括的に研究しました。この研究では可能な限りの身体検査を伴う在宅訪問、およびDNA分析のための採血が含まれていました。最も驚くべきこと（そしてややこしい発見）は、これらの家族の中で、低汗性外胚葉異形成症で生まれた4人の少年のうちの1人の割合で小児期に死亡していたことがわかったことです。これらの死亡は、抗生物質の発明前であったために気道感染症または体温が異常に高くなる悪性過高熱によるものでした。このような昔の所見に異議を唱える根拠はないものの、現在、臨床の専門家は、死亡リスクは、疾患の影響を受けていない子どもよりは高いのですが、Clarkeが40年前に見出したリスクよりもはるかに低いことが共通の理解となっています。

当然、「低汗性外胚葉異形成症」という言葉を聞いて、Mary Kayeの最初の言葉は「わかりやすく言い直していただけませんか？」と聞く以外ありませんでした。その歯科医は、この希少疾患の専門家ではないことを明確にした後、この

病気に罹患しているとどんな徴候になるのかを説明しました。歯の数が非常に少なく、髪の毛が乏しく、汗腺が少ないことが特徴であることはすぐわかりました。何か月も前に、彼女の息子の肌はいつも乾いているように見えましたが、他の観察同様、彼女はそのことが重大な疾患の予兆であるとは夢にも思いませんでした。彼女は家族の誰かについて考えましたが、同じような症状が出ていることを思い出せる人はいませんでした。

　Maryと彼女の夫は、この疾患の遺伝学的メカニズムを説明できる医者を見つけるのにしばらく時間がかかりました。数匹にわたり様々な専門家の外来を訪ねる旅を繰り返し、とうとうCharleyがX染色体連鎖疾患を患っていることが判明しました。女性は病気を引き起こす突然変異をもつX染色体と正常な遺伝子をもつX染色体の２つをもっているので通常軽度にしか疾患の影響が出ないのですが、男性は母親由来の正常なX染色体を受け継げば何も症状が出ないか、あるいは突然変異したX染色体を受け継いでいる場合は確実に発症するか、そのいずれかだと理解したのです。

　Mary Kayeは２つの重要な質問をしました。この病気はどういう原因で起こるのですか？ 私の息子のために何ができるのですか？ 両方の質問に対する答えは単純で痛みを伴うものでした。科学者は原因遺伝子がX染色体上に存在することを知っていましたが、その機能についてはまったく知らなかったのです。オレゴン大学の臨床遺伝学者、Jon Zonanaなどが後に1996年に解明した疾患遺伝子（*EDA₁*と呼ばれる）の地図作成とクローニングを継続的に開始したのは1980年代後半頃であり、1981年の頃には、この病気の根底にある病態メカニズムについてはほとんど知られていなかったのです。当時、医者はそれが「まれにしか起こらない遺伝子突然変異のせいで起こる病気だ」としかいえなかったのです。

　小さな男の子を助けることに関しては、ある条件の下ではほんの少しだけは答えることができました。両親と介護者にとって最大の医療上の懸念は、体温が上がり過ぎないように過高熱に注意することでした。低汗性外胚葉異形成症の男児は汗腺が非常に少ないため、異常に高体温となります。何人かの少年たちは暑い夏の日に突然死亡することがありましたが、それは運動場で気温が急上昇しても、汗をかかないので体温を下げることができなかったからです。Mary Kayeは、自身と、彼女の家族、そして学校の教師は、彼女の息子の体温を高くならないようにいつも警戒しなければならないと理解したのです。まばらな髪の毛と歯の数が少ないことに関しては、してあげられることはほとんどないので、見守ることがすべてでした。この病に冒された子どものほとんどは、何本かの歯が形成されますが、まったく生えてこない症例もありました。幼児期からCharleyはおそらく子どもにとって非常に難しい問題である義歯を必要とするようになるでしょう。歯の発達がうまくいかない結果として、Charleyの顔は頬骨が平たく顔つき

が少しおかしく見えるようになると思います。ですからその重症度に応じて、美容上の問題、とくに思春期に対処することが難しくなる可能性も考慮しなければなりません。Mary Kaye はタフな女性です。彼女は最新の情報を手に入れ、彼女の家族が踏み込んだ奇妙な新世界で、子どものためにどういう工夫で生活の質を向上させることができるかを必死に考え始めました。

　有名な人類学者、マーガレット・ミード（Margaret Mead）は、「実のところ、思慮深い人々の少数のグループが世界を変えることができる」と語っています。自分の子どもに治療法のない医学的な問題すなわち難病があることを知った多くの母親と同様に、Mary Kaye は世界を変えようとしたのです。最初に、彼女は同じ病気をもつ子どもがいる他の家族を探しました。 1981 年に文字通り家事の合間をぬって働いていた彼女は、それらしい数十名の発見を受けて、その中から最初に 10 名ほど同病の患者を見出し、John Gilster 歯科医と Charles Sheffield 牧師という 2 名の共同創設者の助けも得て、「あなたがいるから笑えるのです」というスローガンとともに外胚葉性異形成の国立財団（全米外胚葉異形成の会：NFED）を始めました。1983 年の春、私が初めて話したボルチモアの先天異常に関する会議に出席したときに、Mary Kaye と出会いました。その年の 5 月に、私たちは低汗性外胚葉異形成症の子どもが高価な治療を受けるにあたり必要な医療費を保険会社が支払おうとしないことが訴訟の対象となるかどうかについて書簡のやりとりをしました。悲しいことに、30 年の後になっても、高額な歯科治療の対象とならないことが続いたため、この障害をもつ少年にとって深刻な問題となったのです。Mary Kaye は、2010 年までほぼ 30 年間、全米外胚葉異形成の会のエグゼクティブディレクターを務めましたが、インターネットが普及する前の時代に、彼女が患者とその家族のコミュニティのために発行していた月例のニュースレターはその内容が温かく魅力的なものでした。

　低汗性外胚葉異形成症に対する私の興味は、2008 年の 8 月に低汗性外胚葉異形成症の子イヌの疾患モデル系を用いてその病気を治療する試みが、*American Journal of Human Genetics*（AJHG: 米国人類遺伝学会誌）の 2007 年 11 月に発表された記事を読んだときに確たるものとなりました。生物の進化はそう簡単には進まないことを前提として考えれば、タンパク質（ectodysplasin A または EDA として知られている）が、イヌに同じ機能を果たし、様々な胚細胞系が髪の毛や汗腺及び歯に分化するシグナルを与えることがわかっても、それは驚くほどのことではありません。この論文では、ペンシルバニア大学獣医学部とローザンヌ大学の科学者たちが、罹患したイヌの仔の誕生直後に EDA タンパク質を注射することによって、低汗性外胚葉異形成症に苦しんでいた 5 匹中 4 匹のイヌで先天性欠損を有意に改善することができたと報告したのです。ヒトの遺伝性疾患の同系型で罹患したイヌなどの大型哺乳動物は、最終的にヒトに向けられる可能性のある治療法を評価するためにマウスよりも優れたモデルを提供することが

多いため、大変興味をそそられました。この論文の素晴らしい成果は、ヒトの子どもに起こる同様の先天性奇形を回避または改善するために、同じようなアプローチを使用しうることを示唆する一種の「原理の証明」となったのでした。

このまれな疾患の研究にとって偶然の幸運によって最初の重大な発見がもたらされました。1953年、研究室のマウスでX連鎖遺伝子をマッピングする専門家であったFalconerというドイツの科学者は、"tabby"と呼ばれる表現型、すなわちヒトに起こる低汗性外胚葉異形成症とそっくりの症状を呈するマウスの遺伝子に病気を起こす突然変異があることがわかったのです。30年以上が経過し、遺伝子の操作技術を習得した分子生物学者たちは、ヒトの障害に関連する分子研究に用いる動物のコロニーを作り、維持し始めました。低汗性外胚葉異形成症のためのマウスモデルが容易に手に入ることになったことは研究上大きな進歩でしたが、残念なことに、そのマウスは、その症状がどのように発現するかに関してヒトの症状とは著しく異なっていました。2つの最も重要なことは、tabbyマウスが温度調節障害において重大な問題を示していないこと、そしてすべてのマウスが生涯を通して1組の歯で生まれ、人間は2本の歯で生まれてくるということでした。それでも、マウスモデルはこの疾患を理解するための新しい活路を開いたのです。例えば、1990年に、研究チームは、表皮成長因子（EGF）と呼ばれるタンパク質を投与することによって、マウスの汗腺の発達を誘導し得ることを示しました。

それに先立つ数年前に病気のイヌの愛犬家が獣医を訪れたときに大きな契機が訪れました。1994年、最初に興味をそそった論文は、ペンシルバニア大学の獣医師が、毛がなく、歯が欠け奇形で生まれた8週齢のシェパード犬を検査するように求められました。顕微鏡下で生検組織を調べることにより、医師は、イヌにも毛包と汗腺（イヌでも足の肉球表面上にある）の両方が欠けていることを知っていました。この疾患に罹った子イヌの両親の生殖歴の詳細な分析を行い、このイヌを含む33匹の子イヌの父親を調べ上げ、その中で同じ病気に罹っていたのは1匹だけであることが見出されました。これらの知見から医師は、遺伝子異常の影響を受けた子イヌの病気は新しい突然変異によって引き起こされたものと結論づけました。1996年の秋、彼らは低汗性外胚葉異形成症のイヌ型の発見と部分的な疾患の特徴に関する知見を発表しました。Jon Zonanaたちの分子生物学的研究の時期と一致して、ヒトの疾患の原因となる変異が起きた遺伝子のクローニング（分離および同定）が同時期に行われたことは、結果としてこれらの発見がよいタイミングで起きたのだと思いました。

研究目的のためにイヌのコロニーを作り上げるとき、より体の小さな品種で作業するほうがずっと簡単です。ペンシルバニア大学で獣医師と理学博士の両方を取得し、偶然にも関連タンパク質を研究している研究所で働いていたMagi Casal博士という獣医科学者は低汗性外胚葉異形成症の研究チームを率いてお

り、低汗性外胚葉異形成症の疾患モデル犬を確立させようとしていました。彼らは、この病気を研究するために、より小さなイヌ（より容易にケージの生活に適応する）を繁殖させるよう迅速に活動しました。彼らは疾患に罹ったドイツの雄のシェパード犬を、学校で維持されていた雌のキースホンドやバセットハウンド、ビーグル犬と交配させました。そのようなコロニーは、これらのイヌに高水準のケアを提供することを求める厳密に施行された連邦規制に従って運営されていました。

　メンデルの遺伝の法則によれば、*病気を発症した雄からの子どもとして生まれてきた雌イヌ*は、疾患の症状を示していないという事実にも関わらず、突然変異のコピーをもっているはずです（突然変異したＸ染色体を父親から継承したにもかかわらず、母親から正常のＸ染色体受け継ぐので症状が出ないはずです）。これらの保因者である雌イヌの子孫のうち、平均で半分の雄の子は低汗性外胚葉異形成症で生まれます（それぞれの子は、母親からのＸ染色体が卵子にあるかどうかによって突然変異を継承する確率が２分の１あります。）。1997年、Casal博士は、*Journal of Heredity* という雑誌にイヌの低汗性外胚葉異形成症に関する初めての包括的なメカニズムを発表しました。

　Casalとそのチームがイヌの疾患モデル研究を続けている間（ペンシルバニア大学の低汗性外胚葉異形成症の疾患モデル犬のコロニーは世界で唯一のものでした）、ローザンヌ大学の優秀な生化学者であるPascal Schneider（TNF〔腫瘍壊死因子〕リガンドと呼ばれるタンパク質群の専門家です）はどのようなメカニズムで*EDA1* 遺伝子の変異が先天性異常を起こすのかを研究していました。リガンドとは細胞の表面にある受容体と結合することによって、細胞内の多彩な生化学的経路にいろいろな情報を伝達できる分子の総称です。彼はいつの日か、そのような研究が病気に罹った子どもたちを救済するための治療法の開発の礎になることを祈っていました。2000年頃までには、Schneider博士は低汗性外胚葉異形成症遺伝子で突然変異して機能を失っているタンパク質の「エフェクター」部分を必要な細胞に適切なタイミングで送達する方法を見つけ出すことができれば、この先天性疾患を克服することができるのではないかと考えるようになりました。

　2002年までに、彼と彼のチームは、「融合タンパク質」（免疫グロブリン *G1* 遺伝子のFc部分に、EDA受容体結合ドメインの主要部分を結合させたもの）を作製することができるようになりました。基本的には、この生化学的な「魔法」により、妊娠した胎仔のマウスに注入できるタンパク質が得られ、胎盤を通過して低汗性外胚葉異形成症に罹患したマウス胎仔に到達することができるだろうと考えたのです。シュナイダー研究所の科学者、その後ジュネーブ大学病院に異動したOlivier Gaide博士が*Nature Medicine* で2003年に発表した論文では、タンパク質を早期に体内に投与すれば、疾患のあらゆる面を改善できる可能性を示

唆していました。注目すべきことに、*何とわずか数回のタンパク質の注射によっ
て細胞の機能欠損を永久に矯正するのに十分である*ことが示されました。

　ペンシルベニア大学のグループと協力して、Schneider は Casal が新たに開発
したイヌの低汗性外胚葉異形成症疾患モデルに注目しました。イヌを治療するこ
とは、実際に人間を治療する場合の予備知識の獲得に重要で、とくにタンパク質
の適切な投与量をどのように決定するかに関して非常に重要な洞察を与えること
はほぼ確実と考えられたからです。しかし、このイヌにおける解析を通じて、新
たな解決するべき課題が提起されました。 tabby マウスの場合とは異なり、イ
ヌの胎盤の細胞はこの融合タンパク質の摂取と通過をさせないため、新たに作製
された融合タンパク質（ectodysplasin 1：EDA₁ と称します）を妊娠したイヌに
*投与できなかった*ことです。これはすなわち、ヒトへの有効性を確認するために
は実際に臨床試験を*ヒトの新生児*に行われなければならないことを意味しまし
た。しかし、*妊娠中期*に歯や髪、腺の発達につながる細胞系が正常に発達してい
ることを考えると、出生直後にこの融合タンパク質を投与しても、タイミングが
遅すぎて有意な有効性が見られない可能性もあったのです。

　2007 年 11 月、ペンシルバニア大学とローザンヌ大学のチームは、低汗性外
胚葉異形成症をもつ幼犬を遺伝子組換え（EDA₁ 培養で細胞によって産生され、
それから収穫された遺伝子組換えタンパク質）EDA₁ で治療する試みについて報
告しました。結果は印象的なものでした。 9 匹の処置された疾患モデル動物の
多くは、未処置の罹患動物の特徴と比較した場合、タンパク質の投与によってき
わめて高い効果が得られました。歯の数および構造の正常化に加えて、処置動物
は正常な涙腺を発達させ、発汗能力を改善しました（これはイヌの場合、足の肉
球表面上で測定されます）。また、EDA₁ 処置動物は呼吸器および眼の感染に対
して正常な耐性を示しましたが、未処置の動物は再発性の感染を負っていること
も確認することができました。

　疾患モデルマウスの治療結果よりも優れた結果が得られたのです！ おそらく
最も重要な知見は、生後 2 週間で 4 回にわたり最高用量で治療された 5 匹のう
ち 4 匹が歯科発達において最良の結果を得たという事実でしょう。これは、疾
患をもって生まれてくる新生児の治療のチャンスが、おそらく生後数か月にも及
ぶことが期待されるということを意味するからです。治療されたイヌでは、汗腺
が発達する証拠も得られました。イヌの毛の発達は出生前の約 10 日ですでに完
了しているので、実験的治療法が毛の発達そのものにはあまり影響を与えていな
いようであることは、ある意味当然で驚くべきことではありませんでした。

　これまでは医学の歴史において、先天異常に対する治療へのアプローチはただ
1 つしかありませんでした。すなわち外科手術だったのです。外科医は、裂け目
を修復し、口唇裂を修復し、二分脊椎の脊髄病変を閉鎖し、水頭症を逆流させる
ためにシャントを挿入し、乳児の心臓の穴にはパッチを当ててきました。今回の

このイヌにおける研究の成功は、先天異常の治療のための*新しいパラダイム*を提供することになりました。*物理的構造*における異常の発症を予防または逆行させるために、決定的に欠けているタンパク質の「人工版」を作り投与することによって管理ができるようになる可能性が開かれたのです。この研究は、先天性欠損を有する予定の胎児が、欠陥のあるリガンドの正常なバージョンのタンパク質を適切なタイミングで投与することによって子宮内で改善されるべき身体的な問題を解決できる日が来るかもしれないことを示していました。

　2007 年に発表された論文を読んで、その論文の 3 人の共著者が Apoxis と呼ばれるスイスのバイオテクノロジー企業と提携関係にあることに、私は気付きました。これは、低汗性外胚葉異形成症の治療法を開発する科学的かつ商業的な根拠を構築できるかどうかの可能性を探る前に、新しいベンチャー企業が利用可能にする知的財産をもっているかどうかを知る必要があることを意味していました。私はローザンヌにある Apoxis S.A. という会社に、電話したところ、TopoTarget と名づけられたデンマークの会社が数か月前にそれを取得したことを知るに至りました。 TopoTarget に電話をしたとき、私は 2 つ目の驚きを経験しました。なんと Apoxis は主に、がん治療のために開発したいと考えていた化合物にアクセスするために買収されたのでした。 TopoTarget は低汗性外胚葉異形成症の治療に興味がなく、私の呼びかけのまさに*3 日前*にスイスのローザンヌに新しく形成されたバイオテクノロジー企業である Edimer Biotech S.A. に EDA1 タンパク質の権利をライセンスしていました。私が最終的に Edimer Biotech S.A. の人々にたどり着くと、この会社が実質的に分子の臨床使用のためのライセンスを所有していたものの、まだ十分な資金を調達していなかった実績のない会社であることに気づきました。 会社の 3 人の所有者は、ひとりは生化学者であり、もうひとりはイヌのモデルにおける治療に関する論文の共同執筆者であり、3 人目は若いスイスのビジネスマンで、スイスの小さなベンチャー企業が融合タンパク質のライセンスを取得するのを手伝っていました。

　この企業のオーナーは、別の企業に潜在的な治療法を開発させることに一番の興味があったように見えました。しかし今、最も難しい課題は、この会社で必要とされる科学的かつ商業的な取り組みを評価することでした。それから数か月、私は Nick Leschly、その当時 Third Rock Ventures のパートナー、そして経験豊富な医薬品開発者である Neil Kirby というコンサルタントと仕事をする機会に恵まれました。私たちは、低汗性外胚葉異形成症を治療する会社を設立するべく、科学的、臨床的、および商業的実現可能性を評価するために準備を進めました。

　希少性遺伝疾患を克服するための斬新で、基礎から臨床への橋渡し的な治療法を開発することを目標にして企業を築くためには、医学雑誌を読むだけでは理解することのできない多くの難関があり、また患者の家族への影響を知る必要があります。そのような会社を設立したいと思っている人は、小さく、しばしば追い

詰められたような患者団体の信用を勝ち得るために熱心に働くことが不可欠です。私が電話で話した Mary Kaye Richter が全米外胚葉異形成の会の第 8 年次マンハッタンのハロウィン資金調達のためのパーティに招待されたとき、私ははやる思いで受諾したのです。 2008 年までに、全米外胚葉異形成の会は Mary Kaye の頭脳のおかげで、栄養外胚葉性異形成の数多くの遺伝性疾患をもつ患者の約 5000 の家族、それはこの疾患の患者全体の 70％以上が低汗性外胚葉異形成でしたので、確立された患者支援および支援グループに成長しました。Ruth と Keith Geismar そしてニューヨーカーは、異なる遺伝型の外胚葉性異形成を患う子どもを抱え、パーティーを企画実行し、資金調達を活気づけていきました。

　私がチケットを購入してゴッサムのボールルームに入ったとき、全米外胚葉異形成の会のパーティーは、自分がこれまでに出席した他のいかなる資金調達イベントとは異なる熱気に包まれ、私は圧倒されました。人であふれた部屋は豪華に（ハロウィンのテーマで）装飾され、ジャズコンボは活気のある音楽を演奏し、着こなしのよい男性たちは、部屋の中に点在する屋台に山と積まれた高価なオードブルをつまみ上げ、目を引くカクテルドレスを着飾った女性も大勢いて、会場には会話が響きわたっていました。しかし、私はすぐに群衆の中にかなりの数の子どもが混ざっていることに気づきました。彼らは幼少から晩年の成人までいろいろな世代であり、事実上、彼らのすべてが様々な先天性欠損を負っていました。彼らのうちの何名かは、他の多くの希少な（そして通常は重度の）外胚葉性異形成の 1 つで生まれたことがわかりました。彼らのほとんどは細く、まばらな髪をしていました。また、ふつうではない顔つきをしている人もいましたし、恐ろしく手指の奇形をもった人も混じっていました。そしてほとんどの患者はひどくやせ衰え、車いすから離れられない状態にあったのです。

　低汗性外胚葉異形成症の若者はお互いが非常に似ているのですぐに見分けができました。私は後で学んだことですが、彼らの何人かはまるで兄弟のようにすら見えました。子どもの頃までに、低汗性外胚葉異形成症の男の子は、典型的には、病気になっていない男の子と同じくらい明るくエネルギッシュですが、特徴的な顔をしています。薄くまばらな髪、腫れた鼻、欠けた歯、小さな顎、目の周りの暗い隈、乾燥した肌が主な特徴でした。昨今は若い男性が頭髪を剃るのをとてもよく見かけるようになったので、会場にいる低汗性外胚葉異形成症の若者はそれほど奇異な感じには見えませんでした。パーティーの晩、Mary Kaye と一緒に過ごすことに加えて、私は今は成人した彼女の息子である Charley としばらく話をする機会に恵まれました。彼は病気と一緒に暮らしていくことについて率直に話してくれたのです。

　誰がどのようにしてそのような重い病気を背負って生きていくことの負担を数値化できるでしょうか？ 低汗性外胚葉異形成症の多くの患者の場合、大きな問題は日常生活を歯のない状態でどうやって過ごしていくかという問題です。歯の

欠如は顔面の発達に影響し、しばしば異常に小さな下顎の原因になります。罹患した子どもたちは、就学前から入れ歯を着用し始めます。そのため小児期には、歯科治療費が 10 万ドルを超えることもあります。病気をもつ子どもたちは毛がほとんどかまたはまったくないので、他の子どもたちからのいじめの標的に簡単になります。子どもたちが思春期に近づくにつれて、自尊心に深刻な問題を抱える人もいます。汗や他の腺の不足に起因する問題は、（慎重に監視されれば）本来管理しやすいような問題でも健康上のリスクをもたらします。彼は、低汗性外胚葉異形成症をともなう自分自身の生活は、比較的ノーマルであったと語りました。動ずることのない状態で、人間は誰しも問題をもっているもので自分は低汗性外胚葉異形成症にかかっているに過ぎないと楽観的人生観をもっていました。しかし、ほとんどの患者はそのような楽観的な考え方はもてないのです。

　その晩、私は20代後半の教師をしていた女性と長く話をしました。彼女はまた、汗腺がほとんどなく、歯の数もほとんどないようで、低汗性外胚葉異形成の亜型で生まれました。彼女は病気が彼女の人生にどのように影響を与えたかについてとてもオープンかつ明確に説明してくれたので、ボストンに彼女を招待して私の同僚に彼女の経験を話してくれることになりました。彼女が数か月後に訪れたとき、彼女は、歯がほとんどないかまったくないことが疑いなく大きな問題になっているということを私たちに印象付けました。彼女は思春期を非常につらい思いをしてきました。例えば、高校時代、彼女は生まれつき歯がなくて、入れ歯をしていることを女友だちに知られるのを恐れるあまり、友だちのところに外泊することをためらわざるを得ませんでした。大学生のとき、ある男性としばらくデートをしていましたが、彼女は自分が歯なしで生まれたことを彼に話すやいなや関係は立ち切れになりました。彼女は、両親が老後のために貯めておいた貯金を費やして彼女が最近受けた歯科用インプラント（保険の対象外）の金銭的負担を背負ってきたことを思い出しながら、彼女はむせび泣き始めました。私は私たちのプロジェクトに関連して、もし幼児期に数回注射するだけで歯、髪、汗腺の発達を回復させることができれば、社会はどんなにかそのプロジェクトに価値を見出すだろうかと、彼女に尋ねました。すると彼女はすぐにそのような治療を受けることができれば「どんな値段でも」その治療を受けただろうと答えました。

　全米外胚葉異形成の会でのハロウィンのパーティーの数週間後、私はフィラデルフィアのアメリカ人類遺伝学会の年次総会に出席し、Magi Casal とじっくりと話すことができました。この病気のための薬の開発を促進するためのバイオテク会社を設立するかどうかを評価するには、疾患モデルとなるイヌに関する研究が大きな価値があると私は考えました。私は最近の科学的研究について数百のポスターが並んでいるポスターセッション用の大きな講堂の中にある彼女の発表が行われている区画で Magi と出会いました。彼女は最初は寡黙に見えたのですが、私は彼女が心底からの恥ずかしがり屋なのか、ベンチャーキャピタルの世界から

の「異星人」に対応するのに慎重にしているだけなのかどうか疑問に思いました。低汗性外胚葉異形成症でヒトを治療する薬剤を開発するための新しい会社を設立することを自分が希望していることを彼女に話したところ、彼女はとても活気づき、こちらも幸せに感じました。会話の最後に Magi は、疾患の分子メカニズムについて他の誰よりも知っているスイスの生化学者、Pascal Schneider の話題に移りました。彼女は彼と一緒に修練を積んでいたのです。「Pascal Schneider は、、、非常に優れた生化学者です」と彼女は確信してそう言いました。

　2009 年の冬、Nick、Neil Kirby、そして私はスイスに向かいました。私たちの重要な目標の 1 つは、ローザンヌ大学の Ectodysplasin A（EDA）に関する世界有数の専門家である Pascal Schneider と出会うことでした。ポスドクとして他の場所にいたこと以外では、スイスとフランスを隔てる湖沿いに位置する小さな美しい街のローザンヌにある大学で、Schneider は年齢 40 代後半以降、科学者としてのキャリアのほとんどを過ごしました。

　最初の会合では、Pascal は、優秀な科学者というよりも、叙情的な詩人のようで私を虜にしました。背が高く、しなやかで、とてもソフトに話すので、彼の強いアクセントの英語を理解するために集中しなければなりませんでしたが、何よりも Pascal はすばらしい笑顔をもっていました。後で、彼と彼のチームが小さなセミナールームで数時間会合をもったとき、私は偉大な科学者が研究について話し合うときに遭遇する議論のこのうえない盛り上がりを目の当たりにしました。Pascal が EDA とその低汗性外胚葉異形成症患者への潜在的重要性について話を始めたとき、彼は語気を強め、身振り手振りは控えめな態度から情熱的な説得口調へと変わってゆきました。

　訪問の 2 日目の夜、私たちのホストはローザンヌ湖の素晴らしい景色を見渡す街の上の山腹にある伝統的なスイスのレストランに私たちを連れて行きました。私は Pascal の隣に座って、彼についてもっと学びたいと思っていました。私は実験室の外で彼の人生について尋ねたとき、彼はある古いスイスのコインを収集して楽しんでいたと言いました。しかし、それは私の感覚に合わせて本当に大事なことを言わずにとっておく性格の表れに違いないと思いました。次の瞬間、彼は夏休みの間は洞窟探検、危険で身体的に要求の厳しいスポーツ！をやるのが趣味だと答えて私を驚かせました。

　Pascal の研究室は、tabby マウスで実験するのに十分な EDA（細胞培養から）を作る方法を開発しました。彼らが解答を出さなければならない疑問は、マウスに十分な早い時期に、欠損を補うべく組換え EDA を与えれば、マウスの細胞から歯の芽、汗腺、毛包を生み出すことができるかどうかでした。むろんそれは簡単な仕事ではありませんでした。何しろまず最初に、彼らは十分な量のタンパク質を作らなければならず、その後非常に小さな新生仔マウスに投与しなければならなかったのです（わずか数グラム）。さらに、彼らには、正しい用量をどの程

度与えるか、何回投与を行うべきか、または薬物が作用する時間の枠については
まったく経験値がなかったのです。彼らは試行錯誤して道を見つけなければなら
なかったのです。

　EDA 遺伝子は 1 つのタンパク質を作りますが、そのタンパク質は自己組織化
して 3 つのグループになります。単一のアミノ酸の鎖では、細胞が必要とする
シグナルを産生することができません。 Ectodsyplasin A は大きくて複雑な 3
つの重要な機能ドメインをもっており、それを製造しようとすることは大きな挑
戦でした。正常な個体では、胚性皮膚細胞は、他の皮膚細胞上の受容体分子（EDAR
と呼ばれる）と相互作用する可溶性 EDA を分泌します。その相互作用は、NF-
κB と呼ばれるタンパク質を活性化し、次に他の分子に別の重要な活性化メッセ
ージを送達するように指示するのです。それらは、歯、汗腺、および毛包を形成
するように遺伝子的にプログラムされた細胞と相互作用します。これらのプロセ
スで、すべてがうまくいけば、EDA タンパク質によって開始されたシグナルは、
これらの器官の発生を進めるのによいタイミングであるというメッセージを伝え
ます。しかしこのようなメッセージが不完全に与えられた場合は、これらの器官
は形成されないか、または不適切な形で終わってしまうのです。言い換えれば低
汗性外胚葉異形成症は、細胞にあらかじめプログラムされた作業を行うのに必要
な分子コマンドが伝わらないことによって生じる先天異常のセットなのです。

エディマー製薬　Edimer Pharmaceuticals

　2009 年の中頃、低汗性外胚葉異形成症の治療薬としての EDA の使用に関す
る知的財産を所有するスイスの小規模グループとの交渉が成功した結果、TRV
はエディマー製薬株式会社を立ち上げ、シュナイダーの研究所が扱っていたこの
タンパク質を、複雑で高価でリスクの大きい薬剤開発のプロセスに乗せて実用化
を目指して動き始めました。もし成功した場合、エディマーは、世界で初めてリ
ガンド治療による先天性疾患の改善薬の承認を得ることができる会社となる可能
性がありました。

　他にもこの会社には「世界で初めて」を主張できるような印象的なものがいく
つかありました。 EDI200（分子量が 2 倍になっている）は、たぶん数週間の間
に、タンパク質の注射を *1 回またはほんの数回*行うことによって、遺伝性疾患
を治療できる最初の薬物になる可能性がありました。そして最終的にヒトの治療
法として承認されれば、EDI200 は今までに販売された最大の分子にもなったと
思います。ほとんどの薬は、通常数百ドルトン（英国の化学者、ジョセフ・ドル
トンを称えるために造語された単位で、1 ドルトン（Da）は水素原子の重量に
相当する）の小分子です。 EDI200 の分子量は約 250,000Da であるため、一部
の薬理化学者が本当に静脈内投与で局所に送達できるかどうか、細胞表面の標的

受容体に到達するのに十分な長さのままであるかどうかについて懸念されるほどの大きさでした。さらに、その構造はリガンドの天然形態（実験室での製造方法はタンパク質上の小さな側鎖の変化によって不可避的にそうなる）とはわずかに異なるので、動物での成功にもかかわらず、ヒトにおけるその効力を予測することは困難でした。

　精製されたタンパク質を合理的なコストで製造する方法、2種類の動物で標準的な非臨床毒性試験に展開すること、さらにいつの日か乳児の患児に投与するための至適用量がどれくらいかを調べること等の課題に加えて、エディマー（最初は「仮想」企業としての運営が計画されていた、つまり、必要な業務の多くを外部に委託する計画だったことを意味します）は、経営が成り立つかどうか大変な商業的課題に直面していました。

　低汗性外胚葉異形成症に罹患した人の発生率（毎年、罹患少年の生存出生）または有病率（生存者数）を徹底的に調査した研究者はまだいませんでした。既存の発生率の推定値は、100,000人の出産中の1人の低出生から10,000人の出生の高出生までの範囲でした。もし真の値が予想よりも高い場合には、潜在的に治療可能な人口が増えるため、開発努力への投資を正当化するのに十分な数になることがあります。対照的に、数値が低いほど、商業化への道のりははるかに難しくなるのが現実です。さらに、疾患に関連する突然変異を保因者としてもっている少女のうち、何パーセントが身体的異常を発症したかについては誰も知りませんでした。保因者と思われていた一部の少女はかなり深刻な症状を呈することも知られてはいましたが、ほとんどの保因者は軽症であり、突然変異による身体的な影響を避けるために非常に高価な薬剤を投与することは十分には正当化されませんでした。一方、もし重大な症状を示す少女の割合がかなり高いと判明した場合には、治療可能な人口が全体として大幅に増加する可能性があり、商業化への道が開けることになるのです。

　一方で最も重要な課題は、生後2週間以内に低汗性外胚葉異形成症を早期に発見して、主要な臨床研究に登録するようにできるかどうかでした。患児を産むリスクをもっている母親のだいたい3分の2ほどは、家族歴が陽性です。低汗性外胚葉異形成症家系の若い女性は、保因者となる確率は2分の1で、それは2つあるX染色体のうち保因者である母親からX染色体が継承されているかどうかによって決まります。変異を有する多くの女性は、それらが突然変異を有すると推測できる物理的特徴（狭い鼻、乾燥した皮膚、および薄い毛など）を有する傾向があります。

　創薬ビジネスにおいて、20年間、低汗性外胚葉異形成症プロジェクトのコンサルタントとして働いていたNeil Kirbyは実務的で現実的な英国人でした。彼は2009年春に新しく設立されたエディマー製薬会社のCEOに就任しましたが、それは賢明な選択でした。長年にわたり、Neilは、オーファン遺伝病に対処す

るプログラムを含む、大手製薬企業と小さなバイオテク企業の両方に従事した経験をもっており、薬物開発の複雑さを十分に熟知し教育されていました。彼はまた、この複雑多岐にわたる創薬の一つ一つのプロセスにおいて特定のステップで生じた課題を解決することのできる多くの科学者を知っていました。Kirby は、何名かの重要な従業員を雇用しましたが、事実上すべての前臨床作業－タンパク質を作るための細胞株の開発、精製方法の工夫、タンパク質産生細胞株のスケールアップ、動物での毒性研究を可能にするのに十分な量のタンパク質、そしてその後の臨床試験など、それぞれの作業を専門とする個別の企業群によって行われようとしていました。小さなエディマーのチームにとってもう 2 人の重要なメンバーは、遺伝学の医学博士号と理学博士号を取得した新生児科医 Kenneth Huttner 博士と、臨床および規制業務分野のベテランであった Ramsay Johnson でした。この 3 人のトリオで、この疾患について一緒に可能な限り学ぶという困難な仕事を引き受けることになるのですが、その努力はやがて、人間における臨床試験のデザインに関する情報を与えることになるのです。

　希少疾患のための薬剤の開発に専念する他の新興企業と同様に、エディマーは長年にわたり収入を期待できませんでした。大手のシリーズ A（ビジネスモデルの確立）の投資家が提供した数百万ドルを使い切った後、さらなる臨床試験のために投資を募る必要がありました。しかし投資を得るためには、投資先が堅実でタイムリーな進歩を遂げることと、市場が最終的に*合理的な収益*を上げることを投資家に納得させる材料が必要だったのです。

　エディマーは設立 4 年目で、人に使用できるタンパク質を開発し、本疾患のニュアンスを理解するうえで非常に優れた進歩を遂げました。柔らかく話しやすい、思慮深く、細心の臨床研究者である Ken Huttner は、低汗性外胚葉異形成症の自然歴に関する先導的な専門家となり、この疾患の成人期の臨床経過に関してこれまでに評価されていなかった側面の情報収集を向上させました。比較的短期間の間に、彼と Ramsay Johnson は新しいデータを創出し、約 10 の抄録発表（科学会議での正式発表）、10 のポスタープレゼンテーション、さらには査読付き専門誌に 3 本の原著論文を発表しました。

　しかしながら、病気についての知識は増えたものの、治療可能な患者数の把握は依然として不確実なままでした。めったに見つからないような希少疾患の研究を行う者は科学者ではほとんどおらず、トップクラスの雑誌はそのような領域の研究結果を掲載することはありませんでした。また公衆衛生当局は患者の多い喘息や肥満などのいわゆるコモン・ディジーズ（Common disease）に焦点を当てていました。しかし、希少疾患の新しい治療法を開発するために作られた企業にとって、これらのデータは絶対に必要なデータでした。企業は、通常、創薬の開発マラソンを完了するために、会計年度を越えて数回の資本注入が必要です。その資金を調達するためには、新興企業では潜在的な投資家に市場が存在すること

を納得させる必要があります。投資家を満足させるためには、例えばもし新薬が承認されたら毎年何人の患者にこの薬が投与されるようになるのか？　といった質問に対する説得力のある回答が必要でした。

2010 年に、全米外胚葉異形成の会は、多くの患者が登録することを目論んだ国際的な外胚葉性異形成症患者の登録システム（その多くの形態のいずれかに影響を受けた者に開放されています）の構築を開始しました。最初の 4 年間でこのシステムへの登録数は着実に増加しましたが、低汗性外胚葉異形成症の保因者である女性で、仮に妊娠した場合にエディマーの臨床試験に登録したいと思う若い女性の正確な数の把握には繋がりませんでした。このような課題を解決することが、将来この病気を克服するために不可欠であることを認識したエディマーは、疫学者、集団遺伝学者、臨床専門家のグループに、出生率の最も可能な限り正確な評価法を導くよう指導しました。コンサルタントは、デンマークの全国民を対象とする包括的な医学データ登録制度を含む大規模な公衆衛生データベースを用いて、最終的に最良の推計（実際の数は地域によって異なる可能性があります）をしようとしました。それによればこの疾患で 3 万人の男児の出生に対して 1 人の患児が産まれる計算であり、それは商業化のための努力を再検討するべきと考える必要があるという知らせでもありました。

エディマーは、疾患に罹った新生児をちょうどよいタイミングで治療できたかどうかを確認する方法をどう開発するか？　というユニークな課題に直面しました。動物の研究データによれば、生後数週間のうちにタンパク質が注射された場合に限り、ヒト乳児が治療に応答する可能性が高くなることが示唆されました。しかし、実際の低汗性外胚葉異形成症の新生児は出生時にその身体的徴候はあるものの、ほとんどの小児科医は日常的にそのような徴候を認識しておらず、診断が下される平均年齢は通常、歯が適切に発達していないことが明らかになった大体生後 12 〜 18 か月でした。今日、男児が必ず発症するような保因者の女性（すなわち、罹患者を父親にもつ女性）または可能性が高い（2 分の 1 のリスク）保因者（彼女らがキャリアである母親をもっている場合）のほとんどは、出産前に低汗性外胚葉異形成症について医師に相談する機会があるはずです。ところが、低汗性外胚葉異形成症を患う子どもの約 3 分の 1 は、疾患の既往のない女性を母親として産まれており、その場合は患児となる生殖細胞に新たな遺伝子変異が生じる場合だったのです。

このようなエディマーが直面した問題に対する解決策は、EDA 遺伝子の変異を有する女性のデータベースを構築し、18 歳から 40 歳の間で、いつか子どもをもつことを希望する女性のデータベースを構築することでした。エディマーはその後、臨床試験への進展を知らせることができ、キャリア女性が妊娠し、男の子の胎児を身ごもったら、彼女たちに臨床治験に参加するよう促すように考えました。しかし、この目的を実際に達成する手段はあまり明確ではありませんでし

た。創業時から、エディマーはヨーロッパの全米外胚葉異形成の会と同等のグループと緊密な関係を築くよう努めました。同社はとりわけ早い段階で、全米外胚葉異形成の会からの相当額の資金により必要な物資を供給し、患者のいる家族のデータベースをコンピュータ化してアップグレードすることができました。さらに、エディマーは自らのウェブサイトに患者やその家族が入力できるような任意の登録システムを作成しました。また、保因者のリスクがある女性のDNA検査を支援するプログラムも開発しました。

このような活動は、同社の最も重要な目的であるヒトでの臨床試験の実施に不可欠でした。レギュラトリーサイエンス（規制科学）の新薬開発の規則では、最初の臨床試験は第I相安全試験であることが義務づけられています。これは、通常はボランティアの健康な成人と一緒に行われます。米国食品医薬品局（FDA）および世界各国の規制当局は、安全性が成人で評価されていない限り、乳児に新薬を投与することを承認するのに対して慎重であるべきとしているのです。FDAと何度も折衝した結果、2012年から2013年にかけて、エディマーは6人の成人（低汗性外胚葉異形成症に罹患した成人男性4人と成人女性キャリア2人）を集め、新しく作成した組換えEDI200タンパク質の増量試験を2つのグループで実施しました。各被験者について実施された標準的かつ詳細な医学的および検査室の結果は、重大な副作用の徴候を示しませんでした。その結果データ安全性監視委員会の許可が得られ、その後、エディマーに対して（FDAに提出したInvestigational New Drug出願の下で）新生児の第I / II相試験が認可され、DNA検査により低汗性外胚葉異形成症であると確定診断をされている患児に対する治験が認められました。

新薬開発の「業界の命名のやり方」によれば、この臨床試験は正式に「幼児男性に投与されたEDA-A₁交換タンパク質EDI200の安全性、薬物動態、および薬力学 / 有効性を評価するための第II相、オープンラベル、用量漸増試験」として知られています。エディマーは12～18か月の間に、6～10人の新生児を2つのグループにして登録する予定でした。最初は3 mg/kgの低用量でタンパク質を投与し、2回目は10 mg/kg（これは治療用量であり得る量です）に用量を上げました。汗腺の発生、唾液腺機能、および眼の表面の潤滑性の程度（患児に異常があることが知られている）を調べることによって、有効性を評価しようとしました。この疾患の希少性によってもたらされた膨大な課題を克服する挑戦は、*この世に生を授かってからわずか2～14日の間に5回の投与が行われる治療計画を実施するという事実にすべて集約されていました*。この希少疾患を管理するため、エディマーはドイツと英国、ならびに米国と大西洋の両岸で臨床試験施設を開設したのでした。

この臨床研究の継続は物資調達の面で大きな困難を抱えており、被験者ごとに非常に高価なコストがかかりました。それは、低汗性外胚葉異形成症突然変異の

キャリアであることがDNA検査により証明された女性を同定し、男の子の胎児を身ごもっていることを確認し（超音波による）、*研究への参加の同意を得て、*妊婦および家族を治療のできる施設まで輸送する管理までする必要があったからです。発症時にDNA検査を受けて、乳児が突然変異を継承したかどうかを羊水穿刺検査によって確認し（この検査は胎児期に行うことができますが、ほとんどの女性はそうしたくないのです）、その後3週間は母子の安全監視目的のために入院を続けなければならなかったのです。もし女性が臨床治験に参加するための旅行に同意した場合、彼女の配偶者と他の子どもも彼女に同行させてほしいと思うのは当然のことでした。同社は、ふだんの生活の変更や中断にかかわる費用をすべて支払わなければならなかったのです。

　このような状態ですからエディマーのチームが、低汗性外胚葉異形成症の保因者でかつ妊娠予定で臨床試験に参加することに同意するようなわずかな数の女性と接触していくことに絶望した時期がありました。このような心配は、保因者の女性が4回の妊娠のうち1回が罹患した患児の出産をもたらすという事実によってさらに複雑化しました。すなわちこれは、疾患になった新生児6人をうまく登録するには、エディマーが主催する試験を実施していた医師が、最低でも約24の妊娠を追跡する必要があることを意味していました。幸運なことに、成功した大人の第I相の安全性試験の実施情報が患者および介護者のコミュニティに広がったため、エディマーはますます多くの「候補」妊娠について聞き取りができるようになりました。

　2013年の冬、ドイツの医師は、正常タンパク質とまったく同じ方法でヒト細胞上のEDA受容体に結合する実験用タンパク質を最初の乳児に投与しました。この新薬の有効性（がある場合）を確認するのには最低1年以上かかるでしょうが、初期の徴候は希望の源でした。最初の2人の男の子は、低汗性外胚葉異形成症乳児に典型的な患者よりも歯が成長しているように見えましたが、これは実際には予測価値のない非常に主観的な評価に留まりました。

　2013年後半までに、妊娠した保因者を見つけて登録することは難題でしたが、総数で約10症例の患児が産まれた妊娠を追跡するようになりました。その数は当初想像されていたよりもはるかに高い頻度であることを示していました。カリフォルニアで生まれた2番目の罹患少年が2014年1月に治療を受け、3月に3人の薬用臨床試験が完成されました。3人の男児の臨床データを評価した後、データ安全監視委員会は、次の段階に進む試験を許可しました。次の高用量の乳児の薬用臨床試験に対して治療介入をする臨床試験でした。

　2014年初頭の段階で、エディマーは、臨床試験で罹患した子どもを登録することに関心を示していたオーストラリアのような遠く離れた国々の病気の男児をもつ何名かの妊娠した低汗性外胚葉異形成症保因者を追跡していました。オーストラリアの家族とこの治験を行うことは、まさにこの臨床研究の複雑さを示して

います。女性が疾患にかかった息子を産んで研究に登録することを決めた場合、最寄りの臨床試験場の所在地であるロサンゼルスにその女性と家族に渡航してもらう必要があります。乳児がEDI200を5回投与され、副作用の有無を確認する期間（42日間の滞在）が過ぎる間にも、家族が滞在できるように生計を立てていく必要がありました。

組換えタンパク質をイヌおよびサルに投与した毒性試験によれば、重大な副作用はなくEDI200タンパク質が第II相試験に登録された乳児に害を与えることは考えられませんでした。しかし、このタンパク質の投与によって実際に患児が救済されるかどうかを予測することも不可能でした。動物の研究では、出生直後のヒト乳児の治療が可能である可能性が示唆されていますが、実際のヒトの場合には治療が遅すぎるかもしれないという大きなリスクがありました。正常な乳児では、EDA-A₁は、妊娠中期に発達し始めるように細胞に情報伝達を行います。安全に行うことさえできれば、胎児が生まれるまで待つのではなく、診断が特定された直後に*罹患した胎児を*EDI200で治療することが生物学的には理にかなっています。EDI200は妊娠してから（おそらく妊娠18週後）、より有益なアプローチをとることができます。このような治療の成功は、手術が唯一の治療手段であったこれまでの胎児医学の新しい時代を開くのに役立ちます。

第I相/第II相の試験では、超希少疾患のための治療薬の開発におけるもう一つの大きな問題が示されています。ほんの一握りの子どもたちの有効性の尺度を求める研究は、統計学的考察によって得られた知見に対する検証をすることが困難であるという問題です。例えば、3人の子どもに低用量で投与した場合に有益でないが、6人の乳児のうちの4人に高用量を投与した場合、中等度の有効性を示す場合（例えば、増加した汗腺数に反映される）、それが説得力のある徴候といえるでしょうか？小規模のバイオテクノロジー企業は資源が限られており、その企業の将来は有効性を示すのに必要な時間の長さに依存するため、新生児に非常に有効であることを統計的に「証明する」のに十分な症例数で研究を行うことはできません。他のまれな遺伝病の薬を開発しようと努力する中で、多くの企業がこの問題に直面することになるでしょう。FDAとその姉妹機関は、希少疾患のための薬剤の開発努力を評価する際に、症例があまりにも少ないこのような事例における新しい治療法の是非を判断するこれまでの伝統的な方法を修正しなければならないことは避けられないように思います。

2014年が近づく頃には、エディマーは第IIb相臨床試験の登録完了に近づき、さらに高用量を用いてより大きな試験を実施する準備を進めていました。同社が妊娠中の低汗性外胚葉異形成症系の女性を特定するうえでかなりの進歩を遂げたことは、開発の成功に向けたよいニュースでした。30人に及ぶ幼児を見つけ出し、適切なタイミングで登録システムに登録できる可能性が以前より高くなっていました。第IIb相試験で治療された幼児の臨床的アウトカムの判断は、おそ

らく 2016 年には利用可能になると考えられます。

　第 II 相試験が「きわめて重要な」第 III 相試験を正当化する有効性の十分な証拠を提供する試験と仮定すると、EDI200 を FDA 承認の究極のゴールラインにもたらすには何百万ドルもかかるでしょう。リスクの高い資本へのアクセスが容易になるのは実に雲をつかむような話なのです。しかし仮に、資金提供のための窓口が開かれていても、合理的な時間内に利益が戻ってくるだろうと信じられる状況でない限り、投資家は投資しません。その点で、EDI200 を生産し、臨床研究を進めるうえで目覚ましい成功を収めたとはいえ、エディマーは引き続き治療可能な患者の数がハッピーエンディングに十分な症例数を確保できるという証拠を収集し続ける必要がありました。

　思い起こせば 10 年前であればいったい誰が、わずか 5 回の静脈内注射による組換えタンパク質のタイムリーな投与と送達によって複雑な先天異常を回避することができるなどと想像できたでしょうか？　もちろん、現在の臨床試験では有効性の徴候が十分に示されないこともあるかもしれません。しかし、困難なハードルにもかかわらず、低汗性外胚葉異形成症を改善しようとするエディマーの試みは、外科的療法とは対照的に、分子機構に迫ることによって身体に起こる病気を回避する初めての成功例として記憶されることになるかもしれません。これは、親、医師、科学者、バイオテクノロジー起業家が夢見るような結果といえます。このような新生児を治療する戦略が適切に成功を収めることができれば、罹患した男児を子宮内で治療することはあり得ることになるでしょう。その戦略がさらに大きな治療効果を示すならば、あの鮮やかなスイスの生化学者の研究を経て、イヌについての臨床獣医の観察から利益を得たマウスの疾患モデルを使って数十年前に始まった研究は、ヒトにおける胎児医学・医療への新しい章への扉を開くかもしれないのです。

第11章

壊れたタンパク質を修復する

　数百に及ぶ単一遺伝子疾患の治療の特徴は、実に多彩な方法により行われることが特徴であり、フェニルケトン尿症（PKU）のような食事療法から、血友病のように失われた凝固因子のタンパク質を精製して供給する、あるいはGenzymeが実際にそうしたように、複雑な「生物工場」を作り出して巨大分子の酵素を産生し、リソソーム蓄積症の患者の細胞内に送達することができる形態に作り上げることなどが行われてきました。しかし、これまでに本書で私が議論してきたアプローチのいずれによっても克服することのできないような単一遺伝子疾患が依然として多数存在するのも事実でした。幸いにも、多くのがんや大部分の心臓病の症例とは異なり、単一遺伝子障害は、通常、薬剤開発者が目標とするべき標的を特定することが可能です。重篤な単一遺伝子障害によってヒトの身体に起こる病理学的結末は、通常、単一タンパク質が完全に欠損するか、あるいは完全ではない形で作られることによって起こります。画期的な治療法を開発するために、研究者はこれまで以上に創造的な発想をもって、損傷タンパク質によって起こる病的状態を克服する革新的な方法を開発しなければなりませんでした。

　損傷したタンパク質を克服するという挑戦がいかに果てしのないことかを知ってもらうことは容易なことではありません。成功するためには、疾患がもはや治療できないほど重症になる前に、異なる臓器に分布している総数数十億個もの細胞に送達できるような新規で安全な化合物を開発しなければなりません。前臨床の動物試験では、選択された化合物が危険な毒性を示すことがまれではないため、新薬開発のための多くの努力がヒトでの臨床試験を前に早期に失敗してしまいます。安全性の要求を満たす化合物（比較的少数）は、しばしば、適切な細胞に効果的に送達できないために機能しないことも珍しくないのです。これはとくに、「血液脳関門（blood-brain barrier）」を越えて精神神経疾患治療薬を脳の実質に送達する場合には大きな問題となります。この血液脳関門は比較的大きな分子が血液循環から脳に入るのを特別に制限して脳を守るために細胞で形作られた「警戒線」にあたるものです。例えば、酵素補充薬は、様々なリソソーム蓄積障害の

治療薬として開発されたのですが、補充薬投与は中枢神経系（CNS）の症状を改善させることができませんでした。製剤分子が大きすぎてこの関門を通過することができなかったのです。

ここでは、最近10年ほどで、分子生物学者、薬化学者、薬理学者が挑戦した新しいアプローチを紹介したいと思います。すなわちタンパク質置換療法で見られるような正常なバージョンのタンパク質を補充提供するのではなく、小さな分子を使って患者がもともともっている突然変異したタンパク質の機能を少しでも回復させようという試みです。この章では、機能不全をもつタンパク質の合成に関わる突然変異を克服するための3つの有望な取り組み、すなわちシャペロン、エクソンスキッピング、および大分子の機能を回復させるための小分子の利用に関して、これらの薬物が特定のオーファン病の原因となる異常分子の機能をどのように修正するのか、（これらの薬は「補正剤」あるいは「機能増強剤」と呼ばれることもあるようです）ご紹介してゆきたいと思います。

リソソーム蓄積症：シャペロン分子

19世紀後半には世界最高の医学校がヨーロッパの首都、とくにベルリンとパリにありました。今日の医学教育とは異なり、当時は、医学の学位を取得するには、学生は論文を書く必要がありました。1882年、フランスのニーヴレで生まれ育ったPhilippe Charles Ernest Gaucher（1854-1918）は、パリでクリニックにきた32歳の女性について詳細に記載し、腹部の腫瘤が腫大した脾臓であると記載しました。当時、進行した白血病の状態では大きく腫大した脾臓が見られることがありましたが、この女性は血液がんの症例ではありませんでした。Gaucherの論文はおそらく、この疾患（彼は誤って非悪性腫瘍であると考えました）を理解しようとする最初の文書記録となりました。彼は顕微鏡下で、手術後の女性の大きな脾臓から採取された*細胞*がとてつもなく大きいことに注目しました。しかし、この時点では彼はいわゆる蓄積症があると推測していませんでした。Philippe Gaucherは、医学部卒業後、パリの依然として有名なネッカー病院で皮膚科教授を含む非常に成功した医療キャリアをもつことになりますが、現在彼の名前を冠している疾患（ゴーシェ病）に関しては、その後この疾患をもつ他の患者の研究を長きにわたり発表しませんでした。この疾患に密接に類似した臨床像を呈する患者に関する2例目の報告を彼がする間に、実に13年もの時間が経過していました。この第2の症例は巨大な脾臓および貧血を呈する6歳の少年でした。

20世紀初頭までに、医師たちはこの奇妙な病気の症例報告を相当な数の論文で発表したために、この疾患はボルチモアの ジョンズ・ホプキンス大学病院の「内科学の父」William Oslerをはじめとする多くの学識経験者を刺激し、"脾臓

貧血"と呼ばれました（すべての患者は赤血球数が少なく、脾臓が腫大していたため）。1904年、ニューヨーク病理学会は、主に N.E.Brill 博士の所見を中心に、トピックに関する会議の概要を発表しました。Brill は1901年に、これらの患者において、非悪性の脾腫は遺伝性疾患のために生じ、肝臓、リンパ節および骨髄で肉眼的に巨大化した細胞を含むことを（剖検研究から）示しました。彼の研究結果は、この希少な疾患が非定型的ながんではないことを疑いもなく示していました。

以来、多くの人が、この疾患を「原発性脾腫」と呼ぶようになりました。本疾患に対するこの「第2の名称」は、おそらく先天性疾患であろうということを示唆していました。いくつかの大家族に関する研究で、複数の子どもが罹患していることが判明したため、この病気が遺伝性疾患である可能性が高いことで医師たちのコンセンサスは得られましたが、当時は劣性遺伝の概念がまだよく理解されていませんでした。彼らは、「脾臓貧血」のすべての症例の中で、明確なサブセットを構成する「Gaucher 型」があることに気づき始め、20世紀の前半には、Gaucher 病に3つの異なる臨床形態が存在することが判明しました。1920年には、今日2型と呼ばれる重症の早期発症型（乳児型）の疾患が報告され、1955年にはある医師のグループが、深刻な神経学的症状を呈する病型すなわち今日の分類でいう3型または「神経障害性」という表現型を示す例を報告しました。

私がこの本ですでに議論したように、ゴーシェ病（および他のリソソーム蓄積障害）の深い理解は、Roscoe Brady の偉大な研究に直接的に端を発します。1955年に始まった Brady の研究は、この疾患の分子論的分析とそれに対する有効な治療法の開発に貢献した多くの研究者のひとりでした。1964年に彼と共同研究者は、この病気を引き起こす酵素（グルコセレブロシダーゼ）欠損を解明し、精製された正常な酵素を患者に送達できれば、細胞内の有害物質の蓄積量を減らすことができ、病気を改善することができると報告しました。彼と共同研究者たちは、1970年代初めまでに6年間かけて工業的規模の創薬プラントを必要とするような、ヒト胎盤由来の正常な形態の酵素を精製する、実に骨が折れる方法を開発しました。1973年、承認された実験プロトコールの下で、彼は最初の患者（若い男の子）を酵素補充で治療しました。その後貯蔵物質の減少によって、測定データの取れた成功例は多くはありませんでした。大部分の貴重な酵素はそれを必要とする細胞に入っていなかったのです。

Brady の同僚、John Barranger（国立衛生研究所（NIH）の研究医。その後、ピッツバーグ大学医学部（University of Pittsburgh School of Medicine）に移動）は、糖鎖側鎖の一部を精製された酵素はマンノースと呼ばれる酵素分子を暴露し、細胞表面上の受容体がその部分を認識してつかみ取ることによって、タンパク質製剤を細胞に引き込む方法を開発しました。外因性酵素を細胞内に移動させる方

258 第 11 章

法の開発は、新しく形成された Genzyme Corporation の CEO、Henri Termeer に数千万ドルを託すことにつながり、何百万もの胎盤から酵素を精製する困難なプロセスの開発に使われました。 ゴーシェ病のための酵素補充療法（ERT）の開発は、遺伝医学において大きな成功を収めています。世界中で、1 型ゴーシェ病の数千人の患者が、酵素置換のおかげで未治療の状態よりもはるかによい生活を送っています。しかし、この療法は非常に高価で、しばしば年間 30 万ドルものコストがかかります（治療のコストは各患者が必要とする酵素量によって決まる関数ですが、特定の突然変異の種類によって症状の重症度も変わるので、その種類によっても決まることになります。また単純に患者の体重によっても決定されます）。その驚異的な費用（生涯を通して薬物を服用しなければならない）と、実際に投与量の 1% 以下しか細胞に入らないという事実を考えると、研究者はもっとより安価で効果的な治療法を開発しようと考えるようになりました。

　タンパク質は三次元の立体構造を構成しており、それが効率的に機能を発揮しなくなる原因としては、遺伝子変異に起因するようなわずかなコンフォメーションの変化によっても起こります。例えばそのタンパク質が酵素であれば、原料となる基質が結合する部位（酵素が実施する進化した基本的な作用が生じる重要な部位）が遺伝子変異で構造が変化する場合には、酵素活性が劇的に低下することがあります。もし酵素が「ミスフォールディング」（これは多くの疾患の原因です）している場合には、タンパク質の品質管理を担っている小胞体（ER）と呼ばれる細胞内小器官から出現してこないことが多いのです。これは、欠陥のあるタンパク質が、正常でないためにうまく分解されることなく、細胞内に有毒な量で蓄積するようになるため、身体を大きな危険にさらしてしまうようになるのです。

　多くの遺伝性疾患において、異常なタンパク質は、非常に小さな遺伝子異常によって引き起こされています。何百というアミノ酸からなるタンパク質をコードする遺伝子では、DNA の単一塩基対を変化させるたった 1 つの突然変異がタンパク質の機能を完全に無効にするのに十分であるかもしれないのです。しかし、欠損がタンパク質の局所に限定している事実は、一方で研究者の目標イコール治療の標的を提供していることにもなっています。すなわち、欠陥酵素の重要な部位に結合することができ、酵素の機能を安定化させるかまたはミスフォールディングを部分的に修正することができるような小分子を開発することが奨励され、それによって、疾患遺伝子からできたタンパク質でも小胞体から放出されて、プログラムされたように機能するというように創薬を進めることが可能になるかもしれません。このような小分子は、酵素に接近・結合することによって、タンパク質がいくつかの細胞区画を通って移動する間に、品質管理システムによって異常タンパク質や分解されるべきタンパク質として認識されないようにすることから、シャペロン（介添人）と呼ばれるようになりました。そのような優秀なシャペロン分子であることの重要な要件は、それが標的となる病的なタンパク質に可

逆的に結合すべきであるということであり、すなわちシャペロンが一旦細胞外に出てしまえば、標的酵素が本来の適切な分子に結合・作用することによって酵素としての仕事を果たすことができるようになることが必要です。

　ミスフォールディングされたタンパク質が小胞体から脱出できるように介助をし、自らは細胞外に出るように小分子を設計することによって、それらのタンパク質が少なくとも進化で獲得した機能の一部を実行できるという考え方自体は決して新しいものではありません。過去30年間の認識から、健康なヒトの多くのタンパク質は、シャペロンに依存して、細胞を出て必要な場所に移動するのを可能にするための正確な三次元構造を獲得するために「自然の知恵」として使ってきたものであることが知られていました。さらに、その時代に科学者は、天然シャペロンが割り当てられた作業を行うことができないため、多くの一般的なヒトの疾患が少なくとも部分的に発生することを発見してきました。そのようなミスフォールドしたタンパク質によって起こる疾患の最たるものはアルツハイマー病であり、おそらく同様のメカニズムで起こる疾患のリストは非常に長大なものになり、ヒトの半分の疾患は何らかの形でこのメカニズムが絡む可能性があります。ときに呼ばれる名前である「シャペロン症（シャペロノパチー）」は、ゴーシェ病のようなリソソーム蓄積障害の場合に見られるように、細胞にとって望ましくない物質の蓄積に関連しているのです。

　10年以上前、科学者たちは、ファブリー病、ポンペ病、ゴーシェ病などのいくつかのリソソーム蓄積症を研究して、シャペロンを開発して（1）ERT（正常酵素の補充療法）の有効性を高めるか、（2）自然に産生されたがミスフォールドされた酵素の不足分を減らすためにそれらが細胞を出るのを助けることによって相殺し、たとえ低い効率の酵素でもそれらの機能の少なくとも一部を回復させる、というミッションに挑戦しました。

　2007年頃に、トロントの小児疾患病院のグループは、1000種類以上の過去に米国食品医薬品局（FDA）が承認した薬剤をスクリーニングして、患者の細胞培養物から精製したグルコセレブロシダーゼの欠陥型（ゴーシェ病の原因となる分子標的）の機能を改善する薬物がないかどうかを包括的に調べるという洞察的な決定を下しました。彼らは、アンブロキソール（粘液を分解するために使用され、しばしば咳止めシロップに含まれる）という名称で市販されている小分子を発見し、多くの患者由来の細胞株において酵素機能を高めることが明らかになりました。興味深いことに、細胞系を用いた科学的研究について聞いたことがある患者たちはすでにこの薬を使用していました。アンブロキソールは薬屋の店頭での購入として利用可能であるため、実際にどれくらい多くの患者がこの薬を使っているのかは定かではありませんでした。数名の専門家は、一部の患者には適度な臨床効果をもたらすことを逸話的に報告してはいましたが、正式な臨床試験はまだ実施されていませんでした。患者の細胞を用いた研究はしなかったのです。アン

260　　第 11 章

ブロキソールの物語の真偽が未解決のままであるように、患者に投与する薬の適切な用量に関するヒントを提供しなかったのです。

　一方で、まだ開発中ではありますが、ファブリー病患者を治療するシャペロン療法は有望視されています。もともとこの疾患はアンダーソン–ファブリー病と呼ばれていましたが、これは医師が認めた 2 番目のリソソーム蓄積症でした。1897 年に、2 人の若手医師 Johannes Fabry と William Anderson は、それぞれ独立に、様々な類似した徴候や症状を示す患者について記載しました。1930 年に亡くなるまでドイツの一流皮膚科医として名をはせた Fabry は、当時ベルリンの病院で働いていました。イギリスの皮膚科医、Anderson 博士は、ロンドンのセントトーマス病院で研修を受けました。驚くべきことではないのですが、彼らの最初の症例報告では、両者は現在、この疾患の特徴であることが知られている皮膚の知見に焦点を合わせていました。Fabry が述べた最初の患者は、9 歳で異常な皮膚病変を発症し始めた 13 歳の少年でした。皮膚病変はいわゆる*角化血管腫*で、赤紫色の扁平または隆起病変であり、現在ではグロボトリアオシルセラミド（GL-3）と名づけられた細胞内のワックス状化学物質であることが知られています。これは最も明解、かつ最も初期に現れるファブリー病の徴候でした。

　ファブリー病は、α‐ガラクトシダーゼ A と呼ばれる酵素をコードする遺伝子の突然変異のために生じるもので、X 染色体連鎖障害であるという点でほとんどの蓄積症とは異なり、主に男性で発症します。この疾患は比較的発症が遅く、若年期または成人期まで診断されないことが多いのです。小児科医によって見逃される可能性のある初期の徴候には、手足の痛み、疲労および運動不耐性が含まれます。この病気は絶え間なく着実に進行してゆきます。長年にわたり、GL-3 は、心臓、腎臓、および毛細血管細胞に蓄積し、心不全、腎不全および脳卒中を引き起こす可能性があります。腎臓透析が出現するまでは、患者はしばしば 40 代前半に死亡しました。腎臓や心不全の治療法が進歩しても、2005 年には罹患した男性の平均余命はわずか 50 年でした。2003 年に Genzyme の酵素補充薬（Fabrazyme）が承認されて以来、平均余命は増加しています。現在は、ほぼ 60 年程度であると見積もられていますが、アメリカ人の平均余命と比べるとまだ 15 年も短いのです。

　いくつかのバイオテクノロジー企業、とくに Amicus Therapeutics は、希少疾患を治療するためのシャペロンの開発に注力してきました。Amicus は第 II 相臨床試験を通じて、その化合物の 1 つ、イソファゴミン酒石酸塩を投与しましたが、期待されている臨床的エンドポイントには合致しませんでした。Amicus は、ファブリー病およびポンペ病を治療するための 2 つの他のシャペロン分子の有効性を評価しようと試みているいくつかの大きな臨床試験を行ってきました。とく興味深いことに、Amicus は、2013 年に migalastat と呼ばれる小分子

の経口投与による臨床研究で有望な結果を示しました。 migalastat は α -Gal A 酵素に結合し、それによって酵素を安定化させ、自らは細胞によって分泌されるように働きます。遺伝子操作されたファブリー病モデルマウスに与えられると、薬物は腎臓、心臓、および皮膚の GL-3 レベルを急激に低下させました。ファブリー病で成人 6 人に投与された場合には、migalastat は GL-3 のレベルを 3 人で中等度に低下させましたが、3 人では低下させませんでした。成人女性キャリアにおいても同様の効果が認められました。これは驚くべきことではありませんでした。遺伝子中には多くの突然変異が認められていることを想定すると、特定のシャペロンが、ある患者の酵素には助けになる一方、他の患者ではまったく効かないことは想像に難くないのです。Amicus は、どの患者がシャペロンを摂取することにより恩恵を受ける可能性がより高いかを予測するためのアッセイを開発しました。規制機関が最終的に人の使用のために migalastat を承認すれば、医薬品大手のグラクソ・スミスクライン（同社の株 19.9％を保有している〔特定の税規則により 20％以下を維持する方が望ましい〕）は、その製造と販売を一括して管理してゆきます。このような関係は、オーファン病の薬物を開発するプロセスでは比較的一般的なことでした。

　1 つの遺伝子の中の多くの異なるスポットに起きた突然変異のために希少な一遺伝子疾患が生じることがあるので、シャペロンを開発するうえでの大きな課題は、複数の異なる突然変異によって引き起こされる誤った折り畳みを改善するものを見出すことです。ほとんどの場合、変異特異的な薬物を開発することは経済的に不可能です。ただし一部のオーファン病は、嚢胞性線維症のようにある特定の突然変異が患者の大部分を占める場合、または多くの疾患でそうであるようにたくさんの突然変異がどれも類似の症状を呈する場合は例外となります。すなわち経済性の観点から企業が難病であっても目を向ける例外の疾患となりえます。

デュシェンヌ型筋ジストロフィー：エクソンスキッピング

　1868 年の終わり近くに Guillaume Duchenne de Boulogne（ギョーム・デュシェンヌ・ドゥ・ブーローニュ：フランスの伝統医学者））がこの疾患に関する包括的な臨床報告をしました。実際には他の何人かの医師がこの病気の存在について認識してそれより以前に記述をしてはいたのですが、この比較的よく見られる遺伝性筋疾患の名前として彼の名前が永遠に残りました。Duchenne の顕著な医療研究のキャリアの構築は、奇妙な個人的な出来事がもしなければ、決して起こらなかったかもしれません。パリでの医学の修練を終えた後、彼は故郷に戻り、開業を始めました。しかし、妻は出産した 2 年後に他界し、彼が唯一の子どもの保護者となり、そのため町で嫌な噂を撒かれたために、彼はパリに戻ろうと強く思うようになりました。

当時、有力な医師の多くは細胞機能における電流の役割（＝電気生理学）に魅了されていました。Duchenne は興味をそそられ、すぐに筋肉の働きを研究するために電流の概念を使い始めました。彼が追求したこのような多くの研究の最も初期のものの中で、表情の生理を理解するために顔面筋の電気的な流れを調べていました。彼によってなされた最も興味深い発見の1つは、自発的に自然な形で起きる笑顔が、目と口についての筋肉の収縮が関与することだったということです（今日まで、奥義を重んじる医療界で「デュシェンヌの笑顔」として知られています）！ Duchenne は何年もの間、新しく生まれた写真術を電気の技術と結びつけることによってヒトの表情の写真を数百枚作りましたが、その写真の何枚かは今日インターネット上で時々販売されることがあるくらい有名です。Duchenne たちは、電気生理学を用いて、中枢および末梢神経が筋ジストロフィー症においては正常に機能し、それが内在筋線維の変性にあることを証明しました。今日では、神経筋疾患の専門家は約20の遺伝性筋ジストロフィーを記述し発表しています。

実際にある病気を最初に認識した人に関する議論は、医学の歴史家の間ではよくあることです。デュシェンヌ型筋ジストロフィー（DMD）に関しては、Duchenne の報告書の数十年前に Edward Meryon という英国の医師がこの病気に関して記述し、それが神経筋疾患ではなく筋疾患であると正確に推測していました。病理学に関する彼の結論は、脊髄に異常があると思っていた Duchenne のものよりも正確で、しかも Duchenne は筋線維鞘（サルコレンマ）と呼ばれる筋肉の構造的な部分欠損がこの疾患の重大な特徴であったことを把握していませんでした。それにもかかわらず、今後 Meryon の名前は決して Duchenne の名前に対する脚注以上の扱いには決してされないと思われます。

この疾患はX染色体上の遺伝子の欠失によって引き起こされるので、男児のみに疾患としての症状が出ます（女性の場合は1つのX染色体上の突然変異を有していても、もう1つのX染色体上の正常なコピーによって保護されますから症状が出ません）。保因者の母親からは、妊娠のたびに、罹患した息子が生まれてくる確率が4分の1の割合です（このリスクは、男児が生まれる確率を2分の1だとすると、それに受精卵に突然変異を含むX染色体が送達される確率である2分の1を掛け合わせることによって計算されます）。世界中で、4000人の男の子のうち約1人がデュシェンヌ型筋ジストロフィーで生まれ、非常に一般的によく見られるオーファン病になっています。

疾患に罹った男の子は、生後2年間は正常に見えますが、2年過ぎた頃には、両親は自分の子どもの運動能力が発達しないことや、振り返ってみるとそれより前に運動能力が落ちていたのかもしれないと懸念し始めます。3歳までには、ほとんどの患児は著しく異常な歩行を示すようになります。デュシェンヌ型筋ジストロフィーのある若年男子に関する最もよく知られている臨床観察の1つは、

英国の内科医である William Richard Gowers によって見出されました。すなわち横たわっているか座っている姿勢から起き上がるために、男の子が下腿部に手を置き自分の体幹を支えて立位をとろうとする所見で、これはいわゆる「Gowersの徴候」と呼ばれています。

　デュシェンヌ型筋ジストロフィーの経過は、ゆっくりとした、しかし着実な運動機能の低下が特徴の１つであり、５～ 10 年にわたり不可避的に車椅子に縛られるようになります。またこの疾患は、筋肉の疾患と何らかの相関があるとはとても思えないような筋肉外の症状を示します。例えば患者の約 10％には知的障がいがあり、その割合はバックグラウンドリスクよりも数倍高いことが知られています。思春期には、多くの患者で心臓の拡張所見が現れます。さらに年数が過ぎるにつれて、より大きな四肢の筋肉は退化し続け（顔面筋肉は免れます）、患者は日常生活を他人にますます依存するようになります。今日、患者はしばしば、横隔膜の機能低下による呼吸不全および肺炎、または心不全が原因で 20 代後半に死亡します。

　ボストンの小児病院の分子生物学者 Lou Kunkel は、1987 年に「ジストロフィン」遺伝子をクローニングし、その発見とタンパク質の構造機能相関の解明が治療のための重要な新しい道を開くと期待しています。その後 30 年間で、私たちはこのタンパク質の構造と機能を含む分子病理について多くのことを学びましたが、実際の治療に結びつくような恩恵は大きくありませんでした。数百万ドルの研究費と何千人もの科学者の努力が費やされているにもかかわらず、病気の経過を大きく変える薬はまだ開発されていません。おそらく、これまでに最も重要な臨床上の進歩は、1990 年頃のことですが、*夜間の呼吸を助ける人工呼吸器の使用が平均余命を延ばすことが示された*ことです。 2002 年に英国のニューカッスルでの大規模な調査では、この比較的簡単なアプローチが 25 歳までの生存の機会をほぼ 10％からほぼ 50％程度に増加させていることがわかりました。

　オーストラリアの研究グループが、完全ジストロフィンタンパク質を欠いているように遺伝的に改変された *mdx* マウスにおいて、一部の機能性ジストロフィンタンパク質が予期せず筋線維の一部に存在することに気づいた 1997 年頃、デュシェンヌ型筋ジストロフィー研究ではさらにエキサイティングな新しい時代が始まりました。この驚きの発見は、メッセンジャー RNA の部分転写を可能にするときに起こる*逆突然変異*によって最もよく説明されました。すなわちそのような RNA は、長さは短いものの部分的に機能的なタンパク質の集合を導くことができていたのです。このような逆転を引き起こす薬物を開発することができれば、デュシェンヌ型筋ジストロフィーを有する少年の運命を大幅に改善するのに十分な、部分的に機能的なタンパク質を産生することが可能であることを研究者たちは速やかに把握しました。このような発想の主な裏づけは、ベッカー型筋ジストロフィー（BMD）と呼ばれる別の筋疾患を有する患者の研究からきており、こ

の疾患が実は同じジストロフィン遺伝子の軽度の変異によって引き起こされることが判明したためでした。 ベッカー型筋ジストロフィーの男の子に起きているジストロフィンの変異は、タンパク質の産生過程の異常が軽度であり、筋肉の細胞が部分的に機能できるような形態を生み出せるため軽症になるのです。

この事実をよりよく理解するために、ジストロフィン遺伝子の構造をよく考えてみる必要があります。ジストロフィンは、約250万塩基の情報を必要とし、イントロンと呼ばれる67個の非コード領域に点在するエキソンと呼ばれる65個の機能単位にわたってそのコード領域が分布していて、ヒトの2万ほどの遺伝子のうち最大のものであることが知られています。転写の過程（細胞核から細胞質へと移動するメッセンジャーRNAの生成）において、特異的な酵素的機構によってイントロンは切断されます。 デュシェンヌ型筋ジストロフィーを有する少年の約15％では、機能的タンパク質をまったくもたない遺伝子のために機能的タンパク質がまったく欠失した状態になりますが、他の患児では、本質的に転写酵素が遺伝情報のコードをフレーム外で読み取らせてしまうような突然変異を有しています。これは言い換えると、遺伝情報のメッセージを「元のフレーム内」を読み返すように突然変異のあるエキソンだけを飛ばしてスキップすることができれば、細胞の転写ツールを利用して部分的に機能するタンパク質を作ることができる、すなわちエクソンスキッピングができるようになる可能性を示唆していました（訳注　エクソンスキッピングの項は神戸大松尾雅文教授の発見）。

多くのバイオテクノロジー企業と同じく、マサチューセッツ州ケンブリッジのバイオテクノロジー企業 Sarepta Therapeutics は、デュシェンヌ型筋ジストロフィー患者の治療法としてエクソンスキッピングを開発する努力でリードしており、細胞内の装置を制御する技術を開発しようとしていたアカデミアの研究者たちの成果から成長してきた企業です。1985年頃、James Summerton 博士は、DNA分子の特異的で短い長さをカバーしてその転写を防ぐことができる、小さなRNA様分子（モルフォリノと呼ばれる）を開発しました。長年にわたり、彼と一緒に仕事をしている科学者ならびにその他の科学者たちは、多くの異なるモルフォリノ（構造の4つのアームの基本的な改変）を開発しました。その多くは動物系で研究されています。 デュシェンヌ型筋ジストロフィーでは、この巨大遺伝子内に1つまたは2つのエキソンの破壊が多くの突然変異に関与するため、リーディングフレームの再構成は機能的な（切断されたにもかかわらず）タンパク質の生産につながる可能性があります。残念なことに、デュシェンヌ型筋ジストロフィーは数多くの異なる突然変異のために生じ、それらの様々なクラスターを治療するためには異なる薬剤を開発しなければなりませんでした。それでも、ある特定のタイプの変異を有する小児において、特定のモルフォリノがデュシェンヌ型筋ジストロフィーを改善したことが臨床試験によって示された場合、他のモルフォリノを開発して、部分的に機能的なタンパク質の産生を許容するこ

とによって、治療に対しての期待をもつことができるようになります。

　ここ数年の間、Sarepta は、全患者のほぼ 13 ％を占める疾患に罹った少年を助けるモルフォリノの開発に焦点を当てていました。オハイオ州コロンバスの Nationwide Children's Hospital の臨床研究者と緊密な協力の下、遺伝子の DNA の分析は、細胞の酵素がエクソン 51 をブロックするようにした薬剤としてエテプリルセン（Eteplirsen）と呼ばれる薬が開発され、このモルフォリノを開発した Sarepta の科学者によって、本化合物の静脈内注射が安全かつ有効であることがいくつかの初期の小規模臨床試験で示されました。

　2012 年、Sarepta は、24 週間にわたる無作為・二重盲検・プラセボ対照試験第 IIb 相（用量範囲）試験を実施しました。臨床チームは、エキソン 51 のスキッピングを惹起する薬物によって治療され得る突然変異を有する 7 ～ 10 歳のデュシェンヌ型筋ジストロフィーを有する 12 人の男児を登録しました。4 人ずつの 3 群のグループに分けられた男児たちは、薬の治療を受けないプラセボ群、または 2 つの異なる用量の薬物のうちのいずれかを静脈注射により週に 1 回投与するプロトコールでした。24 週後、12 人すべての男児は、それぞれが 2 回の薬物投与の 1 つを受けた予定の延長試験に入りました。研究者たちは、筋生検で採取した組織を詳細に調べることにより、6 か月の治療後に、筋細胞にジストロフィン陽性線維がより多く存在することを示すことができるかどうかを判定する試験を開始しました。さらに、この疾患の判定に広く使われている 6 分間の歩行検査で、治療を受けた男児がプラセボ群の男児よりも良好な結果を示したかどうかを調べました。拡張試験（最初の試験開始から 48 週間後）の終わりに実施したデータ分析によれば、両方の試験で主な最終目標を満たしたことが判明しました。最初の治験の 8 人の少年と治療を受けた 4 人の少年とプラセボで開始し、24 週間で薬剤に切り替えた 4 人の少年の両方が、ジストロフィン線維の有意な増加を示したのです。

　2013 年 6 月、Sarepta は 84 週間の治療を通じた治験の結果を報告しました。両試験で治療され、6 分間の歩行試験を実施することができた 8 人の患者は、最初のプラセボ対照群の 4 人の少年より平均約 46 メートル長く歩くことができました。両方の群において、歩行能力の低下は、未治療の患者に典型的な所見に比較しても明らかに抑制されていました。この報告書は国際的な注目を集め、Sarepta の株価は急騰しました。

　この研究ではほんの一握りの患者しか参加をしていませんでしたが、FDA は治療後の筋肉中のジストロフィンタンパク質の量を「許容できる治療効果の指標」とみなす可能性があると結論づけました。この FDA による結論はより迅速な薬物承認プロセスへの扉を大きく開くことになったはずでした。しかし、FDA は新規治療法を検討しましたが、慎重な反応に終始し認可を断念し、さらに問題を検討するよう提案しました。そのニュースのせいで、Sarepta の高値の株価は一

転して急激に下落したのでした。

　明らかに Sarepta の臨床試験はこの分野に多くの興奮を誘発することは想像に難くなかったのですが、本臨床試験は、エテプリルセンが有効な薬剤であることを説得力をもって示せませんでした。なぜだったのでしょうか？ 臨床試験は 12 人の被験者のみを対象とし、第 1 の研究でより低い薬物用量で治療した 4 人の患者のうちの 2 人は急速な疾患進行を示し、延長試験に参加することができず、筋肉組織におけるジストロフィンのレベルを正確に測定することは困難であり、6 分間の歩行テストの小さな違いが実際に病気の軌跡を示すかもしれないと判断するには至らなかったからです。それでも Sarepta が開発しているエクソンスキッピング技術は、明らかに疾患の進行を遅らせる最初のアプローチとなりえました。

　Sarepta はエクソンスキッピング技術が、デュシェンヌ型筋ジストロフィー患者の小規模な試験で肯定的な発見を生み出したと発表した、そのわずか数週間後、Prosensa というオランダの会社は、別のエキソンスキッピング薬の Drisapersen（合成オリゴヌクレオチド）を用いて、デュシェンヌ型筋ジストロフィー患者の主要エンドポイント（被験者が 6 分間に歩くことができる距離）を満たしていない患者を対象にした第Ⅲ相治験の内容を公表しました。186 人の男児（3 分の 2 が治療、3 分の 1 が未治療）についての二重盲検、プラセボ対照研究で、48 週間男児の状態を追跡し、データを分析したところ、複数の（筋肉の）可動性の尺度で検討したものの 2 つの群の間に差はありませんでした。このニュースは、病に冒された子どもが Drisapersen によって治療可能な突然変異を有するデュシェンヌ型筋ジストロフィー患者の家族 13％に打撃を与えました。同社のパートナーであるグラクソ・スミスクラインと提携して発表したことで、Prosensa の株式は急落し、株式市場のオープニング・ベルでその価値の 70％を失ったのです。

　しかし Prosensa のチームは、エンドポイントについて規制当局と引き続き粘り強く交渉し、Drisapersen で新たな臨床試験を行いました。 2013 年に FDA は Drisapersen への承認プロセスを加速しました。時間の経過とともに、同社はより多くの患者の結果に関するデータを収集しました。圧倒的に肯定的な研究はなかったものの、データ全体としては有効性の主張を支持する結果が得られました。臨床試験を通じて得られた新たな発見も相まって、より大きなバイオテクノロジー企業である BioMarin は、この小企業 Sarepta を買収するかどうかを決定する「事業精査」を開始しました。最終的に Prosensa は 2014 年 11 月 24 日に BioMarin によって 6 億 8,000 万ドルで買収されることに合意し、Prosensa が臨床試験に関する一定のタイムラインを満たした場合にはそれぞれ 2 億ドルの追加支払いが可能となることに合意したのです。このオファーは株式の取引価格の約 2 倍でした。 BioMarin は大きな賭けをしましたが、市場が他のオーファン

病のために開発された新薬に対して与えた「賞与」に比べて並外れてはいません
でした。

　エクソンスキッピングのストーリーは、ジェットコースターの走りのような創
薬の開発を典型的に物語っていました。規制当局と大手製薬パートナーの両方が、
ほんの一握りの患者で生成された積極的なデータに懐疑的に反応したとしても、
Sarepta と Prosensa のアプローチは全体的に科学的に優雅なやり方でした。　ベ
ッカー型筋ジストロフィーはデュシェンヌ型筋ジストロフィーよりもはるかに重
度ではないので、長期間にわたって筋肉機能を適度に改善した薬物は、治療にお
いて大きな前進を成し遂げると思われます。おそらく、エクソンスキッピング療
法がそういう薬物となるに違いありません。その間、罹患した子どもの両親は、
エキソンスキッピング薬の承認のために FDA でロビー活動をし続けています。

囊胞性線維症：クロライドチャネル（塩素イオンチャネル）の修飾

　私は 30 年以上前に Yale Medical School での仕事を始める直前に、Yale Law
School で法律と医療の境界面で公共政策の問題を研究するために 1 年間のフェ
ローシップを経験しました。そこで、私はプログラムの秘書役として働いていた
若い女性と友人になりました。ある日、カフェテリアで昼食をとって話し合った
とき、彼女は遺伝子検査について書いていた私の論文について尋ねてきました。
これはパソコンの時代よりずっとずっと前の出来事でタイプ打ちは雑用の一つで
したから、その折に興味をもったのでしょう。質問してきた際に、私はなぜ彼女
が遺伝子検査に興味をもったのかを尋ねました。彼女の応答を聴いて私は胸が一
杯になったのです。彼女が子どもの頃、兄弟のうち 3 人は囊胞性線維症で死亡
していたのです。

　囊胞性線維症（CF）は、肺および膵臓に重篤な障害を与える疾患で、最も一
般的なオーファン病の 1 つであり、2500 人の白人の子どもの約 1 人に影響を及
ぼします。囊胞性線維症はオーファン病といっても北欧系の人たちの間では非常
に多く見られます。いくつかの地域では、15 人に 1 人がキャリアであり、900
人の子どものうちの 1 人がこの疾患で生まれると対立遺伝子頻度が予測されて
います。一方でアフリカ系アメリカ人の間ではあまり一般的ではありません。今
日、米国では、囊胞性線維症で暮らす 3 万人以上の人々がいますが、これは過
去 50 年間にこの疾患を治療する技術の進歩を反映しています。

　囊胞性線維症を理解するための闘いには古代にルーツがあり、それを治すため
の探求は非常に困難でした。　囊胞性線維症を患う患者の平均余命が過去四半世
紀にわたって顕著に増加したのは、主に感染を予防するための積極的な努力や再
発性肺炎の治療に対する強力な抗生物質の開発があったこと、よりよい栄養補助、
および（非常に進行した疾患の患者のための）肺移植などがありますが、これら

の介入はどれ一つとしてこの疾患の根本的なメカニズムに対処した治療法ではありません。 2012年、FDAは、嚢胞性線維症の根本的な原因である壊れたタンパク質の機能を改善するために開発された最初の薬物を承認しました。 10年以上にわたる凄まじい科学的・臨床的研究の成果がようやく承認されたのです。嚢胞性線維症患者のサブセットに対する新薬Kalydecoの臨床上の利点は、欠陥タンパク質の著しく斬新な「回避策」の成果でした。

　医師たちは、ニューヨークのコロンビア大学の病理学者Dorothy Andersen博士が「膵臓の嚢胞性線維症」と呼んだ1938年まで、嚢胞性線維症に関連する複数の臨床所見に対して、ちょうど星座の名前をつけるような、包括的な概念を定着させるための名前をつけませんでした。頭字語が誤解を招くため、嚢胞性線維症に短縮されました。およそ350年間、医師は嚢胞性線維症を肺疾患としてではなく、*消化管を破壊する疾患としてまったく別物*として考えていました。ほぼ1950年以前に嚢胞性線維症に罹患したほとんどの子どもは、重度の栄養失調（膵臓疾患による）のために幼児期に命を落としていました。また、子どもたちが呼吸器系の問題を抱えていることを認識した医師は、「嚢胞性線維症」という用語は、小児の剖検時に膵管に見られる嚢腫および瘢痕を指すもので、低栄養のために二次的に起きている症状だろうと考えていました。その後人々が嚢胞性線維症を致命的な呼吸器疾患と考えた理由は、先進国においては、嚢胞性線維症をもつ子どもたちが幼い頃から栄養失調で死ぬことが以前より少なくなって、延命して呼吸器症状が出るようになる症例が増えたためなのです。 嚢胞性線維症の犠牲者は生命を全うするまで約40年を要する慢性疾患になったため、現在では呼吸期症状をどう予防し制御するかが研究と治療の焦点になっています。

　嚢胞性線維症の患者に関する医学文献での最初の議論は、1595年にライデンで11歳の少女に行われた剖検の報告であろうと思います。その医師は細心の注意を払って、子どもが重度の栄養失調を示し、ひどく瘢痕化した膵臓であり、肺にも障害があることに気づきました。悲しみの両親が彼らの小さな娘の剖検を自宅で行うことがどれほどつらかったことでしょうか？ 1606年頃、医師は医学生に汗が異常に塩辛い新生児は5歳まで生きる可能性は低いと教えてきました。古代の民間伝承でも同じような観察がありました。膵臓の機能不全や栄養失調が、塩分の多い汗の所見と関連があるとわかった人はいませんでした。本質的な汗に対する鋭い観察は、根本に代謝の問題があるということを示唆していたのですが、その本質的なメカニズムは1950年代まで解読されなかったことになります。

　19世紀から20世紀初頭を通じて、嚢胞性線維症は幼児期の致命的な消化器疾患であると考えられていました。決定的な臨床徴候は、脂肪性の汚い便、重度の栄養失調（膵臓酵素の助けがないために、ほとんどの食品を消化できなかった）でした。しかし、幼児期の栄養不良は一般的であって、それが発症して、持続するのには多くの理由がありました。より一般的な診断のカテゴリーに隠されてい

た特定の障害の同定は、1930年代に始まりました。膵臓の囊胞性線維症の最初の偉大な学徒は、Margaret Harper と Dorothy H.Andersen という異なる大陸で働いていた2人の女性医師でした。

Margaret Harper（1879-1964）は、オーストラリアのシドニーにあるロイヤル・アレクサンドラ病院で小児科医としてのキャリアを続けていました。医学部でジェンダーの障壁を打ち破った最初の女性たちとは異なり、Harper は男性の偏見によって過度に拘束されてはいませんでした。1914年には35歳の若さで、今日の小児科の主任教授と同等の肩書きを獲得しました。Harper は、当時の医師の多くが様々な小児の消化管疾患をまとめてセリアック症候群として取り扱おうとしたのに対し Harper はそれぞれの疾患について強い興味をもっていました。他からの洞察の中から、Harper は冒された子どもの便を研究することによって、根底にある病理学への洞察を得ることができると信じていたのでした。

1930年、オーストラリアの医学雑誌 Medical Journal of Australia に Harper 博士は、「膵臓欠損による先天性膵臓ステロリア症の2例」と題した論文を発表し、2人の乳児を希少性疾患の新しい鑑別診断に位置づけました。「先天性」という用語を彼女が使用していることに注意してください。Harper は、この疾患がある意味、遺伝性であることを暗示していたのです。1938年に彼女は同じ疾患と思われる膵臓の同様の解剖学的異常をもつ8人の患者について議論したもう1つの論文を発表しました。彼女はまた、10人中8人が肺炎で死亡したと指摘しました。10年後、彼女は42人の患者の所見を発表しましたが、そこでは膵臓障害が生まれつき起こっていることと、吸収不良症候群が引き起こされていることが明確に示されました。この間、Harper は、患児にとって最良の食事を開発するために多くの努力をして（バナナとカテッジチーズを最終的に主要成分として定着させました）、次の数十年間、このような食事療法が患児の生命予後を延長させるのに重要な役割を果たしていることを示しました。

囊胞性線維症の研究初期に現れたもうひとりの素晴らしい若手研究者であった、Dorothy H. Andersen は、1901年にノースカロライナ州アッシュビルでデンマーク人の両親の間に生まれました。彼女は Mount Holyoke College を卒業し、その後 ジョンズ・ホプキンス大学医学部に通い1926年に卒業しました。彼女は Rochester 大学で外科のインターシップを行いましたが、彼女のキャリアは性別上の差別によって変更させられました。外科手術の機会を与えられなかったために、彼女は病理学の研究を始めました。1930年にニューヨークの Columbia Medical School の Royal College of Physicians and Surgeons で Babies Hosptal と呼ばれた病院に従事し、そこで医学博士号を取得し、心臓の先天性奇形を理解するうえで非常に重要な仕事をしました。Andersen は、セリアック病で死亡したと考えられている小児の剖検を行い、膵臓の解剖学的異常がその診断に合致しないことに気づいたとき、囊胞性線維症に関心をもち始め、その関心はその後一

270 第 11 章

生続きました。これにより、彼女は数百の剖検報告を検索し、吸収不良症候群で診療所に来た何百人もの子どもたちを診察することになりました。

Andersen は、1938 年 5 月 5 日の科学会議で、栄養不良で死亡した膵臓組織に異常が見られた 49 人の子どもを網羅的に調査したことを報告しました。この日には、歴史が長い病気に最終的に「膵臓の嚢胞性線維症」という新しい名前がつけられました。しかし、膵臓疾患の理解に大きな進展があったにもかかわらず、誰もこの疾患が単一遺伝子異常による疾患だとは思わなかったのです。実際、1943 年に、小児がんの画期的な研究の伝説となる Sidney Farber 博士は、この疾患の競合する名前である「ムコビシドーシス」を提唱しました。ムコビシドーシスは難解な用語ですが、問題の疾患に関して知られているすべての要素は、粘稠な粘液に起因するという事実に注意を促すものでした。なぜなら、多くの臓器が共通のメカニズムで疾患の影響を受けていることを強調していたからです。ムコビシドーシスは、米国では 20 年以上にわたり一般的に使用されていましたが、ヨーロッパでは今でもしばしば使用されています。

第二次世界大戦中の緊迫した状態が多くの研究者を小児科から遠ざける方向に向かわせましたが、大戦の終了直後には嚢胞性線維症の研究は急速に成長しました。Andersen 博士は 1946 年、嚢胞性線維症の子どもをもつ家族の詳細な研究を発表し、それが単一遺伝子障害であることの最初の説得力のある証拠を提供しました。しかし彼女は、環境要因（おそらくビタミン A 欠乏症）がこの病気を引き起こしたと確信していました。ある意味では彼女は正しかったともいえます。現在、嚢胞性線維症を患っている子どもは、環境因子である細菌感染の繰り返しに続発する呼吸不全で死亡しているからです。未知の環境因子が重度の肺疾患を引き起こす可能性があることを深く疑っていることを考えると、Andersen 自身がヘビースモーカーであり、肺がんで死亡したことは皮肉なことでした。

次の大きな前進は 1953 年、豊かなイタリア人家族の御曹司であった Paul di Sant'Agnese（ポール・ディ・サンタニェーゼ）博士が、ニューヨークで Andersen 博士と働くことになるときに訪れました。そこでこの疾患では異常に塩辛い汗が出ることが根本的な原因に繋がっていないかどうかを指摘できるかどうかと、博士に疑問を投げることになりました。彼と仲間の研究者は、疾患に罹った子どもの汗の塩分濃度が、影響を受けていない子どもよりも 5 倍高かったことをすぐに示すことができました。これにより、比較的単純ではありますが識別性の高い診断テストを開発することができ、膵臓の問題を抱えた幼児に嚢胞性線維症やその他の栄養失調があるかどうかも判断できました。何世紀にもわたる理学所見の観察のみによる診断が、新たに臨床化学的手法によって定量化できるようになったのです。汗検査はすぐに嚢胞性線維症の決定的な診断テストになりました。しかし、汗検査は比較的費用がかかり、実行に時間がかかり、結果は生後 1 日では必ずしも正確ではないため、出生時にすべての赤ちゃんを検査する

ために使用することには向いていませんでした。

1970年代後半に、嚢胞性線維症の幼児の血液中でトリプシノーゲンと呼ばれる膵臓のタンパク質が上昇したことを発見した科学者は、すべての乳児から採取した血液サンプル中のトリプシノーゲンをより正確に低コストで定量することのできる臨床検査法を開発し、新生児の遺伝スクリーニングプログラムの一部として組み入れました。すべての子どもの間でこのタンパク質の分布を調べることにより、彼らは99パーセンタイル以上の血中トリプシノーゲンレベルを有する者が嚢胞性線維症を有する可能性が高いことを示しました。嚢胞性線維症患者の支援団体は、免疫反応性トリプシノーゲン試験（IRT）をすべての赤ちゃんをスクリーニングするために使用し、99パーセンタイル以上の免疫反応性トリプシノーゲン試験結果を有する患者は、診断学的ゴールド・スタンダードである汗検査を受けなければならないと提案をしました。

1982年にコロラド州は新生児スクリーニングプログラムに免疫反応性トリプシノーゲン試験アッセイを組み入れた最初の州となりました。次の20年で、コロラド州を筆頭に約10の州が続いてこの検査を組み入れましたが、米国疾病予防管理センター（CDC）の専門家集団が、新生児プログラムに嚢胞性線維症スクリーニングを追加することを勧告したのは2004年であり、以降、全米であまねく検査が実施されるようになりました。

上昇した免疫反応性トリプシノーゲン試験が実際に嚢胞性線維症に起因することを確認する手順は、州によって異なります。2005年頃までは、出生後約2週間に実施された汗検査は診断と見なされましたが、現在ほとんどの州のプログラムでDNA検査が行われています。DNA検査の1つの問題は、1000を超える嚢胞性線維症遺伝子のすべてを検出することは経済的に高価すぎるということです。最も一般的な30種類の変異を探しているパネルの使用実績によれば、まれではありますが、罹患した子どもの診断に失敗することがあります。臨床的観点から見ると、表現型を直接見る「汗検査」は依然としてより敏感な検査といえます。

1949年に嚢胞性線維症で生まれた子どもの平均余命は13か月程度でした。1954年までに、平均余命は4年に延長されました。これは、新たにこの病気と診断された子どもの両親に伝えるには残酷な事実でしたが、それでもまだ平均余命の延伸は目覚ましい飛躍を遂げたのです。大きな改善の理由は抗生物質の出現でした。1940年代前半には、一握りの医師だけが、米軍から厳重にロックされた入れ物に入った貴重なペニシリンを供給され、国が供給を管理していました。嚢胞性線維症の症状を呈する小児の肺感染症を治療するためにペニシリンを使用したとき、彼らは迅速な効果に驚きました。第二次世界大戦の終結後、抗生物質がより容易に入手できるようになったので、医師は初めて親に一筋の光明を与えることができました。

嚢胞性線維症で子どもを治療する闘いのもう一人のヒーローは、クリーブラン

ドで働く小児科医の LeRoy Matthews です。 1954 年、彼はこの病気の子ども
の積極的な治療に特化した診療所を開設した最初の医師のうちのひとりになりま
した。彼は、過剰な粘液（囊胞性線維症の子どもは粘液が過剰なために咳をする
のが困難）による気道閉塞を軽減し、すべての感染症に対抗することによって囊
胞性線維症の寿命を大幅に改善でき、実際驚くべき生命予後の延伸がその効果と
して明らかになりました。翌年、囊胞性線維症財団が誕生し、国際組織へと展開
してゆきました。これは、遺伝性疾患の治療の歴史における最も重要な進展の 1
つです。長年にわたり、財団は有力かつ効果的な主唱者となり、影響を受けた子
どものケアを改善するために何百万ドルもの研究費を調達し配分しました。その
中心的な活動は、囊胞性線維症専門クリニックを開発しサポートすることでした。
結果は患者とその家族にとって喜ばしいものでした。

　1954 年から 1980 年にかけて、これらの診療所のケアの質の向上と、毎日肺
機能を最大化するため理学療法を行うのに多くの時間を費やした肉親の疲れを知
らない努力のおかげで、囊胞性線維症で生まれた子どもの平均余命は着実に延伸
しました。早期診断、栄養管理の大幅な改善、肺炎のリスクを減らすための積極
的な取り組み、そしてますます増え続ける抗生物質の寄与がこのような平均余
命の改善の主たる貢献要因でした。 22 人に 1 人の白人が突然変異した遺伝子を
1 コピーもって生まれる英国では、囊胞性線維症をもつ人の全国的な生存率のデ
ータを長い間まとめています。 1960 年には、囊胞性線維症で生まれた子どもの
40％が最初の誕生日前に死亡しましたが、1970 年には幼児期に死亡したのはわ
ずか 16％で、1980 年には 4％に減少し、1990 年にはわずか 1％でした。この
素晴らしい進歩は大きな変化をもたらしました。囊胞性線維症は「幼児期の急性
疾患」ではなくなりました。それは若い成人の慢性疾患として位置づけられるよ
うになったのです。英国の 1960 年から 1990 年までの 30 年間で、平均余命は
10 歳未満からおおよそ 40 歳にまで延伸しました。

　囊胞性線維症をもつ子どもの親は、膵臓によって分泌された消化酵素がどのよ
うに食物を消化するかに精通するようになりました。Margaret Harper の足跡を
たどり、彼らは低脂肪食に強く執着しました。彼らの子どもたちを肺炎から守る
ために、毎日、子どもたちの背中を穏やかに叩いて、肺の粘液を喀出しやすいよ
うにして取り除くのを介助しました。医師は子どもたちに予防的に抗生物質を服
用させた結果、感染の徴候に著しい効果を発揮しました。まず、英国で、そして
世界中で、新しい囊胞性線維症センターは専門家による包括的なケアを子どもた
ちに提供することに焦点を合わせました。

　しかし、新たに 1980 年代に囊胞性線維症の子どもが生まれた両親は、患児た
ちが生存するために絶え間ない闘いに陥り閉じ込められていたことに気づきまし
た。これは本当に心理的負担になっていたのです。私が最初の医学生であった
1981 年のある日、私は小児科の教授と一緒に病棟回診をしたときのことです。

教授がいつになく陰うつな表情を浮かべていましたので、私はどうかされたのか
と尋ねたところ、彼の患者の1人、12歳の嚢胞性線維症の少女が数時間前に亡
くなり、ひどく取り乱した父親が病院の屋上から飛び降り自殺を試みたというの
です。警備員は父親を取り押さえなければなりませんでした。

　1990年代には平均余命の伸びが減速するようになりました。主な理由は、よ
り一般的な細菌感染を抗生物質が克服するにつれて、より異種の細菌や、しばし
ば薬物耐性の菌株が患者の肺に定着したことでした。最も有名なのは緑膿菌で、
嚢胞性線維症は大人の命を確実に奪いました。過去40年間に嚢胞性線維症とそ
の家族の生活の質は大幅に改善されましたが、その障害と戦うためにはまだ大き
な肉体的かつ感情的な、苦労に耐える気力が必要です。典型的な患者の場合、蓄
積された粘液の気道をきれいにするために高度に編成された一連の操作（姿勢排
水）で1日3時間以上を費やすことがあります。肺炎は絶え間のない脅威であり、
患者は頻繁に入院を強いられるのです。

　嚢胞性線維症を征服しようとする最も勇敢な努力は、肺移植による治療でした。
嚢胞性線維症を有する患者のための最初の肺移植は、1983年にピッツバーグ大
学で行われました。それ以来、外科手術技術および臓器拒絶の制御が着実に改善
されてきました。 2008年には米国で1221件の肺移植手術が行われましたが、
そのうち嚢胞性線維症を有する患者に対する適応は約15％でした。ヨーロッパ
の多くの治療センターでは、肺移植手術は高度に熟練された形で提供されますの
で、この方法も嚢胞性線維症患者にとって最も一般的に行われます。 嚢胞性線
維症の「究極の治療法」として説明されているこの非常に高価で非常に困難な介
入が患者に正当化されるのに十分な利益を与えたかどうかについては論争が沸騰
しています。最初の10年間で、術後1年の死亡率や移植された肺生着不全率は
低くはなかったのです。しかし2000年以降、このデータはより多くの希望を提
供しています。「移植の1年以内に患者の5％から10％が死亡しますが、5年後
でもほぼ80％が生存しています」。チューリッヒ肺移植計画による1992年から
2009年の嚢胞性線維症治療を受けた100人の患者の最近の報告では、時間の経
過とともに生存率が著しく改善されました。 2000年以前に行われた症例は85
％の1年生存率と60％の5年生存率を有し、2000年以降に行われた症例では1
年生存率は96％、5年生存率は78％という結果でした。

　残念なことに、肺移植は嚢胞性線維症の根治療法ではありません。移植が成功
すれば、患者は数年にわたって肺機能の大幅な改善を享受するでしょう。しかし、
肺移植を受けた患者は、日常生活のQOLを損なう重大な課題に直面しています。
胚移植の最大の制限は、すべての実質臓器移植プログラムの妨げとなっているも
のと同じなのです。すなわち新しい肺を必要な患者よりも臓器提供者の数がはる
かに少ないという問題です。英国では、1990年に40人の嚢胞性線維症患者が
肺移植を受けました。英国で嚢胞性線維症をもつ成人人口の規模が拡大し続けて

いる現在、新たな治療法がない限り、毎年約100人から120人の嚢胞性線維症患者に肺移植が必要となるという予測があります。彼らは他の病気の患者とこれらの臓器の入手を競うことになってしまいます。ドナーの肺が必要な嚢胞性線維症患者の半分以下にしか利用できないことはほぼ確実です。残りの患者は、この究極の贈り物を待つ間に死ぬことになるのです。

　米国では、臓器調達移植ネットワーク（OPTN）が提供臓器の配分を監督しています。その配分規則の1つは、12歳以下の小児に肺移植が必要な場合、12歳以下の死亡した子どもから寄贈された肺を受けなければならないということです。これは大部分が大人の肺が子どもの胸に安全に移植するには大きすぎるためです。肺の移植リストに載っている子どもの多くは、嚢胞性線維症に苦しんでいます。ある人々は、このルールが、嚢胞性線維症がある子どもが必要とする肺移植を受ける機会を減らすことに作用し、実際には死を早めると考えています。最近、嚢胞性線維症をもつ10歳の重篤な子どもの両親は、法廷で「12歳以下のルール」に挑戦しました。司法上の決定が下される前に、2人の異なる成人ドナーから2つの肺の移植を受けました。10歳という年齢は移植臓器サイズのミスマッチのケースであることを認識しつつも（一部の子どもは大人の肺または部分的に切除されたものを受け入れるのに十分な大きさかもしれません）、臓器調達移植ネットワークは現在その方針ルールの見直しを検討しています。2013年の時点では、12歳以下で肺移植を待機している患者はわずか30人だったのです。このことも小児の嚢胞性線維症管理における大きな進歩を反映しています。

　1989年に、現NIH長官であるFrancis Collinsが率いるグループが嚢胞性線維症を引き起こす遺伝子突然変異をクローニングし、この疾患に関する研究の新しい時代を切り開きました。嚢胞性線維症で見られるすべての突然変異の70％は、フェニルアラニンのただ1つのアミノ酸をコードする3塩基対のDNAの欠失を示していますが、最終的には異常タンパク質を引き起こしたのはフェニルアラニン508番が欠失した単一の特定の変化によるもの（ΔF508）であることがわかり、それが膵臓と肺の上皮細胞に不適切な形状と位置を有することが問題となっており、この病気を引き起こした欠陥がクロライドチャネルの機能を調節するうえで重要な役割を果たしていることがついに判明したのです。「塩辛い汗」には重要な意味があったのです！

　1990年代初頭には、新生児の嚢胞性線維症の診断を確認し、成人にキャリアテストを行い、出生前診断を行うためにDNA検査を使用することが可能になりました。これらの検査がより普及するにつれて、医師などは、この疾患で生まれる子どもの数を減らすことにどのような影響があるのか疑問に思っていました。これまでに、嚢胞性線維症の新生児スクリーニングと出生前診断の10年以上の累計を見る限り、罹患した子どもの生存出生の発生率の変化に関する研究は、予想とは矛盾した結果を示しました。マサチューセッツ州は減少を報告しているも

のの、コロラド州では減少を示していませんでした。イタリアのある地域では24%の減少が報告されていましたが、別の地域ではわずか4%の減少しか見られませんでした（誤差の範囲内）。このような傾向が出た理由には、新生児スクリーニングそのものが、出産の発生率を約15%低下させていることに関係があるようでした。おそらく、妊娠ごとに直面する、4回のうち1回は病気をもつ子が産まれるという両親への警告のためと考えられます。ほとんどの場合、リスクにさらされている親は、その後の妊娠で運を天にまかせることはしません。そのような場合、通常親たちはさらなる妊娠をあきらめるようになりました。出生前診断を行い、罹患胎児の中絶を行うことはまれです。また主な理由の中には、たいていの親は最初に生まれてきた患児をいつくしんで世話をしているため、さらに罹患児を妊娠したときに人工中絶に対して気が進まないということがあるかもしれません。さらに、嚢胞性線維症は脳損傷を引き起こすものではなく、より治療可能な疾患になることを望む十分な理由があります。嚢胞性線維症財団は、疾患に罹った胎児の出生前診断と選択的中絶を容認していません。

　1989年の嚢胞性線維症遺伝子のクローニングは、臨床上および生物工学産業において、問題となるクロライドチャネルの欠陥を治療するための新薬の開発に向けて大きな関心を喚起しました。NIHと多くのバイオテクノロジー企業と製薬企業は、1990年代に改善のための様々な治療法や遺伝子治療の場合、嚢胞性線維症を完治するために数千万ドルを費やしました。1994年にCEOに就任したNIHの元生化学者Robert Beall博士の指導のもと、現在影響力のある嚢胞性線維症財団が治療法開発支援のための努力を倍増させたのはこの時代でした。Beallは、嚢胞性線維症患者の細胞の内外をまたいで、あるいは内側や外側に作用して塩素イオンの流れを改善するような薬剤を何十万もの異なる分子をスクリーニングする新しい技術（High throughput screening）に大変感銘し、その後ノーベル賞を受賞するRoger TsienとサンディエゴでAurora Biosciencesという会社を立ち上げ、それに取り組んでいます。1998年、Beallは、嚢胞性線維症財団がAurora Biosciencesでの嚢胞性線維症研究に資金を提供するために200万ドルのグラント（科学研究費補助金）を与えるように手配しました。しかし、彼は嚢胞性線維症の薬を見つけて開発するコストはそれよりはるかに大きいことを知っていました。1999年、BeallはMellinda and Bill Gates FoundationのトップであったWilliam Gates, Sr., にアプローチし、経口摂取可能であり、嚢胞性線維症の子どもの体内のすべての細胞に到達し、正常なイオンチャネル機能に戻す、小さな分子を開発するという彼の夢を共有しました。数週間後、財団はAurora Biosciencesの嚢胞性線維症プロジェクトに2000万ドルを拠出しました。嚢胞性線維症財団はさらに1700万ドルを拠出しました。さらに、これまでになかった資金調達努力が始まり、その後3年間で3億ドル以上の研究費が賄われています。

276 第11章

　優秀な資金調達があっても、Aurora は大きな課題に直面しました。*CFTR* 遺伝子 *(Cystic fibrosis transmenbrane function regulator : CFTR)* には、文字通り何百もの異なる突然変異があり、（2つの変異の組み合わせで）嚢胞性線維症を引き起こすことができます。最初の課題は、様々な突然変異の影響を深く理解することでした。時間の経過とともに、様々な突然変異は、クロライドチャネルに対する突然変異の影響に応じて、一般におおよそ3つの広いカテゴリーに分類することができることについて科学者のコンセンサスが得られました。これは、新薬探索のための化学的アプローチの指針を示すのに役立ちました。彼らは、ゲーティング機能が増強された化合物を「増強剤」と呼ぶ一方で、小胞体を通じたタンパク質の移動を助け、細胞が「補正因子」に属する部分に到達する化合物を「増強剤」と呼ぶ一方で、小胞体を通じたタンパク質の移動を助け、細胞が「補正因子」に属する部分に到達する化合物を「修正剤」と呼びました。特定の遺伝子変異を標的にした固有の創薬は実に大変な作業です。Aurora は何十万もの化合物をスクリーニングし、有望と思われるものをいくつか特定することができました。しかし、スクリーニングは薬物開発の多くの段階のうちの最初のものの一段階にしか過ぎませんでした。約束のヒントをもつ分子は、創薬化学者メディシナル・ケミストの魔術によって「ヒット化合物」の構造情報をもとに、メチル基をここに加えるか、あるいはそこにリングを閉じるかなどの密接な研究を通じて、スクリーニングによって同定された化合物に磨きをかけてゆく作業へと続きます。

　2001年、ケンブリッジのバイオテック企業、Vertex Pharmaceuticals が Aurora Biosciences を買収し、さらに研究開発を推進しました。10年の努力の中で、Vertex の科学者たちは、機能不全のタンパク質の形状に対する様々な突然変異の影響を注意深く研究しました。この1つの側面は、結晶化したタンパク質の三次元構造を調べることでした（Watson と Crick が1953年に DNA の二重らせん構造を推定するのを助けた技術と同じテクニックで多くの洗練された技術からなる）。彼らはそこから、分子内の欠陥を補償する方法でタンパク質と相互作用するものを見つけるために、何千もの異なる小分子を作り出したり、その効果を調べたりしました。

　2007年までに Vertex の研究チームは VX-770 と呼ばれる化合物を大幅に進化させました。大規模な前臨床試験により、この分子は2つの動物種で毒性がなく、嚢胞性線維症を有する成人の小規模な初期のヒト試験において安全な化合物である可能性が示されました。2010年第 I 相試験で VX-770 を使用した科学者は、*The New England Journal of Medicine* で結果を報告しました。いくつかの異なるセンターで働く主要研究者は、短期プラセボ対照試験で少なくとも1つの G551D 突然変異（VX-770 に最も反応性が高いと思われるもの）をもった嚢胞性線維症をもつ39人の成人患者を登録していました。試験は2段階で実施されました。第1段階では39名の被験者を小グループに分け、盲検的に3種類

の新薬またはプラセボのいずれかを 14 日間投与しました。次に、グループには、2 つのより高い用量の薬物またはプラセボのうちの 1 つをさらに 14 日間与えました。

　これは主に安全性研究であり、研究チームは各対象について広範な臨床データと生化学データを収集しました。全体的に、解析結果によれば、この新しい分子をよく許容していました。副作用により臨床研究から脱落した対象者は 1 人もいませんでした。安全性研究に加えて、研究チームは、この薬物が臨床的有効性の約束を示したかどうかについてのいくつかの示唆を与えるかもしれない多くの「副次的な」エンドポイントを研究しました。とりわけ、彼らは、鼻上皮細胞における塩化物イオンの流れと、各被験者が生み出すことができる強制呼気量（肺機能の実用的な尺度）とを検討しました。治療群はプラセボ対照群と統計的に異なる結果を示しませんでしたが、特定の被験者の間に時間の経過とともに改善の徴候が見られました。 Vertex は、VX-770 の有効性をより完全に評価することを目的とした、より幅広い、より長期の研究を進めています。

　2011 年 11 月、STRIVE 研究の主任研究者は、12 歳以上で少なくとも 1 つのいわゆる G551D を有する 161 人の嚢胞性線維症患者の試験結果を報告しました。この一見わかりにくい用語（G551D）は、単に遺伝子変異により置き換わるアミノ酸を示す一種の生化学的な略語です。科学者たちは、タンパク質を構成する 20 の必須アミノ酸を表す 20 文字の文字を割り当てていて、G はグリシンを表し、D はアスパラギン酸を表す決まりになっています。G551D は、正常なタンパク質とは異なり、嚢胞性線維症患者のクロライド膜貫通型機能調節因子（CTFR）遺伝子のタンパク質産物を構成するペプチド鎖の 551 位に単一のアミノ酸変化が現れることを意味しています。

　48 週間の研究では印象的な結果が得られました。研究者たちは、肺機能の検査指標の 1 つである FEV_1 で測定した肺機能の正味の*増加*を 10.5 ％と報告しましたが、嚢胞性線維症患者が毎年肺機能の平均 2 ％を失うことを考えると驚異的な改善効果でした。肺移植を受けた少数の患者を除いて、肺機能の改善はこれまで決して観察されていませんでした。この改善が G551D 突然変異を有する患者の寿命と生活の質に与える影響を決定するまでには、長年かかりますが、両者を適度に改善することはおそらく可能であると考えています。

　現在、Kalydeco と呼ばれているこの薬の効果は、考えてみると魔法のようなものです。 CFTR タンパク質は 1480 アミノ酸長の大きなタンパク質です。しかし、Kalydeco は、（551 番目で）単一のアミノ酸変化で惹起されるクロライドチャネルの機能異常に正の変化を及ぼしたのです。どうやってそんなに小さな変化がそのようなタンパク質全体の機能に決定的な結果を引き起こすことができるのでしょうか？ その答えを理解するためには、タンパク質ではアミノ酸が鎖状でまっすぐな線状にはなっていないことを覚えておく必要があります。低分子化合

物が生化学的な日常の決まりきった雑事をできる理由は、しばしばタンパク質が他のタンパク質や小分子との局所的な相互作用が起こる「空間」となるポケットを含む、整然と組織化された三次元構造に折り畳まれていて、そのようなポケットに低分子が入って結合するからです。したがって標的タンパク質がわずかに「ミスフォールディング」があれば、その場合には開発した薬の機能を果たす能力は著しく損なわれる可能性があるのです。

　Vertex が嚢胞性線維症を扱うことで製品収益の最初の1ドルを生み出すまでに、10 年以上、約 10 億ドルかかりました。 Vertex は現在、完全に統合された製薬会社であり、タンパク質の基本的な分子欠陥を修正するための最初の薬物を開発した会社であるといっても過言ではありません。G551D 突然変異は「嚢胞性線維症をもつ子どもの 4％程度」にしか見られないものの、嚢胞性線維症財団の人と嚢胞性線維症の家族は至るところで有頂天となりました。突然変異を修正する分子を見つけることができれば、同じアルゴリズムで他の変異を修正する分子を見つけることができるはずなのです。

　オーファン病の治療法を開発するうえでの多くの課題の1つは、病気の原因となるスコアまたは数百の異なる突然変異があることです。 嚢胞性線維症は、ΔF508 欠損と呼ばれる3塩基対の欠失によって説明される「各変異体対立遺伝子の 70％」（各患者は各親から2対1をもたなければならない）が 2000 年に報告された変異の珍しい G551D 突然変異はそれほどまれではなく、すべての嚢胞性線維症アレルの 4％を占め、ΔF508 欠損の次に多い「準優勝者」でもあります。

　Kalydeco は、2012 年第2四半期に米国の患者に提供されました。 その後、欧州の規制当局も販売を承認しました。薬物を服用している患者がどのようにして時間をかけてフォローされるかについてはまだ誰も知りません。Vertex の科学者たちは、嚢胞性線維症の治療だけでなく、他の多くの遺伝性希少疾患の治療法にも新しい道を開いているようです。彼らは、経口で投与することができ、吸収されたあと、特定の細胞の表面に到達し、病気の原因となっている異常タンパク質と相互作用することによって、その機能がよりよく発揮することができる低分子医薬品を開発することが可能であることを示したのです。

　Kalydeco の開発は、別の面で並外れていました。 Vertex は、世界最大かつ最も洗練された非営利のオーファン病のグループの1つである嚢胞性線維症財団と提携して、この薬剤を開発しました。 嚢胞性線維症財団は 15 年間で約1億5000 万ドルを開発に費やし、その権利そのものには決して価値がないかもしれないことを承知のうえで、薬の販売による利益のロイヤルティ権を受け取りました。2014 年 11 月 19 日（FDA が Kalydeco を承認してから2年足らず）、*The New York Times* の一面記事によれば、財団はそのロイヤルティに対する権利を 33 億ドルで売却しました。時間の経過とともに、財団はその金額をかなり上回っていたかもしれませんが、すぐにお金が欲しかったのです。推論は簡単でした。

財団は、Kalydeco から恩恵を得られなかった何千人もの嚢胞性線維症患者を助けるためにできるだけ早く動くために多くのお金を入れたいと思っていました。この総額は、嚢胞性線維症財団を即座に、単一遺伝子疾患に主に関わる他の基礎のレベルをはるかに上回る富のレベルに突き進めました。

　Kalydeco で達成された初期の臨床結果は非常に印象的で、2015 年連邦通信委員会のメッセージでは、オバマ大統領が嚢胞性線維症（CF）の話題を具体的に扱い、何百万ドルもの精密な分子医学の分野を拡大するための研究に対して議会は数百万ドルの資金提供を承認するべきであると演説しました。

　嚢胞性線維症財団は、嚢胞性線維症をもつ患者を支援するための最も強力な研究団体としての役割を果たすだけでなく、ベネフィット・フィランソロピーのコンセプトを開拓しました。過去の患者基盤は慈善団体として運営されていました。これまで研究者に助成金を授与できるグループは、一般的にとくに見返りを求めることがない研究費を学術研究者に配分していました。　嚢胞性線維症財団は、他のいくつかの企業を巻き込みながら、財務資源の一部を元に大小のバイオテクノロジー企業とのパートナーシップの活動をますます広げていきました。そうすることで、彼らに最も関心のある研究分野を進歩させ、成功すればドルが彼らに戻ってさらなる活動を可能にする展望が開けるのです。

　G551D 突然変異のために Kalydeco が嚢胞性線維症をもつ人々にもたらす有益な効果は、Vertex が、より一般的な F508 突然変異（CFTR タンパク質から単一アミノ酸の喪失を引き起こす）を有する患者に対して同じ効能を達成できることを示唆しました。第Ⅱ相（用量範囲研究）で作成されたデータから、Kalydeco を投与した場合、lumacaftor と呼ばれる第 2 の化合物が、508 の突然変異を有する患者の肺機能を 56 日後に 8％程度改善するという予備的証拠が見出されました。これは、lumacaftor の有効性の妥当性を導き出すには時間が短すぎるものの、嚢胞性線維症における最も一般的な突然変異を有する患者における 2 つの薬剤の有効性を調査するための臨床試験を実施することが奨励されました。

　2014 年 6 月、Vertex は、F508 の突然変異の 2 つのコピーで生まれた 12 歳以上で 1000 人以上の嚢胞性線維症患者に関与する 2 つの臨床試験（TRANSPORT と TRAFFIC と呼ばれる）から現在までの結果を発表することにより、バイオテクノロジーの世界を興奮させました。プラセボと比較して、2 つの薬剤は、肺機能を統計的に有意に（2％〜3％）改善し、統計学的に有意な入院治療の減少を達成するという試験の目標を遂げました。　Kalydeco は世界で約 2000 人の患者に役立つように設計されていますが、FDA の承認を得れば 2 つの治療法が何千もの患者に使用され、収益が大幅に増加する可能性があります。発表当日、同社の未来をこの臨床試験に賭けた Vertex は、株価が 40％上昇し、数十億の価値が上昇したのを見たのです。

Kalydeco と lumacaftor の開発につながった研究を補完するいくつかのエキサイティングな研究があります。いくつかの研究グループは、変異した CFTR タンパク質に作用してもう少し活動を促進する「補正因子」を開発しようとしています。 1 つの小分子（Corr-4a と呼ばれる）は、V232D 変異を有する細胞において機能を改善しましたが、これはスペインの嚢胞性線維症患者に共通するものでした。非常に多くの異なる嚢胞性線維症変異が存在するため、最終的にそれぞれの突然変異ごとに特異的な薬物が必要となるかもしれませんが、それは突然変異がクラスター化されている可能性もあります。すなわち、それら複数の変異が引き起こす欠陥は、すべての同じ薬物で有効性が出る可能性もあるかもしれないグループとして分類されうるという考えです。もしそういうことがあるとすれば、小分子で有効性を普遍的に出すのは本当に難しいでしょうが、新しい遺伝子編集技術（次の章で述べます）を利用すれば効率的な戦略を提供するかもしれません。さらにもう 1 つのアプローチは、RNA 転写機構を突然変異させトリッキングすることによって、CFTR タンパク質の製造を止めてしまう「停止コマンド」の突然変異を克服してしまう小分子（同様の効果を有するよく研究されているアミノグリコシドを含み、そのうちのいくつかは抗生物質として使用されている）を見出すことによって、DNA からの指示を停止させることなく読み続けるようにすることです。

　2 剤併用療法が、嚢胞性線維症の進行を遅らせ、寿命を延長させる可能性を示した Vertex の成果は素晴らしい知らせではありますが、一方で治療コストをめぐる激しい議論をもたらす可能性があるでしょう。米国では、FDA がこれらの医薬品を承認し、ほとんどの保険会社が各患者の薬の費用について年間約 30 万ドルを支払うことになる可能性は高いのですが、他の国々ではあまりに効果に対するコストが高すぎると判断する可能性があります。例えば、英国の薬剤規制当局である NICE は、薬物が生活の質を著しく向上させ、生存期間を延長することが説得力をもって示されるためには、治療コストに対して十分な長期臨床データが提示されているかどうかを判断する必要があると考えています。

第12章

次に来るもの
画期的治療法

これまでのところ、研究にも取り組む臨床医たちは、特定のヒト遺伝子内の変異と関連が明確な表現型を7000種ほど（異なる複数の症状群）を同定しています。それらの多くの表現型は認識可能ではありますが、大半は良性の遺伝子変異によるものです。例えばBrachydactylyタイプDという病名は短い親指を記述するために使用される疾病分類学的な用語ですが、遺伝学用語では*HOXD1*遺伝子の変異によって引き起こされ、常染色体優性として子孫に伝達されます。他の疾患の表現型のいくつかは、遺伝子変異を有する人が特定の環境トリガーを経験した場合にのみ（*G6PD*欠損症の患者が、ソラマメを摂取するなど）病魔に苦しむことになるのです。

何百もの単一遺伝子疾患のかなりの部分は非常に希少な疾患であるため、現在の商業的薬物開発モデルでは、製薬企業が治療法を開発するのにあまりにも巨額の費用がかかり採算があわない可能性が高いのです。例えば、保因者のカップルが子どもをもうける際、子どもが病気を抱えて生まれてくる危険性を警告するスクリーニングプログラムの成功のおかげで、テイ–サックス病の子どもたちは毎年約10人程度しか米国では生まれなくなりました。この疾患のネコを用いた疾患モデルにおける遺伝子治療の研究は、奨励はされてはいるものの、そのような少数しかいない患者の周辺に、企業が社運をかけて創薬努力を正当化する経済的に実行可能なモデルを構築することは難しいのです。超希少遺伝性疾患（私が最後の章で触れる話題）をもつ人を治療するための取り組みに対応するためには、新しい財務上および規制上のアプローチが明らかに必要です。1つの可能な解決策は、非営利団体が下流のロイヤルティ権と引き換えに特定の企業プロジェクトに資金を提供する、さらには患者グループとバイオテク企業との間のまったく新しいパートナーシップを創出することが必要と思われます。

過去においては、希少で小規模な、ときにはあまりにも少ない患者数の治療不能な疾患への新薬開発は大きな経済的挑戦であったにも関わらず、今日では、そのような希少疾患のための新薬の開発については、バイオテクノロジー産業およ

び大規模製薬産業には前例のない関心が盛り上がっています。ゲノムシーケンシング技術とバイオインフォマティクス技術の驚異的なパワーは、今日でも患者を見つけることが困難な数多くの疾患および症候群のために、いってみれば、干し草（病気を引き起こす突然変異）の中から1本の針を見つけるような作業を、多数の病態や疾患や症候群で一遍に実行することができるようになったということです。そのため、遺伝子の突然変異から確実に知ることができる疾患の数は今後も増加し続けるだろうと思われます。シンドローム（表現型＝複数の身体所見の集合）とDNAの特異的な変異との相関関係を見出すことは希少疾患の正確な診断に繋がる点で大切な時期にきているということです。研究者は古代における臨床現場での謎を素早く解決していくことができるようになったのです。いくつかの例を挙げてみます。

1980年代に、私は重度の知的障がいをもつ約800名の成人のケアを担当する臨床チームを指導していましたが、現場ではしばしば神経学的な問題の原因を理解することが困難な状態でした。私のチームは、ボストンの教育病院の専門家との協議をする機会には恵まれていたのですが、それでも患者のうち、半分にも満たないかなり少ない数でしか診断できませんでした。たとえ診断できた場合でも、私たちはその患者に疾患名のラベルを貼る程度のことしかできなかったのです。30代の若い女性で、非常に小さい頭、平らな頬骨、目の周りのいわゆる内眼角贅皮、幅広な手の親指と足の親指をもった患者さんのことをいまでも思い出します。彼女には重症の精神的な障がいがあり、話すことができませんでした。彼女は、1963年にJack Herbert RubinsteinとHooshang Taybiの2人の医師によって、最初に特徴づけられた患者グループの臨床的な複数の症状の特徴によくマッチしました（このようなことをケースマッチングと呼びます）。彼女の身体的病態は、彼らが記述した患者グループのものと酷似していたので、医師と患者、この場合は患者の家族は、未診断の疾患に疾患名がついたということだけでも心の安寧を得たのです。ヨーロッパの進歩的な研究グループは、このような人のグループから血液を採取し、その約半数の症例がCBPと呼ばれるタンパク質をコードしている遺伝子を含む第16番染色体の短腕のある部分に変異が集中していることが1995年になって初めてわかりました。それがRubinstein-Taybi症候群と命名されるようになるまでは、このように疾患原因遺伝子が同定され、正確な診断がつくことなど夢にも思いつかなかったのが現実でした。今日私たちは、CBP遺伝子の突然変異が疾患の約半分を引き起こすことを理解するに至りました。また最近になって、他の遺伝子の突然変異が、CBPの変異を原因としない残りの症例の大多数を引き起こすことも併せてわかるようになりました。

どんなに鋭い医師が理学所見のチェックや臨床検査あるいはイメージング技術を駆使して遺伝子診断を正確に行うことができたとしても、実際の病気の分子論的なメカニズムが未知のままで残っていることがよくあります。遺伝性難聴およ

び色素性網膜炎は、類似の症状をもたらす多くの異なる遺伝子における突然変異によって引き起こされる比較的一般的な遺伝的疾患の例といえます。ここ数年の間に、DNA 配列決定技術は成熟して、メカニズムに関わる突然変異を正確に同定することができるようになりました。研究医は、「全エクソーム配列決定」の解析が一般化して増加するに伴い、分子診断技術を急速に改良してきました。いうまでもなく分子診断は治療法を開発するための第一歩となります。

分子レベルで疾患を理解するための新しい遺伝子解析ツールの応用のパラダイムは、ヒューストンの Baylor College of Medicine の卓越した臨床遺伝学者 Jim Lupski 博士によって例示されました。2010 年、彼は自分の家族の臨床的問題を解決するためにこれらのツールを使用しました。Lupski 博士は長い間、シャルコー–マリー–トゥース病（独立して最初にそれを記述した 3 名の医師の名前を冠した）のある病型の 1 つに罹っていることを長い間知っていました。この病気は末梢神経の遺伝性疾患なのですが、彼と自分の家族が 3 世代にわたって家族歴を見直したとき、非常におかしなことに気がつきました。彼の父方の祖母は長生きしましたが、手首に軽い神経障害をもっていました。彼の父親はやや広範囲の神経障害をもっていましたが、まだきわめて軽度の「斑状の」神経障害でした。しかし、8 人の成人の子どものうち 4 人には病気の証拠は見つからず、他の 4 人には Lupski 博士を含め、何らかの身体の病的所見がありました。Lupski たち、Baylor の研究者たちは、第 5 番染色体上の SH_3TC_2 と呼ばれる 1 つではなく 2 つの異なる突然変異が、それぞれ異なる臨床症状を有する Lupski 博士の家族の間で「共有」していることを決定するために遺伝子配列決定ツールを使用しました。SH_3TC_2 遺伝子にある変異の一つである $Y169H$ の単一コピーは、軽度の障害を引き起こし得ますが、他の変異である R954X の単一のコピーは、それ自体では異常を引き起こさないことがわかりました。Lupski 博士の父親と父方の祖母は、支配的な障害として振る舞う $Y169H$ の単一のコピーのキャリアでしたが、$R954X$ の単一のコピーは良性の変異体として現れました。この 2 つの突然変異が起こると、臨床医の分類でいうところの常染色体劣性疾患としてより重大な障害を引き起こしました。

新しいシークエンシング技術の進歩がどのように診断に革命をもたらしたかについては、最近の例ではミトコンドリアの世界的な専門家のひとりである Vamsi Mootha が率いるハーバード大学医学部の論文の中で明らかにされています。その臨床的提示はミトコンドリア機能不全の疾患である可能性が最も高いと思われる希少疾患を有する 102 人の患者の分子分析を報告したものでした。ミトコンドリアは、細胞にエネルギーを供給するために非常に重要な役割を果たす小さなゲノムをもつ細胞内小器官（オルガネラ）です。とりわけ、子どものミトコンドリア障害は筋肉の衰弱および疲労を示すことが多いのですが、Mootha のグループは、ミトコンドリアゲノムとミトコンドリア機能に関連するタンパク質をコー

284　第 12 章

ドすることが知られている約 1000 の核内遺伝子をミトコンドリア機能不全の患者で配列決定しました。 DNA シークエンシングを用いて、彼らはミトコンドリア障害に罹患していると診断された 18 人の小児のうち 17 人に突然変異を見つけることができました。より印象的なことは、この研究によって未診断であった 5 人の他の患者の疾患の分子メカニズムを発見できたことでした。基本的には、科学者たちは分子レベルでいくつかの希少な疾患を遺伝子レベルで解明したのでした。

　個々のゲノムのいわゆるディープシーケンシングは、臨床的には「大分類主義者」から「細分類主義者」へと変貌させました。特定の単一遺伝子疾患のリストは今後増加することは間違いないでしょう。新しい治療法を開発することに関心のある人は、急激な数の疾患に直面し、そのほとんどは、超希少（世界全体でも 100 人未満しかいないような場合もあります）患者で診断されています。そのような超希少な疾患をもつ人々を助ける新しい治療法を可能にする技術は次々に出現してきています。この章では、アデノ随伴ウイルスベクター（AAV）を用いた遺伝子治療（第 7 章で議論した）、多能性幹細胞の誘導、RNA 干渉（RNAi）、ゲノム編集など、より興味深いもののいくつかの概要を説明します。また、DNA 解析に基づく出生前診断の急速な普及にも触れたいと思います。

アデノ随伴ウイルスベクター（AAV）を用いた遺伝子治療

　各細胞に 1 つまたは 2 つの異常コピーをもって生まれた人に、遺伝子の*正常なコピー*を送達することによって遺伝的障害疾患を克服しようという、いわゆる遺伝子治療の試みには、まだ多くの未解決の問題があります。最も重要な課題の 1 つは、人々に安全に投与され、改善されなければならない主要な組織に遺伝子の正常コピーを到達させることができ、私たちがもともともっている免疫学的な異物への攻撃を回避することができるウイルスベクター（魔法のような小さな輸送体であり、その中には、さらに小さなペイロード（DNA）が収まっているのです）を開発することです。しかもそれが標的細胞に浸透した後、必要とされるタンパク質を安全かつ有効なレベルで細胞内に産生することが検証されなければなりません。これは本当に大変な作業なのです。

　40 年間にもおよぶ研究の後、遺伝子治療技術を開発することに関わった比較的少人数の研究者集団は、現在アデノ随伴ウイルスベクターを送達媒体として使用することに熱心に取り組むようになりました。約 50 年前に発見されて以来、科学者はアデノ随伴ウイルスベクターに対する深い理解を発展させ、それ自体はヒトに病気を引き起こさないとの結論を導き出しました。アデノ随伴ウイルスベクターは、ゲノムが一本鎖 DNA で構成されているパルボウイルス科のメンバーであり、単純な構造をしています。それは、反復配列中の 3 つのタンパク質

（VP1,2,3 と呼ばれる）および約 4700 塩基対の DNA（ペイロード）を運ぶために使用され得る中空コアによって形成される「外壁」を構成するキャプシド構造をもっています。このような構造ではアデノ随伴ウイルスベクターには比較的低い運搬能力しかなく、疾患制御を目指した遺伝子の大きさが大きすぎて中に納まらないという難点があることを意味しています。一方重要なプラス面では、アデノ随伴ウイルスベクターは、ヒト免疫不全ウイルス（HIV）および他の多くのウイルスとは異なり、宿主のゲノムに組み込まれない点が挙げられます。これは、いくつかの鍵となる遺伝子の働きを妨害し、がんのリスクを引き起こす危険性を大幅に減少させます（10 年前、フランスの研究者が免疫不全の子どもを治療するためにレンチウイルスを使用した際に発がんが実際に起こったのです）。

　1980 年代初めに遺伝子治療にアデノ随伴ウイルスベクターを使用する努力が始まって以来、大部分の動物レベルの研究および初期のヒト研究の大部分はアデノ随伴ウイルスベクター 2 型と呼ばれる血清型を使用してきました。この血清型の研究における経験は、アデノ随伴ウイルスベクターが良好な安全性プロファイルを有することを厳密に確認することになりました。しかし、アデノ随伴ウイルスベクター 2 型は、特定の種類の細胞（肝臓および筋肉）では形質導入するのにとくに優れているわけではないため、潜在的な臨床的有用性に限界があることは否めません。

　アデノ随伴ウイルスベクターに対する理解を深めるための研究の多くは、ペンシルベニア大学医学部の Jim Wilson とマサチューセッツ大学医学部の教授である Guangping Gao が率いるチームによって行われました。彼らは、このウイルスのいわゆる「血清型」を定義する重要な研究を行いました。そもそも血清型とは、キャプシドと呼ばれるウイルスの外部構造のわずかな相違を指すものなのですが、その違いによって特定のアデノ随伴ウイルスベクターがどの細胞に入ることができるかが決まる可能性が高く、様々な動物（通常はマウス）でそれぞれの治療法で目標とすることを達成するために血清型で判断することの良し悪しを理解するためにも必要でした。今日、いくつかのアデノ随伴ウイルスベクター血清型は誰でも自由に使用できます。　アデノ随伴ウイルスベクター 9 型のような他のベクターは特許によって保護されているので、疾患を治療するためのアデノ随伴ウイルスベクター遺伝子治療を開発する努力は、ときには複雑で高価なライセンスの状況をどのようにコントロールするかによって左右されてしまうこともあります。アデノ随伴ウイルスベクターは環境に広く存在するため、多くの人間は知らずにそれに感染しています。これは、私たちの免疫系がウイルスに対する抗体を生成したことを意味しています。ですから、これは、矯正遺伝子を送達するベクターとして使用する努力を難しいものにする面（抗体がベクターに反応して効果が出なくなるなど）がありますが、必ずしもその使用を否定するものではありません。

ヒトの重症疾患を治療するためのアデノ随伴ウイルスベクターを用いた臨床試験は、20年以上前に始まりました。異なるいくつかのグループは、嚢胞性線維症、筋ジストロフィー、血友病、パーキンソン病、および他の様々な障害を改善する試みをするためにそれを使用しています。初期に行われた2つの臨床試験では、バッテン病およびカナバン病と呼ばれる重度の致命的な遺伝病を患う小児を治療するための英雄的な取り組みが含まれていました。2002年に、嚢胞性線維症、α_1-アンチトリプシン欠乏症、および他の肺疾患を治療するために遺伝子療法を使用する可能性を探索研究してきた肺医学者のRon Crystal博士は、バッテン病すなわち遅発性幼児神経セロイドリポフスチン症（LINCL）と呼ばれる、一様に致命的な遺伝的記憶障害であり、突然変異した遺伝子の正常なコピーを脳に直接送達しようと試みたのです。LINCLの小児には記憶障害があり患児の脳の細胞はTTP-1と呼ばれる酵素を十分に作らないので、脳が腫大、膨張し、変色します。罹患した子どもは、通常、幼児期に重度の神経学的問題を発症し、しばしば低栄養状態になり、12歳までに死亡してしまいます。罹患した子どもの脳全体の多くの細胞に新しい遺伝子を供給することによって（必要とされる酵素が生成できれば）、研究者によりこの病気のあまりにも無頓着な経過を止めることができるのではないかと患児の親たちは希望をもったのです。

2004年、Crystalは、アデノ随伴ウイルスベクター2型を必要とする遺伝子を運ぶベクターとして使用する遺伝子治療の安全性と有効性を評価するための11例の研究を開始しました。この計画では、脳神経外科医が子どもの頭蓋骨に複数の穴を開け、小さなカテーテルを使って約100億個の遺伝子組換えウイルスを脳の様々な部位に送達する必要がありました。このプロトコルでは、最初の5人の患者は、疾患のために重篤な影響を受けている者を選ぶ一方、次の6人の患者はそれほど深刻な症状ではない者が登録するように進めました。小児は外科的処置に十分耐えられ、ウイルスベクターは重篤な副作用を引き起こさない様子でした。しかしながら、ウイルスが十分に広がり、十分な細胞に治療上の効果に明確な差異を生じさせる可能性はほとんどないということが大きな課題でした。2008年にCrystal医師は臨床試験の結果を報告し、介入が病気の進行を遅くしたかのように見えましたが、治験は小規模であり、症状の減少がどう改善するかを示す時間的な軌跡は患者ごとに異なるため、証拠は十分とはいえませんでした。

2012年に研究チームは、ペンシルベニア大学のJames Wilsonのグループによって特徴づけられた動物モデルで、Rh10と呼ばれる新しいベクター（RhはRHウイルスを単離した動物であるアカゲザルを意味します）を用いて、動物モデルにおいて脳内に投与したときにどのくらい効率的にベクターが脳内に分布してゆくかを調べようとしました。ラットとアフリカミドリザルを用いた非臨床研究では、このベクターはこれまでよりもかなりよい分布を示しました。リソソーム蓄積症（および他の多くの単一遺伝子脳疾患）では一般に脳のすべての領域に

病変が及ぶため、遺伝子治療を実施した際、一度注射しても脳内に広範囲に分布しない限り、治療が価値をもつ可能性は低いのです。

オーファン脳疾患を治療するために、新しい遺伝子治療を開発する努力の最前線に立っている科学者の1人に、Guangping Gao がいます。にこやかな笑顔とさらに卓越した知性をもつ小柄な男性 Guangping の並外れた人生には、共産主義中国の文化大革命の過酷な年月が含まれているのですが、彼はいま新しい形のアデノ随伴ウイルスの発見と研究に焦点を当てています。にこやかな笑顔とさらに卓越した知性をもつ小柄な男性 Guangping は、共産主義中国の文化大革命の過酷な年月を含む非凡な人生を過ごし、いま新しい形のアデノ随伴ウイルスの発見と研究に焦点を当ててきました。彼は、単遺伝子疾患患者の細胞に遺伝子を運ぶベクターの配列を増やすことに深い関心をもっています。

ほぼ 20 年前、Guangping たちはカナバン病（Canavan disease：CD）として知られる致命的な神経原性疾患の遺伝子をクローニングしました。 カナバン病は、N- アセチルアスパラギン酸（N-acetylaspartic acid：NAA）と呼ばれる代謝物を分解するアスパルトアサイクラーゼ（aspartoacyclase：ASPA）として知られている酵素の欠乏によって引き起こされる常染色体劣性オーファン脳疾患です。最も重症の形態は、生後 1 か月の早い時期に症状を引き起こします。病に冒された子どもたちは筋肉のコントロールが脆弱になります。彼らは体を支えられず、だらっとしてしまい、頭部を直立に保つことができなくなるのです。

カナバン病の患児は生後最初の 1 年の間に頭部が異常に拡大してしまいます。悲劇的なことにこの病気には急激な下り坂があり、ほとんどの患者は小児期に死亡してしまいます。剖検の脳所見では細胞の大量破壊と多くの体液の貯留を示します。 カナバン病はどの人種の集団にも出現する可能性がありますが、アシュケナージのユダヤ人の間では頻度が高い疾患です。彼らのうち 40 人に 1 人はこの疾患遺伝子の突然変異をもっています。冒されていないアシュケナージのユダヤ人の夫婦が病気の子どもを出産するという先験的なリスクは、妊娠の機会をもつ約 6400 人のうち 1 人の割合です。アシュケナージの中で、たった 2 種類の突然変異だけで全保因者の 98％を占めているのです。

この悲惨で重篤な病気の名は、初期の病理学領域で輝かしい業績を上げた女性研究者のひとりであり、20 世紀前半の最も重要な神経病理学者のひとりである Myrtelle Moore Canavan を偲んで名づけられました。彼女はペンシルベニア女子医科大学を卒業し、仲間の医師である James F. Canavan と結婚した後、マサチューセッツ州のダンバーズ州立病院で細菌学を学ぶことになりました。そこでハーバード大学の神経病理学教授である Elmer Ernest Southard 博士に出会い、一緒に働くように誘われました。 1910 年、彼女は重度の神経障害をもつ人を収容していた様々な州立病院で病理学者として 40 年のキャリアをスタートさせました。 Southard が死去した 1920 年、Canavan 博士は Boston Psychopathic

288 第 12 章

Hospital の研究所の検査室長代理 "acting" director（女性研究者に対しては正規の職位を与えることに対して消極的であることを示している職位名）に指名されました。1921 年頃に彼女は、「マサチューセッツ精神疾患委員会の病理学的検査の最初の 1000 回の剖検：1914–1919」という自叙伝を発表しました。この本は神経病理学の古典として語り継がれています。Canavan 博士はボストン大学医学部の*准教授*として 25 年間働き、Harvard の有名なウォーレン解剖学博物館の副学芸員でしたが、ハーバード大学は彼女を学芸員に任命することもなく、専任教員に任命することもついに行いませんでした。

　Canavan 博士は当時、犯罪行為が遺伝的要因や異常な脳病変の影響を強く受けているのではないかと推測していました。このため、精神遅滞や施設に入院生活をしている何百人もの精神病患者の頭脳を研究し、今日では奇妙に見える記事、例えば「50 人の狂人犯罪者の頭脳」や「心の病での病理学における研究」などを出版しました。"Waverly という言葉は、マサチューセッツ州 Waltham の Fernald 州立学校のある地域を指しています。Canavan 博士を含むハーバードの著名な神経病理学者は、精神遅滞の解剖学的相関を理解しようと、Fernald 校で死亡した人の脳組織を使い、脳解剖のカンファレンスを数百回行っていました。キャンパスの小さな赤レンガ造りの建物がこのカンファレンスのために用意され、ときには様々な脳組織の顕微鏡スライドの大規模なライブラリーが構築されました。私は荒廃した赤いレンガ造りの建物を訪れ、剖検が行われた石のテーブルのそばを横切った際に、テーブルの表面を手で触れたことを覚えています。運命のように、私は 1990 年代半ばに、これらの剖検中に採取された脳組織のスライド収集をワシントン DC の軍事病理研究所に移管する監督役に携わりました（その結果、これらの組織スライドは破壊を免れたのです）。私は Myrtelle Canavan が 60 年前に作成した組織のスライドをよく扱ったことがあるのです。

　彼女がいかに素晴らしい教育者であったかを端的に示す例として、1959 年に行われたある統計では、当時米国で修練していた神経外科医の約半数が彼女による訓練を受けていた勘定になることがわかりました。今日に至り、Canavan 博士の名声はたった 1 本の症例報告によっています。1931 年、彼女は神経学的衰退の 1 年後に死亡した 16 か月の子どもの脳の詳細な分析をまとめました。これは今では彼女にちなんで命名された疾患をもつ子どもの脳における海綿状変性の記述が最初の公表された報告となりました。

　約 10 年前に Gao 博士を含む神経学者と遺伝子療法士のチームが、カナバン病を患う小児の遺伝子治療試験を実施しました。彼らは、脳神経外科医によって準備された複数の穿頭孔を介して、脳実質に遺伝子の正常なコピーを運ぶアデノ随伴ウイルスベクター（AAV₂）を送達する、バッテン病治療のために Crystal 医師が選択した方法と本質的に同じプロトコルを使用しました。外科医は 11 人の罹患した子どもの手術を行いました。これらの症例の長期的なフォローアップに

より、ベクターが安全であることが確認されました。しかし治療介入によって患者が助けられたかどうかを評価することは困難を極めました。対照群と比較して、治療を受けた子どもは、発作の頻度の減少、脳の収縮率の減少、および脳における記憶材料の量の明確な減少を経験したようでした。しかし、臨床的には効果は顕著なものではありませんでした。

　Gao 博士の最近の研究の中には、この病気に対応できる希望があるかもしれません。彼はカナバン病の「ノックアウト」マウスを用いた疾患モデルを扱っています。マウスは、通常、約 4 週間の生存期間で死に至る短い不幸な生活を送っています。剖検では、妊娠中に生成された膨大な量のスフィンゴ脂質の蓄積の結果、その脳はすでに濁っている状態にありました。 2012 年、Gao 博士は罹患したマウスで遺伝子治療によって劇的に改善することを示す結果を報告しました。彼は欠失遺伝子をもつ新しいベクターを各動物に大量に 1 回静脈注射しました。彼は、疾患モデルマウスが誕生後、早期に注射する限りにおいて、徴候と症状を逆転できることを示しました。実験した中には、遺伝子療法で治療されたカナバン病モデルマウスが 2 年間生存している例もありました。治療をした個体の剖検では、脳組織は本質的に正常に見えました。彼は今、このモデルで、出生時にそれらを治療して、病気がまったく現れないようにすることができるかどうかを見極める予定です。

　多くの遺伝性疾患では、突然変異がすべての細胞に存在するにもかかわらず、疾患の徴候の大部分は、特定の臓器や細胞の機能不全のために生じます。特定の臓器を形質導入または感染させることを好む「指向性」を有するウイルス変異体を設計することは、最近までは科学というよりも芸術の世界の話でした。もし研究者がアデノ随伴ウイルスベクターを改変して、最も必要とする細胞にのみ、必要とされる治療遺伝子を運ぶことができれば、治療の劇的な改善がもたらされるかもしれません。このようなより洗練された遺伝子の送達技術は、有害なオフターゲット効果（本来の標的以外にも効いてしまうような、あって欲しくない効果）に対する懸念も減らし、安全性プロファイルを改善し、かつ全体的なコストを削減し、遺伝子療法の科学的見通しに包括的な支援を提供することになるのです。

　研究者たちはこれまで 30 年間、遺伝子治療の分野でアデノ随伴ウイルスベクターの応用に取り組んできましたが、この技術に基づく薬剤はまだ米国での使用が承認されていません。 2012 年 11 月、米国食品医薬品局（FDA）と同等の欧州医薬品庁（EMA）と欧州委員会が欧米で最初の遺伝子治療薬を承認しました（中国当局が脳腫瘍の患者を治療するため遺伝子治療ベクターを承認したのがこの数年前でした）。 EMA の決定は、アムステルダム分子治療（ユーロネクスト：AMT）によって開始された 10 年間のプロセスの頂点となりました。この新規薬物は、リポタンパク質リパーゼをコードする遺伝子を保有するアデノ随伴ウイルスベクター 1 型ウイルスから構成されます。これは、脂質代謝の遺伝的異常で

あるリポプロテインリパーゼ欠損症（Lipoprotein lipase deficiency：LPLD）患者を治療するために使用されるものです。この酵素が存在しない場合、非常に高レベルのトリグリセリド（中性脂肪）が体内に蓄積します。この薬剤は、一連の少量の注射薬として足の筋肉に1回のみ投与されます。このようなことができるのは、筋肉が通常、多くのリポタンパク質リパーゼを産生し、アデノ随伴ウイルスベクター1型は筋細胞に優先的に入ることができるからです。

　規制当局の新薬承認への道のりは長いものです。この薬は2003年に開発されました。ノックアウトマウス（科学者が特定の遺伝子を体内から除去して病気を引き起こすことができる手法）とネコの病態モデルを使って約2年の実験が行われ、治療する際の用量設定をするための非臨床実験が実施されました。さらに、研究者は安全性の問題を探るために、病気のない正常動物に新薬を大量に与えて毒性検定をする必要がありました。例えば、彼らは、正常マウスに、リポプロテインリパーゼ欠損症を有する動物に与えた量の100倍の用量を与えなければなりませんでした。この極端な過剰摂取による唯一の有害な知見は、90日間の実験で通常予想される体重増加が30%減少するという事象でした。

　Glyberaの最初のヒト試験は2005年に開始されました。リポプロテインリパーゼ欠損症に罹患していた8人の成人被験者は、40～60回の筋肉注射を受けました。一次有効性エンドポイントは、12週間で血清トリグリセリドレベルが40%低下することであり、8人の患者のうち4人で達成された目標です。残念なことに、この薬の治療効果は、酵素に対する免疫学的反応のために、その後の数週間で効果が消失していきました。2007年8月、アムステルダム分子治療はより高用量と免疫抑制薬を含む第2のより大きな試験を開始しました。今回は14人の患者のうち7人が合意に達し、12週で血清トリグリセリドが減少しましたが、その効果は26週までに消失しました。第3の試験が2009年の早い時期に開始されました。より強力な免疫抑制用量を有する5人の患者の治療は、循環血液中のカイロミクロンのレベルの持続的な減少をもたらしました。しかし、この研究は、入院が必要な膵炎発作の減少という主要なエンドポイントには達していないため、規制当局はさらなる追加研究を要求したのでした。

　同社は2009年にGlyberaを市場へ供給するための承認申請を提出しました。審査機関（先進技術委員会として知られる）からは安全性または製造に関しての問題提起については比較的少数でした。しかし、長期有効性に重大な懸念がありました。これは、Glyberaアプリケーションが直面する4つの規制レビューのうちの最初のものでした。薬を開発するための長期間の困難さのためにアムステルダム分子治療は支払不能になりましたが、一方でuniQureの名のもとに資本増強されることになりました。最終的には2012年後半に、欧州委員会はGlyberaの申請を承認しました。評価機関の科学的評価者メンバーの有力者の数名がその薬の価値を確信していなかったにもかかわらず、承認が得られたのです。これに

対処するため、欧州委員会は、市販後の医薬品安全性計画、年2回の安全性報告書、および同社が登録制度を作成し、治療されるすべての患者の状況をしっかりフォローするように要求しました。

「レーバー先天性黒内障」として知られるまれな遺伝性失明症を治療するための遺伝子治療薬の強力な候補薬が開発されており、おそらく米国で承認されるであろう最初のものになると思われます。第7章で議論したように、1990年代に、人間のLCA2と本質的に同じ失明が、ブリアールテリア犬で自然発生したことが発見されました。2001年、Gregory AclandとGustavo Aguirre博士が率いるコーネル大学獣医学部のチームが、疾患に罹っている犬の網膜下注入を介してRPE65遺伝子を送達するのに、首尾よくアデノ随伴ウイルスベクターを使用し、動物の症状は測定可能な形で実質的に改善傾向を示しました。2008年には、フィラデルフィア小児病院、ロンドン大学、イタリアの3つの研究チームが、LCA2の患者で実施した同様の実験についてThe New England Journal of Medicine の記事で報告しました。3つの試験すべてにおいて、網膜下注射は忍容性が良好でした。唯一のかなりの副作用は、1人の患者の小さな網膜裂傷（手術の外科的リスク）でした。

その後、フィラデルフィアのチームは、イヌとヒトの両方で薬効の研究を進めてきました。2009年には、臨床試験を12人の患者に適用しました。これらの治療の結果はとても安心できるものであったので、各人のもう一方の罹患した眼を治療し始めることとなりました。患者にはわずか数週間で視覚的改善（光感受性の増加）が報告され、そのうちのいくつかは、もはや法律的な意味での視力障害から十分な視力を取り戻すことができるようになったのです！ 2013年の秋に、フィラデルフィア小児病院（CHOP）の研究者は、LCA2を治療するためのアデノ随伴ウイルスベクター遺伝子治療の第III相（また重要なpivotalとも呼ばれる）臨床試験を開始しました。新しい治療法の開発は決してスムースではありません。2015年5月、英国の研究グループは、遺伝子治療を受けた12人のRPE 65欠損患者の長期（4年以上）のフォローアップを報告しましたが、結果は微妙でした。一部の人が視力の改善の証拠を明らかに示したにもかかわらず、全体的に根底にある病気はさらに悪化しているという調査結果だったのです。

研究者たちは最近、血友病の治療にアデノ随伴ウイルスベクター療法を使用することで素晴らしい成功を収めたことを報告しています。2011年12月、ロンドン大学のあるグループが血友病Bを抱える6人の成人男性における研究成果を発表しました。これらの患者は、第IX因子遺伝子の正常バージョンを保有するアデノ随伴ウイルスベクターの1回の全身注射によって治療され、6か月から16か月のフォローアップの結果、すべての男性が第IX因子の量は増多、4名は出血を避けるために第IX因子の予防投与は必要なくなり、残りの2名については必要以上に必要としませんでした。これまでのところ、薬物の安全性プロファ

イルは良好のようです。

1つまたは2つのまれな疾患を改善するためにアデノ随伴ウイルスベクター遺伝子治療を試みることに成功することは重要なマイルストーンですが、いまだに多くの課題が残っています。(1) FDA規制に合致し、合理的なコストで十分なベクターを作る生産システムを拡大すること、(2) 多くの人々が自然発生感染によってアデノ随伴ウイルスベクターに感染したために生じる免疫学的問題を克服すること、(現在のベクターは、大部分の疾患を治療するために必要とされるよりもはるかに広い範囲の細胞種に感染する可能性があります)、(3) 感染力がより制御された新しいベクターの創出技術の確立(=現在手に入るウイルスベクターは感染力が高くて、実際に治療に必要な細胞以外の場所でも細胞に感染してしまう難点がある)(4) もしかしたら1回コッキリしか投与されない遺伝子治療薬の適切な用量の決定および制御(5) 制御可能なシステム(ベクターによってタンパク質の産生を増減させる方法)を作り出すこと、などが挙げられます。この最後の点は、いくつかの細胞が本来備わるタンパク質よりもはるかに多い量を作るベクターが有害でありうるという点でとくに懸念される点です。これらすべての懸念に加えて、より平凡ではありますが、きわめて重要なことは、一度だけですむ遺伝子治療法を、複雑で絶えず変化する医療費償還制度にどのように適合させるかを考えていくことなのです。

2013年から2014年には、新しいアデノ随伴ウイルスベクター遺伝子治療会社の創設と資金調達がこれまでにないペースで進められました。2013年の秋、遺伝子治療のビッグネームはヨーロッパの巨人Sanofiであり、2011年にGenzymeを買収することによって、20年にも及ぶ遺伝子治療フランチャイズの支配を確立し、とくに致命的な疾患である脊髄性筋萎縮症(Spinal muscular atrophy:SMA1)と呼ばれる小児疾患の克服に向けた方向が打ち出されました。2013年には、フィラデルフィア小児病院(CHOP)のKatherine High博士とその同僚が親病院と協力してSpark Therapeuticsというベンチャーを立ち上げました。Spark Therapeuticsは当初、眼と肝臓の障害のための遺伝子治療の開発に特化していました。科学的基盤と素晴らしいスタッフに恵まれたこともあり、Spark Therapeuticsは速やかに資金を獲得し、2015年初頭には上場するまでに成長しました。過去2年の間に、アヴァランシェ(Avalanche)、オーデント(Audentes)、AGTC、およびディメンション・セラピューティクス(Dimension Therapeutics)などのアデノ随伴ウイルスベクター遺伝子治療企業が劇的に成長しました。それらのすべての企業は同様のウイルス送達システムを開発し、すべてが同様に臨床上の課題に挑戦することになるでしょう。

2012年から2014年までに、Third Rock Ventures (TRV)のチームは、中枢神経系に害を与えるオーファン病の治療に焦点を当てることを意図したアデノ随伴ウイルスベクター治療会社を設立しました。そのような運動の一環として、

TRV は、ベクター製造、脳神経外科、遺伝子治療、およびベクター工学の世界の指導者を募集し、約 100 の潜在的な標的障害を解析し、臨床の専門家と、次世代ベクトルの開発に取り組んで科学者の数十人をインタビューし、指導者と会談しました。また多くの患者の病気の基礎、および予備実験をデザインするために複数の有力な科学者を雇用しました。 Voyager Therapeutics（Voyager I：現在地球から約 200 億マイル離れている空間を飛行中の宇宙船で、太陽系を離れるための最初に作られた宇宙船に敬意を表して命名されたベンチャー企業）は、大規模なベクター製造技術を開発する最初の企業になるでしょう。

　30 年間にも及ぶ闘いの後、遺伝子治療が実用の時代を迎えていることは、事実としてきわめて重要なことです。この治療技術は遺伝子を保有する膨大な数のウイルスベクターを 1 回の治療で正確に送達することができるため、次の 10 年の間には実用化され、重度の遺伝性疾患に罹患した小児およびパーキンソン病および筋萎縮性側索硬化症のような神経変性疾患に罹患した成人に多大の福音をもたらすかもしれません。

誘導性多能性幹細胞（iPS細胞）

　私たちは年齢を重ねるにつれ、私たちの身体は、Oliver Wendell Holmes 博士の 19 世紀の詩で有名になった古代の乗り物である「ワン・ホース・シェイ」のように単純に消耗して衰えていきます。心臓発作やがんを避けても、遅かれ早かれ心臓や免疫系の異常、さらには脳のいずれかの変性疾患が私たちの死を引き起こします。しかし、古い細胞を再調製して、それらを再び若くすることが可能であれば人間の生命は、人生はどうなるのでしょうか？これは古くからの夢ですが、*再生医学*の勇敢な目標でもありました。

　この新しいフィールドで現在開花しているのは、英国の科学者と 2012 年の仕事にさかのぼることができます。1960 年代初頭にオタマジャクシからとられた単一の*細胞*からカエルの*胚*を作成することが可能であることを示したノーベル賞受賞者、John B.Gurdon 博士は、この素晴らしい偉業を達成するために、カエルの卵を集め、それぞれから核を取り除いた後、オタマジャクシの腸の細胞から卵のそれぞれに核を移しました。このようにして、彼は効果的に受精を実施することなくバイパスし、細胞が得られた動物の遺伝子クローンを作成して、二倍体セットの遺伝子（両種の遺伝子はオタマジャクシの細胞から得た）を有する卵を作成しました。彼の研究は大きな関心を引きました。哺乳動物のクローニングへの期待は高まりました。しかし、1997 年にスコットランドの生理学者 Ian Wilmut は羊の個体のクローンに成功し、このことを DNA 検査で証明し、ドリーと名づけ、世界中を驚かせ、メディアの注目を集めました。しかし、クローン羊の成功率は非常に低く、高齢動物から体細胞核を移入することによって作製さ

294　　第12章

れた胚の生存率はわずか2%しかありませんでした。他の種でのクローン胚の作製も困難を極めました。

　ウィスコンシン大学の発生生物学者 James Thomson 博士とそのチームは、ドリーのクローニング直後に、初期のヒト胚由来の特定のタイプの細胞株（それらの細胞株は処分された）を作成することに成功したという驚くべき発見を発表しました。培養の数か月後、これらの細胞は主要な細胞系のいずれかに分化する能力を保持していることが明らかになりました。この研究は、急速に拡大する再生医療分野の基礎となる知見を提供することになりました。Thompson 博士は、ある系統に運命づけられたヒト細胞を、ある条件下において、「リプログラム（初期化）させて」万能幹細胞にさせることが可能であることを示したのです。

　Science に掲載された Thompson の論文の波及効果は、激烈な国家論争によってその後急速に抑制されました。中絶に反対する団体は、ヒト胚由来の細胞を研究に用いることは非倫理的であると主張しました。ジョージ・W・ブッシュ政権時代には、公衆での議論の結果、米国国立衛生研究所（NIH）の胚性幹細胞研究への資金供与を、ヒト胚細胞を既に所有している、（そして多くの場合、品質の低い）細胞株を豊富にもっていた研究者への研究費配分に抑制をかける結果となり、そのような決定によって、連邦政府から資金提供された研究が大幅に縮小し、多くの著名な研究者がそのような制限を受けないで研究のできる他の国々に移る結果をもたらしました。幸いにも、いくつかの州、とくにカリフォルニア州は、この分野で研究を志していた科学者に大きな資金を提供しました。政治的な戦いの中で、ヒト胚由来の細胞を用いた研究資金をめぐる政治的な戦いの最中に、日本の研究者から劇的な発見がもたらされました。

　2006年、山中伸弥博士が *Cell* 誌に発表した論文は、マウス線維芽細胞（皮膚の細胞）から終末分化した細胞をリプログラミングして胎生の未分化の細胞にすることに成功しました。そのためには未分化細胞の核を脱核した卵細胞に移すか、あるいは胚性幹細胞（ES）細胞と融合させることが重要でした。驚くべきことに、山中博士は4つの転写因子（oct3 / 4、sox2、c-myc、および klf4 と呼ばれる）を培養細胞に導入するだけで分化した細胞にリプログラミングを誘導することができることを見つけたのです。誘導された*多能性幹細胞（iPS 細胞）*として知られている、この形質転換細胞は、胚細胞のような形態と機能、および成長特性を示し、特異的な細胞表面マーカーを発現しています。山中博士は、ヌードマウスに iPS 細胞を移植すると、内胚葉、中胚葉、外胚葉という3つのすべての層から様々な組織を含む腫瘍（奇形種）ができることを明らかにしました。すなわち iPS 細胞を非常に早期のマウス胚に注入すると、それらが胚発生に寄与することを証明したのです。これらのデータは、明確に定義づけられたわずか数種類の因子の導入によって線維芽細胞培養から iPS 細胞を創生し、その後の細胞の運命を制御しうることを初めて示したのです。　この *Cell* 誌への論文によって2012

年にノーベル生理学・医学賞が山中博士に授与されました。

　このiPS細胞の論文は再生医学研究に火をつけ爆発的な影響をもたらしました。 2007年、ウィスコンシン州のThompson研究所と日本の山中博士の研究所は相次いでマウスで行われた研究成果がヒト由来の細胞でも再現できることをScienceに報告しました。 2007年以来、数多くのトップ研究機関が研究を拡大するために激しい競争が続いています。とくに興味深いのは、iPS細胞株が、特定の遺伝病の患者の疾患を治療する潜在的な新薬を探索するための強力な細胞リソースとなることを示した数百に及ぶ研究成果でした。

　2014年1月、神戸の理研センターで、小保方晴子研究員のチームが、分化した細胞を多能性にする簡単な方法を見出したとする2つの驚くべき論文を発表しました。 小保方研究員は、新生仔マウスから採取した白血球を低pHの溶液に短時間曝露するだけで、それらの細胞の一部が白血球の形質を失い、多能性になったことを示す表面マーカーが発現することを報告しました。さらに第2の論文では、これらの細胞（STAP細胞と命名）が初期のマウス胚に組み込まれて発達し、細胞培養における特定の条件下でES細胞と区別がつかなくなることを報告したのです。これがヒトの細胞で成し遂げられれば、幹細胞療法の開発において大きな進歩となるだろうと期待されました。残念なことに、その報告の数か月後には、STAP細胞に関する研究がスキャンダルに巻き込まれ、小保方研究員は疑念の中でそれらの論文を撤回させられました。しかしそのような騒動にも関わらず再生医学の研究は目覚ましい勢いでその後も発展していきました。

　iPS細胞の株を作り出す能力は、再生医療の分野に大きな刺激を与えています。この分野の至高の目標は、若々しい細胞を体内で増殖させることによって老化した臓器を修復することです。これらの新しい、しかしまだ初期の治療アプローチには、心臓発作後に新しい心臓細胞を提供する、あるいはプログラムされた細胞を脳の右の領域に注入してパーキンソン病を治療するというような課題が含まれています。現在、米国には12以上の幹細胞会社があります。さらに、数多くの大企業は幹細胞研究開発プログラムが実施されており、非公開のベンチャー創業者も大勢います。その株式総額は時価で数十億ドルにも及んでいます。その株式の大半は、株式公開価格より低い価格で取引されています。これは主に基礎科学（どんなにエキサイティングな）発見から医薬が開発され実際に実用化されるまでの道が10年以上かかり、開発が完成するまでの道のりには大きなリスクが満ちているからです。それでも、一方でiPS細胞を使った臨床研究が進みつつあります。米国では、アドバンストセルテクノロジー（ACT）と呼ばれる小規模会社が、網膜変性によって引き起こされる特定の病気の患者を、iPS由来の網膜細胞を眼の裏に注入することによって治療されているロサンゼルスでの臨床試験を後援しています。日本では、政府が支援する理研は、2014年に同様の疾患を抱える患者の治療を開始しました（加齢黄斑変性症に対するiPS移植療法の2例目の手術

296   第12章

が日本で行われました）。

RNAi （RNA干渉)

　簡単にいえば、大部分の単一遺伝子疾患は2つのカテゴリーに分けることができます。ほとんどの常染色体劣性障害は、特定のタンパク質の機能の部分的または完全な喪失を引き起こす突然変異のために起こります。文字通り何百もの突然変異がどの遺伝子にも発生する可能性があり、これらはタンパク質に多少の傷害を引き起こし、しばしば生化学的作用を発揮するために不可欠なタンパク質の三次元の立体構造を損なう場合が生じます。これらはいわゆる「機能喪失」型の疾患となります。一方、優性疾患では、いわゆる新生の突然変異（親から継承するのではなく、精子または卵で新たに生じるもの）、あるいは罹患した親の突然変異遺伝子を継承することによって引き起こされる「機能獲得」型の疾患です（ときには遅発性障害に当てはまります）。そのような障害では、突然変異したタンパク質は、姉妹遺伝子によって産生される同じタンパク質の正常型の作用をも妨害します。したがって、その有害なタンパク質の産生をブロックまたはスケールバックする方法を開発することができれば、疾患を改善する可能性が出てくるのです。

　分子生物学の「セントラルドグマ」に示されるように、DNA は RNA が転写される鋳型を提供し、細胞質メッセンジャー RNA（mRNA）がタンパク質製造ユニットであるリボソームに設計指示を提供することを指示します。約20年前、分子生物学者は、不要なタンパク質の産生を抑制するために mRNA を阻害する新しい方法の開発を試み始めました。

　1990年代初頭には、何名かの科学者が、特定の条件下で細胞に注入された RNA 分子が遺伝子機能を抑制する作用があるらしいことに気づきました。1990年代半ば、カーネギー科学研究所の Andrew Fire とマサチューセッツ大学医学部の Craig Mello 教授は、Caenorhabditis elegans と呼ばれる小さな線虫の遺伝子転写の基礎研究をしていました。研究室では多くの知見が得られており、他の研究室の研究結果に疑問を投げかけて、RNA サイレンシングが起きるメカニズムを考察することを始めたのです。そして重要な発見として、類似の配列を有する遺伝子によるタンパク質の産生を抑制する目的で、特定の配列をもった短い二本鎖 RNA 分子を設計し、それを使用できることが明らかになったのです。1998年に Nature に発表された彼らのこのような「RNA 干渉」の研究によって、2006年にノーベル賞を受賞しました。

　過去数十年にわたり、何千人もの科学者と数々の大胆なベンチャー企業が、この RNA 干渉（RNAi）の原理を臨床的実用化に向けて急いでいます。しかし、2013年に RNAi は、The New England Journal of Medicine に掲載された報告

にあるように、遺伝性疾患やその他の病気の治療において、いつの日か重要な役割を果たすことが期待されています。（肝臓で作られた分子が、心臓および末梢神経を含む多くの組織において過剰量で沈着するために患者が苦しむ）トランスサイレチンアミロイドーシスもそのような疾患に含まれます。研究チームは、トランスサイレチン分子の一部のヌクレオチド配列と一致するヌクレオチド配列を有する２つの小さな干渉 RNAi モデルを開発しました。彼らは、臨床研究において、これらの分子を小さな中空脂質ナノ粒子に入れ、それらを異なる用量で２つの群の人々に注入しました。一方の分子は 32 人の患者に投与され、他方、17人の正常対照に投与されました。研究者たちは、両方の群のヒト対象において、血中にトランスサイレチンが急速に用量依存的に低下することを見出しました。チームは現在、これらの薬物の臨床的有効性に関する研究を行っています。トランスサイレチンの生産を抑制する成功のニュースは、この分野の商業化を目指す数少ない企業の１つである *Alnylam Pharmaceuticals* にとって非常にポジティブに働きました。2014 年の夏には、複数の単一遺伝子疾患の治療を目的とした RNAi 療法を開発しようという努力に対する肯定的な結果が出たことを受け、当初は評価の低かった同社の価値は、時価総額は 50 億ドルを超えるに至りました。

ゲノム編集

RNAi よりもさらにエキサイティングなのは、ゲノム編集という新しい分野です。私たちの体に何十億もの細胞があることを考えれば、分子を作り出して各細胞に送達し物理的に突然変異を*修復*し、その細胞が疾患に関わる異常タンパク質の正常なコピーを作ることができるのではないかという考えは魔法のように思えます。しかし、過去 20 年の間に、科学者はそれを行うための少なくとも３つの異なる方法を発見しました。これらの３つの技術とは、ジンクフィンガーヌクレアーゼ（ZFNs）、転写アクチベーター様エフェクターヌクレアーゼ（TALEN）として知られており、またクラスター化された規則的に散在した短いパリンドローム反復(CRISPR)もその一つです。これらは非常に技術的な内容のものなので、私はここではごく簡略化された概略を述べるにとどめます。

ジンクフィンガーヌクレアーゼ（ZNF）は、DNA に結合するタンパク質の一部と、DNA を切断する活性をもつタンパク質の一部とを融合することによって作製される人工酵素です。科学者は、特定の遺伝子に沿ってそれらの到達範囲を広げるスペーサー領域を有する３つの DNA 塩基対の独特なセットをそれぞれ標的とする複数のエレメントをもつようにこの酵素をデザインすることができます。この人工酵素ジンクフィンガーヌクレアーゼ ZFNs が標的 DNA 配列を切除した後、他の天然に存在する細胞由来の酵素は、正常な配列で切断部位を修復します。過去 10 年間、Sangamo BioSciences はこの技術の開発を推進しまし

た。 ジンクフィンガーヌクレアーゼ ZNF が HIV（ヒト AIDS ウイルス）感染を止めるために使用できるかどうかを判断することに焦点を当てた目論見でした。HIV は CCR5 と呼ばれる細胞受容体を用いて白血球に侵入します。2009 年以来、Sangamo の科学者は、ペンシルベニア大学の学術研究者と協力して、HIV 患者から CD34 陽性細胞を体外に採取し、ZFN を使用して CCR5 受容体を作る能力を消失させたうえで、再度患者に投与し、CCR5 受容体を欠失した HIV 感染抵抗性のリンパ球として戻せないかを試みました。しかし、これまでのところ、この試験はまだ安全性試験の段階にあり、臨床的有効性を示すような徴候はなんら報告されていません。

　TALEN はゲノム編集技術の別の人工システムです。それらは、植物の特定の種（TALEs と呼ばれる）に見出される DNA 認識システムを、エンドヌクレアーゼ（N）と呼ばれる DNA 切断酵素と組み合わせることによって作製されたものです。 2009 年頃から、遺伝子機能を研究するために、この固有の遺伝子ターゲッティング機能をどのように活用するかについて、数多くの研究室が焦点を当て始めました。まもなく、TALEN にはジンクフィンガーヌクレアーゼよりも扱いが容易な特徴があり、有害な突然変異をなくし、標的配列が切除された後に*細胞*の酵素に依存して遺伝子を修復する療法になる可能性が明らかになりました。TALENS を使用した疾患遺伝子を標的とする臨床試験はまだ開始されていません。

　CRISPR-cas9 と呼ばれるさらに別の遺伝子編集システムは、最近の遺伝子工学の分野を席巻しています。頭字語 CRISPR は、外来 DNA（例えば、侵入しているウイルスなど）から自己防御するために小さな RNA 分子を使用するバクテリアにおいて、太古に進化した分子防御システムを指します。これはある意味自然免疫の原始的な形態と考えることができます。少数の微生物学者が長年にわたり CRISPR を研究してきましたが、この分野の関心は 2012 年に爆発しました。その 8 月、フランス生まれの Emmanuelle Charpentier とカリフォルニア大学バークレー校の教授 Jennifer Doudna が率いる科学チームが、2 つの DNA 切断ドメインを有する cas9 と呼ばれる小さなタンパク質と組み合わせると、目的の DNA 配列を選択的に変更するように容易にプログラムできることを示したのです。この発見は、DNA 配列を望んだ場所で変更させることのできる技術で、単純ではあるが根本的な新しいアプローチであったため、世界の衆目を集め、おそらく多くのオーファン性疾患を治癒するための重要な方法になるだろうと示唆されています。2013 年、MIT と Broad Institute の Feng Zhang 氏が率いるグループは、ヒト細胞のゲノムを編集するシステムを使用できることを実証しました。他の多くの研究所、とくにハーバード大学の George Church 研究所は、この新しいツールの理解に急速に磨きをかけていました。2013 年後半までに *Science* の編集者は分子生物学の「CRISPR の熱狂」を指摘していました。このシステム

のアプリケーションは何百もの論文を生み出していました。ベンチャーキャピタルはこの技術に関わる新しいベンチャー企業を多数創設していました。発見の優先順位に関する議論は企業間の緊張を生み出し、弁護士は新しいビジネスを多数得ることになりました。近い将来、この分野で研究する人々の一部がノーベル賞を受賞するチャンスは有望であり、よい賭けになるでしょう。他の遺伝子ターゲッティング技術と同様に、CRISPRの開発者が直面する2つの大きな課題は、(1)この新しい形態の治療薬を体内で問題となる細胞に十分に送達する方法の確立、(2) 意図しない害を引き起こす可能性のあるオフターゲット効果の回避、が重要です。誰もCRISPRに基づくアプローチで遺伝病を治療しようとする臨床試験を開始したことはありません。臨床試験が実施されればそれは記念碑的な出来事になるでしょうが、それはまだ数年先のことになりそうです。

ダウン症候群：治療法開発の地平

　将来どんな治療的介入技術の開発を私たちは夢見ることができるでしょうか？多分、遺伝子治療は、動脈におけるプラーク形成を逆転させる手段を提供し、心臓発作および脳卒中の発生を大幅に減少させるでしょう。おそらく、私たち（一体誰がそのコストを支払えるかはわかりませんが）は、パーキンソン病を回避するために健常なドーパミン作動性ニューロンの新しい供給源を作り出す「細胞銀行に蓄積されたiPS細胞」に依存するようになるのかもしれません。科学者は、アルツハイマー病の原因である可能性が高いタウタンパク質に対する抗体を送達するためにアデノ随伴ウイルスベクターを使用することができるようになるでしょう。子どもの出生時に収穫された臍帯血を銀行に預けるという決断は、後々小児白血病などの特定の珍しい障害から生き残るために役立ちます（そして、最終的に1000人に1人未満の子どもを助けるために使用されます）。そうすれば細胞療法の先駆者として名が残るでしょう。大きなタンパク質を作り、送達する能力の進歩は、私たちが子宮内の特定の先天性欠損を予防することを可能にするかもしれません。また筋萎縮性側索硬化症（ルー・ゲーリック病：ALS）の進行を止めるために、RNA干渉を利用することができるかもしれません。適切な時期にCRISPR遺伝子編集技術を、修復が必要な細胞にどのように送達するかを検討するという重要な課題を解決することができれば、最終的にほとんどすべての単一遺伝子疾患を改善または治癒することができるようになる可能性があります。

　効果的な治療法を開発することが最も困難となる遺伝的障害は、乳児が重度の脳障害を伴って生まれたものだと考えます。この範疇に入る何百もの希少疾患の中には、余分な染色体（トリソミー：三倍体）の存在によって引き起こされるものがあり、数百の異なる遺伝子の余分なコピーが各細胞に過剰に存在するため、その疾患制御はとくに扱いにくいと考えられます。余分なX染色体または

Y染色体（比較的軽度の障害である）を含むトリソミーを除いて、その他の22の染色体のうちの3つの染色体13、18番染色体および21番染色体については余分なコピーの存在下でヒトは生きることができます。ヒト胚は、他のトリソミーでは死亡（通常は妊娠中）、トリソミー13またはトリソミー18で生まれた乳児が数か月以上生きることはまれです。しかし、ダウン症候群（John Langdon Down、1866年に病状の初期の記述を提供した英国の医師）の名前で知られているトリソミー21では様相は異なります。

　ヒトの22組の常染色体（XおよびY以外のもの）には、大きさの順に番号がつけられています。1番は最大です。本来22番は最小でなければならないのですが、（パリで開催された会議で50年以上前に合意された）昔の染色体の番号をつけるしくみでは、最小のペアを誤認して番号を付与してしまいました。（染色体の短い腕はフランス語の"プチ"を意味する「p」と呼ばれ、パリ会議での合意事項です）。21番染色体は22番染色体よりもわずかに小さいこと、すなわち21番染色体が最小であることがあとでわかりました。トリソミーの患者が仮に生き延びるとしたら、それは小さめの染色体を過剰にもっている患者であるはずです。なぜなら、小さめの染色体に乗っている遺伝子の数は必然的に少なめであり、その場合には先天性疾患の発症につながるような余剰タンパク質の産生量も少なくなるわけです。遺伝子の変異によってタンパク質の機能の異常が引き起こされる病態とは異なり、第21番染色体のトリソミーの場合には正常なタンパク質が必要以上に作られてしまう結果として病態が引き起こされます。そのような現象は「Gene dosage effect= 遺伝子用量効果」と呼ばれています。

　米国では現在、ダウン症候群で約10万人が暮らしており、毎年約4000人のこの病気に罹患した赤ちゃんが生まれています。彼らは中学校の通常学級に参加し、教会で静かに座っていて、地元の食料品市場で働いているのを見ます。一部には、テレビの俳優として成功した人もいます。現在のこのような状況は1963年の頃のダウン症の人々の人生とは大きく違っていました。1963年は私が最初にダウン症候群の人に会った年です。私の家族はちょうど新興住宅地に移住したところでした。私は新しい学校に入学しました。9月1日のある午後、同級生が私を彼の家に招待しました。そこで私は、文字通り、屋根裏部屋に住んでいた彼の兄と出会って驚いてしまいました。彼はめったに外出することを許されませんでした。残酷に見えるかもしれませんが、彼が生まれた時代（1930年代後半）には多くの家族がダウン症候群の幼児を特別の州立学校に住まわせ、その後はおざなりに両親が時々"学校"に会いにくるだけという状況だったのです。1963年、ダウン症候群の人々は依然としてしばしば「モンゴルのイムベーカイル」と呼ばれていました。この用語は、第21番染色体を有する人に特有の下向きの斜めの眼瞼裂があり、そのような特徴のために顔貌がアジア人に見えることを意味しており、19世紀に実際に医学用語になりました。1949年後半でも、

この分野の主要な教科書である人間遺伝学（Principles of Human Genetics）が
まだこのような差別的用語を使用していました。1958 年、フランスの遺伝学者、
Jérôme LeJeune（ジェローム・レジューン）がこの疾患が（そのものには病的
変異のない）21 番染色体が三倍体になっていることを発見して以降は、こうい
った病気の人々に、人種差別的な名称を使うことはだんだんとなくなっていきま
した。ダウン症の家族が当時もっていたかもしれない偏見は、今日科学的な理解
が進んだ今日においては理解しがたいのですが、しかしそのような誤った認識が
あったことは事実であったといわざるを得ません。

　手術が必要な先天性心不全や肺炎のリスク増加、白血病の生涯リスクの増加な
ど、多くの臨床上の問題があるにもかかわらず、ダウン症候群の患者は、その健
康を維持する上で顕著な利益があります。生存期間の中央値は 1950 年以来、約
15 歳から約 60 歳にまで増加しています。ダウン症候群の子どもを育てるため
の積極的な努力と、健康を最大限に高めるための集中的な努力により大きな成果
が得られたのです。今日、そのような子どもの知能検査のスコアは、20 世紀半
ばのそれよりも高いのです（しかしそれでも、母集団の平均よりも約標準偏差の
3 倍以上低く、ダウン症の子どもの典型的な IQ は約 60 です）。残念ながら、寿
命の改善は、この症候群の別の残酷な特徴を明らかにしました。すなわち約 50
歳以上のダウン症候群の患者ではほぼアルツハイマー病を呈します。これは、第
21 番染色体に遺伝子があり、その余分なコピーがこの神経変性疾患の感受性を
大きく増加させるためです。

　ダウン症候群の子どもの両親は、長年にわたり、子どもたちのために提唱す
る強力な組織、ダウン症候群議会（Down Syndrome Congress）を作りました。
十分に理解できることではありますが、重度の障害をもつ子どものほとんどの両
親は、かれらの死後に子どもに何が起こるかを例外なく心配しています。彼らは
雇用してもらえるのだろうか？彼らはどこに住めばいいのだろうか？誰が彼らを
見守れるのだろうか？最近まで、ダウン症の患者をもつ家族のほとんどは、細胞
の欠陥を補完する、あるいは矯正するような治療法を夢見ていませんでした。し
かし、30 年以上にわたる研究の一環として、遺伝子がどのようにオン・オフさ
れているかの理解が着実に進歩してきたため、人間の脳にトリソミーの影響（余
計なタンパク質ができるために脳に負担がかかること）を減らす治療法を開発す
ることがいつかは可能になるだろうということが示唆されるようになりました。

　科学者たちは 1984 年に最初のトリソミー 16 マウスを創出し、1990 年代後半
には、いわゆる「責任領域」（ヒトにおけるダウン症候群の特徴に最も関連する
マウスにおける染色体セグメント）の役割を特異的に調べるためのトリソミー動
物を開発しました。進化のスピードは著しく保守的で遅いおかげで、そのような
遺伝子改変は不可能ではありませんでした。長い年月をかけて、遺伝子は染色体
の特定の位置において進化を遂げてきました。進化論的なスケールで生物の系統

樹を俯瞰すると、マウスは地球上の他の多くの生物に比べてヒトに近いため、ヒト 21 番染色体に対応したマウスの染色体上では個々の遺伝子がヒトと同じような順序で整列していることは驚くべきことではありませんでした。染色体数が異なる状態が作られると、比較的短期間の進化的時間の間に、大きな染色体塊が壊れてもまた再結合できるという事実を反映していました。部分トリソミー 16 を有するマウスは、ダウン症候群の細胞生物学を研究するために科学者によって使用される重要なモデルとなったのです。

　マウスの問題解決能力を研究するために、モリスの水迷路試験（記憶のテストに使う典型的な検査法）などの試験を使用することは重要な研究手法の一つです。いくつかの異なるテストシステムを含む多くの研究で、科学者たちは、トリソミー 16 のマウスが、正常に生まれてきた兄弟マウスほど巧妙に水迷路の課題を解決できないことを説得力をもって示しました。したがって、彼らは低下した認知能を改善するための介入方法を検定する動物モデルを手に入れることができたことを意味しています。

　ジョンズ・ホプキンス大学の神経生理学者である Roger Reeves は、20 年間ダウン症候群の認知を改善する方法の問題に挑戦してきました。彼のチームは、「ソニックヘッジホッグ」と呼ばれる遺伝子発現を増加させる薬剤をトリソミーマウスに与えることで、その認知能力が向上することを実証しました。さらに劇的なことは、別のモデルマウスを用いて、ある低分子化合物が海馬と呼ばれる脳の領域の成長を増加させ、記憶に大きな役割を果たすことを示したことです。その成長は単なる海馬のボリュームの変化ではなく、単位体積当たりの細胞数の顕著な増加も伴っていました。そのような劇的な成果に基づいて、大手製薬会社が現在この分子の第 I 相（安全試験）をヒトで実施しているところです。この薬が人間の認知を明らかに向上させることができるかどうかを知るまでには、何年もかかるでしょう。

　ダウン症候群の子どもの認知能を向上させる方法をターゲットにした重要な分野は、各細胞の余分な 21 番染色体、すなわち症候群の根本原因となっている状態を不活性化する努力に関する研究です。自然は、染色体全体を不活性化することが可能であることを教えてくれました。各女性の各細胞において、1 つの X 染色体が活性であり、1 つが不活性されています（胚が 8 つの細胞からなるときまでにプログラムされた状態）。科学者は、このようなことが何十年にもわたって起こるのがどうしてなのか、そのメカニズムを研究しており、この事象の原因となる遺伝子である *XIST*（X 染色体の不活性化を誘導する XIST 遺伝子）についてある程度理解が進みました。余分な 21 番染色体を標的化して不活性化することは可能でしょうか？これを達成する道のりは非常に遠く見え、旅は成功には至らないかもしれませんが、マサチューセッツ大学医学部の Jeanne Lawrence のような科学者がこの課題に挑戦し、研究に着手しました。

次に来るもの：画期的治療法　　**303**

　ダウン症の画期的な治療法を提供することに期待のもてる研究のもう一つの領域にエピジェネティクスがあります。クロマチンの生物学的な「印」を理解し操作することに焦点を当てています。そのような「印」を操作すると、DNA とそれを包み込むいくつかのタイプのヒストンと呼ばれるタンパク質との複合体の形成様式が変わると、遺伝子が活性される、あるいは休止状態になるのです。オーファン病の中には、単一遺伝子の突然変異の結果、他の遺伝子に不適切なサイレンシングを引き起こす結果により病態を引き起こすような例がいくつかあります。これまでに遺伝学者は 40 以上のそのような疾患（それぞれ非常にまれですが）を同定しており、そのほとんどすべてが神経学的発達に深刻な害を及ぼしています。とくに注目を引くのは、ジョンズ・ホプキンス大学の Hans Bjornsson による Kabuki 症候群のマウスモデル（30,000 人の乳児の約 1 人に影響する）の研究です。彼は、マウスの生涯の早い段階で、影響を与えているエピジェネティックの異常を軽減することによって、行動やパフォーマンスを大幅に改善できることを示しました。初期の生涯における脳の発達の可塑性を考慮すると、このような研究は、エピゲノムに起因する単一遺伝子疾患を治療するための新たな希望となるかもしれません。

胎児のゲノムシーケンス

　胎児の遺伝的異常をスクリーニングするために全胎児エキソーム配列決定をしたいと望む女性は、数年以内に望み通りにそれが可能になると思います。*これは、おそらく生殖医療の歴史の中で、出生前診断の歴史における最も大きな技術の進展となる可能性があります。*一度広く採用されると、米国では 10 年もたたないうちに新技術は広まります。そのような状況になれば、希少で重症の単一遺伝子疾患で生まれる可能性のある胎児のうち相当数が妊娠中期に人工妊娠中絶される可能性があります。もちろん、最近のエビデンスによれば、少なくとも 4 分の 1 くらいの女性は宗教的または道徳的な理由からこの新しい技術を使用しないだろうといわれています。

　出生前診断は、羊水穿刺によって得られた胎児細胞について染色体分析を行うことが可能になった 1970 年代初めからルーチンに使用されました。 1973 年に行われた大規模な調査によると、35 歳以上の妊婦のうち、羊水穿刺による流産リスクは、ダウン症候群（約 1：300）を患う子どもの出生リスクよりも低かったことがわかりました。母親の年齢とともにダウン症候群の胎児を出産するリスクが高まるため、出産日が 35 歳の誕生日を過ぎる女性に対し、胎児核型検査を提供するための臨床的（場合によっては法的な）標準的な臨床水準となっています。その後 40 年間で、重度の先天異常の胎児スクリーニングの発展は決して速いものではありませんでした。染色体障害または神経管欠損を有する胎児を運ぶ

リスクの増加に関連するいくつかの化学物質の異常レベルを同定することができる生化学的アッセイの開発は、技術的に大きな進歩をもたらしました。しかしこれらのスクリーニングツールは、胎児が潜在的にかかりうるすべての疾患のうちのごく一部をとらえるにすぎません。

　包括的な出生前スクリーニングの画期的なステップとなったのは、2012 年に研究者が標準的な胎児核染色体検査と「染色体マイクロアレイ分析」と呼ばれる技術を比較するための大規模な研究（NIH の資金提供による）の結果を報告したことが発端となりました。マイクロアレイツールは、ヒトゲノム中の小さな（すなわち、光学顕微鏡下では見えない）欠失および／または重複を見出すのに優れており、とくに深刻な精神神経行動異常などに関連して、検出可能な疾患の数が増えています。コロンビア大学の産科教授の Ron Wapner 博士は、標準的な理由で出生前診断を受けていた 4000 人以上の女性の羊水サンプルを研究する大規模なチームを率いていました。彼らは各サンプルを 2 つに分け、胎児核型検査とマイクロアレイ検査の両方のテストを行いました。結果は、マイクロアレイ検査は染色体全体の異常の検出において従来の方法である胎児の核型検査と同程度な性能を有し、さらには重度の発達遅延に関連する、より小さな異常の検出において優れていることが明らかになったのです。この検査では、妊産婦の年齢が高い理由で、あるいは生化学的スクリーニング検査が陽性になったために検査を受けている妊娠女性 1.7％になんらかの微妙な異常所見が見つかることも同時に明らかになりました。

　2013 年 11 月、米国産科婦人科学会は、超音波検査で胎児の構造異常が検出された場合の妊娠の「第一選択遺伝子検査」として染色体マイクロアレイ分析（CMA）を提供することを正式に学会員に勧告しました。このことがマイクロアレイ検査の採用の第一歩であり、より広い範囲で使用することができるようになりました。以来、胎児の異常をスクリーニングするために羊水穿刺を求める患者のガイドラインを、標準的な核型検査からマイクロアレイ試験に有利に進める産婦人科医が増えています。しかし、より広い範囲にもかかわらず、個々の遺伝子をプローブしないマイクロアレイ検査は、胎児が冒される可能性のある潜在的な障害のごく一部を評価している面も否めません。さらに包括的な分析を行うならば、検査室では胎児のエキソーム解析はマイクロアレイ解析に比べてはるかに網羅性が高いのです。そのような検査が近い将来に行われます。

　少数の有核胎児細胞が母体の血液中を循環することは長い間知られていました。 1990 年に Diana Bianchi 博士は、胎盤 DNA が胎盤を通過して母性循環系に入る有核赤血球から単離できることを実証しました。その後の 10 年間に、複数の研究室では、そのような細胞を母体の血液から収集し、リスクのある胎児が特定の遺伝病で生まれることになっているかどうかを調べることが可能であることが示されました。しかし、技術的課題は、高度に経験豊富な研究室での取り

組みでないとそれを検出できないことでした。 1990年代、Bianchiたちは、循環する有核胎児細胞の同定と捕獲率を向上させるための草創期の努力を行いました。時間が経つと捕獲率は向上しましたが、出生前診断のためのルーチンな検査のレベルでの使用にはまだまだ及びませんでした。 2000年から2005年の間、Bianchi博士および他のグループが率いるグループは、羊水由来の無細胞胎児DNAを大量に捕捉し、ダウン症候群およびターナー症候群などの染色体異常を培養する必要がなく正確に同定できることを胎児細胞で示し、したがって、診断のための待機時間の圧縮を可能としました。研究グループはまた、母体血液中に少量でも見出される無細胞胎児DNAの捕捉に徹底的な努力を傾注し始めました。 2005年にイタリアのバーリのあるグループが、β-サラセミアをもつ子どもを出産するリスクがある32のカップルのうち、母親の血液に循環している胎児DNAから父親の突然変異を同定することができたという驚くべき報告を発表しました。しかし、莫大な努力にもかかわらず、科学者は、信頼性の高い臨床検査の基礎を形成するのに十分な胎児DNAを捕捉する方法を長年開発できませんでした。

数年前、スタンフォード大学の科学者が開発した技術を使ってSequenomと呼ばれる会社が、*妊娠母体の血液サンプル中にある少量の胎児DNA*を捕捉することによって、21番、18番、13番染色体のトリソミーや性染色体の数の異常など、より一般的に見られる染色体異常を有する胎児を同定することを可能とする技術を開発しました。この検査の原理を用いて実現可能な解析の種類（およびますます多くの競合他社のもの）は増えています。重度の先天性奇形に関連する比較的まれな多数の大きな染色体欠陥を検出することができるようになったのです。母親の血液のサンプルを採取するなどの非侵襲的方法によって一般的な胎児の染色体異常を探索する能力は、出生前診断の実践の姿を大きく変えました。このようなアプローチはしばしばNIPT（非侵襲性出生前検査）と呼ばれています。

Sequenomは、2013年に米国の女性に対して125,000件以上の非侵襲出生前検査（すべての妊娠の3％弱）を実施しました。これは、ダウン症候群の胎児リスクの全出生前検査の約3分の1に当たりました。 2014年2月、タフツ大学医学部の教授であるBianchi博士とその同僚は、同様の技術を用いて、典型的な（とくにリスクの高い）地域社会の女性集団で起こる一般的な染色体異常をスクリーニングするための調査結果を発表しました。彼らは、妊婦から採取した血液サンプル中の細胞外*胎児DNA*を配列決定することにより、染色体数の異常があるすべての胎児の同定を可能とし、現在の間接検査法と比較して、偽陽性率は90％にまで減少しています。この非侵襲的スクリーニング検査は、ダウン症候群である可能性を評価する検査であり、および胎児における他の、あまり一般的でないトリソミー（13番および18番）も評価します。

これらの検査は、直ちに、異数性をスクリーニングするために毎年実施される

羊水穿刺の数を大幅に減らすはずであり、確かに妊娠中の女性が歓迎するニュースといえます。しかし、私はこの検査が「ほぼ」完全だといったことに注意してください。細胞外胎児DNAは実際、早期胎盤の細胞（細胞栄養膜およびシンシチウム栄養膜と呼ばれる）のアポトーシス（死）から捕捉されます。まれに、これらの細胞の染色体構成と実際の胎児の染色体構成との間に不一致があり、これが「モザイク症」と呼ばれる状態です。このような場合、NIPTは、偽陽性結果と偽陰性結果の両方を生み出すことになるのです。今後数年間しばらくは、胎児核型を確認するために、羊水穿刺によりトリソミーを同定するNIPTの結果を確認するようになる可能性が高いと思われます。

　出生前検査技術を推し進めるならば、母体血液中を循環する無傷の胎児細胞を非侵襲的に捕捉し、DNAを抽出して増幅し、数百の重症の単遺伝子疾患をスクリーニングすることになるでしょう。現在、この技術の問題点は（コストに加えて）、胎児細胞の検出効率と正確性がそう高くないことです。しかし、いくつかの新興企業と複数のアカデミアの研究室がこの技術開発に取り組んでおり、今後数年間に大きな進展が見込まれるでしょう。しかし、胎児細胞を捕捉し、多数の疾患についてDNA検査でスクリーニングする方法を開発することは、困難な一部に過ぎません。最初は、データを解釈し、生成される大量の情報について女性に十分な情報を提供することは非常に難しいと思われます。年月が経つと、ヒトゲノムの何百万ものバリエーションと疾病リスクとの関連性についてさらに知識と経験を積んで精通するにつれて、遺伝カウンセリングがより正確になるでしょう。これは膨大な量のDNA情報を集めて初めて可能になると考えられます。

　4000人以上の科学者と技術者を抱える中国最大手のBGIと呼ばれる世界最大の遺伝子シーケンシングセンターは、1999年秋に設立され、現在約1,100万人の都市である中国の深圳に位置しています。BGIは、全ゲノムシーケンシングの作業を工業化し、2013年末までに、約6万人のゲノムの配列を決定しました。日常的に約200のゲノムシーケンサーを毎日稼働させているBGIは、時には他の世界の研究所の合計で生成されたゲノムデータよりも多くのゲノムデータを集めています。その野心的な経営姿勢は印象的です。BGIは、「百万人のヒトゲノムプロジェクト」、「百万個の動物と植物のゲノムプロジェクト」、「百万個のマイクロシステムゲノムプロジェクト」を開始しました。同社はこういった事業に賭けており、この大量のデータを生み出すことは、耐旱性穀物から糖尿病のような複雑な病気のための新薬、消化管の微生物を操作して炎症性腸疾患を回避するための新しいアルゴリズム、究極の胎児スクリーニングツールなどが事業の標的となっています。

　それは空想的な努力ではありますが、BGIはまた、人間の知的能力を形成するのに役立つ遺伝的変異を解析して研究することを本質的に総括している"Cognitive Genomes"というプロジェクトを立ち上げました。BGIは数十年間、

人間の双子対で知性を研究しているロンドンのキングズ・カレッジの行動遺伝学者である Robert Plomin と協力して、150 以上の IQ をもつ数百人のゲノムを配列決定する予定です。1000 人以上の数学的に才能のある人のゲノム解析も推進中です。このような特別な集団から集められた膨大な量のゲノムデータを統計分析することで、人間の知能の範囲（確かに明確に定義されていない概念）を設定する際に遺伝子変異の役割について理解を深めることができますが、私はこのような知見を実地で応用することの是非については疑問をもっています。まず、知的能力の限界を設定する、非常に小さな影響をもつ何千もの遺伝子変異がほぼ確実に存在します。第二に、ヒトゲノム以外にも、胎児環境、育児の方法、その他の数百の環境因子が知能に影響を与えるため大きな変異を与える一部の遺伝子を除いては、遺伝子情報から臨床情報を抽出し産業化することはほとんど不可能でしょう。出生時に認識するための興味深い遺伝子変異体の例は、音楽の音程を認識する能力です。音程に関する能力を遺伝子の個人差として出生直後に予測できたとしたら役に立つかもしれません。そのような遺伝子の個人差は存在する傍証はありますが、証明されていません。なぜなら絶対音感というのはトレーニングを行わないと消えてしまうからです。もちろん、特定の重度の知的障害を対象とする胎児を特定するために全胎児ゲノム配列決定を使用することができ、そういったことは臨床の実地で生かされていくでしょう。しかし、知的能力の高い胎児を選択するために同じ技術を使用する考えは、単なる妄想にすぎません。

　胎児のゲノム DNA 分析の出現は、重度の一遺伝子異常を有する乳児の出生数の有意な減少を引き起こす可能性をはらんでいます。このような可能性のある例は、脊髄性筋萎縮 1 型（SMA1）として知られる乳児の神経筋障害があげられます。この常染色体劣性疾患を有する約 400 人の子どもが米国で毎年生まれています。現在、承認された治療法はありませんが（日本では保険収載薬あり）、人工的にサポートする（人工呼吸器の設置を含む）ケアにより生存が数年延長する可能性があります。研究によれば、この疾患に罹った胎児を出産する両親の約 3 分の 2 が積極的な医療に反対することを示唆しており、その場合、乳児はしばしば 1 歳の誕生日前に死亡します。胎児が SMA1 に冒されているという検査結果（家族歴によって誘発される）を知ったほとんどの両親は、妊娠を終わらせるでしょう。SMA1 を患う子どもの発生率（出生率）は現在の半分以下になると私は予想しています。これは、障害を有する患者の罹患率をはるかに少なくし、その結果、この病気は創薬の魅力的な目標とはならなくなる可能性があるでしょう。非侵襲的な胎児全ゲノム検査は、広く普及するとしたら、時間が経つにつれ、重篤な単一遺伝子病のいくつかについて出生頻度が低下する可能性があります。

第 13 章

私たちは皆オーファンである
ありふれた疾患へのレッスン

それなりの進歩

　非常に複雑なタンパク質の大規模製造、遺伝子治療のためのウイルスベクターの工業的規模での生産を可能にする新しいシステム（例えば、磁気共鳴画像法（MRI）ガイド下での定位固定手術）や方法（RNAノックダウン、エキソンスキッピング、およびゲノム編集）の出現が意味することは、今後10年間でいままでに治療できなかった希少単一遺伝子疾患を治療するための新薬の開発が目覚ましい進展を遂げる可能性を示唆しています。しかし、創薬はアイデアの段階から承認に至るまでには10年かかるかもしれないので、成功の時間的および量的予測には不確実性が伴います。最終的には、医薬品開発の進歩の鍵となる指標としては、毎年FDA（食品医薬品局 Food and Drug Administration）および各国の規制機関の承認を得る医薬品の数が究極の目安になります。オーファン遺伝病については、近年の新規薬物の承認数を評価することによって、将来についてある程度の創薬開発への再確認を得ることができるかもしれません。

　過去20年にわたり、米国および欧州の規制当局は、血友病に代表される希少単一遺伝子凝固異常症を治療するために約10種の組換え生産された凝固因子を承認しました。 2014年現在、FDAは、多くのリソソーム蓄積症のうちのいくつかを治療するための7つの酵素補充療法薬、ならびに遺伝性血管浮腫またはHAEと呼ばれる希少疾患（不適切な量のC-1エステラーゼ阻害タンパク質によってもたらされる生命を脅かす疾患で、体液（細胞液）を制御する能力を損ない、急激な咽頭浮腫を引き起こす可能性がある）を治療するための3つの薬剤を承認しています。欧州の当局は1種類の遺伝子治療薬（Glybera、希少な脂質代謝障害の治療薬）を承認していますが、FDAはまだ遺伝子治療薬を1つも承認していません（私は今後数年間にいくつかは承認されるだろうと期待していますが、、、）。

　しかし、*症状の軽減をもたらす可能性があるために承認された*、あるいは現疾

患がもとになり二次的な変化を軽減するために使用される薬物（β-サラセミアの患者から過剰の鉄分を除去するキレート剤など）を除いて、オーファン遺伝病の治療法としてリストされたものはまだ絶望的に少ないのが現状です。2011年（フェロキシポンと呼ばれる鉄キレート剤が除外されている場合）、FDAは遺伝性血管性浮腫のためのFirazyrというオーファン遺伝病の1つの薬剤のみを承認しました。 2012年にFDAは30種類の新薬を承認しましたが、そのうちの3種類のみが単一遺伝子疾患の薬（CFTR遺伝子の特定の突然変異に起因する嚢胞性線維症の患者のうち4%に罹患している患者のための治療薬であるKalydecoを含む）でした。 3つのうちの1つは、他の治療法が存在するゴーシェ病の治療に対する既存の確立されたアプローチの変更であったため、とくに革新的な治療法が提供されたわけではありませんでした。 2013年にFDAの薬物評価研究センター（Center for Drug Evaluation and Research：CDER）は27の新薬を承認しましたが、そのうちの1つだけがオーファン遺伝病を標的対象とした薬剤でした。 この年、デュシェンヌ型筋ジストロフィーを患う少年を治療するためのエクソンスキッピング療法を開発する努力に取り組んでいたある企業に対して、FDAは提出されたデータでは承認ができないと伝えました。また別の企業ではこの疾患の元になっているジストロフィンの低下が治療によって上昇してこないことを理由に承認されませんでした。一般的に（そしてそれは適切なことなのですが）FDAは、ジストロフィン測定のような生化学的手段による間接的な筋肉組織の機能評価よりも、一般に広く使用されている6分間の歩行負荷検査の成績などを元に機能的なエンドポイント（薬の効果）を見ることを好むのです。

　このような現状はむしろ貧弱な成果を露呈するかのように思われるかもしれませんが、実は今日のオーファン病の薬物開発における真の状況は反映されていません。過去10年間のオーファン病治療薬の新たな承認は、未来への希望の架け橋といえるような状況です。2008年頃には、希少遺伝子障害のための新薬の開発に真剣に取り組んでいる大手製薬会社はほとんどありませんでした。しかしここ数年、希少遺伝病の市場が商業的な製薬市場にとっては小さすぎると主張してきたメガファーマ企業の多くは、そのような医薬品を開発するための社内プログラムを立ち上げたり、あるいは創設された中小企業との提携を強く求めるようになったのです。大手企業が自前でもっている内部の研究予算が縮小したり、横ばいになったりするにつれて、より大手企業が自社開発の興味のあるオーファン遺伝病の治療薬開発に取り組むバイオテクノロジー企業やベンチャーを買収するビジネス戦略に大きく変わったのです。

　たった1つの希少疾患の治療のための新薬が1つ承認されたことをきっかけに、その後、AlexionやSynagevaなど、10数種のオーファン遺伝病の治療薬の開発を企業が達成したという印象的な出来事ほど目覚ましいことはありませんでした。 2011年12月、Alexionが、Enobiaという小さな会社を買収した

と発表したとき、バイオテクノロジー業界には衝撃が走りました。この企業は、X連鎖性低ホスファターゼ症という希少遺伝病を治療する薬を開発していましたが、11億ドルにも達する買収額でした（それはすべての創薬開発マイルストーンの総額に合致していました）。このような希少遺伝病の治療法を開発するために大規模な資金を調達している新会社の報告は絶えず出現しています。1つの有名な例は、BioMarinの臨床開発作業を率いたEmil Kakkis博士が創設したUltragenyxというカリフォルニアに本拠を置く会社です。2010年に始まった同社はすぐに1億ドルをベンチャーキャピタルから調達しました。同社はオーファン遺伝病の治療法開発を目的としたいくつかの初期段階の治験を自前で迅速に導入し、2014年に公開しました。これらの企業は、医薬品の承認に基づいて収益を上げるまでにはまだ数年はかかるだろうと見込まれますが、投資家はこのような企業は10億ドルを超える価値があると考えているのです。

　製薬業界の大手企業は、長い間期待されていた*個別化医療（精密医療：プレシジョン・メディスンとも呼ばれる）*時代に入りつつあることを現実のこととして捉えるようになりました。彼らは、将来的には、Lipitor（1年に100億ドル以上の収入を達成した）のようなブロックバスター新薬はほとんど生まれて来ないこと、そして新薬の使用は個人が遺伝子検査を行うことによって特定の遺伝子変異を有することが示されたときにのみ、それに対して効く薬が処方される時代が来るだろうと考えるようになったのです。このような実例は、腫瘍細胞の特定の突然変異を標的とした新しい抗がん剤の適応を決める場合にすでに起こり始めています。例えば、FDAは最近、腫瘍がV600Eとして知られる*BRAF*遺伝子の特定の突然変異を有する転移性メラノーマ患者を治療する場合にのみ、Tafinlar（dabrafenib）とMekinist（trametinib）の両方を使えることを承認しました。がんにおけるこのような創薬の動向を見る限り、希少ながんに対する治療薬の開発に対する商業的関心がこの先低下する可能性はほとんどありません。事実、分子生物学の隆盛によって、今やがんはいわゆるドライバー遺伝子により細かく分類されるようになり、そのような分子標的に対して特異的な効果を発揮して、がんの個々の「*オーファン状態*」を制御できる薬の数は顕著に増えてきているからです。今やがんはいわゆるドライバー遺伝子により細かく分類されるようになり、効果的にサブタイプに分類されるようになったので、希少がんに使うことができる薬剤の数は増加しているのです。そのような「希少な」がん治療薬の承認数は、希少単一遺伝子疾患の承認数を大幅に上回っているのが現状です。

　おそらく、希少遺伝病を治療するための新薬の開発が著しい成長期に入ったことを示す、最も説得力のある証拠は、2013年と2014年のたった2年間で約12の新しい遺伝子治療企業が出現したことです。ボストンのベンチャー企業であるFidelity Bioscienceは、肝疾患に焦点を当てたAudentesと呼ばれる企業を支援しました。フィラデルフィア小児病院（CHOP）はSpark Therapeuticsと

呼ばれる新会社を立ち上げました。創業者の3人は、遺伝子治療のトップ研究者であった女性であり、眼と肝臓の疾患に開発の目標を定めました。2014年、Third Rock Ventures は Voyager Therapeutics Corporation を立ち上げました。この会社は当初、中枢神経系の障害を治療するためのアデノ随伴ウイルス（AAV）ベクターの使用に注力していました。また、2014年に、眼疾患に焦点を当てた Avalanche Biotechnologies というカリフォルニアに本拠を置く会社が、新規株式公開（IPO）で大成功を収めました。その他の小規模な新興企業（AveXis やAAVLife を含む）は資本を確保し、臨床試験を開始しています。ほとんどが、アデノ随伴ウイルスベクターを使用して、病勢を改善または逆転させるために十分な遺伝子が疾患の責任臓器に届くように、患者に欠陥のある遺伝子の正常なコピーを送達しようと努力しています。ますます多くの商業的には保守的な製薬会社ですらアデノ随伴ウイルスベクター遺伝子治療に深い関心をもつようになってきたのです。

　遺伝病を治療するための新薬開発の勢いを評価する別の方法は、それらの疾患を治療するために進行中の臨床試験の数を見てみることです。政府主導のウェブサイト Clinicaltrials.gov には、世界で進行中の大多数の治験が掲載されています。そこには総計約17万の治験がリストアップされていますが、これらのうち、1700以上もの治験が、希少遺伝病を治療するための様々な方法に関して焦点を当てています。2014年6月に調べたところでは、遺伝子治療（がんに焦点を当てた研究を含む）をキーワードとして調べると、3369ものエントリーがヒットしました。単一遺伝子疾患の遺伝子治療に焦点を当てていると分類された試験は258にも及んでいます。これらの数字は、明らかに10年前の同様のリストよりはるかに大きくなっており、この領域の研究開発が大きな進歩を遂げていることの証左となります。

　おそらく、希少遺伝性疾患を治療するための薬物開発の活動を推定するよりよい方法は、バイオテクノロジーおよび製薬企業のウェブサイトに掲載されている第I相、II相またはIII相の臨床試験における化合物を数えてみることです。2014年の初頭に、100を超える様々な疾患（嚢胞性線維症やデュシェンヌ型筋ジストロフィーなどのより一般的な遺伝病のうちのいくつかは多くの研究プロジェクトの対象です）をカバーしたコホートであるこのような治験が400件以上確認されました。これらの薬剤開発への挑戦のかなりの部分は失敗するでしょうが、そのうちの10分の1でも成功すれば、今後5年から7年間で40種類の新薬がこの領域に出現するはずです。単一遺伝子疾患の生物学はがんや心臓病の生物学よりもよく理解されているので、これらの治験から生み出されてくる薬事承認数は、いわゆるオフターゲット効果（＝薬が作用するべき本来の標的分子以外に効くことによって、出てほしくない副作用が出ること）が相対的に高いと考えられる低分子医薬の治験の場合よりも有意に高いことが示されてきたという経験

があります。

　オーファン遺伝病の薬物開発の状況を評価するのにさらに簡単な方法は、FDA
が認可したオーファン病治療薬の開発プロジェクトの実数を調べることです。こ
のカテゴリーは、1983年の法律に基づき治療法のないままに置き去りにされた
疾患に対する新たな治療法を促進するために作られたもので、小規模な市場しか
もたない希少疾患の研究を行わせるべくバイオテク企業にインセンティブを与え
ることを目的にして設立されました。米国では、"オーファン病"としての認定
を得るためには、当該の疾患に罹患している患者が200,000人未満（1500人に
1人程度）でなければなりません。もしオーファン病治療としての認定を受けた
薬物が実際にFDAの承認を得るようになった場合には、この"オーファン・ス
テータス（認定）"は7年間の商業独占権を開発した企業に与えることになった
のです。したがってその間、他の企業は、同様の目的のために設計された類似の
薬剤を販売することはできなくなります。一方で、そのような薬を開発した企業
は同じ疾患に使える別の異なる種類の薬を開発しようとする権利が保障されま
す。ヨーロッパでも同様の法律が施行されており、10年間におよぶ権利の保護
を提供しています。

　1983年に制定されて以来、このオーファン病治療薬に関する法律は薬物開発
のセクターによって頻繁に使われるようになり、その傾向は加速する傾向にあり
ます。この法律の効果は決して小さなものではありません。企業は多くの疾患、
とくに体細胞の変異によって起こるがんの遺伝的要素について多くのことを学ぶ
につれて、開発に携わる研究者は疾患を抱える患者の数が200,000人を超えな
いように疾患カテゴリーを細分化してゆきます。遺伝子疾患を標的とした化学物
質や生物製剤（組換えタンパク質と呼ばれる）の数は、FDAによってこの法律
が制定された1983年以前の10年間で、オーファン病治療薬として認定された
資格のある薬はわずか10種しか承認されませんでした。しかし、1983年以来、
400以上の薬物がこの保護を有するオーファン病治療薬として承認されました。
これらのほとんどは、単一遺伝子疾患以外の疾患のためのものです。しかし、単
一遺伝子疾患のための承認件数が重要な割合を占めているのも事実です。

　バイオテクノロジーおよび製薬産業が、希少遺伝性疾患を治療するための医薬
品開発に大きな関心を寄せるようになった背景には、非営利的な患者団体の活発
な活動と擁護によって促進されてきた部分が存在します。そのような活動は常
に、患児をもつ両親がお互いに協力・連携し合って団結し、創薬研究の後押しを
推進しているのです。当然のことながら、このようなグループは、伝統的な薬剤
開発手法を特徴とするような開発の速度が遅い企業に対してはほとんど耐えるこ
とができないのです。おそらく最も洗練され成功したのは、嚢胞性線維症の財団
であり、有能で熱心なRobert Beall博士のリーダーシップの下で、この疾患に
関する研究のために30年以上にわたり集めてきた何億ドルもの資金が研究開発

費として割り当てられていきます。今日、米国とヨーロッパには数百もの同様の
グループ（はるかに小規模ですが）が存在し、研究の推進をめざす決定に焦点を
当てた科学的に洗練されたグループ（病気の専門家になった両親によって運営さ
れることが多い）も存在しますし、ウェブサイトで連携した年1回の患者の親の
会議をするような小さな組織も含まれます。感動的な例としては、過去10年間
でこの複雑な発達障害をよりよく理解しようとしている神経科学者の間でよく知
られている人物となった Monica Coenraads という患児の親が指揮を執ってい
る Rett Syndrome Research Trust のような団体が挙げられます。

　ある疾患の治療法の研究を触媒するために直接関与することに主に焦点を絞っ
た家族グループの活躍を特定することは困難です。確かに、1980年代の Odone
家の仕事は、X連鎖性副腎白質ジストロフィー（映画 *Lorenzo Oil* で有名になった）
の子どものための食事療法改変療法を開発することでしたし、ポンペ病の子ども
の誕生によって啓発された John Crowley の努力、難病をもった2人の男の子の
父である Brad Margus の研究すなわち、毛細血管拡張症の研究を推進するため
に、超希少疾患の研究を形成し*加速*させる担い手となった例は、患児をもつ親が
貢献した最も魅力的な例といえます。これまでに多くの家族が耐えに耐えてきた
多年にわたる診断の謎を、一変させた全ゲノムシーケンシング（whole genome
sequencing）の登場により、新しい研究の出発点、すなわち疾患の原因となる
突然変異が非常に早く見つかるようになりました。近年、私は超希少疾患の子ど
もが誕生した後に、前例のないレベルまでその分子的原因に関する研究に着火さ
せようと熱心に関わった複数の家族に出会いました。このような両親の話は難病
に関わる人々を発奮させ鼓舞するものであるのでこれらの両親について少し紙面
を割きたいと思います。

　2014年1月、サンフランシスコで開催されたバイオテクノロジー産業大会の
J.P. Morgan Healthcare Conference で、私は Matt Wilsey 氏に会いました。彼
にとって超希少遺伝性疾患の子どもが誕生したことは人生の大きな変化をもたら
しました。　子どもである Grace Wilsey 氏は、NGLY1 欠損症と診断された米国
で2番目の患者でした。　*NGLY1* 遺伝子の突然変異を有する子どもは、タンパク
質を分解するのに十分な量の酵素を産生せず、結果として細胞に重度の損傷をも
たらします。Grace の診断は、いくつかのトップメディカルセンターを網羅的に
検索した後に行われ、スタンフォード大学、ベイラー医学大学、ケンブリッジの
ブロードインスティチュートでの全ゲノム配列決定が含まれていました。Grace
の病気に診断がついてから、Matt と彼の家族は、3大陸の12のセンターで約
40人の研究者からなるグローバルチームを調査し、募集し、組織を編成したの
です。彼の家族はまた、治療法開発のための研究を助成し、この疾患に関する意
識を高めるために Grace Wilsey Foundation（GWF）を立ち上げました。この
財団は、複数の研究プロジェクトを管理する中心的な拠点として機能しています。

この物語に登場する人物は個性的です。Matt Wilsey 氏はシリコンバレーの起業家です。彼は、創業と創業から学んだ教訓を使って、超微妙な遺伝病の謎を解き明かす（そしていつか治療法を開発する）ようになりました。Wilsey 氏は、連絡先を活用し、人脈を構築し、標的となる人材への呼びかけと電子メールを使用することでこれを実現しました。科学者たちは、両親が十分に情報を得て、情熱をもって進んでいたので、チームに加わることに興味を示しました。さらに追加のメンバーを採用する戦略として、優れた才能の早期チーム、私的資金、複雑な医療上の挑戦へ誘うしくみ、さらに家族が確立したグループ構造等が含まれていました。Wilsey 氏が創設したスタートアップのように、NGLY1 チームは上下の階層のない平等な構造で稼働しています。チームの中核は、情報共有、信頼関係、コラボレーションが三位一体となり、それぞれに対してオープンで迅速な運営が行われました。グローバルチームは、目標、中間目標点、四半期ごとのチェック機能を発揮して活動しています。財団が運営するスピード感とコラボレーションの手法は、他に比類がありません。

Wilsey 氏は、学術研究者や製薬企業と連携して病気の克服に対して一生懸命に取り組む家族を引き合わせることは、希少疾患の治療法を開発するうえで非常に重要だと強く信じています。彼は研究者や企業との関係を文字通り「1 つずつ」構築してきました。彼は信頼できる情報源を見つけ、最良の専門家を探し求めていきます。これを繰り返すことにより相互に連携したネットワークが形成されました。家族が立ち上げた財団は、科学的パズルのギャップの有無を継続的に監視し、それらの欠損に対処するために最善の研究者を探し出します。Wilsey 氏は、電話をかけ、簡潔で誠実な電子メールを送信し、これらの方法により返事が得られます。もちろん、作業には一定のフォローアップが必要です。新しい研究者をチームに加えるたびに、彼はチームのメンバー同士でミッションの重複がほとんどなく、かつ、新しく加わった研究者が既存のメンバーと十分に統合されていることを確認するために、情報をフィードバックします。GWF は常に具体的に協力したいと思う研究者を探しており、共同研究、情報共有、研究のフォローアップの促進に重要な役割を果たしています。Wilsey 氏は、患者擁護への努力と私的な資金の調達が、学者や産業界の研究者を触発することを発見しました。NGLY1 欠損症は治療にはほど遠いのが現状ですが、Wilsey 氏が集めたチームの活動は注目に値します。彼らの努力によって、迅速で、安価で、より包括的な病気の理解と治療に使用できる新しい戦略が提示され、実証されるようになりました。

稀有な疾患に関心をもつベンチャーキャピタルグループと、医薬品を開発するバイオテク企業はどちらも、患者グループを商業戦略の重要なパートナーとみなしています。特定のオーファン病を代表する患者グループは、臨床試験への参加をスピードアップする上で大きな助けになる可能性があります。Monica

Coenraads さん、Brad Margus 氏、Matt Wilsey 氏のような何百もの稀有な人物がいて、思いもよらない重症の遺伝性疾患に罹患したという出来事をきっかけに、私たちの生き方を大きく変えて、一度は不可能と考えたゴールに向かい全力で進んでいるのです。

これらの話はまだ長い旅の途中です。しかし疑いなく、オーファン遺伝病を治療するための新薬の開発がますます発展することに関しては、楽観することができる十分な根拠があります。そのような最も楽観的な予測を立てる者でさえ、今後 10 年間（これらの疾患で苦しんでいる子どもの両親にとって永遠に感じられるような年月）には、25 ほどのオーファン遺伝病のブレークスルーとなる治療法の承認しか得られない可能性が高いということを現実として受け止めざるを得ません。あまりにも多数の希少疾患、私たちの身体に関する生理学的知識の欠如、治験につきものの不確実性は、治療法開発の大きな律速要因となります。しかし、いくつかのプラットフォーム技術、とくにもし遺伝子送達、遺伝子ノックダウン、ゲノム編集などが大幅な進歩を遂げた場合、オーファン病を治療する新薬が、今私が予想する以上に承認される可能性があります。少なくとも次の 10 年後には、年間承認件数は大幅に増加するだろうと期待しています。

単一遺伝子疾患を越えて

希少遺伝性疾患の治療法を開発する努力から導ける最も重要な洞察の一つは、私たちひとりひとりが何らかの形で遺伝子の多様性によって病気のリスクを負うようになるという認識が高まっていることです。私たちは現在、喘息、がん、心臓病、糖尿病、アルツハイマー病、および一般的に「コモン・ディジーズ（〜生活習慣病）」として考えられているような事実上すべての疾患が顕性化する理由の一部は、タンパク質をコードしている遺伝子の変異の伝達によることを認識しています。そのようなタンパク質は、なんらかのかたちで疾患リスクの閾値に影響を及ぼしているのです。

ヒトゲノム解析を通じた発見の「終わりのない旅」はまだ始まりにすぎませんが、私たちはこのような生活習慣病等の遺伝学について多くのことを学びました。私たちが人生をスタートさせる 2 つの一倍体遺伝子のそれぞれは、きわめて大きな多様性があるのです。一卵性双生児を除く、任意の 2 人の DNA 配列を比較すると、ヌクレオチド（DNA 文字）が異なる数百万のスポットが明らかになります。高レベルの分解能では、遺伝子がコードするタンパク質配列もまた、個人間で実質的な変異があることがわかります。この変異の大部分は、タンパク質中の数百アミノ酸（30,000 個のヒトタンパク質のうち中央値は 384）のわずか1 つまたはいくつかの違いによるものであり、その多くはタンパク質の機能には現在の感度で検出可能な変化は見出せず、人間の健康にとって大きな影響はない

と判断できます。しかし、様々な疾患のリスクを伴う大規模な患者の遺伝子変異を比較することに基づく統計的計算（GWAS：Genome-wide association study と呼ばれるゲノム規模での変異と疾患の相関関連を研究する手法）は、ヒトゲノムの多くの共通変異が疾患のリスクに及ぼす影響は小さいものの、間違いなく測定可能な効果があることを示してきました。2005 年頃から、科学者は何百もの GWAS を実施しました。そのほとんどは、特定の変異が生活習慣病等のリスクに影響を及ぼす多くの新しい遺伝子を発見しました。例えば、ジョンズ・ホプキンス大の研究者は、心臓の電気的特性に影響を与える 150 の遺伝子を同定しています。数十の遺伝的変異が身長に関連していることもわかりました。他の遺伝子変異の解析によれば、糖尿病、肥満、変形性関節症、喘息および多数の他の疾患のリスク増加にもこのような変異が関連しているようです。遺伝子と障害のリスクとの間に新たに発見された連鎖は、いつの日か新たな治療法につながる研究の糸口と方向性を定める可能性があるのです。

　一般的で複雑な疾患に対して驚くほど大きなリスクを与えるいくつかの変異も知られています。最も代表的な例は *APOE4* と呼ばれるアポリポタンパク質 E（APOE）遺伝子の変異体で（各親からコピーを受け継いで生まれた白人の子どもの 2％から 3％）、アルツハイマー病を発症する時期が予想されるよりも 10 年から 15 年早くなる特徴があります。*APOE4* の 2 つのコピーをもつ人々がなぜこの病気を発症するのか、なぜ他の人はそうではないのか、私たちはまだメカニズムがわかりません。しかし、私たちは、この惑星に住むひとりひとりが、ゲノムの中に遺伝的に見なされていなかった重篤な疾患のリスクを高める多くの変異体（おそらく 20 から 40）を隠しもっていることを示す多くの証拠を集めました。事実、すべての疾患は少なくとも*部分的には遺伝的理由のために生じている*といえます。この顕著な事実は、科学者、医師、患者が病気や薬物開発をどのように考えるべきか、その姿を変貌させています。最終的には、19 世紀後半の細菌論（疾患が微生物によって発症する）によってもたらされた、概念的変化に匹敵するような根本的な疾患のとらえ方に関する変革につながるでしょう。しかし、遺伝的変異の探索が、予防的ヘルスケア（言ってみれば、血糖値の検査のような）の一部となって多くの実行可能な医療情報をもたらすようになるまでには、まだ長い年月が経過するでしょう。しかし、そのようなことがまもなくすぐに起こるかもしれない、重要なありふれた疾患（Common disease: コモンディジーズ）があります。次に私はそのような疾患例 2 つについて簡潔に議論したいと思います。

パーキンソン病

　パーキンソン病（PD）を含むより一般的な徴候および症状である、約 *100 万*人のアメリカ人を悩ます比較的よく見られる神経変性障害は、古代エジプトおよ

びギリシャの医師にすでによく知られていました。確かな疫学データから、パーキンソン病発症の生涯リスクは 4%であり、89 歳になるまで男性の発症が着実に上昇し、その後は低下し始めることが示唆されています。英国の医師である James Parkinson は、1817 年に「*振戦麻痺に関する話*」という随筆で初めて現代的なこの病気の記述を出版しました。19 世紀には、多くの著名なヨーロッパの医師、とくにパリの Jean-Martin Charcot（ジャン・マルタン・シャルコー）がその代表ですが、この病気のことをつぶさに分析しており、Parkinson 医師よりさかのぼること 1 世紀以上前に、振戦、身体の動きが遅いこと、筋肉の硬直、および情動の低下などの古典的徴候にすでに精通していました。20 世紀初めに、死亡した患者の脳を研究した神経内科の研究医は、特定の脳細胞に、現在では「レビー小体」と呼ばれる異常な物質の沈着が起きていることを発見しました。今日私たちは、パーキンソン病は大部分が、ドーパミンとして知られる神経伝達物質（化学伝達物質）の大部分を産生する黒質と呼ばれる脳の部分の細胞の選択的な死滅の結果であることを理解しています。

　パーキンソン病の治療における大きな進歩は、1950 年代後半にスウェーデンの化学者 Arvid Carlsson による L-ドーパ（血液脳関門を通過することができる）と呼ばれる薬物の発見であり、この薬がパーキンソン病を誘発した動物の症状を改善することを示しました。数年後、Harvard の神経内科医であった George Cotzias 博士が率いるチームは、高用量の L-ドーパがこの病気の制御に有効であることをヒトで初めて示しました。 1969 年、Cotzias は人間に薬を投与する方法を決定した功績でラスカー賞を受賞しました。それにもかかわらず、L-ドーパの発見は、いったん血液脳関門を通過すると、黒質の神経細胞を生存させている物質の原料を提供する点で重要であり、その研究の功績によって 2000 年には Carlsson がノーベル賞を受賞しました。

　L-ドーパは、細胞死（その原因はまだ十分には解明されていません）をもたらす化学物質欠乏状態を外から補給することにより、パーキンソン病患者に大きな利益をもたらしてきました。しかし、時間とともに神経細胞の死滅が続くと、L-ドーパの効果はだんだん減弱し、より深刻な副作用を引き起こすようになります（アメリカの最も有名な患者で映画俳優の Michael J. Fox を苦しめた腕と脚の制御不能状態などがその例です）。可能な限り残留酵素から多くの効果を引き出すために L-ドーパを供給するこのような基本的な治療は、この 40 年間で大きく変化していません。最も深刻な症状を示した患者には、深部脳刺激療法（Deep brain stimulation：DBS）と呼ばれる比較的新しい技術があり、脳内の電極の永久的な外科的配置を伴います。この方法は実質的な症状の軽減をもたらすことができますが、いまだに多くの人々は神経外科手術を恐れ、約 10%程度の患者しかこの方法を選択していません。

　何年もの間、遺伝子治療の先駆者たちはパーキンソン病の新規治療法の開発を

試みてきました。黒質とそこから投射する神経線維に対して（疾患の経過を遅らせることを期待して生存しているドーパミン作動性ニューロンを保護しようとする戦略）様々な*神経栄養因子*を含むベクターを送達するべく、定位脳手術を使用しようする研究者がいました。また別の研究者は、L-ドーパをドーパミンに変換する酵素をコードする遺伝子を含むベクターを送達することに焦点を当てており、実質的に細胞死のために濃度が低くなった細胞に重要な酵素を供給することを目標としました。しかしこれまでのところ、神経栄養因子を用いた臨床試験はその目標を達成していないのが現状です。

　2013年6月、私はマイケル・J・フォックス財団（MJFF）の科学スタッフの一部から、多くのアメリカ人を悩ませているこの疾患のリスクの遺伝的影響の証拠が増えていることを学びました。わずか10年後には、世界で最も成功した病気の擁護団体の1つを築き上げたのは、ほとんどの人にとって、36歳のときにパーキンソン病と診断された誰からも愛されていたひとりの俳優でした。この歳でパーキンソン病と診断されるのはふつうのパーキンソン病患者よりも20年は早いのです。2000年以来、財団は3億ドル以上を調達し、その多くをトランスレーショナルリサーチ（橋渡し研究）―― 新しい治療法や治癒の開発に焦点を当てた科学的研究に送り出してきました。 MJFFは社内の専門家の指導の下、パーキンソン病の新しい治療法を見つけるための高品質の革新的な研究の支援に全力を尽くしています。これは、特発性（非発症性）パーキンソン病を治療するための遺伝子治療の探索を支援しています。なぜかって？ 誘導されたパーキンソン病による疾患動物モデルの治療から得られる多くの証拠は、L-ドーパをドーパミンに変換する芳香族アミノ酸脱炭酸酵素（Aromatic L-amino acid decarboxylase：AADC）が脳の小さな領域に重要な酵素をコードする遺伝子を送達することが可能であることを示唆したからです（自治医科大学小児科 山形崇倫教授）。台湾では、科学者はこの遺伝子治療を使用して、非常にまれな*幼児形態*のパーキンソン病を治療し、運動機能の改善にある程度成功しています。AADC遺伝子を保有するベクターを脳の深部へ細い針でMRIガイド下により外科的に送達する遺伝子治療試験が行われています。おそらく、成功の最も重要な決定要因としては、外科医が*被殻*として知られる領域全体にどれくらいにわたってウイルスベクターを送達することができるかにかかっています。パーキンソン病のための遺伝子治療は、この病気が単一遺伝子障害ではないだけに、そのアウトカムに大きな関心があります。この場合、ウイルスベクターは、選択的細胞死のために欠けている酵素を提供するための「運搬体」として使用されます。 パーキンソン病患者のごく一部にはまれな遺伝型の疾患が含まれています（約10種類の遺伝子にまれな変異：レアバリアントがあります）。

　多因子疾患であるにもかかわらず、特発性パーキンソン病のリスクは遺伝的に影響を受けます。ここ数年、おそらく最も有名なパーキンソン病を支援する慈善

320 第13章

家は、家族に病歴をもつ Sergey Brin（Google の共同設立者）でしょう。Brin は 23andMe の財政支援者であり、世界初の「消費者への直接的な働きかけ」によって遺伝子と疾患の関係を解析し提供しようというビジネス（B2C ビジネス）の 1 つで、彼の妻 Anne Wojcicki が共同出資者となっています。数年前、同社はソーシャルメディアのパワーを使って、パーキンソン病の家族歴をもつ人々の登録を作成し始めました。2014 年までに、彼らは 7500 人以上の罹患者から DNA を収集し、世界でその疾患に関係する最大のデータベースを作成しました。このような取り組みは確かに研究開発を容易にするでしょう。過去 10 年ほどにわたり、研究者たちは、約 12 の遺伝子の変異がパーキンソン病を発症するリスクを増加させるというさらなる証拠を見出しました。ほとんどの場合、私たちはまだ、どのように、なぜかは理解できませんが、このような研究は、新たな疾患の標的分子を研究する創薬研究者に重要な情報を提供しています。うまくいけば、大規模なコホートで病気の自然歴を研究することから学んだ教訓は、特定の疾患の変異体をもった患者のために新しい治療法を創出するだけではなく、他の疾患の患者にも役立つ治療法の開発にもつながる可能性があると考えます。

　パーキンソン病で研究されているいくつかの遺伝子のうち、*LRRK2* と呼ばれる遺伝子はひと際目立った存在です。大規模疫学研究では、この遺伝子によくみられるバリアント（変異体）の存在は、パーキンソン病の生涯リスクを 2 倍以上増加させることを示唆しました。発症リスクを増加させる *LRRK2* およびその他の変異体の発見は、マイケル・J・フォックス財団（MJFF）およびパーキンソン病患者の数え切れない数千の家族にとって新たな挑戦を作り出しました。MJFF のある職員が私に言ったように、「私たちは病気に向き合うやり方のパラダイムシフトを経験しつつあるのだと思います。MJFF に属する自分たちは遺伝学について家族に教育する必要がありますが、研究目的のために自分の DNA を提供するように促す必要があるのかもしれません。このようなことを私たちはいまだかつて行ったことはありません。」アルツハイマー病、パーキンソン病、および事実上すべての他のまれではない疾患に対する重要な遺伝的危険因子の発見は、各遺伝子が新しい治療法につながる可能性のある新しい研究機会を創出するという希望を提供しているのです。

　進行してしまったパーキンソン病を治療するために遺伝子療法を使用するという考え方は、この新しい薬剤開発分野の経済学に関する興味深い複雑な疑問を提起します。パーキンソン病患者の 10% が遺伝子治療を受けた場合、約 100,000 ドルで販売される可能性のある医薬品を提供するには、年間約 100,000 回の神経外科手術が必要になります。このシナリオでは、米国だけで年間約 100 億ドルの医療制度への新たな治療費がかかることが想定されます。そのような予測は、新規の治療法が使われて開発コストが*回収*できるかどうかを概算できるまでの期間を考えると、非常に大きなコストのように思えます。現在、進行したパーキン

ソン病を有する人のケアは、それがたとえ守られるべき治療であるとしても、非常に高価なのが現状です。パーキンソン病財団は、米国だけで毎年6万人を超える人がパーキンソン病と診断されていると推定しています。この基金はまた、米国内のすべての罹患患者のケアの直接的および間接的な年間費用の合計が250億ドルを超えると推定しているのです。これらの信憑性のある数字を考えれば、パーキンソン病患者の1回限りの遺伝子療法が、確実な退院により維持管理の必要性を大きく減らすことができ、実際に医療費を*削減*する可能性は少なくともあるのではないかと考えます。もちろん、そのような分析は、パーキンソン病の新しい治療法が安全で効果的であるとFDAが判断するまで待たなければなりません。これには少なくとも5年以上かかるものと思われます。

自閉症

　精密なゲノム解析によって、新規かつすぐに応用可能な分子情報を得ることができる、決して稀ではない重篤な疾患の一つに*自閉症*が挙げられます。この病気は現在、米国の100人に1人以上の子どもがかかるといわれている発達障害のひとつです。残念ながら、自閉症は、脳に対する多くの異なる種類の遺伝的および/または環境的傷害から生じる徴候および症状の集合体であり、きわめて広範な病態を包含する用語です。何十年もの研究にもかかわらず、専門家は依然としてこの疾患の占める病態の範囲を定めることができず、かえって時間が経つにつれ、関連疾患の幅は拡大し続けています。

　1990年代には発達障害のある子どもを診察するあるクリニックを見学する機会がありました。そこに来る患者さんの多くには自閉症の疑いがありました。スタッフは、聴覚学の専門家、心理学、作業療法、理学療法、小児神経学、言語療法、看護の専門家を含む約12人の人々で構成されていました。彼らはマサチューセッツ州全体で深刻な発達遅延および/または行動上の問題があると思われた子どもを評価することを目的としてチームで仕事をしていました。

　このクリニックの使命には研修生の教育も含まれていました。毎週金曜日、およそ10年近くにわたって、現代神経学の父といわれるRaymond D. Adams博士から数時間の研修を受けました。彼からは研修医に神経学的障害のある人をどう評価するかを教えていただきました。Adams医師は背が高く、いくぶん前かがみで、血色のよい表情で、貴族のような雰囲気をもっていました。しかし彼は、医師でない医療スタッフに対しては、いつも柔和に同じ目線で接することを旨としていました。このような彼の態度は、異分野からきたチームの構成員を魅了しました。彼はヒトの脳に関する百科事典のような知識の深さと広さをもっていたため、彼の行った多くの教育セミナーはスタッフにとっていつまでも記憶に残るものとなったのです。

Adams（2008 年に 93 歳で死去）は、マサチューセッツ総合病院とハーバード大学医学部において神経病理学の領域で並外れた素晴らしい貢献をしました。MRI スキャンが導入されるはるか昔から、脳卒中からダウン症候群までを包含する神経疾患の病変部位と、患者が示している症状の相関関係を解明することを目的として、神経科医は死後脳を解剖して研究をしました。私が 1980 年代初めにボストンシティ病院のレジデントをしていたとき、神経病理学の基礎を学ぼうとした際に、何度か先生の脳解剖カンファレンスに参加しました。あるレジデントの医師が死亡した患者の病歴を要約した後、他の出席者は、脳内に識別可能な病変が発見できるかどうか、もしできそうであれば、それが脳のどの部位に位置するか、そしてどのように見えるかについて議論をしました。精神神経科医の「プロとしての証」は、臨床病歴および身体所見を評価する能力であり、脳病変の本態を推論する能力でした。私たちがそのような臨床推論をした後、上級医師は文字通りまるで食パンを慎重にスライスするかのように脳をスキャンし異常を探し出すのです。

Adams を最も困惑させた疾患の 1 つは自閉症でした。この病気は、オーストリア医師の Leo Kanner（1930 年代に米国に移住し、ジョンズ・ホプキンス大学医学部で研究し、米国で初めての小児精神神経外来を開設しました。世界初の児童精神医学講座）が 1943 年に初めて記載しました。自閉症に関して最初からあった 1 つの課題は、非症候群性自閉症児（若干の他の障害の一部ではない）で幼くして死亡した子どもの脳が解剖されたときに、神経病理学者は（まれな場合を除いて）明白な異常を発見できなかったことでした。この事実は 1980 年代半ばに「自閉症スペクトラム障害（Autism spectrum disorder：ASD）」という概念が存在していたこともあり、とくに興味深いものでした。ASD は今日のようにあまり受け入れられておらず、研究された少数の死後脳は、通常、重篤な疾患の患者から得られたものであり、研究者が脳に認識可能な異常があると予想した状況の脳組織だったのです。他の重度の神経学的障害に関する豊富な経験に基づいて、Adams は、顕微鏡下でさえ、自閉症児の脳組織が疾患の原因に関わるよい手掛かりがないことに非常に困惑していました。

私は彼が医学生や看護師に症候群とは何かについてどのように説明したかをよく覚えています。自閉症児は世界の社会的構造から切り離されている、と彼はよく言っていました。患児は、自分自身が満足する境界で囲まれた内面に身を置き、内向的かつ私的な世界を構築しているかのように見えました。彼らは外からの侵入者を恐れ、ストレスを感じると、高頻度の反復性の行動をとることによって身体的な解放を見出すのです。それはあたかも快適さを与える閉じた神経ループに乗り続けているかのようでした。患者のほとんどは精神遅滞はなく、その多くは認知能の異常が主たる臨床像でした。Adams は、Fernald 校に収容されていたある若い自閉症の症例の議論に興味をもちました。言葉を話す能力が限られてい

て、他人と社会的に交流する能力が厳しく制限されていたにもかかわらず、この患者は独学で学んだピアノの達人で数百の曲を暗譜で演奏できました。さらに興味をそそられるのは、ある年の何月何日という情報を与えると、その日が誰の誕生日を言い当ててしまう彼の才能でした！　どのようなメカニズムで脳が特定の領域でそのような制約条件の下で作動するのか、そのとき他の脳領域では同じように超人的な機能を発揮するのかどうか？ Adams は自閉症を、ニューロンの生化学に影響を与える 1 つ以上の遺伝子の変異をもつオーファン病の集合体と解釈しました。彼は、男の子のほうが（1500 人に 1 人）女の子に比べて（6000人に 1 人）4 倍程度自閉症の診断確率が高いのは、おそらく X 染色体上の遺伝子の突然変異が関係しているのではないかと推察しました。

　今日、自閉症に関する「通説」はまったく異なっています。私は、過去 20 年間にかくも深くかつ急速に（ただし必ずしも正確ではない）概念が変化した病気を他に知りません。米国精神医学会は、1980 年までに自閉症を公式の診断名にすることさえしなかったことを考えてみてください。この分野の専門家は、1988 年には自閉症は 10,000 人におよそ 4 ～ 5 人の子どもが罹っていると考えられていました。しかし、2014 年に至っては、*88 人の子どものうち 1 人*という高い比率で自閉症に罹っているというメッセージが、研究開発資金を募集するための看板に全米いたるところで見ることができたのです。

　男児では自閉症の診断が依然として頻繁に行われていますが、自閉症と診断される女児の増加は新しく診断される患者のほぼ 30％（ほとんど 50％の増加）を占めています。数億人の人口のある国でこの疾患の蔓延が世代を超えて 20 倍になったとき、それは私たちのゲノムの変化のためではなく、新しい感染因子または新しい環境毒素の出現のせいであると推測するのが合理的かもしれません。集団内の DNA 変異体の頻度は、もっとずっと長い期間をかけて変化するものです。多くの科学者の莫大な努力にもかかわらず、自閉症発症率の劇的な上昇について環境的な因子による説明はできませんでした。このミステリーは、驚くことではありませんが、しばしば誤った、しかも有害な示唆を広めてしまうようなことすらあります。その中で最も有名なのは、ワクチンやその中に含まれている添加物によって自閉症が起こる可能性があるという、絶えることのない（そして明らかに真実ではない）議論です。

　こんなに自閉症の患者が増えている現状で、一体何が起こっているのでしょうか？ 診断数の膨大な増加の大きな理由は、私たちが障害の定義を広げてしまったことにあると考えられます。ここから先は、もはや自閉症という言葉ではなく、ASD（自閉症スペクトラム・アスペルガー症候群）として話を続けます。一部の州では、小児科医が子ども（明らかに発達上の問題を抱えている）に ASD があると認定した場合、子どもとその家族は、認定されていなかったら利用することができない社会サービスの恩恵にあずかることができます。ASD の領域を広げ

るような医療政策上の決定は、認知・行動異常がある子どもたちをより早く、より強力に支援する必要性を反映しているのでしょうか？私はそうではないと考えています。微妙な幼児期の行動問題の早期認識と管理のためのトレーニングなどは、かつての小児科のプライマリーケアにおいて大きな重点を置かれたことはありませんでした。子どもの発達と成育という広い範囲を意識した一般小児科医は、注意深く待機をしつつ、問題があるかもしれないという疑いが高まった場合にのみ、子どもを神経科医に紹介するのが通例なのです。

　自閉症の診断上の課題について完全に紹介し議論をするのは、この本でカバーするべき範囲を越えています。その代わりに自閉症の*遺伝的原因に関する知識*が急速かつ着実に増加していることに焦点を当てたいと思います。これらの診断の進歩は、各々の染色体上に存在する DNA の伸長の際に起こる微小な変化（最も強力な光学顕微鏡で見られるよりもはるかに小さい変化）を識別することができる新しい分析ツールが幅広く利用可能になったことに起因します。

　1969 年に Herbert Lubs という臨床遺伝学者によって偶然に発見された、いつの日か自閉症の多くが、未だメカニズムがわからない多数の単一遺伝子異常で説明できるであろうと示唆されている、最初の適応例となると考えられます（先に記述した第 8 章を参照してください）。彼は、葉酸が不足している培地で精神遅滞のある種の、かなり一般的なタイプの男性の白血球を培養し、それらの細胞の中身を出して光学顕微鏡下で検査した場合、X 染色体の長腕が壊れているような所見を見出しました。 Lubs の発見は、他の研究室でもすぐに再現されました。約 1 年後、Fred Hecht という遺伝学者が Fragile X syndrome（脆弱 X 染色体症候群）という用語をそのまま疾患名として確定しました。

　ほとんどの精神遅滞の原因はほとんど知られていなかったので、研究者は精神遅滞を示していた男性患者の大部分をスクリーニングして、この新しく定義された分子障害があるかどうかを判断しました。驚くべきことに、研究の結果、このような X 染色体の脆弱性を示す患者の実に 2 % 以下から 4 % が脆弱 X 染色体症候群を患っていることがわかったのです。提供する治療法がない場合でも、新しい診断技術による正しい診断情報の提供は従前の誤りを訂正する機会を与え、研究者が研究に集中し、家族が問題を理解し対処するのに役立ちます。脆弱 X 染色体症候群と私が診断した 1 人の中年男性を思い出します。その診断をしたとき、その家族が話したこと、そしてその後 40 年間にわたって、その家族が繰り返し話してきたことを私は完全に否定しました。子どもは幼児期にベビーベッドから転落してこういう病気になったのではないか？ と両親は深い罪悪感を抱いていました。私は、母親に「これはベッドからの転落が問題なのではなく、あくまで遺伝子の変異などによるものなのだから、罪悪感にさいなまれることはないんです」と彼女に言い聞かせたとき、彼女は自分が長い間背負っていた罪悪感が消えていくのがわかったと語っていました。

同じ時期に別の染色体診断の進歩がありました。細胞遺伝学者（染色体の専門家）が「染色体バンディング」と呼ばれる技術を改良しました。特別の色素を使用することにより、顕微鏡下で約850の明暗のバンドを有するヒト染色体の各セットを非常に再現性のある方法で解析することができるようになったのです。ある特定のバンドが見つからなかった場合は、根本的なDNAの一部が欠失していることを意味していました。過去20年間、微細欠失解析により、ヒト染色体には、自閉症または他の形態の知的障がいと関連しており、ほぼ確実にその原因となりうるいくつかのスポットが染色体上にあることが示唆されました。

微細欠失の研究における次なる大きな前進は、遺伝子アレイの開発によりもたらされました。遺伝子アレイは、ヒト染色体の完全な相補体上の特定の位置を代表する数万個の短いDNA鎖から構成されています。今では、個体から血液を採取し、DNAを捕集して精製し、それを化学的に小片に消化し、これらの断片をこれらのアレイに重ねることができます。プローブDNAはアレイ上の短鎖DNAに結合してアレイを覆うはずです。もし診断用短鎖DNAの1つが覆われていない場合には、その領域で患者のDNAが欠落していることがアレイ上でわかるしくみです。遺伝子アレイは、染色体バンディングで検出可能なものよりもはるかに小さい欠失を検出することができます。試験の感度を大幅に高めることにより、科学者は臨床的に有意な微細欠失をより多く発見できるようになったことは当然のことです。そのようなDNA配列の異常のいくつかは非常に小さいもので、それらはまだあらゆる異常に関連づけがされているわけではありません。しかし、自閉症や主に精神医学的な問題を抱えている人の検査が進むにつれて、自閉症においてそのようなDNAの配列異常の数は着実に増え続けています。現在、微細欠失症候群は、自閉症の5%以下から7%を占めるだろうと考えられています。

今日、医師は、自閉症のすべての症例の約10%は特定の遺伝的配列の異常によって起きていると考えられるようになりました。これはそんなに大きな数字とは思えないかもしれませんが、この分析は大きな進歩を構成しており、検査で陽性が出たときには正確な説明が可能になります。その結果、両親が自閉症の子どもとともに最初に直面する、「おわりのない診断の旅」を終息させることが可能になります。またしばしば臨床医は、将来の妊娠における自閉症児の再発リスクについても、より明確に両親に情報を提供することができるようになってきたのです。そのためには子どもの遺伝子の中に「微細欠失」が見つかると、次のステップは両親のDNAを検査することが重要です（患児と両親のDNAを解析するという意味でトリオ解析といいます）。いずれにも微細欠失がない場合には、遺伝子変異は最後の妊娠を開始した卵または精子のいずれかで起こった新生突然変異であり、以後に生まれてくる子どもが自閉症にかかるリスクはほとんどなくなると説明できます。一方で、両親のうちの1人に変異があった場合には、次に

生まれてくる子どもが自閉症になる再発リスクは高い可能性があります。微細欠失があったとしても症状（表現型）が現れないようにすることは可能なのでしょうか？　私たちはまだこの質問に詳しく答えるだけの十分な知識と経験を蓄積していません。ときには、患児と両親も含めたゲノム解析を実施すると、同一の微細欠失を有する親は、患児ほどは深刻な症状を示してはいないものの、患児と同じような精神神経的所見を示していることを医師たちは経験しています。一方その他の症例（親に微細欠失が認められない場合）では、親は完全に正常で子どもに新規の変異が入っている例もあります。このようなことに鑑みて、自閉症患児がどのように引き起こされるのか、何らかの潜在的な環境要因と相互作用をきたし患者の症状が現れにくいのではないかと推測されます。

　2014年の11月に、2つの大規模な科学者コンソーシアムは、遺伝子の変異が自閉症を発症する危険性を高めることの証拠を発見するために、全エクソーム・シークエンシング（タンパク質をコードするDNAすべてを配列決定する検査）を実施しました。そのうちの一つのグループは、2人の正常な親、1人の罹患した子ども、および1人の正常な子どもを有する2500人の家族を研究しました。その解析の結果、約400の遺伝子を自閉症の遺伝子として同定しました。その中には、新生突然変異（両親には存在しない罹患した子どもに新たに生じたDNA変異）が自閉症の発症に関連していることが解明されました。第2のグループは、多少異なるアプローチをとって、脳の発達にとって重要であることが知られている遺伝子の中で、100を超える変異が自閉症リスクの増加と関連していることを見出しました。このような多数の遺伝子変異が自閉症に関連することは驚くべきことではありません。人間の脳は地球上で最も複雑な進化をたどっており、多くの遺伝子が脳の発達に関与していることは容易に想像がつき、それだけに個々の遺伝子の変異が脳の疾患を悪化させる可能性も包含していると予測できるからです。

　研究者は、新たに発見された微細欠失（最も一般的なのは第16番染色体の短腕に位置し、3500人のうちの約1人に自閉症を起こす欠損です）と自閉症を関連付けるたびに、新しい研究方法を開拓していきます。どの遺伝子が欠けているのだろうか？　認知の発達においてこれらの遺伝子コードから生み出されるタンパク質はどのような役割を果たしているのだろうか？　彼らがとくに敏感な環境にはどんなものがあるのだろうか？　これらの微細欠失は、すべての子どもが生涯の早い段階で検査されるように一般的であるべきであり、潜在的な傷害を改善しようとしている患者さんや家族のために何らかの方法で介入治療をすることができるのかどうか？　これらの質問に対する答えは、新しい治療法の研究にどのような意味をもつのでしょうか？

　今日、研究者は、洗練された分子診断技術を使用して、私たちが自閉症と呼ぶ病態につながる数多くの異なる分子経路を明らかにしてきました。「自閉症臨床

スペクトラム障害」という用語の使われ方がこの分野の現状を反映していると考えます。ちょうどがんでは原因遺伝子が多種多様な概念の総称であり、がんという用語は多数の疾患の集合体の略称となっていることに似ています。同様に、自閉症でもそういう考え方が適用できます。自閉症の個々の微細欠失異常のいずれも、それぞれは症例全体の1％にも満たない患者しかいない可能性が高いと考えられます。過去30年の間にASD（自閉症スペクトラム・アスペルガー症候群）は症例数が劇的に増加しました。そこに大きな影響を与えている未確認の環境因子はまだ同定されていません。そのような環境因子が将来出現する可能性がないわけではありませんが、おそらく出てこないのではと考えています。現時点では自閉症患者の1％以上を説明できるような単一遺伝子の異常に関する報告は1例しか見当たりません。臨床現場の「探偵」が直面する複雑さを明らかにしますので、それを最終章の最後で簡単に要約しようと思います。

　2011年、ヒューストンにあるBaylor School of Human of Medcine のGenetics 部長であり、わが国の有力な遺伝子学者の1人であるArthur Beaudet（アーサー・ボーデ）は、自閉症の可能性のある新しい「容疑者」となる遺伝子の調査研究を始めました。高い評価を受けていた科学者であるBeaudet は、通常、日の出前には出勤して仕事をしています。彼は健全な批判精神と懐疑的気質、そして細部へのこだわりをもっている研究者です。長年査読を行い、編集を務めているArthur は、科学的仮説の各要素が説得力のある一連の実験的証拠によって支持されていることをいつも要求しました。

　Beaudet の研究室の研究者は、何人もの子どもを研究する過程で、以前に自閉症と関連していなかったX染色体上の微細欠失を発見しました。彼とオランダにいる同僚の研究者が、どの遺伝子が欠失しているか調べたところ、その領域にはカルニチンと呼ばれるアミノ酸の合成に不可欠な遺伝子が含まれていました。彼らは通常の健常人の人口での微細欠失を調べると、500人の少年のうち約1人でそれを見つけることができました。その発見が大規模な研究で成立すれば、Arthur は世界で*最も一般的*な代謝の遺伝的障害の1つを発見することになるのです！ それにこのような遺伝子の微細欠失自体が重要な異常なのですが、さらに重要な点は、カルニチン欠乏と自閉症リスクの増加に関係性がある可能性が示されたことでした。カルニチンは脳の発達に不可欠です。人々は栄養（肉の赤身にカルニチンが含まれています）から必要なものを大量に摂取しますが、人間も最初からそれを作るための代謝経路をもっています。この微細欠失で生まれた少年では、内因性カルニチン産生経路が遮断されてしまいます。しかし、平均の食餌中にはカルニチンが豊富に存在しているため、遺伝的欠陥の表現型としての効果は良性の状態であるはずです。しかし、*自閉症*の男児でのカルニチン生成経路の欠失について最初に行ったスクリーニングで、Arthur は、この欠失が一般の人口の男児よりもはるかに多く出現することを発見したのです。

Beaudet 博士は、微細欠失によるカルニチンの*産生を妨げられている*少年が何らかの理由で、生後 2 年から 3 年の間のどこかで短期間（数日）でも*食餌性*カルニチンを摂取しなかった場合、自閉症のリスクを引き起こすか、または高める可能性があるのではないかと考えました。しかし、なぜ彼らはカルニチン合成能を奪われるのでしょうか？ すべての親が知っているように、通常小さな子どもが熱病を発症すると、しばしば食べることを拒否することを経験的に知っています。指示されているように、このようなときには両親は子どもに十分水を与えるのですが、子どもたちの状態が整うまで、通常は食べさせないようにします。したがって、カルニチン合成のために欠失を伴って生まれた子どもが熱性疾患等を患って数日間はあまり食べないと、相対カルニチン欠乏状態になる可能性があるのです。Arthur は、代謝障害を有する幼い少年の間で、一時的なカルニチンの欠乏が、発達中の脳に害を及ぼし得るとの作業仮説を立てました。カルニチン欠乏症の微細欠失が X 染色体上にあるという事実も、自閉症パズルにうまく収まりました。 X 連鎖障害は主に男児に影響を及ぼし、少年は女児よりも自閉症と診断される確率が 4 倍ほど高いことは前述のとおりです。

この新しい遺伝性疾患—トリメチルリジンヒドロキシラーゼイプシロン(TMLHE) 欠損症の発見は、長く複雑な研究の初期段階でした。たとえ、500 人の少年のうちの 1 人が TMLHE 欠損で生まれると考えた場合、この病気はわずかな割合しか自閉症を発症しないので、遺伝子変異が発達障害の多くの自閉症の症例を説明できない可能性があります。少年が TMLHE と自閉症の両方を抱えていたのは、単に偶然のこと（因果関係のないたまたま起こった 2 つの事象）なのかもしれません。しかし、TMLHE の欠乏が、他の環境要因—食餌性カルニチン欠乏症が発症した場合、自閉症発症の感受性を有意に増加させる可能性もあります。

Beaudet はカルニチンに関する医学文献を精査しました。関心を引くことは、自閉症児の一部の親が長い間、カルニチン（多くの健康食品チェーン店から低コストで購入することができます）を食事に補充することで、行動や教育が大幅に改善されたと主張していたことです。他の多くの親が他の食物サプリメントの価値について同様の主張をしたので、このことにはほとんど科学的価値はありません。より興味深いのは、エジプトの生化学・遺伝学者によって数年前に発表された論文でした。彼は明らかに自閉症の診断基準に合致した 30 人の少年のカルニチンレベルを研究し、それらのほとんどがカルニチンの血中濃度が*低かった*ことを見出しました。たぶん彼はあまり知られていない雑誌にこの論文を掲載していたため、その後あまり引用されませんでした。しかし、彼の研究は TMLHE 仮説に適合していました。エジプトでは、貧しい子どもたちが肉をほとんど食べない可能性が高く、カルニチンが比較的不足していました。

Beaudet と彼の同僚は、*TMLHE* 遺伝子の突然変異と自閉症のリスクについて

研究を続けています。初期のデータによれば、TMLHE が障害された染色体の微細欠失は、罹患した 1 名の患児を有する家族においては自閉症の危険因子とは考えられませんが、2 人以上の罹患した男児を有する家族においては危険因子であり得ることを示唆しています。(すなわち、自閉症の患児の数が多い家系ほど、多因子ではなく特異的な特定の遺伝子の機能欠失が重症化をもたらすということ)。最近起こり始めた大きな関心は、カルニチンを補完的に摂取させることによってこの病気に罹患した子どもの行動異常の症状の改善ができないだろうかということです。しかし TMLHE の欠失が自閉症の 1%でも説明できるような要因かどうかはまだわかりません。さらに詳細な検討がされれば、この発見は非常に複雑な臨床問題の研究において重要な貢献となるかもしれません。

精密医療（プレシジョン・メディスン）

　もし自分の遠い親戚を含む家族のことを頭に思い浮かべ、誰も知らない曽祖父母のはっきりしない話から始まり、祖父母についてのぼんやりした話、そして自分自身の温かい記憶ではあるが、霧がかかったようによく覚えてはいない先祖の話に至り、最後は叔母や叔父やいとこの人などの話をしていく、、、その過程で私たちはしばしば、偶然に起こるような確率よりもはるかに大きな確率で、家族のうちの何人かが特定の病気に罹っていることを想い出すものです。これは医学生に対して、新しく病院に来た患者を評価するときに、何世代にも遡って家族歴を患者から聞き出すことがいかに重要かを教えてきた理由です。

　私の父親の側での 3 世代以上の家族歴を見てみると、何人かの共通の健康史上の要素が浮かび上がっています。最も印象的なのは私の先祖の何人かが結腸がんに罹患していたことです。家系をどのくらいまで遡るかによって、私はこの病気に罹った人を 7 人もしくは 8 名も識別することができます。実際に大腸がんで死亡した者もいました。またそのうちの何名かは死には至りませんでした。大叔父が 50 歳前に結腸がんで亡くなり、祖母が 70 歳で亡くなりました。私の叔母の 2 人（祖母の娘）は、65 歳になる前に結腸がんの手術を受けましたが、80歳のときに心臓病で亡くなりました。私の家族歴によれば、世代を経て進行する大腸がん（おそらく他のがん）にかかりやすい優性（遺伝子の効果が出る傾向）に作用する対立遺伝子が存在することが示唆されています。対照的に、私の母方の家族歴を調べてみると、比較的不健全な生活を送っているにもかかわらず、長生きであることがわかりました。ある大叔母は肥満で、ヘビースモーカーで、1日に数本のワインを楽しんでいましたが、彼女が心房細動の治療を了解したばかりであった 93 歳に脳卒中で亡くなるまで、良好な状態でした。とても愛していました叔母の Lorraine は、亡くなる寸前まで元気であったので、もし彼女が医師に心房細動の治療を承諾していなかったら、もう数年は元気で生きていたので

はないかと思うくらいでした！

　ほとんどの家族でも私と同じだと思います。通常、家族の中で起こっている「医学の問題」をちょっとした調べで明らかにすることができるのです。今後10年間で、こうしたストーリーの分子的基礎を理解できるようになり、多くの場合、遺伝的リスクを低減または管理する選択肢を特定することになります。21世紀初めに先進国を席巻する大きな病気においては、病像の異なるサブタイプに分類され、やがて各サブタイプを治療するための最適な方法があることを学ぶでしょう。つまり、特定の病気が発症したときに細胞がたどる特異的な「旅」についてもっと多くのことを知ることができるようになります。これにより最終的には、サブタイプを特徴づける特徴のある分子プロファイルを標的とした、きめ細かな個別化医療を開発することも可能になるでしょう。

　現在、このような進化はがん医療において急速に進みつつあります。分子分析技術は、がんがどの臓器（肺、乳房、前立腺）に発生したかによって、がんをどう治療するかを考えるこれまでの何世紀にもわたって使われてきた古い世紀のパラダイムでは不十分であることが明らかになってきました。がんは、経時的に多くの突然変異がおおもとの細胞およびその子孫となる細胞に蓄積する疾患です。各突然変異は、特定の代謝経路を狂わせ、次に成長する腫瘍の新しい生物学的プロファイルを作り出します。がん治療の目標は、長い間、健康な組織を守りながらがん細胞を殺すために薬剤を使用することでした。70年の努力にもかかわらず、そのような目的は達成できませんでした。しかし、新しい未来が開かれたのです。がんから切り取った組織でDNAシークエンシングを行うことにより、研究室ではがんの分子マグショット＝被疑者の人物写真を作成し、そのような研究アプローチがなければ決してできなかった新規の治療法を提供できるようになりました。新たに発見されたがん突然変異を正確に標的とする薬剤を開発するためには、多くの研究が必要です。しかし、これは、分子標的がわからないときにがんと戦う薬を開発するよりも、はるかに簡単な課題です。慢性骨髄性白血病（CML、体が大量にがん化した白血球を過剰生産する病態）に対するイマチニブ（NovartisがGleevecとして販売）の成功は精密医療の近未来を体現した医薬品の初期の成功の1つであり、そのような医薬品が開発できれば、がん患者の予後やQOL（生活の質）は大きく変貌を遂げることになると思います。

　科学者は1950年代にヒトの染色体を研究する技術を習得しましたが、科学者たちは1966年までにヒトの細胞核の中に46本の染色体、22対の常染色体と1対の性染色体が含まれることを確認しました。これらの新しい細胞遺伝学的手法が利用可能になったことで、多くの人々が疾患を説明する可能性のある細胞異常を探索しました。1960年にPeter NowellとDavid Hungerfordはこれらの技術をがん細胞に適用し、事実上すべての慢性骨髄性白血病患者がみなれない形態の染色体を有していたことを明らかにしました。この染色体はすぐに発見された

大学の所在地である名前を冠してフィラデルフィア染色体として世界中に知られるようになりました。1973 年、シカゴ大学のヒトゲノム学者 Janet Rowley は、この細胞遺伝学的異常を 10 年以上にわたって研究しており、染色体色素を用いて異常染色体が相互転座に起因することを示しました。すなわち、それは 2 つの染色体の中断から誘導され、その後、破損した部分は別の場所に再付着することが起きていたのです。フィラデルフィア染色体は、第 9 番染色体と第 22 染色体の長い末端を含む転座です。米国国立衛生研究所（NIH）とオランダの科学者が、相互転座により偶発的に生じた新しいタンパク質は 2 つのタンパク質の機能を包含する新しい融合遺伝子の産物です。この新しい DNA ストレッチは、チロシンキナーゼとして知られているファミリーの新規異常タンパク質を作り出します。正常状態では、このタンパク質は白血球の産生を調節します。 *bcr-abl* として知られている異常な形態をもつ遺伝子は、正常遺伝子よりも長く強力に作用し、多数の白血球を産生させることが明らかになりました。このメカニズムはほぼすべての患者において慢性骨髄性白血病の主要な推進因子となっていたのです。

　1990 年代半ば、ボストンで働いていた腫瘍専門医の Brian Drucker 博士は、現在、オレゴン州のがん研究所を率いており、bcr-abl を阻害する分子は慢性骨髄性白血病に対する有効な治療法であると推測しています。彼の努力のおかげでチロシンキナーゼ阻害剤のライブラリーをもっていた Ciba-Geigy（ノバルティスに合併）に招かれました。そこで、彼は初期の薬剤開発を専門とする化学者 Nick Lydon とチームを組んで、1996 年までに、白血球の産生を細胞培養においてほぼ 98％減少させることのできる分子を同定したのです。

　Druker は臨床試験を懸命に押し進めました。最初の小規模な安全性試験でも、（ST571 として知られていた）薬剤は顕著な有効性を示しました。 2001 年にチームがリード化合物として選択したイマチニブと呼ばれるチロシンキナーゼ阻害剤の*効能*を試験する最初の大規模臨床試験では、慢性骨髄性白血病はほぼ完全に抑制されました。 Druker たちのグループは、54 人の患者のうち 53 人が「完全な造血寛解」を示しましたが、これはまったく驚異的な結果でした。同様に印象的だったのは、ほとんどの症例において Gleevec は*長期的*に臨床的な恩恵をもたらしたことです。イマチニブが開発される前までは、慢性骨髄性白血病患者の30％程度しか診断から 5 年間生存しませんでした。しかし、5 年間の Gleevec 治療を受けた患者の 90％近くが生存していたのです。生存期間の延長は数か月で測定されることが多いがん治療の分野で、この成績は驚異的な進歩を遂げたことを示していました。

　事実、Druker と彼の同僚は、がんの「心臓部」にスパイクを打ち込む薬を開発したのです。 2009 年、Druker、Lydon と慢性骨髄性白血病患者で緊密に協力してきた腫瘍学者 Charles Sawyer 博士が、ラスカー賞を受賞しました。過去 10 年間、Gleevec は細胞がチロシンキナーゼ異常を有するその他 10 のがんの治

療薬として承認されるに至りました。それは消化管のまれながんの治療にとくに効果的であることが示されており、好酸性症候群（HES）と呼ばれる疾患において有効です。Gleevec は 2014 年末までに、世界中で 15 万人以上の慢性骨髄性白血病患者の生活を大幅に改善しました。現在、約 80％ほどの患者が慢性骨髄性白血病患者と診断されてから 10 年以上生存するのが当たり前になったのです。

　精密医療における最も印象的な進歩の中には、高度に攻撃的な転移性黒色腫を抑制するための新薬の開発に、「がんゲノム解析」を使用したものがあります。2011 年には、*The New England Journal of Medicine* の論文によると、いわゆる *BRAF* 突然変異を有する患者の大規模な研究では、その突然変異を特異的に標的とする薬剤（vemurafenib）が 6 か月後に標準的な治療（ダカルバジン dacarbazine）をはるかに上回ったのでデータ安全監視委員会は臨床研究を中止し、さらにダカルバジンを投与された患者を vemurafenib に切り替えることを推奨しました。このような決定は臨床試験ではまれなことでした。 Zelboraf の下で市販されている vemurafenib は、FDA が転移したメラノーマを治療することを承認した最初の突然変異特異的な薬剤となりました。 FDA がメラノーマの治療薬として承認した 17 の薬のうち、特定の *BRAF* 変異を治療するための 4 つの薬が既に開発されています。

　今後数年の間に、がんのゲノム解析（腫瘍プロファイリングとして知られている）はがん治療の*日常的な*部分になるでしょう。腫瘍の突然変異分析は必ずしも治療の選択肢を示唆するとは限りませんが、その実践は腫瘍の自然経過に対する理解を大幅に拡大するでしょう。これから 10 年ほど後に、がんのゲノムプロファイルはどうだったか？ 私たちが標的とすべき分子は何なのか？ 原発臓器がどこかという質問を含む他の疑問が副次的なものと見なされる可能性が高いと思われるくらい、これら 2 つの質問ががん治療で最も重要な疑問になる時代が来るでしょう。

　がんの分子プロファイリングの進歩は、他の主要な疾患カテゴリー、とくに心臓病においても同様の臨床ゲノム研究を大いに刺激しています。心臓病学者は、心筋症を肥大型心筋症（HCM）と拡張型心筋症（DCM）の 2 つの主要なカテゴリーに分類しました。前者は、心筋の異常な肥厚を特徴とし、突然の死（心筋に血液を供給する血管制限）につながる可能性があります。後者は、薄い壁の、柔らかな心臓を特徴とし、毎回の拍動に伴うパワーストロークで十分な血液を搾り出す能力を欠いています。過去 10 年間に、心臓の構造または機能を担う様々な遺伝子（ハーバード大学の Christine Seidman 博士および John Seidman 博士によって開拓された研究）における突然変異の発見により、多くの形態の遅発性で、単一遺伝子によって優性遺伝する肥大型心筋症があることが明らかになりました。また遅発性の心臓病は、同じ遺伝子において機能的影響が比較的軽度から中等度である突然変異（しばしばハイポモルフ hypomorph と呼ばれる）を受け

る可能性が高いことがわかりました。珍しい遺伝型の心筋症のために開発された薬物は、何千もの他の患者に対しても新しい治療戦略を提供する可能性があります。心臓病のための新薬を開発する同様のアプローチは、拡張型心筋症に関しても展開されています。DNAシークエンシング検査で武装していると、心臓病学者はすぐにこの疾患の患者をサブタイプ化して、生殖系列の変異の素因を探すでしょう。順番に、彼らは有用な遺伝子型―表現型の相関関係を作るためにこれらを使用します。これらは最終的に、患者の異なる遺伝子プロファイルに対する応答性を層別化することによって新薬を分析する未来の薬物試験に情報を提供することになるでしょう。

　安価で正確なDNAシークエンシングができるようになった結果の別な重要なものの一つは、原因不明の病気の子どもが実際に新しい単一遺伝子障害を有するかどうかを確実に診断できることです。これが可能であるという初期の証明は、2010年、イェール医科大学のSterlingの名を冠した遺伝学の教授であるRichard Liftonが率いるチームが、希少腎疾患を有すると考えられていたトルコの乳児のDNAを調べるように求められたときに起こりました。わずか数日で、チームは疑わしいすべての変異遺伝子を除外し、それらとは異なる疾患発症に原因として関わる遺伝子の突然変異を発見したのです！ NIHは何年もの間、真に神秘的な病気の患者のための最後の手段の診断者として働くチームを支援してきました。DNAシーケンシングツールで武装している彼らは、障害が単一遺伝子の欠失によるものかどうかを比較的簡単に発見することができるのです。

　おそらくさらに重要なことは、ヒトの大集団に深く入り込むことによって、私たちはありふれた病気にかかりにくくする遺伝子変異を発見し、それが薬物研究の重要な新しい領域を開くであろうということです。2014年には、アカデミックおよびファイザーからの科学チームを含むグループが、糖尿病発症に*罹りにくく*する遺伝子変異を発見したと報告しました。彼らは約400人の高齢者の中から検索を始めました。その人たちは2型糖尿病に関連し、すべての悪い生活習慣をもっていましたが、病気に*罹っていない*人たちです。2人が*ZnT8*と呼ばれる遺伝子に変異を有していました。スウェーデンの18,000人の人々に検索を拡大すると、突然変異のある31人は確かに糖尿病から保護されているように見えたのです。David Altshuler博士（当時ハーバード大学医学部）はアイスランドのdeCODE遺伝学プロジェクトの科学者と協力し、その人口の広範な遺伝的および臨床的記録を調べました。1時間で、彼らは糖尿病患者よりも非糖尿病患者において*ZnT8*突然変異が6倍くらい一般的であると判断できたのです！ データは常識を覆すものであったので、投稿された論文は採択されませんでした。彼らはさらに13,000人のデータでこの研究を繰り返し、同じ結果を得ました。また、2014年に研究チームは、心臓病のリスクを増加させる遺伝子変異を発見しようとする大規模な集団調査において、代わりにそれを*防御*するいくつかの遺

伝子変異を発見したことを報告しました。非常に低レベルのトリグリセリドと強く関連しているのがとくに興味深い知見です。このような知見はしばしば、薬物開発の新しい道を示唆することがあります。

医療費は誰が払うのか

　がん患者のケアのための遺伝子変異を標的とした薬（分子標的薬）の価格が高いことは驚くことではありません。Geevec による標準療法は約 75,000 ドルかかります。 1 年間の vemurafenib（Zelboraf）による治療費は 300,000 ドル以上です。この数字は、転移性メラノーマの患者に平均して何年（または数か月）の生存期間がどれくらい延びるのかがわからない現時点ではとくに不安です。初期の所見を見る限り、この治療では「増悪なき生存期間」の中央値を約 4 か月から 5 か月延ばすことができることを示唆しています。画期的治療法がない悪性のメラノーマの場合、この成績は目覚ましい改善を示していますが、果たしてそれは高額な治療費を正当化することにつながるでしょうか？ 従来の dacarbazine（標準療法）の約 10 倍のこの薬の費用は政府のプログラムで引き続きカバーされますが、果たしてそれは正しい選択なのでしょうか？

　現在のところ、オーファン遺伝病を治療するための新薬と、がん治療を目的とした新しい分子標的薬は、全国的な医薬品法案のわずかな部分（2012 年には約 3,250 億ドル）を構成しているにすぎません。オーファン遺伝病の場合、それは次の数十年の場合に残る可能性が高いのですが（部分的には、最善の状況では、承認可能な時点まで薬剤を開発するには少なくとも 7 年かかるため、がん市場は広大であるのでオーファン遺伝患者の救済に向けられた額をはるかにしのぐような巨大な資金が動員されています。遅かれ早かれ、がんのサブタイプを標的とする薬剤のコストは、資源の配分に関する困難な倫理上の問題を引き起こすでしょう。コストをめぐる議論の最も有望な結果は、薬効を調べるアルゴリズムを開発することでしょう。保険料の言葉でいえば、質問は次のようになります。患者の QALY（質調整生存年 Quality-adjusted life year）の予測費用はいくらですか？ すでに英国では、国立保健医療優良研究所（NICE）という機関が、生存率のわずかな潜在的な利益が費用を正当化するものではないという分析に基づいて、国内における新薬の市場投入を拒否しているのです。

　数年前に、医療費を支払う人が、希少遺伝性疾患を治療するためのきわめて高価な薬に対してどのような見解をもっているかを評価する取り組みの一環として、私はフロリダのある大手の医療保険会社の役員にインタビューしたことがありました。私は彼に「FDA によって承認された薬剤で子どもの生命を脅かす遺伝病をどれだけ安全にかつ効果的に治療することができますか？」などと質問しました。「FDA によって承認された薬剤がもしある重篤な疾患の治療に利用で

きる唯一の手段であり、かつ企業としては政府の決めたことを実行するために利益があがらなくても自社の開発費をカバーする責務があるのです」と、彼は簡潔に答えました。しかし、彼は次に私を驚かせました。「私たちは、子どもを救うために大いにお金を払うことについて誇りに思います。しかし糖尿病のための薬のために支払う金額を増やすようなことはどうか私に依頼しないでください」と答えたのです。彼は後に、オーファン病がどれほどまれであるかを考えれば、会社が費用をカバーし、その薬を本当に必要としていた少数の子どもたちを助けることは社是であると考えると説明しました。おそらく彼はそのようなコストは経営方針にほとんど影響しないと考えていたのでしょう。

　その会話以来、希少遺伝性疾患の子どもを治療するための新薬が高コストになることへの抵抗は、最近、予想される団体から提示されました。 2008 年以来、国家ベースのメディケイド・プログラム（連邦政府から資金の約半分を拠出している）は、全米で 7,000 万人のアメリカ人の医療費をカバーしています。2014 年、アーカンソー州のメディケイド・プログラムは、臨床的に証明されている特定の突然変異を有する数少ない患者のために、新しい囊胞性線維症薬（年間約 30 万ドルの費用）の支払いができなくなりました。このプログラムが支払いを拒否したのは、他の既存の囊胞性線維症（CF）薬の臨床的利点が枯渇した後にのみ、その薬に対する代金を払うという技術的な議論につながりました。Kalydeco は、最初に使用する有効な薬剤が他にない患者の正確に定義されたサブグループのために作成されたからです。確かに、Kalydeco の標的分子に働くしくみを考えると、患者がまだかなり健康である生涯の早い段階でそれを使用し始めなければならないと主張しています。アーカンソー州のメディケイド・プログラムが完全に支払いをしないことが判明した直後に、患者は訴訟を起こし、州は折れました。この和解により、州政府機関が要求した追加の医薬品承認制限が取り除かれたのです。現在、患者の適格性は、FDA が認める基準を臨床的に満たすことを要求するだけになりました。

　アーカンソー州でのこのような出来事にもかかわらず、希少遺伝性疾患にかかっている人々のために新しい、非常に高価な療法への国費を支払うことに対する実質的な社会的抵抗があるとは思っていません（保険料の全体的な増加または直接的な増税を通じて間接的に）。第一に、高齢者の疾患であるがんとは異なり、ほとんどの単一遺伝子疾患は子どもに影響を及ぼします。私たちの社会には、生まれてから最初の 1 年か 2 年の間に数十万ドルのケアの費用を日常的に消費してしまう多くの先天性障害があります。例としては、肝臓移植、頭蓋骨の重度の奇形を修復するための複数の手術、および重度の血友病が挙げられます。子どもを援助する私たちの自然な傾向に加えて、効果的な新薬は老人の生活の介入よりもはるかに大きな QALY を生み出すという事実があります。さらに、小児の年齢層を対象とした有効な薬物は、主に対症療法を提供する現在のコストよりも安

価である可能性もあります。成功した治療法は、多くの経済的に非生産的な生活を生産的なものに変換します。とくに興味深いのは、遺伝子治療を含む最も有望な新しい治療法のいくつかでは、*1回*の治療で疾患を治癒または改善することができる可能性があるということです。多くの遺伝性疾患についても、100～200万ドルもの費用がかかるとしても高い費用対効果が得られることがあります。いくつかの既存の慢性治療法、例えば第Ⅷ因子療法による重症血友病に対する遺伝子治療が実現すれば、たった数年でそのような利益がコストを上回ることがあります。遺伝的疾患の治療法の適用範囲をカバーしたり制限したりすることを拒絶する議論は、使用する治療法が非常に有効である場合にはとくに困難であり、多くのケースはそのように制限をかけられない場合がほとんどです。

明日への課題

　20世紀には、感染症に対する闘いに大きな進歩が見られました。1900年に結核（白い疫病）が米国とヨーロッパで主要な死因でした。2000年には心臓病がそのタイトルを守り、結核（TB）はトップ20にも入りませんでした。その年、米国において結核と診断された人はわずか3人だけであり、しかもそのほとんどはうまく治療することができました。1900年頃は、子どもの死因は主に肺炎でした。小児病棟のベッドは肺炎のような重症化する急性期の病気と闘っている子どもで満たされていました。現在、小児病院のベッドの約4分の1は、病気の原因が遺伝性である子ども（嚢胞性線維症や鎌状赤血球貧血など）で占められています。今後数十年にわたり、遺伝性疾患の患者に充当されているベッドの割合は増加し続けると思われます。

　将来予測ははっきりとはしませんが、希少疾患に関する臨床知識の現状、私がこれまで本書で議論した既存の治療法の有効性、分子レベルでの障害をよりよく理解し、効果的な方法を開発するための新技術の入手可能性などを考えたとき、私は次の20年間について、思い切った合理的な推測をすることができます。

　現在の治療法（先天性代謝異常、血友病のタンパク質補充、β-サラセミアの輸血、リソソーム蓄積症のための酵素補充療法など）には、徐々に優れた治療法が採用されています。私が議論してきた、基質の還元、キレート剤、オリゴヌクレオチドの送達、シャペロン、欠陥酵素の機能を改善する小分子の創製など、洗練された新しいアプローチのいくつかは、ある疾患に対しては中等度の効果をもたらすという点で重要ではありますし、比較的短期間の治癒療法の温存としても一定の役割を果たしてきました。しかしここでそうした治療法に対して穏やかでかつ懐疑的なコメントをする理由は、従来のオーファン病への治療アプローチが一般に病気の根底にあるメカニズムの解決に対処できていないという*厳然とした事実*があるからです。

重度の小児遺伝病との戦いにおける次の大きな前進をもたらすのは次にあげる２つの技術開発であると考えられます。最初に挙げたいのは*遺伝子治療*です。薬物開発者は、（1）標的組織の目的の遺伝子の正常なコピーを送達すること、（2）損傷している異常なタンパク質の産生を止めるべく小さな RNA 分子を送達すること、（3）CRISPR システムのような遺伝子編集システムを提供して、遺伝子から突然変異を*切り出し*、それらを正しいヌクレオチドで置き換えること、を利用します。これら３つのアプローチにはすべて共通の大きなハードルが存在します。

遺伝子治療の大きな課題は、一にも二にも「送達」です。適切な量のウイルスベクターを適切なタイミングで（そして正しい量のタンパク質を確実に作ることができるような形で）設計することなのです。ヒト幹細胞を形質導入して体内に戻して必要なタンパク質を作るシステムや、ヒト細胞を in vivo で形質導入して正常な遺伝子を送達するためにアデノ随伴ウイルスベクターを使用する技術の劇的な発達に基づいて、私は今後 20 年にわたり多くの疾患を治療するために遺伝子送達が広範かつ首尾よく使用されるだろうと考えています。ウイルス工学の研究者は、多くの人が中和抗体（過去の無症候性の感染症から生成された抗体）を現在のベクターに感染させるという問題を回避する新しいキャプシド（ウイルス粒子の表面）を開発する予定です。彼らは、関心のある組織に対して高い親和性を有し、臨床的に治療標的ではない組織には送達できない（感染させない）ベクターを作製しようとしているのです。*肝臓の疾患を治療するのが目的*ならば、なぜすべての臓器にウイルスを届ける必要があるでしょうか？遺伝子治療用のいろいろなベクターを用意することによって、危険な「アレルギー性」反応を恐れることなく患者を再治療することが可能になるでしょう。時間が経つにつれて、ベクターが発現するタンパク質の量を制御する能力がはるかに正確になり（したがって薬物過剰摂取のリスクが大幅に減少する）。今後数年間で、科学者は CRISPR や他の DNA 分子の突然変異を編集して正常なタンパク質を作ることができるように、次世代のアデノ随伴ウイルスベクターを利用する予定です。遺伝子治療による「手術」が現実のものになるかもしれません！

しかし、技術がどれほど刺激的であっても、薬の開発には多くの時間と膨大な金額が必要です。今後 20 年間で、FDA が単一遺伝子病を治療するための薬を50 から 75 種類承認すると期待するのは楽観的ですが、決して不合理ではありません。これは患者にとって大きな恩恵をもたらしますが、私たちが治療したいと思う宇宙のように広大なオーファン病の世界では決して大きな成果とは言えないだろうと考えています。このような課題を克服し、数百の*超希少疾患*の新しい治療法を創出するためには、規制当局が安全リスクと切実な臨床的必要性のバランスが合理的にとられているということを受け入れるような、根本的に新しく、高度に合理化された、コストの低いアプローチを開発しなければなりません。

オーファン病の新しい治療法を開発するうえで第２の重要な技術開発は、バ

イオマーカーの分野での進歩となるでしょう。代謝マーカーとして許容される体内のいくつかの化合物（またはイメージング検査によるフォローを含む）のパターンによって、新薬の効果（臨床的利益）を予測する指標のバイオマーカーといいます。このようなバイオマーカーの開発（プロテオミクスの進歩によって大きく左右される可能性が高い）はいまだ黎明期にありますが、数年以内には大きな進歩を遂げることが予想されます。毎年数十人の子どもにしか発症しないような疾患を治療しようとする場合、安全性と有効性のデータを組み合わせた単一の臨床研究のために、標準的な第Ⅲ相試験を短縮させなければなりません。遺伝子療法で治療する場合はそのような臨床研究のデザインにとくに適していると思われます。遺伝子治療は1回実施すれば、患者は一生その効果を享受できます。このような特徴は、第Ⅰ相安全性試験とその後の有効性試験との間の区別を曖昧にすることになるでしょう。また、患者が（免疫学的理由のために）複数回遺伝子治療に暴露されることは避けなければなりません。安全性試験で、治療効果を期待する用量以下で安全性試験を行い、そのあとで治療効果を見るために高用量で同じ患者に再治療することができない状況にあっては、安全性試験の公平性に関わる倫理的問題を提起する可能性があるので注意が必要でしょう。

　オーファン遺伝病を有する小児（および成人）のための新しい治療法の開発に関係するすべての人々は、希少疾患の新しい治療法の承認に必要な規制科学のプロセスをいかに合理化するかを検討する必要があります。現在使用されているものより効率的で、時間がかかりすぎず、安価なアプローチを考え出すことができなければ、新しい治療法を現実化させることのできる多くの専門家の注目を集めることは決してできないと思われます。

　簡単に言えば、オーファン遺伝病の新薬の開発に特化したバイオテクノロジー企業に、欧米で年間100人未満の子どもを治療するための治療法をもたらすプロジェクトに取り組ませるために何ができるでしょうか？　その答えはわかりませんが、私が明確に理解しているのは、そのような希少疾患の子どもの両親は子どもにどうやって希望をもたらせるようにシステムを改革してゆくことが必要であるということです。この本では、私はそれらのうちの何人かの苦闘を紹介しました。彼らの子どものための治療法を見つけるために戦っている多くの人に敬意を表することができたらよいと思っています。

　おそらく、最終的に、毎年少数の患者しか生まれない疾患については、連邦政府は開発コストを負担し、妥当な投資収益を約束する資金調達システムを開発するようになるでしょう。米国の納税者は、末期腎疾患の患者数万人にケア（血液透析および腎臓移植）を提供する費用を引き受けるために、毎年500億ドル以上を費やしています。その額のわずか10％の年間予算があれば、毎年オーファン遺伝病のために50から100の新薬を開発する費用を負担することができるのです。

遅くて費用のかかる創薬開発の一方で、非侵襲的な出生前検査（NIPT）の急速な開発と低コスト化を考えると、重度なオーファン遺伝病の影響を受ける乳幼児の*堕胎*例が次の 10 年以内に増加する可能性は高くなるでしょう。すでに NIPT の費用を負担することができる医療制度を備えている国では、かつての*優生学*が新しい形態の優生学を伴って現れてくるのではないかという危惧が引き起こされるでしょう。技術的に可能であり、人々から求められているにも関わらず、重篤な多くのオーファン遺伝病で適切な治療が欠如している現状に照らしてみると、NIPT が広範に使用されることによって、最も重荷となる遺伝病で生まれる子どもの数が大幅に減少する可能性があります。これはある人にとって道徳的に受け入れがたいかもしれません。一方で、このような方法はすでに行われている胎児の染色体異常のスクリーニングと同じ論理に基づいているという考え方ともいえます。もちろん特定の疾患の患者数が少ない場合にはこれを治療するための治療薬の開発を提唱することはより困難になります。

私は、2025 年までに、子どもを産む予定の若いカップルの大部分が、重篤な単一遺伝子疾患に関連する遺伝子に変異を共有していないかどうかを評価するために、まず広範囲 DNA 検査（全ゲノム検査）を受けるようになるだろうと考えています。その診断情報は、彼らの生殖計画に影響を与えるでしょう。例えば、重篤な疾患の子どもが生まれる可能性があるときに、着床前遺伝子検査を行う場合があるかもしれません。さらに、重篤な疾患が発症するか否かを評価するために胎児の全ゲノム情報の解析が標準的な医療ケアになるかもしれません。

残念なことに、検査結果の情報がきわめて複雑なので、女性とその医師は結果をどのように解釈するかについてしばしば大きな不確実性に晒されることがあります。たとえ決定的な診断を得られ、疾患の重篤度について正確に予測することは困難なことが多いのです。過去 30 年にわたり、何千人もの女性が、ダウン症候群または二分脊椎を有する胎児を妊娠していることを知ろうとするたびにこの問題に直面してきました。ほとんどの場合、疾患に罹っている胎児が生後どのように過ごすのかを予測することは不可能なのです。

多分将来の最も厄介な問題は、行動や知的な障がいを有するリスクと関連している遺伝情報をどのように扱うかです。家族が一般的に 2 人の子どもしかもたない技術的に進んだ社会では、重度とはいえない知らせであっても、とくに妊娠初期に検査を利用可能になった場合、妊娠中絶につながることを懸念します。約 1 世紀の間、科学者や倫理学者たちは、いつの日か遺伝情報によって親が子どもたちの可能性を最大限に引き出すために重要な役割を果せるかどうかを考えてきました。医師または遺伝カウンセラーが、自閉症を発症する可能性が 20％ ～ 30％、正常な胎児に発達する可能性が 70％ ～ 80％であることを告知した場合、両親はどうするでしょうか？ 私は、カップルに不完全な検査にアクセスさせないことによって、私たちの社会がこの種のジレンマを回避できるのではと思います。

340 　第 13 章

2015 年には、自分やその子どもに関する遺伝情報へのアクセスが、法的に保護されたプライバシーの権利の一部でなければならないと人々が信じていることはすでに明らかです。遺伝子検査は有用ではあるものの、不完全な予測検査は数十年にわたって出生に関する家族計画をややこしくする可能性が高いのです。

　疾患の保因者数がいくら増えても、出生前検査がいくら広がったとしても、それらとは関係なく何千何百ものオーファン遺伝病を負った子どもと両親がいる限り、新しい治療法の開発を促進するための議論を続ける必要があります。健全で科学的な関心を継続すること、そして人類がこのような患者さんに対して、思いやりをもちつづけることは、今後何十年にもわたるオーファン遺伝病の医薬品開発への強力な加速をもたらすでしょう。

参考文献

第1章　食事（栄養）

References

American Academy of Pediatrics Committee on Genetics. 1999. Folic acid for prevention of neural tube defects. *Pediatrics* **104**: 325–327.

Beutler E. 1993. Study of glucose-6-phosphate dehydrogenase: History and molecular biology. *Am J Hematol* **42**: 53–58.

Beutler E. 2008. Glucose-6-phosphate deficiency: A historical perspective. *Blood* **111**: 16–24.

Beutler S, Beutler B. 2011. Ernest Beutler: His life and contribution to medical science. *Br J Haematol* **152**: 543–550.

Centers for Disease Control and Prevention. 1991. Use of folic acid for prevention of spina bifida and other neural tube defects: 1983–1991. *MMWR Morb Mortal Wkly Rep* **40**: 513–516.

Centerwall SA, Centerwall WR. 2000. The discovery of phenylketonuria: The story of a young couple, two retarded children, and a scientist. *Pediatrics* **105**: 89–103.

Committee for the Study of Inborn Errors of Metabolism, National Research Council. 1975. *Genetic screening: Programs, principles, and research.* National Academy of Sciences, Washington, DC.

Finger S, Christ SE. 2004. Pearl S. Buck and phenylketonuria (PKU). *J Hist Neurosci* **13**: 44–57.

Guthrie R. 1995. The introduction of newborn screening for phenylketonuria: A personal history. *Eur J Ped* **15** (Suppl 1): S4–S5.

Guthrie R. 1961. Blood screening for phenylketonuria. *J Am Med Assoc* **178**: 863.

Hecker PA, Leopold JA, Gupte SA, Recchia FA, Stanley WC. 2013. Impact of glucose-6-phosphate dehydrogenase deficiency in primary prevention of cardiovascular disease. *Am J Physiol Heart Circ Physiol* **304**: H491–H500.

Hibbard BM, Roberts CJ, Elder GH, Evans KT, Laurence KM. 1985. Can we afford screening for neural tube defects? The South Wales experience. *Br Med J (Clin Res Ed)* **290**: 293–295.

Jay AM, Conway RL, Feldman GL, Nahhas F, Spencer L, Wolf B. 2015. Outcomes of individuals with profound and partial biotinidase deficiency ascertained by newborn screening in Michigan over 25 years. *Genet Med* **17:** 205–209.

Kumar RK, Nagar N, Ranieri E. 2014. Newborn screening for G6PD deficiency—Why is it important for India? *Indian J Pediatr* **81:** 90–91.

Luzzatto Z, Seneca E. 2014. G6PD deficiency: A classic example of pharmacogenetics with on-going clinical implications. *Br J Haematol* **164:** 469–480.

MRC Vitamin Study Research Group. 1991. Prevention of neural tube defects: Results of the MRC vitamin study. *Lancet* **338:** 131–137.

NIH Consensus Statement October 16–18, 2000. Phenylketonuria (PKU): Screening and management **17:** 1–33. NIH Office of the Director.

Oakley GP Jr. 1998. Folic-acid-preventable spina bifida and anencephaly. *Bull World Health Organ* **76** (Suppl 2)**:** 116–117.

Oakley GP Jr. 2010. Folic acid-preventable spina bifida: A good start but much to be done. *Am J Prev Med* **38:** 569–570.

Oakley GP Jr, Adams MJ, Dickinson CM. 1996. More folic acid for everyone, now. *J Nutr* **126:** 751S–755S.

Raghuveer TS, Garg U, Graf WD. 2006. Inborn errors of metabolism in infancy and early childhood: An update. *Am Fam Physician* **73:** 1981–1990.

Stevenson RE, Allen WP, Pai GS, Best R, Seaver LH, Dean J, Thompson S. 2000. Decline in prevalence of neural tube defects in a high-risk region of the United States. *Pediatrics* **106:** 677–683.

Youngblood ME, Williamson R, Bell KN, Johnson Q, Kancherla V, Oakley GP Jr. 2013. 2012 update on global prevention of folic acid preventable spina bifida and anencephaly. *Birth Defects Res A Clin Mol Teratol* **97:** 658–663.

Further Reading

Bailey LB, ed. 2009. *Folate in health and disease*, 2nd ed. CRC, Boca Raton, FL.

Koch JJ. 1997. *Robert Guthrie—The PKU story: Crusade against mental retardation.* Hope, Pasadena, CA.

Özek MM, Cinalli G, Maixner WJ, eds. 2008. *Spina bifida: Management and outcome.* Springer, New York.

Rimoin DL, Connor JM, Pyretz RE, Korf BR, eds. 2007. *Emery and Rimoin's principles and practice of human genetics*, 5th ed. Churchill Livingstone, Philadelphia.

Timmermans S, Buchbinder M. 2013. *Saving babies?: The consequences of newborn genetic screening.* University of Chicago Press, Chicago.

WWW Resources

www.fda.gov/AboutFDA/WhatWeDo/History/ProductRegulation/SelectionsFrom FDLIUpdateSeriesonFDAHistory/ucm091883.htm United States Food and Drug Administration, Folic Acid Fortification: Fact and Folly.

www.mchb.hrsa.gov/programs/newbornscreening/ Newborn Screening.

www.ninds.nih.gov/disorders/spina_bifida/detail_spina_bifida.htm National Institute of Neurological Disorders and Stroke, Spina Bifida Fact Sheet.

www.npkua.org National PKU Alliance.

www.spinabifidaassociation.org Spina Bifida Association.

www.ssiem.org Society for the Study of Inborn Errors of Metabolism.

第2章　遺伝医学の興隆

References

Chandra HS, Heisterkamp NC, Hungerford A, Morrissette JJ, Nowell PC, Rowley JD, Testa JR. 2011. Philadelphia Chromosome Symposium: Commemoration of the 50th anniversary of the discovery of the Ph chromosome. *Cancer Genet* **204**:171–179.

Clarke CA. 1972. Genetic Counselling. *Br Med J* **1**: 606–609.

Dice L. 1950. A panel discussion on genetic counseling. *Am J Hum Genet* **1**: 251–258.

Dreifus C. 2008. "A genetics pioneer sees a bright future cautiously." *The New York Times*, April 29, 2008, C1.

Dronamraju KR, Francomano CA (eds.) 2012. *Victor McKusick and the history of medical genetics*. Springer, Seacaucus, NJ.

Francomano CA, McKusick VA, Biesecker LG. 2003. Medical genetic studies in the Amish: Historical perspective. *Am J Med Genet C Semin Med Genet* **121C**: 1–4.

Greifensten C. 2007. Arno Motulsky papers at the American Philosophical Society. *Mendel Newsl* **16**: 3–6.

Heimler A. 1997. An oral history of genetic counseling. *J Gen Counsel* **6**: 315–325.

McKusick VA. 2006. A 60-year tale of spots, maps, and genes. *Annu Rev Genomics Hum Genet* **7**: 1–27.

McKusick VA. 1956. *Heritable disorders of connective tissues*. Mosby, St. Louis.

Mckusick VA. 1989. HUGO news: The Human Genome Organization: History, purposes and membership. *Genomics* **5**: 385–387.

McKusick VA, Egeland JA, Eldridge R, Krusen DE. 1964. Dwarfism in the Amish I: The Ellis–van Creveld syndrome. *Bull Johns Hopkins Hosp* **115**: 306–336.

McKusick VA. 1993. Medical genetics: A forty-year perspective on the evolution of a medical specialty from a basic science. *JAMA* **270**: 2351–2356.

Neel J. 1949. The inheritance of sickle cell anemia. *Science* **110**: 64–66.

Neel J. 1994. *Physician to the gene pool*. John Wiley & Sons, New York.

Neel JV, Salzano FM, Junqueira PC, Keiter F, Maybury-Lewis D. 1964. Studies on the Xavante Indians of the Brazilian Mato Grosso. *Am J Hum Genet* **16**: 52–140.

Olopade OL. 2014. Obituary: Janet Davidson Rowley 1925–2013. *Cell* **156**: 390–391.

Pollack A. 2012. "The ethics of advice: Conflicts seen when genetic counselors work for test companies," *The New York Times*, July 14, 2012, pB1.

Reilly PR. 1991. *The surgical solution: A history of involuntary sterilization in the United States*. Johns Hopkins University, Baltimore.

Witkowski JA, Inglis JR (eds). 2008. *Davenport's dream: 21st century reflections on heredity and eugenics.* Cold Spring Harbor Laboratory Press, Cold Spring Harbor, NY.

Further Reading

Berliner J. 2014. *Ethical dilemmas in genetics and genetic counseling.* Oxford University Press, Oxford.

Bowman JE, Murray RF Jr. 1990. *Genetic variation and disorders in peoples of African origin.* The Johns Hopkins University Press, Baltimore.

Dronamanraju KR, Francomano CA, eds. 2012. *Victor McKusick and the history of medical genetics.* Springer, New York.

Kevles D. 1985. *In the name of eugenics: Genetics and the uses of human heredity.* Alfred A. Knopf, New York.

Neel JV. 1994. *Physician to the gene pool.* Wiley, New York.

Witkowski JA, Inglis JR, eds. 2008. *Davenport's dream: 21st century reflections on heredity and eugenics.* Cold Spring Harbor Laboratory Press, Cold Spring Harbor, NY.

WWW Resources

www.acmg.org American College of Medical Genetics.

www.ashg.org American Society of Human Genetics website.

www.dnalc.org DNA Learning Center.

www.nsgc.org National Society of Genetic Counselors website.

www.ohhgp.pendari.com/Chronology.aspx UCLA Oral History of Human Genetics Project: Timeline of medical genetics 1900–2000.

www.orphanet.net Orphanet.

www.rarediseases.org National Organization for Rare Disorders.

第3章 血 液

References

Bass MH. 1959. In memorium: Reuben Ottenberg, 1882–1959. *J Mt Sinai Hosp NY* **26:** 421–423.

Blundell J. 1828. Observations on transfusion of blood by Dr. Blundell with a description of his gravitator. *Lancet* **II:** 312–324.

Clark RW. 1968. *J.B.S.: The life and work of J.B.S. Haldane.* Oxford University, Oxford.

Darby SC, Kan SW, Spooner RJ, Giangrande PL, Lee CA, Makris M, Sabin CA, Watson HG, Wilde JT, Winter M; UK Haemophilia Centre Doctors' Organisation. 2004. The impact of HIV on mortality rates in the complete UK haemophilia population. *AIDS* **18:** 525–533.

Diamond LK. 1965. History of blood banking in the United States. *JAMA* **193:** 128–136.

Dragsten PR, Hallaway PE, Hanson GJ, Berger AE, Bernard B, Hedlund BE. 2000. First human studies with a high molecular weight iron chelator. *J Lab Clin Med* **135:** 57–65.

Dreifus C. 2013. "A doctor's intimate view of hemophilia." *The New York Times*, Dec. 24, 2013, D5.

Dubin C, Francis D. 2013. Closing the circle: A thirty-year retrospective on the AIDS/blood epidemic. *Transfusion* **53:** 2359–2364.

Fif M, Pelinka LE. 2004. Karl Landsteiner, the discoverer of blood groups. *Rhesus* **63:** 251–254.

Franchini M, Mannucci PM. 2014. The history of hemophilia. *Semin Thromb Hemost* **4:** 571–576.

Giangrande PLF. 2000. Historical review: The history of blood transfusion. *Br J Haematol* **110:** 758–767.

Ingram GIC. 1976. The history of haemophilia. *J Clin Pathol* **29:** 469–479.

Kasper CK. 2012. Judith Graham Pool and the discovery of cryoprecipitate. *Haemophilia* **18:** 833–835.

Massie R, Massie S. 1975. *Journey.* Alfred A. Knopf, New York.

McKusick VA. 1965. The royal hemophilia. *Sci Am* **213:** 88–95.

Murphy SL, High KA. 2008. Gene therapy for haemophilia. *Br J Haematol* **140:** 479–487.

Obituary. 1946. Thomas Benton Cooley, MD 1871–1945. *JAMA Pediatrics* **71:** 77–78.

Pippard MJ, Callender ST. 1985. The management of iron chelation therapy. *Br J Haematol* **54:** 503–507.

Pool JG, Shannon AE. 1965. Production of high potency concentrates of antihaemophilic factor in a closed bag system. *New Engl J Med* **273:** 1443–1444.

Pool JG, Gershgold EJ, Pappenhagen AR. 1964. High-potency antihaemophilic factor concentrate prepared from cryoglobulin precipitate. *Nature* **203:** 312.

Silvestroni E, Bianco I. 1973. Screening for microcytemia in Italy: Analysis of data collected in the past 30 years. *Am J Hum Genet* **27:** 198–212.

Weatherall D. 2010. Thalassemia: The long road from the bedside through the laboratory to the community. *Nat Med* **16:** 1112–1115.

Weatherall D. 2010. *Thalassemia: The biography.* Oxford University Press, Oxford.

Zetterstrom R. 2008. Alfred Nobel's will and the Nobel Prize to Karl Landsteiner for his discovery of human blood groups. *Acta Paediatr* **97:** 396–397.

Further Reading

Hill SA. 2010. *Managing Sickle cell disease in low-income families.* Temple University Press, Philadelphia.

Howard J, Telfer P. 2015. *Sickle cell disease in clinical practice.* Springer, New York.

Jones P. 2002. *Living with haemophilia,* 5th ed. Oxford University Press, Oxford.

Kamal J. 2013. *Thalassemia: My lifelong companion.* Xibris, New York.

Massie R, Massie S. 1975. *Journey.* Knopf, New York.

Resnik S. 1999. *Blood saga: Hemophilia, AIDS, and the survival of a community*. University of California Press, Berkeley.

Weatherall D. 2005. *Thalassemia: The biography*. Oxford University Press, New York.

WWW Resources

www.cdc.gov/ncbddd/sicklecell/map/map-nationalresourcedirectory.html Sickle Cell Disease National Resource Directory.

www.fscdr.org Foundation for Sickle Cell Disease Research.

www.hemophilia.org National Hemophilia Foundation.

www.profiles.nlm.nih The Charles R. Drew Papers at the National Library of Medicine (blood banking).

www.sicklecelldisease.org Sickle Cell Disease Association of America, Inc.

www.thalassemia.org Cooley's Anemia Foundation.

www.wfh.org World Federation of Hemophilia.

第4章　遺伝学的検査
病気を回避するために

References

ACMG Professional Practice and Guidelines Committee. 2004. Second trimester maternal serum screening for fetal open neural tube defects and andeuploidy. www.acmg.net.

Benn PA, Fang M, Egan JF. 2005. Trends in the use of second trimester maternal serum screening from 1991 to 2003. *Genet Med* **7:** 328–331.

Bowman JE. 1983. Is a national program to prevent sickle cell disease possible? *Am J Pediatr Hematol Oncol* **5:** 367–372.

Bowman JE, Murray RF. 1990. *Genetic variation and disorders in peoples of African origin*. Johns Hopkins University Press, Baltimore.

Brock DJ, Scrimgeour JB, Steven J, Barron L, Watt M. 1978. Maternal plasma α-feto-protein screening for fetal neural tube defects. *Br J Obstet Gynaecol* **85:** 575–581.

Cao A, Rosatelli MC, Galanello R. 1996. Control of β-thalassaemia by carrier screening, genetic counseling and prenatal diagnosis: The Sardinian experience. *Ciba Found Symp* **197:** 137–151.

Cao A. 1994. 1993 William Allan award address, *Am J Hum Genet* **54:** 397–402.

Committee for the Study of Inborn Errors of Metabolism. 1975. *Genetic screening: Procedural guidance and recommendations*. National Academy of Sciences, Washington, DC.

Dreesen J, Destouni A, Kourlaba G, Degn B, Mette WC, Carvalho F, Moutou C, Sengupta S, Dhanjal S, Renwick P, et al. 2013. Evaluation of PCR-based pre-implantation genetic diagnosis applied to monogenic diseases: A collaborative ESHRE PGD consortium study. *Eur J Hum Genet* **22:** 1012–1018.

Ferguson-Smith MA. 2008. Cytogenetics and the evolution of medical genetics. *Genet Med* **10:** 553–559.

Ferguson-Smith ME, Ferguson-Smith MA, Nevin NC, Stone M. 1971. Chromosome analysis before birth and its value in genetic counseling. *Br Med J* **4:** 69–74.

Grody WW, Thompson BH, Gregg AR, Bean LH, Monaghan KG, Schneider A, Lebo RV. 2013. ACMG position statement on prenatal/preconception expanded carrier screening. *Genet Med* **15:** 482–483.

Gross SD, Boyle CA, Botkin JR, Comeau AM, Kharrazi M, Rosenfeld M, Wilfond BS. 2004. Newborn screening for cystic fibrosis: Evaluation of benefits and risks and recommendations for state newborn screening programs. *MMWR Morb Mortal Wkly Rep* **53:** 1–36.

Hoyme CH. 1998. Antenatal detection of hereditary disorders, by Henry Nadler, MD, Pediatrics 1968, **42:** 912–918. *Pediatrics* **102** (Suppl 1): 247–249.

Kaback M, Lim-Steele J, Dabholkar D, Brown D, Levy N, Zeiger K. 1993. Tay–Sachs disease—Carrier screening, prenatal diagnosis, and the molecular era. An international perspective, 1970–1993. The International TSD data collection network. *JAMA* **270:** 2307–2315.

Mersy E, Smits LJ, van Winden LA, de Die-Smulders CE, South-East Netherlands NIPT Consortium, Paulussen AD, Macville MV, Coumans AB, Frints SG. 2013. Noninvasive detection of fetal trisomy 21: A systematic review and report of quality and outcomes of diagnostic accuracy studies performed between 1997 and 2012. *Hum Reprod Update* **19:** 318–329.

Morain S, Greene MF, Mello MM. 2013. A new era in noninvasive prenatal testing. *New England J Med* **369:** 499–501.

Nadler HL, Gerbie AB. 1970. Role of amniocentesis in the intrauterine detection of genetic disorders. *New Engl J Med* **282:** 596–599.

National Health Services. 2011. Annual Report: Screening Programmes: Sickle cell and thalassaemia. http://sct.screening.nhs.uk.

Rucknagel DL. 1983. A decade of screening in the hemoglobinopathies: Is a national program to prevent sickle cell anemia possible? *Am J Pediatr Hematol Oncol* **5:** 373–377.

Santesmases MJ. 2014. The human autonomous karyotype and the origins of prenatal testing: Children, pregnant women and early Down's syndrome cytogenetics, Madrid 1962–75. *Stud Hist Philos Biol Biomed Sci* **47:** 142–153.

Scriver CR, Bardanis M, Cartier L, Clow CL, Lancaster GA, Ostrowsky JT. 1984. β-thalassemia disease prevention: Genetic medicine applied. *Am J Hum Genet* **36:** 1024–1038.

Sermon K, Van Steirteghem A, Liebaers I. 2004. Review: Preimplantation genetic diagnosis. *Lancet* **363:** 1633–1641.

Slotnick N, Filly RA, Callen PW, Golbus MS. 1982. Sonography as a procedure complementary to α-fetoprotein testing for neural tube defects. *J Ultrasound Med* **1:** 319–322.

Thein SL, Wainscoat JS, Old JM, Sampietro M, Fiorelli G, Wallace RB, Weatherall DJ. 1985. Feasibility of prenatal diagnosis of β-thalassaemia with synthetic DNA probes in two Mediterranean populations. *Lancet* **2:** 345–347.

348 参考文献

Thom H, Campbell AG, Farr V, Fisher PM, Hall MH, Swapp GH, Gray ES. 1985. The impact of maternal serum α-fetoprotein screening on open neural tube defect births in north-east Scotland. *Prenat Diagn* **5:** 15–19.

Wald NJ. 2010. Prenatal screening for open neural tube defects and Down syndrome: Three decades of progress. *Prenat Diagn* **30:** 619–621.

Wald NJ, Brock DJ, Bonnar J. 1974. Prenatal diagnosis of spina bifida and anencephaly by maternal serum-α-fetoprotein measurement: A controlled study. *Lancet* **1:** 765–767.

Wald NJ, Cuckle HS, Boreham J, Brett R, Stirrat GM, Bennett MJ, Turnbull AC, Solymar M, Jones N, Bobrow M, Evans CJ. 1979. Antenatal screening in Oxford for fetal neural tube defects. *Br J Obstet Gynaecol* **86:** 91–100.

Further Reading

Becker AJ. 2013. *What every woman needs to know about prenatal testing: Insight from a mom who has been there.* Patheos Press, Denver.

Desnick RJ, Kaback MM, eds. 2001. *Tay–Sachs disease.* Academic, New York.

Dyson S. 2005. *Ethnicity and screening for Sickle cell/thalassemia: Lessons for practice from the voices of experience.* Churchill Livingston, Philadelphia.

Evans M. 2007. *Prenatal diagnosis.* McGraw-Hill, New York.

Kuliev A. 2013. *Practical pre-implantation genetic diagnosis,* 2nd ed. Springer, London.

NAS Committee for the Study of Inborn Errors of Metabolism. 1975. *Genetic screening: Programs, principles, and research.* National Academy of Sciences Press, Washington, DC.

Sandler A. 2004. *Living with spina bifida.* University of North Carolina, Chapel Hill, NC.

WWW Resources

www.acog.org/Resources_And_Publications/Practice_Bulletins/Committee_on_Practice_Bulletins_Obstetrics/Screening_for_Fetal_Chromosomal_Abnormalities American Congress of Obstetricians and Gynecologists.

www.acog.org/Resources_And_Publications/Committee_Opinions/Committee_on_Genetics/Preconception_and_Prenatal_Carrier_Screening_for_Genetic_Diseases_in_Individuals_of_Eastern_European ACOG Committee Opinion: Preconception and prenatal carrier screening of genetic Diseases in individuals of Eastern European Jewish descent.

www.bmgl.com Baylor Miraca Genetics Laboratories.

www.goodstartgenetics.com Good Start Genetics.

www.hfea.gov.uk Human Fertilisation and Embryology Authority.

www.ntsad.org National Tay-Sachs and Allied Diseases Association.

http://sct.screening.nhs.uk/equality fileid12594 National Health Services. 2011. Annual report: Screening programmes: Sickle cell and thalassaemia.

第5章　幹細胞
ヒトのモザイクをつくる

References

Anasetti C, Logan BR, Lee SJ, Waller EK, Weisdorf DJ, Wingard JR, Cutler CS, Westervelt P, Woolfrey A, Couban S, et al. 2012. Peripheral-blood stem cells versus bone marrow from unrelated donors. *N Engl J Med* **367**: 1487–1496.

Ballen KK, King RJ, Chitphakdithai P, Bolan CD Jr, Agura E, Hartzman RJ, Kernan NA. 2008. The national marrow donor program 20 years of unrelated donor hematopoietic cell transplantation. *Biol Blood Marrow Transplant* **14** (Suppl 9): 2–7.

Bjoraker KJ, Delaney K, Peters C, Krivit W, Shapiro EG. 2006. Long-term outcomes of adaptive functions for children with mucopolysaccharidosis I (Hurler syndrome) treated with hematopoietic stem cell transplantation. *J Dev Behav Pediatr* **27**: 290–296.

Dean C. 2012. "Joseph E. Murray, Nobel Laureate and transplant surgeon, dies at 93." *The New York Times*, Nov. 28, 2012, A18.

Escolar ML, Poe MD, Provenzale JM, Richards KC, Allison J, Wood S, Wenger DA, Pietryga D, Wall D, Champagne M, et al. 2005. Transplantation of umbilical cord blood in babies with infantile Krabbe's disease. *New Engl J Med* **352**: 269–281.

Hobbs JR. 1981. Bone marrow transplantation for inborn errors. *Lancet* **2**: 735–739.

Johnson FL. 1981. Marrow transplantation in the treatment of acute childhood leukemia. Historical development and current approaches. *Am J Pediatr Hematol Oncol* **3**: 389–395.

Kersey JH. 2007. Blood and marrow transplantation: A perspective from the University of Minnesota. *Immunol Res* **38**: 149–164.

Krivit W. 2002. Stem cell bone marrow transplantation in patients with metabolic storage diseases. *Adv Pediatrics* **49**: 359–378.

Krivit W. 2004. Allogeneic stem cell transplantation for the treatment of lysosomal and peroxisomal metabolic diseases. *Springer Semin Immunopathol* **26**: 119–132.

Krivit W, Whitley CB, Chang PN. 1990. Lysosomal storage diseases treated by bone marrow transplantation: Review of 21 patients. In *Bone marrow transplantation in children* (ed. Johnson FL, Pochedly C), pp. 261–287. Raven, New York.

Krivit W, Peters C, Shapiro EG. 1999. Bone marrow transplantation as an effective treatment of central nervous system disease in globoid cell leukodystrophy, metachromatic leukodystrophy, adrenoleukodystrophy, mannosidosis, fucosidosis, aspartylglucosaminuria, Hurler, Maroteaux–Lamy, and Sly syndromes, and Gaucher disease type III. *Curr Opin Neurol* **12**: 167–176.

Marshall V. 1982. Organ and tissue transplantation: Past, present, future. *Med J Aust* **2**: 411–414.

Mathe G, Schwarzenberg L. 1979. Bone marrow transplantation (1958–1978): Conditioning and graft-versus-host disease, indications in aplasias and leukemias. *Pathol Biol (Paris)* **27**: 337–343.

Miller WP, Rothman SM, Nascene D, Kivisto T, DeFor TE, Ziegler RS, Eisengart J, Leiser K, Raymond G, Lund TC, et al. 2011. Outcomes following allogeneic hematopoietic cell transplantation for childhood cerebral adrenoleukodystrophy: The largest single-institution cohort report. *Blood* **118:** 1971–1978.

Murray JE, Merrill JP, Harrison JH. 1958. Kidney transplantation in seven pairs of identical twins. *Ann Surg* **148:** 343–347.

Murray JE, Lang S, Miller BF. 1955. Observations on the natural history of renal homotransplants in dogs. *Surg Forum* **5:** 241–244.

Neven B, Valayannopoulos V, Quartier P, Blanche S, Prieur AM, Debré M, Rolland MO, Rabier D, Cuisset L, Cavazzana-Calvo M, et al. 2007. Allogeneic bone marrow transplantation in mevalonic aciduria. *New Engl J Med* **356:** 2700–2703.

Parikh SH, Szabolcs P, Prasad VK, Lakshminarayanan S, Martin PL, Driscoll TA, Kurtzberg J. 2007. Correction of chronic granulomatous disease after second umbilical cord blood transplant. *Blood* **49:** 982–984.

Peters C, Charnas LR, Tan Y, Ziegler RS, Shapiro EG, DeFor T, Grewal SS, Orchard PJ, Abel SL, Goldman AI, et al. 2004. Cerebral X-linked adrenoleukodystrophy: The international hematopoietic cell transplantation experience from 1982–1999. *Blood* **104:** 881–888.

Prasad VK, Kurtzberg. 2009. Cord blood and bone marrow transplantation in inherited metabolic diseases: Scientific basis, current status and future directions. *Br. J Haematol* **148:** 356–372.

Sendi H, Schurter M, Letterman G. 1968. The first 68 years of renal transplantation. *J Am Med Women Assoc* **23:** 998–1008.

Shackman R. 1966. The story of kidney transplantation. *Br Med J* **4:** 1379–1383.

Staba SL, Escolar ML, Poe M, Kim Y, Martin PL, Szabolcs P, Allison-Thacker J, Wood S, Wenger DA, Rubinstein P, et al. 2004. Cord-blood transplants from unrelated donors in patients with Hurler's syndrome. *New Engl J Med* **350:** 1960–1969.

Woods WG, Ramsay NK, D'Angio GJ. 2003. The American Society of Pediatric Hematology/Oncology Distinguished Career Award goes to William Krivit. *J Pediatr Hematol Oncol* **25:** 279–281.

Further Reading

Appelbaum FR, Forman SJ, Negrin RS, Blum KG, eds. 2011. *Thomas' hematopoetic cell transplantation*, 4th ed. Wiley-Blackwell, New York.

Brent L. 1997. *A history of transplantation immunology*. Academic, San Diego.

López-Larrea C, López-Vásquez A, Suárez Alvarez B, eds. 2012. *Stem cell transplantation*. Springer-Verlag, New York.

Stewart SK. 1995. *Bone marrow transplants: A book of basics for patients*. BMT Newsletter, Atlanta.

WWW Resources

http://optn.transplant.hrsa.gov Organ Procurement and Transplantation Network.
www.babycenter.com Baby Center.

www.bcbsnc.com Blue Cross Blue Shield of North Carolina, Allogeneic Hemato-poetic Transplantation for Genetic Diseases.

www.dukechildrens.org/services/bone_marrow_and_stem_cell_transplantation
Duke Children's Hospital and Health Center, Bone and Marrow Transplant Program.

www.parentsguidecordblood.org Parent's Guide to Cord Blood Foundation.

www.peds.umn.edu/bmt University of Minnesota School of Medicine, Division of Blood and Marrow Transplantation.

第6章　酵素補充療法
遺伝子組換え医薬品

References

Anonymous. 1990. Genzyme's Ceredase recommended for approval for treatment of moderate to severe Gaucher's disease; panel concludes. Ceredase's benefits out-weigh risks. *The Pink Sheet*, Oct. 29, 1990.

Barton NW, Brady RO, Dambrosia JM, Di Bisceglie AM, Doppelt SH, Hill SC, Man-kin HJ, Murray GJ, Parker RI, Argoff CE, et al. 1991. Replacement therapy for inherited enzyme deficiency – macrophage-targeted glucocerebrosidase for Gauch-er's disease. *New Engl J Med* **324**: 1464–1470.

Barton NW, Furbish FS, Murray GJ, Garfield M, Brady RO. 1990. Therapeutic response to intravenous infusions of glucocerebrosidase in a patient with Gaucher disease. *Proc Natl Acad Sci* **87**: 1913–1916.

Brady RO. 2010. Benefits from unearthing "a Biochemical Rosetta Stone". *J Biol Chem* **285**: 41216–41221.

Brady RO, Gal AE, Bradley RM, Martensson E, Warshaw AL, Laster L. 1967. Enzy-matic defect in Fabry's disease: Ceramidetrihexosidase deficiency. *New Engl J Med* **296**: 1163–1167.

Brusilow SW, Valle DL, Batshaw ML. 1979. New pathway of nitrogen excretion in inborn errors of urea synthesis. *Lancet* **3**: 452–455.

Burrow JA, Hopkin RJ, Leslie ND, Tinkle BT, Grabowski GA. 2007. Enzyme recon-stitution/replacement therapy for lysosomal storage diseases. *Curr Opin Pediatr* **19**: 628–635.

Connock M, Burls A, Frew E, Fry-Smith A, Juarez-Garcia A, McCabe C, Wailoo A, Abrams K, Cooper N, Sutton A, et al. 2006. The clinical effectiveness and cost-effectiveness of enzyme replacement therapy for Gaucher's disease: A systematic review. *Health Technol Assess* **10**: iii-iv, ix-136.

Desnick RJ. 2004. Enzyme replacement and enhancement therapies for lysosomal diseases. *J Inherit Metab Dis* **27**: 385–410.

Desnick RJ, Dean KJ, Grabowski G, Bishop DF, Sweeley CC. 1979. Enzyme therapy in Fabry disease: Differential in vivo plasma clearance and metabolic effectiveness of plasma and splenic α-galactosidase A isozymes. *Proc Natl Acad Sci* **76**: 5326–5330.

Eng CM, Guffon N, Wilcox WR, Germain DP, Lee P, Waldek S, Caplan L, Linthorst GE, Desnick RJ; International Collaborative Fabry Disease Study Group. 2001.

Safety and efficacy of recombinant human α-galactosidase A replacement therapy in Fabry's disease. *New Engl J Med* **345:** 9–16.

Ficicioglu C. 2008. Review of miglustat for clinical management in Gaucher disease type 1. *Ther Clin Risk Manag* **4:** 425–431.

Furbish FS, Blair HE, Shiloach J, Pentchev PG, Brady RO. 1977. Enzyme replacement therapy in Gaucher's disease: Large-scale purification of glucocerebrosidase suitable for human administration. *Proc Natl Acad Sci* **74:** 3560–3563.

Grabowski GA, Barton NW, Pastores G, Dambrosia JM, Banerjee TK, McKee MA, Parker C, Schiffmann R, Hill SC, Brady R. 1995. Enzyme therapy in type I Gaucher disease: Comparative efficacy of mannose-terminated glucocerebrosidase from natural and recombinant sources. *Ann Intern Med* **122:** 33–39.

Hemsley KM, Hopwood JJ. 2011. Emerging therapies for neurodegenerative lysosomal stoarage disorders—From concept to reality. *J Inherit Metab Dis* **34:** 1003–1012.

Henley WE, Anderson LJ, Wyatt KM, Nikolaou V, Anderson R, Logan S. 2014. The NCS-LSD cohort study: A description of the methods and analyses used to assess the long-term effectiveness of enzyme replacement therapy and substrate reduction therapy in patients with lysosomal storage disorders. *J Inherit Metab Dis* **37:** 939–944.

Hollak CE, Wijburg FA. 2014. Therapy of lysosomal storage disorders: Success and challenges. *J Inherit Metab Dis* **37:** 587–598.

Kishnani D, Beckemeyer AA, Mendelsohn NJ. 2012. The new era of Pompe disease: Advances in detection, understanding of the phenotypic spectrum, pathophysiology, and management. *Am J Med Genet C Semin Med Genet* **160C:** 1–7.

Kishnani PS, Corzo D, Nicolino M, Byrne B, Mandel H, Hwu WL, Leslie N, Levine J, Spencer C, McDonald M, et al. 2007. Recombinant human acid α-glucosidase: Major clinical benefits in infantile-onset Pompe disease. *Neurology* **68:** 99–109.

Laforêt P, Laloui K, Granger B, Hamroun D, Taouagh N, Hogrel JY, Orlikowski D, Bouhour F, Lacour A, Salort-Campana E, et al. 2013. The French Pompe Registry. Baseline characteristics of 126 patients with Pompe disease. *Rev Neurol* **168:** 595–602.

Matern D, Oglesbee D, Tortorelli S. 2013. Newborn screening for lysosomal storage disorders and other neuronopathic conditions. *Dev Disabil Res Rev* **17:** 247–253.

Mehta A, Beck M, Linhart A, Sunder-Plassmann G, Widmer U. 2006. History of lysosomal storage disorders: An overview. In *Fabry disease: Perspectives from 5 years of FOS* (ed. Mehta A, Beck M, Sunder-Plassmann G), pp. 1–18. Oxford Pharmagenesis, Oxford University Press, Oxford.

Mehta A, Ricci R, Widmer U, Dehout F, Garcia de Lorenzo A, Kampmann C, Linhart A, Sunder-Plassmann G, Ries M, Beck M. 2004. Fabry disease defined: Baseline clinical manifestations of 366 patients in the Fabry outcome survey. *Eur J Clin Invest* **34:** 236–242.

Neufeld EF. 2011. From serendipity to therapy. *Ann Rev Biochem* **80:** 1–15.

Peters FP, Vermeulen A, Kho TL. 2001. Anderson-Fabry's disease: α galactosidase deficiency. *Lancet* **357:** 138–140.

Wyatt K, Henley W, Anderson L, Anderson R, Nikolaou V, Stein K, Klinger L, Hughes D, Waldek S, Lachmann R, et al. 2012. The effectiveness and cost-effectiveness of enzyme and substrate therapies: A longitudinal cohort study of people with lysosomal storage disorders. *Health Tech Assess* **16:** 1–543.

Zeidman LA. 2012. Johannes C. Pompe, MD, hero of neuroscience: The man behind the syndrome. *Muscle Nerve* **46:** 134–138.

Further Reading

Barranger JA, Cabrera-Salazar MA, eds. 2007. *Lysosomal storage disorders.* Springer, New York.

Crowley J. 2010. *Chasing miracles: The Crowley family journey of strength, hope and joy.* Harper Collins, New York.

Elstein D, Altarescu G, Beck M, eds. 2010. *Fabry disease.* Springer, New York.

Futerman AH, Zimran A, eds. 2006. *Gaucher disease.* CRC Press, Boca Raton, FL.

WWW Resources

www.bmrn.com Biomarin, History.

www.fabrydisease.org National Fabry Disease Foundation.

www.gaucherdisease.org National Gaucher Foundation.

http://www.genzyme.com/Patients/Educational-Info/The-Cost-of-Enzyme-Replacement-Therapy.aspx Genzyme (A Sanofi Company), The Cost of Therapy.

www.nursingworld.org American Nurses Association, An Overview of Enzyme Replacement Therapy for Lysosomal Storage Disorders.

www.unitedpompe.org United Pompe Foundation.

第7章　遺伝子治療
ウイルスを用いた正常遺伝子の送達

References

Acland GM, Aguirre GD, Ray J, Zhang Q, Aleman TS, Cideciyan AV, Pearce-Kelling SE, Anand V, Zeng Y, Maguire AM, et al. 2001. Gene therapy restores vision in a canine model of childhood blindness. *Nat Genet* **28:** 92–95.

Bainbridge JW, Smith AJ, Barker SS, Robbie S, Henderson R, Balaggan K, Viswanathan A, Holder GE, Stockman A, Tyler N, et al. 2008. Effect of gene therapy on visual function in Leber's congenital amaurosis. *New Engl J Med* **358:** 2231–2239.

Boztug K, Schmidt M, Schwarzer A, Banerjee PP, Díez IA, Dewey RA, Böhm M, Nowrouzi A, Ball CR, Glimm H, et al. 2010. Stem-cell gene therapy for the Wiskott-Aldrich syndrome. *New Engl J Med* **363:** 1918–1927.

Cavazzana-Calvo M, Hacein-Bey S, de Saint Baile G, Gross F, Yvon E, Nusbaum P, Selz F, Hue C, Certain S, Casanova JL, et al. 2000. Gene therapy of human severe combined immunodeficiency (SCID)-X1 disease. *Science* **288:** 669–672.

Cideciyan AV, Hauswirth WW, Aleman TS, Kaushal S, Schwartz SB, Boye SL, Windsor EA, Conlon TJ, Sumaroka A, Pang JJ, et al. 2009. Human *RPE65* gene therapy for Leber congenital amaurosis: Persistence of early visual improvements and safety at 1 year. *Hum Gene Ther* **20:** 999–1004.

Cideciyan AV, Jacobson SG, Beltran WA, Sumaroka A, Swider M, Iwabe S, Roman AJ, Olivares MB, Schwartz SB, Komáromy AM, et al. 2013. Human retinal gene therapy for Leber congenital amaurosis shows advancing retinal degeneration despite enduring visual improvement. *Proc Natl Acad Sci* **110:** E517–E525.

Culver KW. 1994. *Gene therapy: A handbook for physicians*. MaryAnn Liebert, Inc., New York.

Edelstein ML, Abedi MR, Wixon J. 2007. Gene therapy clinical trials worldwide to 2007—An update. *J Gene Med* **9:** 833–842.

Friedmann T, ed. 1999. *The development of gene therapy*. Cold Spring Harbor Laboratory Press, Cold Spring Harbor, NY.

Haldane JBS. 1928. *Possible worlds*, pp. 90–93. Harper Brothers, New York.

Jacobson SG, Cideciyan AV, Ratnakaram R, Heon E, Schwartz SB, Roman AJ, Peden MC, Aleman TS, Boye SL, Sumaroka A, et al. 2012. Gene therapy for Leber congenital amaurosis caused by *RPE65* mutations: Safety and efficacy in 15 children and adults followed up to 3 years. *Arch Opthalmol* **130:** 9–24.

Jaeger W. 1988. The foundation of experimental ophthalmology by Theodor Leber. *Doc Ophthalmol* **68:** 71–77.

Leone P, Shera D, McPhee SW, Francis JS, Kolodny EH, Bilaniuk LT, Wang DJ, Assadi M, Goldfarb O, Goldman HW, et al. 2012. Long-term follow-up after gene therapy for Canavan disease. *Sci Transl Med* **4:** p165ra163.

Maguire AM, Simonelli F, Pierce EA, Pugh EN Jr, Mingozzi F, Bennicelli J, Banfi S, Marshall KA, Testa F, Surace EM, et al. 2008. Safety and efficacy of gene transfer for Leber's congenital amaurosis. *New Engl J Med* **358:** 2240–2248.

Miller WP, Rothman SM, Nascene D, Kivisto T, DeFor TE, Ziegler RS, Eisengart J, Leiser K, Raymond G, Lund TC, et al. 2011. Outcomes after allogeneic hematopoietic cell transplantation for childhood cerebral adrenoleukodystrophy: The largest single-institution cohort report. *Blood* **118:** 1971–1978.

Mount JD, Herzog RW, Tillson DM, Goodman SA, Robinson N, McCleland ML, Bellinger D, Nichols TC, Arruda VR, Lothrop CD Jr, et al. 2002. Sustained phenotypic correction of hemophilia B dogs with a Factor IX null mutation by liver-directed gene therapy. *Blood* **99:** 2670–2676.

Nathwani AC, Tuddenham EG, Rangarajan S, Rosales C, McIntosh J, Linch DC, Chowdary P, Riddell A, Pie AJ, Harrington C, et al. 2011. Adenovirus-associated virus vector–mediated gene transfer in hemophilia B. *New Engl J Med* **365:** 2357–2365.

Stent G. 1969. *The coming of the Golden Age*. The Natural History Press, Garden City, NY.

Stolberg SG. 1999. "The biotech death of Jesse Geisinger." *The New York Times*, Nov. 28, 1999.

Testa F, Maguire AM, Rossi S, Pierce EA, Melillo P, Marshall K, Banfi S, Surace EM, Sun J, Acerra C, et al. 2013. Three-year follow-up after unilateral subretinal delivery of adeno-associated virus in patients with Leber congenital amaurosis type 2. *Ophthalmology* **120:** 1283–1291.

Yla-Herttuala S. 2011. Gene therapy moves forward in 2010. *Mol Ther* **19:** 219–220.

Further Reading

Laurence J, Franklin M, eds. 2014. *Translating gene therapy to the clinic: Techniques and approaches.* Academic, New York.

Lewis R. 2013. *The forever fix.* St. Martin's Press, New York.

Perin EC, Miller LC, Taylor D, Willerson JT, eds. 2015. *Stem cells and gene therapy for cardiovascular disease.* Academic, San Diego.

Walters L, Palmer JG. 1996. *The ethics of human gene therapy.* Oxford University Press, Oxford.

WWW Resources

www.asgct.org American Society for Gene and Cell Therapy.

www.bluebirdbio.com bluebird bio.

www.bsgct.org British Society for Gene and Cell Therapy, A history of gene therapy.

www.esgct.eu European Society of Gene and Cell Therapy.

www.ghr.nlm.nih.gov National Library of Medicine, Genetics Home Reference, What is Gene Therapy?

www.history.nih.gov/exhibits/genetics/sect4.htm National Institutes of Health, Gene Therapy—A Revolution in Progress: Human Genetics.

www.nytimes.com *The New York Times*, Government Halts 27 Gene Therapy Trials.

第8章　遺伝子変異の克服

References

Bagni C, Tassone F, Neri G, Hagerman R. 2012. Fragile X syndrome: Causes, diagnosis, mechanisms, and therapeutics. *J Clin Invest* **122:** 4314–4322.

Bowen JM, Connolly HM. 2014. Of Marfan's syndrome, mice, and medications. *New Engl J Med* **371:** 2127–2128.

Brooke BS, Habashi JP, Judge DP, Patel N, Loeys B, Dietz HC III. 2008. Angiotensin II blockade and aortic root dilatation in Marfan syndrome. *N Engl J Med* **358:** 2787–2795.

Cameron DE, Alejo DE, Patel ND, Nwakanma LU, Weiss ES, Vricella LA, Dietz HC, Spevak PJ, Williams JA, Bethea BT, et al. 2009. Aortic root replacement in 372 Marfan patients: Evolution of repair over 30 years. *Ann Thorac Surg* **87:** 1344–1349.

Cuisset JM, Estournet B; French Ministry of Health. 2012. Recommendations for the diagnosis and management of typical childhood spinal muscular atrophy. *Rev Neurol* **168:** 902–909.

Dietz HC. 2007. Marfan syndrome: From molecules to medicines. *Am J Hum Genet* **81:** 662–667.

Farrar MA, Vucic S, Johnston HM, du Sart D, Kiernan MC. 2013. Pathophysiological insights derived by natural history and motor function of spinal muscular atrophy. *J Pediatr* **162:** 155–159.

Gott VL. 1998. Antoine Marfan and his syndrome: One hundred years later. *Md Med J* **47:** 247–252.

Gottesfeld JM, Rusche JR, Pandolfo M. 2013. Increasing frataxin gene expression with histone deacetylase inhibitors as a therapeutic approach for Friedreich's ataxia. *J Neurochem* **1** (Suppl): 147–154.

Gregoretti C, Ottonello G, Chiarini Testa MB, Mastella C, Ravà L, Bignamini E, Veljkovic A, Cutrera R. 2013. Survival of patients with spinal muscular atrophy type 1. *Pediatrics* **131:** e1509–e1514.

Habashi JP, Judge DP, Holm TM, Cohn RD, Loeys BL, Cooper TK, Myers L, Klein EC, Liu G, Calvi C, et al. 2006. Losartan, an AT1 antagonist, prevents aortic aneurysm in a mouse model of Marfan syndrome. *Science* **312:** 117–121.

Hecht FA, Sutherland G. 1984. Detection of the fragile X chromosome and other fragile sites. *Clin Genet* **26:** 301–303.

Kolata G. 2013. "Learning to defuse the aorta." *The New York Times*, Dec 8, 2013, pD1.

Krueger DD, Bear MF. 2011. Toward fulfilling the promise of molecular medicine in fragile X syndrome. *Ann Rev Med* **62:** 411–429.

Lacro RV, Dietz HC, Sleeper LA, Yetman AT, Bradley TJ, Colan SD, Pearson GD, Selamet Tierney ES, Levine JC, Atz AM, et al. 2014. Atenolol versus losartan in children and young adults with Marfan's syndrome. *New Engl J Med* **371:** 2061–2071.

Lorson M, Lorson LC. 2012. SMN-inducing compounds for the treatment of spinal muscular atrophy. *Future Med Chem* **4:** 2067–2084.

Lubs HA, Stevenson RE, Schwartz CE. 2012. Fragile X and X-linked intellectual disability: Four decades of discovery. *Am J Hum Genet* **90:** 579–590.

Lynch DR, Pandolfo M, Schulz JB, Perlman S, Delatycki MB, Payne RM, Shaddy R, Fischbeck KH, Farmer J, Kantor P, et al. 2013. Common data elements for clinical research in Friedreich's atraxia. *Mov Disord* **28:** 190–195.

Martínez-Hernández R, Bernal S, Also-Rallo E, Alías L, Barceló MJ, Hereu M, Esquerda JE, Tizzano EF. 2013. Synpatic defects in type 1 spinal muscular atrophy in human development. *J Pathol* **229:** 49–61.

McKusick VA. 1956. *Heritable Disorders of Connective Tissue.* Mosby, St Louis.

McKusick VA. 1991. The defect in Marfan syndrome. *Nature* **352:** 279–281.

Pandolfo M. 2012. Freidriech's ataxia: New pathways. *J Child Neurol* **27:** 1204–1211.

Pandolfo M, Hausmann L. 2013. Deferiprone for the treatment of Friedreich's ataxia. *J Neurochem* **1** (Suppl): 142–146.

Saito M, Kurokawa M, Oda M, Oshima M, Tsutsui K, Kosaka K, Nakao K, Ogawa M, Manabe R, Suda N, et al. 2011. ADAMTSL6β protein reduces fibrillin-1 microfibril disorder in a Marfan syndrome mouse model through the promotion of fibrillin-1 assembly. *J Biol Chem* **286:** 38602–38613.

Schulz JB, Pandolfo M. 2013. 150 years of Friedreich ataxia: From its discovery to therapy. *J Neurochem* **1** (Suppl): 1–3.

Thomas NH, Dubowitz V. 1994. The natural history of type 1 (severe) spinal muscular atrophy. *Neuromuscular Disord* **4**: 497.

Further Reading

Carvajal IF. 2011. *Understanding Fragile X syndrome: A guide for families and professionals.* Jessica Kingsley, New York.

Laws J, Brrokfield G. 2012. *Marfan syndrome: Causes, tests, and treatment options.* Create Space Independent Publishing Platform, Seattle.

Parker JN, Parker PM, eds. 2002. *The official parents sourcebook on Friedreich's ataxia: A revised and updated directory for the internet age.* ICON Health Publications, San Diego.

Wilmott R. 2013. The natural history of spinal muscular atrophy. *J Pediatr* **162**: 4–11.

WWW Resources

www.curefa.org The Friedreich's Ataxia Research Alliance (FARA).

www.curesma.org Cure SMA.

www.faparents.org Friedreich's Ataxia Parents' Group.

www.fara.org Friedreich's Ataxia Research Association.

www.fragilex.org National Fragile X Foundation.

www.fraxa.org Fragile X Research Foundation.

www.marfan.org The Marfan Foundation.

www.marfanworld.org International Federation of Marfan Syndrome Organizations.

www.isispharm.com Isis Pharmaceuticals, Inc. Press Release (November 12, 2013), Isis Pharmaceuticals earns $1.5 million from the advancement of the phase 2 study of ISIS-SMN Rx in infants with spinal muscular atrophy.

www.smafoundation.org/ Spinal Muscular Atrophy Foundation.

第9章　バタフライ・チルドレン
皮膚の再構築

References

Berk DR, Jazayeri L, Marinkovich MP, Sundram UN, Bruckner AL. 2013. Diagnosing epidermolysis bullosa type and subtype in infancy using immunofluorescence microscopy: The Stanford experience. *Pediatr Dermatol* **30**: 226–233.

Bonneman CG, Wang CH, Quijano-Roy S, Deconinck N, Bertini E, Ferreiro A, Muntoni F, Sewry C, Béroud C, Mathews KD, et al. 2014. Diagnostic approaches to the congenital muscular dystrophies. *Neuromuscular Disord* **24**: 289–311.

Clement EM, Feng L, Mein R, Sewry CA, Robb SA, Manzur AY, Mercuri E, Godfrey C, Cullup T, Abbs S, et al. 2012. Relative frequency of congenital muscular dystrophy subtypes: Analysis of the UK diagnostic service 2001–2008. *Neuromuscular Disord* **22:** 522–527.

Fine JD, Eady RA, Bauer EA, Bauer JW, Bruckner-Tuderman L, Heagerty A, Hintner H, Hovnanian A, Jonkman MF, Leigh I, et al. 2008. The classification of inherited epidermolysis bullosa (EB): Report of the third international consensus meeting on diagnosis and classification of epidermolysis bullosa. *J Am Acad Dermatol* **58:** 931–950.

Gilbreath HR, Castro D, Iannaccone ST. 2014. Congenital myopathies and muscular dystrophies. *Neurol Clin* **32:** 689–703.

Gorzelany JA, de Souza MP. 2013. Protein replacement therapies for rare diseases: A breeze for regulatory approval? *Sci Transl Med* **5:** 178fs10.

Hovnanian A. 2013. Systemic protein therapy for recessive dystrophic epidermolysis bullosa: How far are we from clinical translation? *J Invest Dermatol* **133:** 1719–1721.

Kim HJ, Choi YC, Park HJ, Lee YM, Kim HD, Lee JS, Kang HC. 2014. Congenital muscular dystrophy type 1A with residual merosin expression. *Korean J Pediatr* **57:** 149–152.

Kirscher J. 2013. Congenital muscular dystrophies. *Handb Clin Neurol* **113:** 1377–1385.

Lin AN, Carter DM (eds.). 1992. *Epidermolysis bullosa: Basic and clinical aspects.* Springer-Verlag, New York.

Ramshaw JA, Werkmeister JA, Dumsday GJ. 2014. Bioengineered collagens: Emerging directions for biomedical materials. *Bioengineered* **5:** 227–233.

Remington J, Wang X, Hou Y, Zhou H, Burnett J, Muirhead T, Uitto J, Keene DR, Woodley DT, Chen M. 2009. Injection of recombinant human type VII collagen corrects the disease phenotype in a murine model of dystrophic epidermolysis bullosa. *Mol Ther* **17:** 26–33.

Sybert VP. 2010. Genetic counseling in epidermolysis bullosa. *Dermatol Clin* **28:** 239–243.

Van Ry PM, Minogue P, Hodges BL, Burkin DJ. 2014. Lamin-111 improves muscular repair in a mouse model of merosin-deficient congenital muscular dystrophy. *Hum Mol Genet* **23:** 383–396.

Vanden Oever MJ, Tolar J. 2014. Advances in understanding and treating dystrophic epidermolysis bullosa. *F1000Prime Rep* **6:** 6–35.

Vogel JH, Nguyen H, Giovannini R, Ignowski J, Garger S, Salgotra A, Tom J. 2012. A new large-scale manufacturing platform for complex biopharmaceuticals. *Biotechnol Bioeng* **109:** 3049–3058.

Wagner J, Ishida-Yamamoto A, McGrath JA, Hordinsky M, Keene DR, Woodley DT, Chen M, Riddle MJ, Osborn MJ, Lund T, et al. 2010. Bone marrow transplantation for recessive dystrophic epidermolysis bullosa. *New Engl J Med* **363:** 629–639.

参考文献　**359**

Woodley D, Wang X, Amir M, Hwang B, Remington J, Hou Y, Uitto J, Keene D, Chen M. 2013. Intravenously injected recombinant human type VII collagen homes to skin wounds and restores skin integrity of dystrophic epidermolysis bullosa. *J Invest Dermatol* **133:** 1910–1913.

Woodley DT, Keene DR, Atha T, Huang Y, Lipman K, Li W, Chen M. 2004. Injection of a human type VII collagen restores collagen function in dystrophic epidermolysis bullosa. *Nat Med* **10:** 693–695.

Further Reading

Perry D. 2005. *Living with X-linked hypohidrotic ectodermal dysplasia.* Ectodermal Dysplasia Society, Cheltenham, UK.

WWW Resources

www.curecmd.org Cure CMD.

www.debra.org The Dystrophic Epidermolysis Bullosa Research Association of America.

www.niams.nih.gov/ National Institutes of Health, National Institute of Arthritis and MusculoSkeletal and Skin Diseases, What is Epidermolysis Bullosa?

第10章　リガンド
遺伝子をオンする

References

Bluschke G, Nüsken KD, Schneider H. 2010. Prevalence and prevention of severe complications of hypohidrotic ectodermal dysplasia in infancy. *Early Hum Dev* **86:** 397–399.

Burger K, Schneider AT, Wohlfart S, Kiesewetter F, Huttner K, Johnson R, Schneider H. 2014. Genotype-phenotype correlation in boys with X-linked hypohidrotic ectodermal dysplasia. *Am J Med Genet A* **164A:** 2424–2432.

Casal M, Lewis JR, Mauldin EA, Tardivel A, Ingold K, Favre M, Paradies F, Demotz S, Gaide O, Schneider P. 2007. Significant correction of disease after postnatal administration of recombinant ectodysplasin A in canine X-linked ectodermal dysplasia. *Am J Hum Genet* **81:** 1050–1056.

Casal ML, Jezyk PF, Greek JM, Goldschmidt MH, Patterson DF. 1997. X-linked ectodermal dysplasia in the dog. *J Hered* **88:** 513–517.

Clarke A. 1987. Hypohidrotic ectodermal dysplasia. *J Med Genet* **24:** 659–663.

Fete M, Hermann J, Behrens J, Huttner KM. 2014. X-linked hypohidrotic ectodermal dysplasia (XLHED): Clinical and diagnostic insights from an international patient registry. *Am J Med Genet A* **164A:** 2437–2442.

Gaide O, Schneider P. 2003. Permanent correction of an inherited ectodermal dysplasia with recombinant EDA. *Nat Med* **9:** 614–618.

Huttner K. 2014. Future developments in XLHED treatment approaches. *Am J Med Genet A* **164A:** 2433–2436.

Jones KB, Goodwin AF, Landan M, Seidel K, Tran DK, Hogue J, Chavez M, Fete M, Yu W, Hussein T, et al. 2013. Characterization of X-linked hypohidrotic ectodermal dysplasia (XL-HED) hair and sweat gland phenotyping using phototrichogram analysis and live confocal imaging. *Am J Med Genet A* **161A:** 1585–1593.

Kere J, Srivastava AK, Montonen O, Zonana J, Thomas N, Ferguson B, Munoz F, Morgan D, Clarke A, Baybayan P, et al. 1996. X-linked anhidrotic (hypohidrotic) ecotodermal dysplasia is caused by mutation in a novel transmembrane protein. *Nat Genet* **13:** 409–416.

Koch PJ, Dinella J, Fete M, Siegfried EC, Koster MI. 2014. Modeling AEC—New approaches to study rare genetic disorders. *Am J Med Genet A* **164A:** 2443–2447.

Mauldin EA, Gaide O, Schneider P, Casal ML. 2009. Neonatal therapy with recombinant ectodysplasin prevents respiratory disease in dogs with X-linked ectodermal dysplasia. *Am J Med Genet A* **149A:** 2045–2049.

Mustonen N, Ilmonen M, Pummila M, Kangas AT, Laurikkala J, Jaatinen R, Pispa J, Gaide O, Schneider P, Thesleff I, et al. 2004. Ectodysplasin A1 promotes placodal cell fate during early morphogenesis of ectodermal appendages. *Development* **131:** 4907–4919.

Nguyen-Nielsen M, Skovbo S, Svaneby D, Pedersen L, Fryzek J. 2013. The prevalence of X-linked hypohidrotic ectodermal dysplasia (XLHED) in Denmark, 1995–2010. *Eur J Med Genet* **56:** 236–242.

Rough BJ. 2010. *Carrier: Untangling the danger in my DNA.* Counterpoint Press, Berkeley, CA.

Rough BJ. 2013. Genetic drift. Three phone calls: A carrier's journey to motherhood. *Am J Med Genet A* **161:** 2119–2121.

Schneider P, Street SL, Gaide O, Hertig S, Tardivel A, Tschopp J, Runkel L, Alevizopoulos K, Ferguson BM, Zonana J. 2001. Mutations leading to X-linked hypohidrotic ectodermal dysplasia affect three major functional domains in the tumor necrosis factor family member ectodysplasin-A. *J Biol Chem* **276:** 18819–18827.

Zonona J. 1993. Hypohidrotic (anhidrotic) ectodermal dysplasia: Molecular genetic research and its clinical applications. *Semin Derm Sep* **12:** 241–246.

Further Reading

Fine J, Hinter H, eds. 2009. *Life with epidermolysis bullosa (EB): Etiology, diagnosis, multidisciplinary care and therapy.* Springer, New York.

WWW Resources

www.dermnetnz.org/hair-nails-sweat/ectodermal-dysplasia.html DermNet NZ, Ectodermal dysplasia.

www.ectodermaldysplasia.org Ectodermal Dysplasia Society.

www.Edimerpharma.com See website for an extensive list of abstracts and posters concerning recent research on this disorder.

www.nfed.org National Foundation for Ectodermal Dysplasias.

第11章　壊れたタンパク質を修復する

References

Accurso FJ, Rowe SM, Clancy JP, Boyle MP, Dunitz JM, Durie PR, Sagel SD, Hornick DB, Konstan MW, Donaldson SH, et al. 2010. Effect of VX-770 in persons with cystic fibrosis and the G551D-CFTR mutation. *New Eng J Med* **363**: 1991–2003.

Anthony K, Feng L, Arechavala-Gomeza V, Guglieri M, Straub V, Bushby K, Cirak S, Morgan J, Muntoni F. 2012. Exon skipping quantification by quantitative reverse-transcription polymerase chain reaction in Duchenne muscular dystrophy patients treated with antisense-oligomer eteplirsen. *Hum Gene Ther Methods* **23**: 336–345.

Caldwell A, Grove DE, Houck SA, Cyr DM. 2011. Increased folding and channel activity of a rare cystic fibrosis mutant with CFTR modulators. *Am J Physiol Lung Cell Mol Physiol* **301**: L346–L352.

Chaudhuri TK, Paul S. 2006. Protein-misfolding diseases and chaperone-based therapeutic approaches. *FEBS J* **273**: 1331–1349.

Cirak S, Arechavala-Gomeza V, Guglieri M, Feng L, Torelli S, Anthony K, Abbs S, Garralda ME, Bourke J, Wells DJ, et al. 2011. Exon skipping and dystrophin restoration in patients with Duchenne muscular dystrophy after systemic phosphorodiamidate morpholino oligomer threatment: An open-label, phase 2, dose-escalation study. *Lancet* **378**: 595–605.

Clunes MT, Boucher RC. 2008. Front-runners for pharmacotherapeutic correction of the airway ion transport defect in cystic fibrosis. *Curr Opin Pharmacol* **8**: 292–299.

Desnick RJ, Ioannou YA, Eng CM. 2001. α-Galactosidase A deficiency: Fabry disease. In *The metabolic and molecular bases of inherited disease* (ed. Scriver CR, Sly WS), pp. 3733–3774. McGraw-Hill, New York.

Germain DE, Giugliani R, Hughes DA, Mehta A, Nicholls K, Barisoni L, Jennette CJ, Bragat A, Castelli J, Sitaraman S, et al. 2012. Safety and pharmacodynamic effects of a pharmacological chaperone on α-galactosidase A activity and globotriaosylceramide clearance in Fabry disease: Report from two phase 2 clinical studies. *Orphanet J Rare Dis* **7**: 91.

Giugliani R, Waldek S, Germain DP, Nicholls K, Bichet DG, Simosky JK, Bragat AC, Castelli JP, Benjamin ER, Boudes PF. 2013. A phase 2 study of migalastat hydrochloride in females with Fabry disease: Selection of population, safety and pharmacodynamic effects. *Mol Genet* **109**: 86–92.

Globe Newswire (September 20, 2013). GSK and Prosensa announce primary endpoint not met in Phase III study of drisapersen in patients with Duchenne muscular dystrophy. www.gsk-clinicalstudyregister.com.

Groopman J. 2009. "Annals of medicine: Open channels" *The New Yorker*, May 4, 2009, pp. 30–34.

Gupta S, Ries M, Kotsopoulos S, Schiffmann R. 2005. The relationship of vascular glycolipid storage to clinical manifestations of Fabry disease: A cross-sectional study of a large cohort of clinically affected heterozygous women. *Medicine* **84:** 261–268.

Kerem E. 2006. Mutation specific therapy in CF. *Paediatr Respir Rev* **7** (Suppl 1): S166–S169.

Lu QL, Yokota T, Takeda S, Garcia L, Muntoni F, Partridge T. 2011. The status of exon skipping as a therapeutic approach to Duchenne muscular dystrophy. *Mol Ther* **19:** 9–15.

Mendell JR, Rodino-Klapac LR, Sahenk Z, Roush K, Bird L, Lowes LP, Alfano L, Gomez AM, Lewis S, Kota J, et al. 2013. Eteplirsen for the treatment of Duchenne muscular dystrophy. *Ann Neurol* **74:** 637–647.

Molinski SV, Gonska T, Huan LJ, Baskin B, Janahi IA, Ray PN, Bear CE. 2014. Genetic, cell biological, and clinical interrogation of the *CFTR* mutation c.3700A>G (p.Ile1234Val) informs strategies for future medical intervention. *Genet Med* **16:** 625–632.

Pollack A. 2014. "For cystic fibrosis nonprofit, a windfall in hope and cash." *The New York Times*, Nov. 19, 2014, pA1.

Ramsey BW, Davies J, McElvaney NG, Tullis E, Bell SC, Dřevínek P, Griese M, McKone EF, Wainwright CE, Konstan MW, et al. 2011. A CFTR potentiator in patients with cystic fibrosis and the *G551D* mutation. *New Engl J Med* **365:** 1663–1672.

Rowe SM, Varga K, Rab A, Bebok Z, Byram K, Li Y, Sorscher EJ, Clancy JP. 2007. Restoration of W1282X CFTR activity by enhanced expression. *Am J Respir Cell Mol Biol* **37:** 347–356.

Sermet-Gaudelus A. 2013. Ivacaftor treatment in patients with cystic fibrosis and the *G551D-CFTR* mutation. *Eur Respir Rev* **22:** 66–71.

Shelley ED, Shelley WB, Kurczynski TW. 1995. Painful fingers, heat intolerance, and telangiectases of the ear: Easily ignored childhood signs of Fabry disease. *Pediatr Dermatol* **12:** 215–219.

Siva K, Covello G, Denti MA. 2014. Exon-skipping antisense oligonucleotides to correct missplicing in neurogenetic diseases. *Nucleic Acid Ther* **24:** 69–86.

Suzuki Y. 2013. Chaperone therapy update: Fabry disease, GM1-gangliosidosis and Gaucher disease. *Brain Dev* **35:** 515–523.

Welsh M. 2010. Targeting the basic defect in cystic fibrosis. *New Eng J Med* **363:** 2056–2058.

Young-Gqamana B, Brignol N, Chang HH, Khanna R, Soska R, Fuller M, Sitaraman SA, Germain DP, Giugliani R, Hughes DA, et al. 2013. Migalastat HCL reduces globotriaosylsphingosine (lyso-Gb3) in Fabry transgenic mice and in the plasma of Fabry patients. *PLoS ONE* **8:** e57631.

Further Reading

Emery A. 2008. *Muscular dystrophy: The facts*, 3rd ed. Oxford University Press, Oxford.

Makarow M, Braakman I, eds. 2010. *Chaperones*. Springer, New York.

Thomson AH, Harris A. 2008. *Cystic fibrosis*, 4th ed. Oxford University Press, Oxford.

WWW Resources

www.amicusrx.com Amicus Therapeutics.

www.cff.org Cystic Fibrosis Foundation.

www.mda.org Muscular Dystrophy Association.

www.musculardystrophy.uk.org/ Muscular Dystrophy Campaign, What is exon skipping and how does it work?

www.sarepta.com Sarepta Therapeutics.

www.vrtx.com Vertex Pharmaceuticals.

第12章　次に来るもの
画期的治療法

References

ACOG. 2013. Ob-Gyns recommend chromosomal microarray analysis for genetic evaluation of fetal anomalies. www.acog.org/About/News_Room_Releases/2013.

Ahmed SS, Li H, Cao C, Sikoglu EM, Denninger AR, Su Q, Eaton S, Liso Navarro AA, Xie J, Szucs S, et al. 2013. A single intravenous rAAV injection as late as P20 achieves efficacious and sustained CNS gene therapy in Canavan mice. *Mol Ther* **21:** 2136–2147.

Aiuti A, Cattaneo F, Galimberti S, Nenninghoff U, Cassani B, Callegaro L, Scaramuzza S, Andolfi G, Mirolo M, Brigida I, et al. 2009. Gene therapy for immunodeficiency due to adenosine deaminase deficiency. *N Engl J Med* **360:** 447–458.

Bainbridge JW, Mehat MS, Sandaram V, Robbie SJ, Barker SE, Ripamonti C, Georgiadis A, Mowat FM, Beattie SW, Gardner PJ, et al. 2015. Long-term effect of gene therapy on Leber's congenital amaurosis. *N Engl J Med* **372:** in press.

Baltimore D, Berg P, Botchan M, Carroll D, Charo RA, Church G, Corn JE, Daley GQ, Doudna JA, Fenner M, et al. 2015. A prudent path forward for genomic engineering and germline gene modification. *Science* **348:** 36–38.

Bamshad MJ, Ng SB, Bigham AW, Tabor HK, Emond MJ, Nickerson DA, Shendure J. 2011. Exome sequencing as a tool for Mendelian disease gene discovery. *Nat Rev Genet* **12:** 745–755.

Bianchi DW. 2012. From prenatal genomic diagnosis to fetal personalized medicine: Progress and challenges. *Nature Med* **18:** 1–11.

Bianchi DW, Parker RL, Wentworth J, Madankumar R, Saffer C, Das AF, Craig JA, Chudova DI, Devers PL, Jones KW, et al. 2014. DNA sequencing versus standard prenatal aneuploidy screening. *New Engl J Med* **370:** 799–808.

Bjornsson HT, Fallin MD, Feinberg AP. 2004. An integrated epigenetic and genetic approach to common human diseases. *Trends Genet* **20:** 350–358.

Bryant LM, Christopher DM, Giles AR, Hinderer C, Rodriguez JL, Smith JB, Traxler EA, Tycko J, Wojno AP, Wilson JM. 2013. Lessons learned from the clinical development and market authorization of Glybera. *Hum Gene Ther Clin Dev* **24:** 55–64.

Dalkara D, Byrne LC, Klimczak RR, Visel M, Yin L, Merigan WH, Flannery JG, Schaffer DV. 2013. In vivo–directed evolution of new adeno-associated virus for therapeutic outer retinal gene delivery from the vitreous. *Sci Transl Med* **5:** 189ra76.

Das I, Park J-M, Shin J, Jeon SK, Lorenzi H, Luder DJ, Worley P, Reeves RH. 2013. Hedgehog agonist therapy corrects structural and cognitive defects in a Down syndrome mouse model. *Sci Transl Med* **5:** 201ra120.

de Ligt J, Willemsen MH, van Bon BW, Kleefstra T, Yntema HG, Kroes T, Vulto-van Silfhout AT, Koolen DA, de Vries P, et al. 2012. Diagnostic exome sequencing in persons with severe intellectual disability. *N Engl J Med* **367:** 1921–1929.

Flannick J, Thorleifsson G, Beer NL, Jacobs SB, Grarup N, Burtt NP, Mahajan A, Fuchsberger C, Atzmon G, Benediktsson R, et al. 2014. Loss-of-function mutations in *SLC30A8* protect against type 2 diabetes. *Nat Genet* **45:** 357–363.

Fox IJ, Daley GQ, Goldman SA, Huard J, Kamp TJ, Trucco M. 2014. Use of differentiated pluripotent stem cells as replacement therapy for treating disease. *Science* **345:** 889.

Grati FR, Malvestiti F, Ferreira JC, Bajaj K, Gaetani E, Agrati C, Grimi B, Dulcetti F, Ruggeri AM, De Toffol S, et al. 2014. Fetoplacental mosaicism: Potential implications for false-positive and false-negative noninvasive prenatal screening results. *Genet Med* **16:** 620–624.

Gurdon JB. 1962. The developmental capacity of nuclei taken from intestinal epithelial cells of feeding tadpoles. *J Embryol Exp Morph* **10:** 622–640.

Haurwitz RE, Jinek M, Wiedenheft B, Zhou K, Doudna JA. 2010. Sequence- and structure-specific RNA processing in a CRISPR endonuclease. *Science* **329:** 1355–1358.

Haydar TF, Reeves RH. 2012. Trisomy 21 and early brain development. *Trends Neurosci* **35:** 81–91.

Huh D, Matthews BD, Mammoto A, Montoya-Zavala M, Hsin HY, Ingber DE. 2010. Reconstituting organ-level lung functions on a chip. *Science* **328:** 1662–1668.

Inoue H, Nagata N, Kurokawa H, Yamanaka S. 2014. iPS cells: A game changer for future medicine. *EMBO J* **33:** 409–417.

Jiang F, Ren J, Chen F, Zhou Y, Xie J, Dan S, Su Y, Xie J, Yin B, Su W, et al. 2012. Noninvasive Fetal Trisomy (NIFTY) test: An advanced noninvasive prenatal diagnosis methodology for fetal autosomal and sex chromosomal aneuploidies. *BMC Med Genomics* **5:** 57.

Jinik M, Chylinski K, Fonfara I, Hauer M, Doudna JA, Charpentier E. 2012. A programmable dual RNA-guided DNA endonuclease in adaptive bacterial immunity. *Science* **337:** 816–821.

Kay MA. 2011. State-of-the-art gene based therapies: The road ahead. *Nat Rev Genet* **12:** 316–328.

Kohn DB, Candotti F. 2009. Gene therapy fulfilling its promise. *N Engl J Med* **360:** 518–521.

Lawrence J. 2013. Interview: From Down's syndrome to basic epigenetics and back again. *Epigenomics* **5:** 611–614.

Lieber DS, Calvo SE, Shanahan K, Slate NG, Liu S, Hershman SG, Gold NB, Chapman BA, Thorburn DR, Berry GT, et al. 2013. Targeted exome sequencing of suspected mitochondrial disorders. *Neurology* **80:** 1762–1770.

Lu QL, Yokota T, Takeda S, Garcia L, Muntoni F, Partridge T. 2011. The status of exon skipping as a therapeutic approach to Duchenne muscular dystrophy. *Mol Ther* **19:** 9–15.

Lupski J, Reid JG, Gonzaga-Jauregui C, Rio Deiros D, Chen DC, Nazareth L, Bainbridge M, Dinh H, Jing C, Wheeler DA, et al. 2010. Whole-genome sequencing in a patient with Charcot–Marie–Tooth Neuropathy. *New Engl J Med* **310:** 1181–1191.

Morris J, Ableman E. 2009. Trends in Down's syndrome live births and antenatal diagnoses in England and Wales from 1989 to 2008: Analysis of data from the National Down Syndrome Cytogenetic Registry. *Br Med J* **339:** b3794.

Mouawia H, Saker A, Jais JP, Benachi A, Bussières L, Lacour B, Bonnefont JP, Frydman R, Simpson JL, Paterlini-Brechot P. 2012. Circulating trophoblastic cells provide genetic diagnosis in 63 fetuses at risk for cystic fibrosis or spinal muscular atrophy. *Reprod Biomed Online* **25:** 508–520.

Mozersky J, Mennuti M. 2013. Cell-free fetal DNA testing: Who is driving implementation? *Gen Med* **15:** 433–434.

Need AC, Shashi V, Hitomi Y, Schoch K, Shianna KV, McDonald MT, Meisler MH, Goldstein DB. 2012. Clinical application of exome sequencing in undiagnosed genetic conditions. *J Med Genet* **49:** 353–361.

Obokata H, Sasai Y, Niwa H, Kadota M, Andrabi M, Takata N, Tokoro M, Terashita Y, Yonemura S, Vacanti CA, et al. 2014. Bidirectional developmental potential in reprogrammed cells with acquired pluripotency. *Nature* **505:** 676–679.

Obokata H, Wakayama T, Sasai Y, Kojima K, Vacanti MP, Niwa H, Yamato M, Vacanti CA. 2014. Stimulus-triggered fate conversion of somatic cells into pluripotency. *Nature* **505:** 641–647.

Obokata H, Wakayama T, Sasai Y, Kojima K, Vacanti MP, Niwa H, Yamato M, Vacanti CA. 2014. Retraction: Stimulus-triggered fate conversion of somatic cells into pluripotency. *Nature* **511:** 112.

Saunders CJ, Miller NA, Soden SE, Dinwiddie DL, Noll A, Alnadi NA, Andraws N, Patterson ML, Krivohlavek LA, Fellis J, et al. 2012. Rapid whole-genome sequencing for genetic disease diagnosis in neonatal intensive care units. *Sci Trans Med* **4:** 1–14.

Sheridan C. 2011. Gene therapy finds its niche. *Nat Biotechnol* **29:** 121–128.

Smith A. 2014. Potency unchained. *Nature* **505:** 623–624.

Soldner F, Jaenisch R. 2012. iSPC disease modeling. *Science* **338:** 1155–1156.

Sparks AB, Wang ET, Struble CA, Barrett W, Stokowski R, McBride C, Zahn J, Lee K, Shen N, Doshi J, et al. 2012. Selective analysis of cell-free DNA in maternal blood for evaluation of fetal trisomy. *Prenatal Diag* **32:** 3–9.

Takahashi K, Yamanaka S. 2006. Induction of pluripotent stem cells from mouse embryonic and adult fibroblast clultures by defined factors. *Cell* **126:** 633–637.

Talkowski ME, Ordulu Z, Pilalamarri V, Benson CB, Blumenthal I, Connolly S, Hanscom C, Hussain N, Pereira S, Picker J, et al. 2012. Clinical diagnosis by whole-genome sequencing of a prenatal sample. *N Engl J Med* **367:** 2226–2232.

Tebas P, Stein D, Tang WW, Frank I, Wang SQ, Lee G, Spratt SK, Surosky RT, Giedlin MA, Nichol G, et al. 2014. Gene editing of *CCR5* in autologous CD4 T cells of persons infected with HIV. *New Engl J Med* **370:** 901–910.

Umbarger MA, Kennedy CJ, Saunders P, Breton B, Chennagiri N, Emhoff J, Greger V, Hallam S, Maganzini D, Micale C, et al. 2014. Next generation carrier screening. *Genet Med* **16:** 132–140.

Wade N. 2015. "Scientists seek ban on method of making gene-edited babies." *The New York Times*, March 20, 2015, p. A1.

Wapner RJ, Martin CL, Levy B, Ballif BC, Eng CM, Zachary JM, Savage M, Platt LD, Saltzman D, Grobman WA, et al. 2012. Chromosomal microarray versus karyotyping for prenatal diagnosis. *New Engl J Med* **367:** 2175–2184.

You Y, Sun Y, Li X, Li Y, Wei X, Chen F, Ge H, Lan Z, Zhu Q, Tang Y, et al. 2014. Integration of targeted sequencing and NIPT into clinical practice in a Chinese family with maple syrup urine disease. *Genet Med* **16:** 594–600.

Zhang Y, Sontheimer EJ. 2014. Cascading into focus. *Science* **345:** 1452–1453.

Further Reading

Hadjivasiliou A. 2014. *EvaluatePharma Orphan Drug Report 2014*. www.evaluate.com.

Mali P, Yang L, Esvelt KM, Aach J, Guell M, DiCarlo JE, Norville JE, Church GM. 2013. RNA-guided human genome engineering via Cas9. *Science* **339:** 823–826.

PhRMA. 2013. *Medicines in development: Rare diseases: A report on orphan drugs in the pipeline*. www.pharma.org.

WWW Resources

www.acog.org/About-ACOG/News-Room/News-Releases/2013/Ob-Gyns-Recommend-Chromosomal-Microarray-Analysis ACOG. 2013. Ob-Gyns recommend chromosomal microarray analysis for genetic evaluation of fetal anomalies.

www.23andme.com 23andMe.

www.bio.org Biotechnology Industry Organization.

www.canavanfoundation.org Canavan Foundation.

www.clinicaltrials.gov National Institutes of Health, Clinical trials.

www.ndscenter.org/ National Down Syndrome Congress.

www.sparktx.com Spark Therapeutics.

www.ultragenyx.com Ultragenyx Pharmaceutical.

www.voyagertherapeutics.com Voyager Therapeutics.

第13章　私たちは皆オーファンである
ありふれた疾患へのレッスン

References

Aschard H, Vilhjálmsson BJ, Greliche N, Morange PE, Trégouët DA, Kraft P. 2014. Maximizing the power of principal-component analysis of correlated phenotypes in genome-wide association studies. *Am J Hum Genet* **94:** 662–676.

Brennan TA, Wilson JM. 2014. The special case of gene therapy pricing. *Nat Biotechnol* **32:** 874–876.

Brice A. 2005. Genetics of Parkinson's disease: LRRK2 on the rise. *Brain* **128:** 2760–2762.

Carlsson A, Lindqvist M, Magnusson T. 1957. 3-4-Dihydroxyphenylalanine and 5-hydroxytryptophan as reserpine antagonists. *Nature* **180:** 1200.

Celestino-Soper PB, Shaw CA, Sanders SJ, Li J, Murtha MT, Ercan-Sencicek AG, Davis L, Thomson S, Gambin T, Chinault AC, et al. 2011. Use of array CGH to detect exonic copy number variants throughout the genome in autism families detects a novel deletion in TMLHE. *Hum Mol Genet* **20:** 4360–4370.

Cotzias G, Papavasiliou PS, Gellene R. 1968. Experimental therapy of parkinsonism with L-Dopa. *Neurology* **18:** 276–277.

De Rubeis S, He X, Goldberg AP, Poultney CS, Samocha K, Cicek AE, Kou Y, Liu L, Fromer M, Walker S, et al. 2014. Synaptic, transcriptional and chromatin genes disrupted in autism. *Nature* **515:** 209–215.

Druker BJ. 2002. Perspectives on the development of a molecularly targeted agent. *Cancer Cell* **1:** 31–36.

Fernandez HH, Vanagunas A, Odin P, Espay AJ, Hauser RA, Standaert DG, Chatamra K, Banesh J, Pritchett Y, Hass SL, Lenz RA. 2013. Levodopa–carbidopa intestinal gel in advanced Parkinson's disease open-label study: Interim results. *Parkinsonism Relat Disord* **19:** 339–345.

Hauser PS, Ryan RO. 2013. Impact of apolipoprotein E on Alzheimer's disease. *Curr Alzheimer Res* **10:** 809–817.

High K, Skinner MW. 2011. Cell phones and landlines: The impact of gene therapy on the host and availability of treatment for hemophilia. *Mol Ther* **19:** 1749–1750.

Iossifov I, O'Roak BJ, Sanders SJ, Ronemus M, Krumm N, Levy D, Stessman HA, Witherspoon KT, Vives L, Patterson KE, et al. 2014. The contribution of de novo coding mutations to autism spectrum disorders. *Nature* **515:** 216–221.

Kainthla R, Kim KB, Falchook GS. 2013. Dabrafenib for treatment of BRAF-mutant melanoma. *Pharmacogenomics Pers Med* **7:** 21–29.

Kanner L. 1943. Autistic disturbances of affective contact. *Nerv Child* **2:** 217–250.

Letter to the Editor. 2014. Michael J Fox Foundation *LRRK2* Consortium: Geographical differences in returning genetic research to study participants. *Genet Med* **16:** 644–645.

Lubs H, Chiurazzi P, Arena J, Schwartz C, Tranebjaerg L, Neri G. 1999. XLMR genes: Update 1998. *Am J Med Genet* **83:** 237–247.

Mefford HC, Batshaw ML, Hoffman EP. 2012. Genomics, intellectual disability, and autism. *N Engl J Med* **366:** 733–743.

Might M, Wilsey M. 2014. The shifting mode in clinical diagnosis: How next-generation sequencing and families are altering the way rare diseases are discovered, studied, and treated. *Genet Med* **16:** 736–737.

Miles JH. 2011. Autism spectrum disorders—A genetics review. *Genet Med* **13:** 278–294.

Mnookin S. 2014. "One of a kind." *The New Yorker*, July 21, 2014.

PhRMA. 2013. *Rare diseases: A report on orphan drugs in the pipeline.* www.phrma.org.

Pollack A. 2015. "Sales of new hepatitis C drug soar to $10.3 billion, straining budgets." *The New York Times*, February 4, 2015, p. B2.

Rowley J. 2013. Genetics: A story of swapped ends. *Science* **340:** 1412–1413.

Saint Pierre A, Genin E. 2014. How important are rare variants in common disease? *Brief Funct Genomics* **13:** 353–361.

Sánchez Longo LP, Cruz de León C, Rodríguez del Valle J, Hernández Ortiz T. 1971. The history of the discovery of L-dopa as a treatment in parkinsonism. *Bol Asoc Med P R* **63:** 36–40.

Sekiyama K, Takamatsu Y, Waragai M, Hashimoto M. 2014. Role of genomics in translational research for Parkinson's disease. *Biochem Biophys Res Commun* **452:** 226–235.

Tawbi H. 2014. Selective BRAF inhibitors make inroads in mutated metastatic melanoma. *J Commun Support Oncol* **1292:** 46–47.

Tüysüz B, Bayrakli F, DiLuna ML, Bilguvar K, Bayri Y, Yalcinkaya C, Bursali A, Ozdamar E, Korkmaz B, Mason CE, et al. 2008. Novel NTRK1 mutations cause hereditary sensory and autonomic neuropathy type IV: Demonstration of a founder mutation in the Turkish population. *Neurogenetics* **9:** 119–125.

Van der Sijde MR, Ng A, Fu J. 2014. Systems genetics: From GWAS to disease pathways. *Biochim Biophys Acta* **1842:** 1903–1909.

Volkmar FR, Cohen DJ. 1988. Neurobiologic aspects of autism. *New Engl J Med* **318:** 1390–1392.

Wellman-Labadie O, Zhou Y. 2010. The US Orphan Drug Act: Rare disease research stimulator or commercial opportunity? *Health Policy* **95:** 216–228.

Wood J, Sames L, Moore A, Ekins S. 2013. Multifaceted roles of ultra-rare and rare disease patients/parents in drug discovery. *Drug Discov Today* **18:** 1043–1052.

Further Reading

Anand G. 2009. *The cure: How a father raised $100 million—and bucked the medical establishment—in a quest to save his children.* Harper Collins, New York.

Coleman M, ed. 2005. *The neurology of autism.* Oxford University Press, Oxford.

Eurordis (Rare Diseases Europe). 2009. *The voice of 12,000 patients: Experiences and expectations of rare disease patients on diagnosis and care in Europe.* Eurordis, Paris.

Goetz T. 2010. "Sergey Brin's search for a Parkinson's cure." *Wired*, June 22, 2010. www.wired.com.

Graboys TB. 2008. *Life in the balance: A physician's memoir of life, love, and loss with Parkinson's disease and dementia.* Union Square Press, New York.

Hollander E, Anagnostou E, eds. 2007. *Clinical manual for the treatment of autism.* American Psychiatric Association, Arlington, VA.

Silverman C. 2012. *Understanding autism: Parents, doctors, and the history of a disorder.* Princeton University Press, Princeton, NJ.

WWW Resources

https://clinicaltrials.gov This site lists more than 170,000 studies in an easily searchable database.

www.accessdata.fda.gov/scripts/opdlisting/oopd/index.cfm FDA, Search Orphan Drug Designations and Approvals.

www.autism-society.org Autism Society of America.

www.autismspeaks.org Autism Speaks.

www.forbes.com *Forbes*, The World's Most Expensive Drugs.

www.gracewilsey.org Grace Wilsey Foundation.

www.michaeljfox.org The Michael J. Fox Foundation for Parkinson's Research.

www.parkinson.org National Parkinson Foundation.

www.pdf.org Parkinson Disease Foundation.

www.pharmac.health.nz/assets/high-cost-medicines-discussion-document-2014-04.pdf Pharmac, The High Cost of Medicines for Rare Diseases.

www.rsrt.org Rett Syndrome Research Trust.

www.sfari.org Simons Foundation Autism Research Initiative.

www.SimonsVIPConnect.org Simons Variation in Individuals Project—a platform to partner families and researchers to help understand autism and developmental delay.

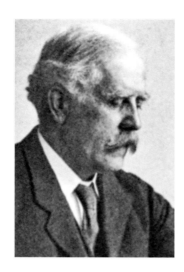

Archibald Edward Garrod 英国の医師
「先天性代謝異常」の父（1908）。
ポートレイトは、Wellcome Library, London による。

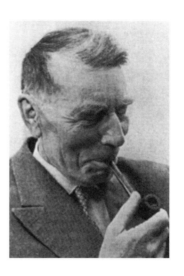

Ivar AsbjørnFølling ノルウェーの医師
知的障がいの明確な原因としてのフェニルケトン尿症（PKU）の発見者（1934）。
Folling, I. 1994. Acta Paediatrica,407 (Suppl), 4-10, John R. Wiley and Sons. の許可により複製。

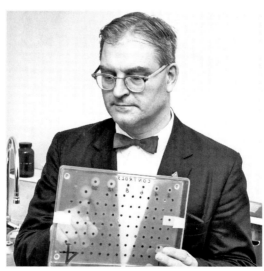

Robert Guthrie アメリカの医師・科学者
PKU の新生児スクリーニング（1950 年代後半―1960 年代）を開発。
写真は the Museum of disABILITY History のご厚意による。

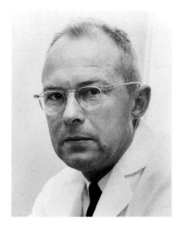

James V. Neel アメリカの医師・研究初期の著名な人類遺伝学者（University of Michigan）鎌状赤血球貧血が遺伝性疾患（1940年代）であることを明らかにした。
写真は News and Information Services Collection, Bentley Historical Library, University of Michigan より許可を得て掲載。

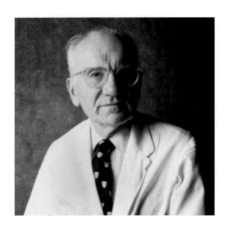

Victor McKusick
アメリカの医師・著名な初期の人類遺伝学者（The Johns Hopkins University）
マルファン症候群（1950年代）の理解に多大な貢献した。
写真は National Library of Medicine のご厚意による。

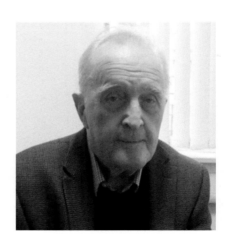

David Weatherall 英国の医師 - 科学者
β-サラセミアの理解に生涯を捧げ、開発途上国の患者を支援した。
写真は Sir David Weatherall, Weatherall Institute of Molecular Medicine, University of Oxford, John Radcliffe Hospital のご厚意による。

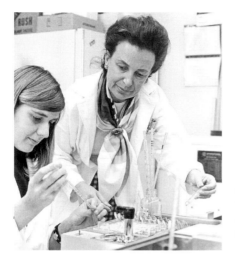

Judith Pool アメリカの科学者
何千人もの血友病患者の生き方を改善したクリオプレシテートの発見者。
Stanford Medical History Center の許可による。

Michael Kaback
アメリカの遺伝学者・医師 ((University of California, San Diego,School of Medicine)
テイーサックス病で生まれる子どもたちを大幅に減少させるのに役立った1970年代のスクリーニングプログラム開発における指導的な立場を受け持った。
写真は Michael Kaback のご厚意による。

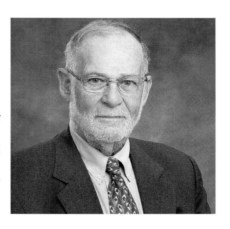

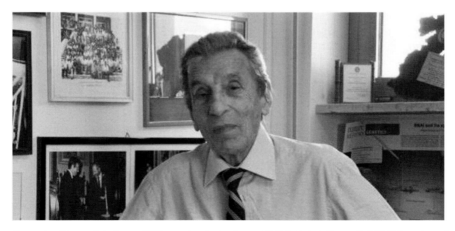

Antonio Cao イタリアの医師　β-サラセミアの子どもをもうけることを避けたいカップルを支援するためのスクリーニングプログラムを開発するうえで重要な役割を果たした(1978)。
写真は University of Cagliari Archives のご厚意による。

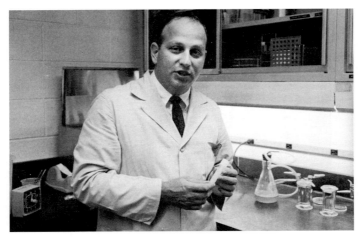

Henry Nadler アメリカの医師
染色体障害について女性がふだん利用可能な出生前診断のための羊水穿刺での重要な仕事を成し遂げた（1970）。
Shulman ST. 2014. Children's Memorial Hospital of Chicago. Arcadia Publishing, ⓒ 2014 by Stanford T. Shulman、MD の許可を得て複製。

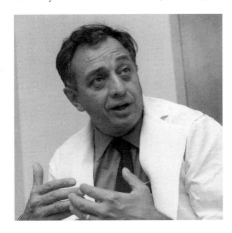

Robert Good アメリカの医師・科学者 (University of Minnesota)
希少遺伝性疾患に対して最初の骨髄移植を実施したチームを率いた（1968）。
写真は University of Minnesota Archives, University of Minnesota–Twin Cities の許可による。

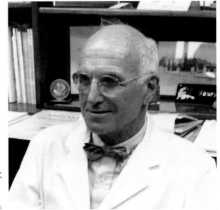

Joseph Murray アメリカの外科医
ノーベル賞受賞者、最初の腎臓移植を行った（1954）。
写真は Harvard Medical School の許可による。

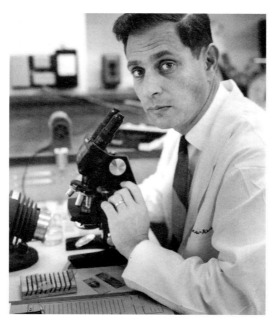

William Krivit アメリカの医師・科学者（(University of Minnesota)
遺伝性疾患を治療するための骨髄移植を開拓（1970年代～1990年代）。
写真は Krivit 家族のご厚意による。

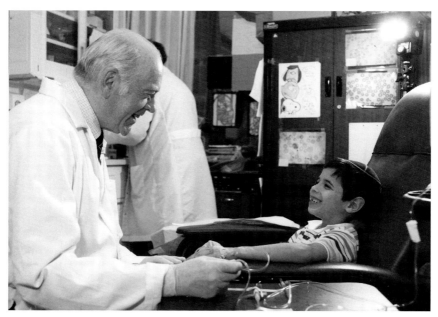

Roscoe Brady アメリカの医師・科学者
Lasker 賞受賞者
リソソーム蓄積障害での酵素補充療法を開発（1960年代～1990年代）。
写真は Roscoe Brady のご厚意による。

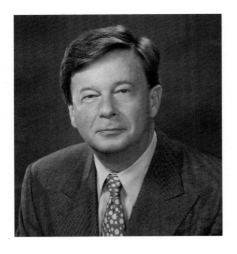

Henri Termeer
Genzyme 最高経営責任者（CEO）を 30 年間務める。
酵素補充療法を開発するために多大な努力を払い、その結果、数千人ものオーファン病の患者を救う。
写真は Henri Termeer のご厚意による。

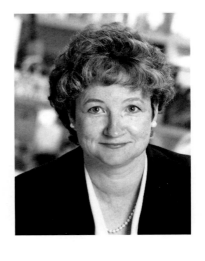

Katherine High
アメリカの医師・著名な血液学者・遺伝子治療
(Children's Hospital of Philadelphia)
血友病のための遺伝子治療における先駆的な業績をあげた。
写真は Katherine High のご厚意による。

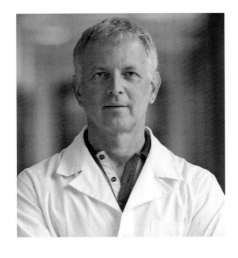

Luigi Naldini　イタリアの遺伝学者
世界で最も著名な遺伝子治療の研究者であり、とくに異染性白質ジストロフィーで重要な業績をあげた。
写真は Luigi Naldini のご厚意による。

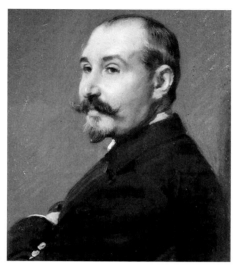

Antoine Marfan　フランスの医師
最初にマルファン症候群について記載（1885）。

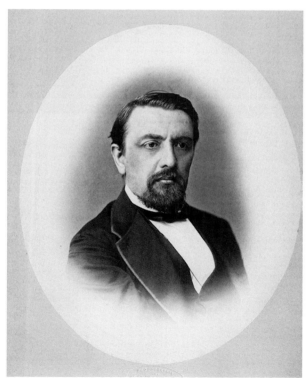

Nikolaus Friedreich　ドイツの医師
フリードライヒ運動失調症（1876）について最初に記載。Wikimedia Commons.

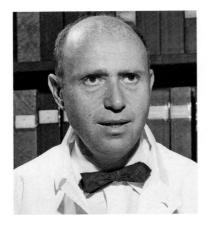

Theodore Puck アメリカの科学者
ラスカー賞を受賞（1958）
哺乳動物細胞の培養における先駆的な仕事をした（1950年代）。
写真は the Albert and Mary Lasker Foundation のご厚意による。

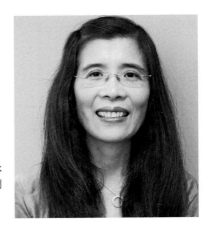

Mei Chen University of Southern California
表皮コラーゲンⅦの生物学における研究は常染色体劣性栄養障害型表皮水疱症（rDEB）における薬剤開発のための重要な知識を提供。
写真は Mei Chen のご厚意による。

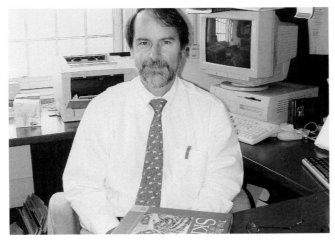

David T. Woodley University of Southern California
常染色体劣性栄養障害型表皮水疱症（rDEB）の生物学的解明のため20年以上にわたり基本的な貢献をした。
写真は David Woodley のご厚意による。

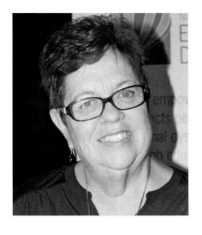

Mary Kaye Richter
全米外胚葉異形成の会を設立。以降30年間にわたって指導。
写真はMary Kaye Richter、NFEDのご厚意による。

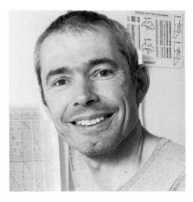

Pascal Schneider
生化学者(University of Lausanne)、
低汗性外胚葉異形成（XLHED）の原因となる問題の
解明について大きく進歩させた。
写真はPascal Schneiderのご厚意による。

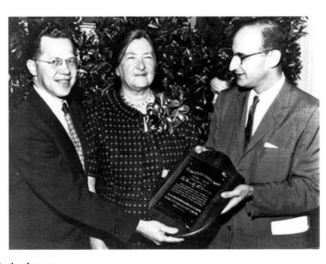

Dorothy H. Anderson
嚢胞性線維症の研究で嚢胞性線維症財団より1958年に受賞。
Library of Congress, Prints and Photographs Division, New York World Telegram & Sun Collection.

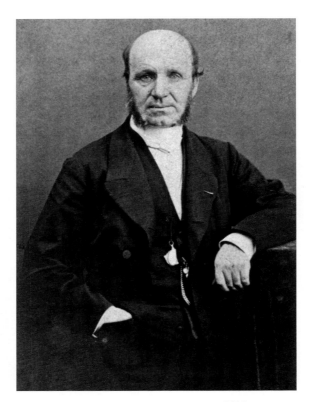

Guillaume Duchenne　フランスの医師
筋ジストロフィーを最初に記載（1868）。
Wikimedia.

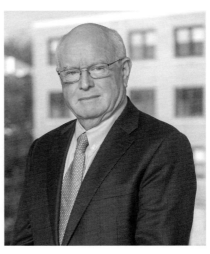

Robert J. Beall　アメリカの科学者
囊胞性線維症財団を非常に影響力をもち、十分に資金がある患者支援団体として設立、エグゼクティブディレクターとして活動。
写真は Cystic Fibrosis Foundation. のご厚意による。

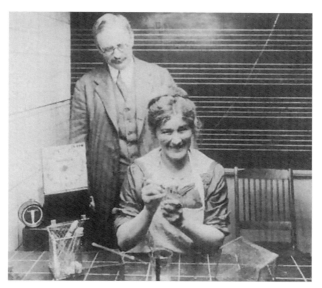

Myrtle Moore Canavan 著名な神経病理学者
1900年代半ばに多くの神経外科医を指導。Canavan病を最初に記載。
Wikimedia Commons.

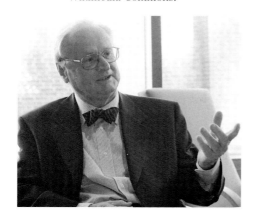

Arvid Carlsson アメリカの科学者
ノーベル賞受賞者（2000）
パーキンソン病治療薬としてのL-ドーパの価値について1960年代に業績をあげた。
Göran Olofsson/GU撮影。The Sahlgrenska Academy, University of Gothenburg のご厚意による。

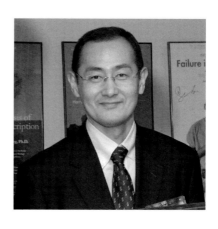

山中伸弥
幹細胞生物学におけるノーベル賞受賞者（2012）
Wikipedia.

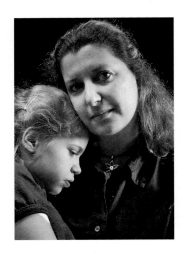

Monica Coenraads と娘 Chelsea
the Rett Syndrome Research Trust. エグゼクティブディレクター。
過去10年間での彼女の業績は決意した親たちがどのようにすれば研究が前向きに進められるのか促進していけるかについての典型例を示したことです。
写真は Paul Fetters, HHMI, Monica Coenraads のご厚意による。

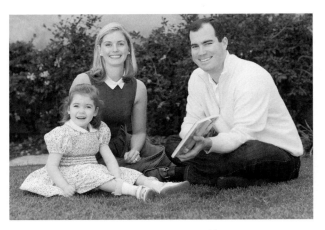

Matt Wilsey と Kristen Wilsey そして娘の Grace
the Grace Wilsey Foundation 代表および家族会メンバー
希少性疾患の発見、研究、および治療の手法について変革。
Carrie Chen Photography LLC.

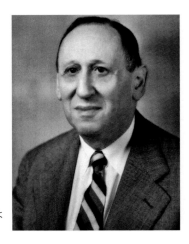

Leo Kanner
小児神経学の父の一人、「自閉症」であると知られるようになる患者を1943年に最初に記載。Wikimedia.

索 引

あ

アーミッシュ　45
アヴァランシェ　292
アシュケナージのユダヤ人　287
アスパルトアサイクラーゼ　287
アデノシンデアミナーゼ欠損　115
アデノシンデアミナーゼ欠損症　156
アデノ随伴ウイルス　22, 159
アデノ随伴ウイルス2型　165
アデノ随伴ウイルスベクター（AAV）を用いた
　　　遺伝子治療　284
アデノ随伴ウイルスベクター1型ウイルス　289
アデノ随伴ウイルスベクター9型　285
アドバンストセルテクノロジー　295
アボット　16
アポリポタンパク質E（APOE4）遺伝子　317
アリールスルファターゼA　181
アルギナーゼ欠乏　154
アルギニン　154
アルバクロフェン　201
α‐ガラクトシル加水分解酵素　141
α‐グルコシダーゼ　142
アルポー，フランソワ・アンリー　209
アレクシス　69
アロポー‐シーメンス症候群　210
アンジオテンシンⅡ受容体ブロッカー　189
アンダーソン‐ファブリー病　260
アンチセンス　206
アンブロキソール　259

い

育成動植物の趨異　236
移植片対宿主病　110
イズルスルファーゼ　147
異染性白質萎縮症　123
異染性白質ジストロフィー　180
イソファゴミン酒石酸塩　260
一遺伝子一酵素説　6
イデベノン　195
遺伝カウンセリング　49
遺伝カウンセリング外来　40
遺伝子　119
遺伝子検査　50
遺伝子ターゲッティング技術　299
遺伝子治療　22, 153, 159, 275
遺伝子治療の先駆者　318
遺伝子治療薬　309
遺伝子のサイレンシング　199
遺伝子プール　40
遺伝子変異　44
遺伝子変異の克服　183
遺伝子用量効果　300
遺伝的情報非差別措置法　97
イマチニブ　330
移民割当制度　32
医療費　334
胃瘻チューブ　213
インスリン　130
インターロイキン　160
イントロン　264

う

ウィルヒョー，ルドルフ 106
ウェルドニッヒ‐ホフマン病 204

え

エイヴリー，オズワルド 152
栄養障害型表皮水疱症 209
エクソンスキッピング 261
エクソンスキッピング療法 310
エストリオール 84
X連鎖遺伝性精神遅滞 87
X連鎖重症複合免疫不全 160
X連鎖性脱毛異所性外胚葉異形成 235
X連鎖性低ホスファターゼ症 311
X連鎖性副腎白質ジストロフィー 314
エテプリルセン 266
エドワード・ケント公爵 69
エピジェネティクス 303
エピソーム 162
エリスロポエチン 195
塩素イオンチャネル 267

お

黄金時代の到来 151
欧州医薬品庁 141, 179, 289
欧州医療機関 141
オーデント 292
オーファンドラッグ法 17
オピニオンリーダー 177
オフターゲット効果 312
小保方晴子 295
オンラインのヒトメンデル遺伝 183

か

ガーゴイル症 145
海馬 302
外胚葉性異形成 237
カイロミクロン 290
科学と未来 58
拡張型心筋症 332
家族歴 329
カナダ優生学会 46
カナバン病 286, 287

鎌状赤血球貧血 65, 155
ガラクトース血症 22
ガラクトセレブロシド 129
カルニチン欠乏 327
ガングリオシド 88
がんゲノム解析 332
幹細胞 105, 107
がんの個別化医療 53
γ‐アミノ酪酸タイプB 201
眼振 168

き

基質減少療法 148
L‐キシルロース 5
機能獲得 296
機能喪失 296
逆突然変異 263
キャプシド 337
急性間欠性ポルフィリン症 133
救世主同胞 98
教育プログラム 48
凝固系 70
巨大脾腫 63
キラーT細胞 120
キリスト‐シーメンス‐トゥレーン症候群 236
筋萎縮性側索硬化症 293, 299
筋線維鞘 262

く

組換えDNA 151
組換えDNA技術 151
蜘蛛の足 187
グラクソ・スミスクライン 180, 266
クラスター化された規則的に散在した短いパリン
　　　　ドローム反復 297
グリコーゲン 142
グリコサミノグリカン 145
グルタチオン 3
くる病 27
クロイツフェルト‐
　　　　ヤコブ病 137
クローニング 293
クロスコレクション現象 181
グロボトリアシルセラミド 141
クロマチン 303

クロライドチャネル 267

け

経腹腔絨毛生検 94
血液型 56
血液凝固 76
血液脳関門 255
結核 186
結合織の遺伝性疾患 43
結腸がん 329
血友病 56, 309
血友病B 80
ケネディ・クリガー研究所 169
ゲノム編集 297

こ

抗凝固剤 57
好酸性症候群 332
ゴーシェ細胞 127
ゴーシェ病 259
国際希少疾患の日 225
国立保健医療優良研究所 334
五炭糖尿症 5
国家遺伝病法 97
骨形成不全症 184
骨髄移植 38, 94, 108, 110, 115, 160
小人症 45
個別化医療 311
コモン・ディジーズ 249
コラーゲンⅦ 211, 216
コラーゲン療法 223
婚前検査プログラム 95
コンカナバリンA 130

さ

細菌学説 4
再生不良性貧血 123
臍帯血 120
細胞栄養膜 306
細胞外マトリックス 219
細胞核 330
細胞増殖 41
サイモシンB 224
β-サラセミア 155

サラセミア症候群 60
サルコレンマ 262
酸性マルターゼ 142
サンドホフ病 149
三倍体 299

し

シクロスポリンA 117
指向性 289
脂質代謝 47
脂質ナノ粒子 297
視神経乳頭光反射 167
シスチン尿症 5
システアミン 149
ジストロフィン 184
自然変異率 41
自然歴の研究 232
質調整生存年 334
シデラミン 62
自発的な生存 106
自閉症 321
自閉症スペクトラム・アスペルガー症候群 324
自閉症スペクトラム障害 202, 322
ジャコブ 153
シャペロノパチー 259
シャペロン 259
シャペロン症 259
シャペロン分子 256
シャルコー，ジャン・マルタン 318
シャルコー−マリー−トゥース病 283
重症複合免疫不全症 115
重症複合免疫不全症候群 110
腫瘍プロファイリング 332
出産に伴うリスク 49
出生前診断 82, 303
種の起源 106
腫瘍壊死因子 241
シュライデン，マティアス 105
シュワン，テオドール 105
生涯リスク 317
常染色体優性 281
常染色体優性遺伝 44
小児性染色体関連副腎白質ジストロフィー 169
小児脳性副腎白質ジストロフィー 119, 123, 175
食品医薬品局 133

374 索 引

ジョンソン・エンド・ジョンソン 134
シリーズ A 249
心筋症 332
ジンクフィンガーヌクレアーゼ 297
神経栄養因子 318
神経学的検査 173
神経管閉鎖障害 23, 51
神経原性疾患の遺伝子 287
神経変性障害 317
審査機関 290
シンシチウム栄養膜 306
新生児スクリーニングプログラム 92
新生児マススクリーニング 23
心臓病 43
深部脳刺激療法 319
新薬申請 137
人類遺伝学 40

す

髄腔内送達 147
スクリーニングライブラリー 206
ストコフスキー，レオポルド 151

せ

税額控除 133
生気論 106
制限酵素 153
精子 105
精子形成 107
精子細胞 105
脆弱 X 症候群 87, 197
脆弱 X 染色体症候群 324
生存運動ニューロン 205
成長しない子へ 13
製品エンジン 228
精密医療 311, 329
生命保険 97
脊髄性筋萎縮症 202
脊髄性筋萎縮症 1 型 184, 205, 307
脊柱側弯症 192
セル・ジェネシス 180
全エクソーム・シークエンシング 326
全エクソーム配列決定 283
前角 204

全血輸血 70
全国鎌状赤血球貧血防止法 91
全国骨髄細胞協力システム 113
染色体 300
染色体マイクロアレイ分析 304
先進技術委員会 290
先天性筋ジストロフィー 231
先天代謝異常 2
セントラルドグマ 296
全米外胚葉異形成の会 239, 250
全米血友病基金 78
全米臓器移植法 113

そ

増強剤 276
造血幹細胞 107
相互転座 330
桑実胚 99
挿入突然変異の誘発 161
組織適合性抗原 109
組織プラスミノーゲンアクチベーター 219

た

ダーウィン，チャールズ 106, 236
第 VIII 因子 68
第 IX 因子欠乏症 80
体細胞ハイブリダイゼーション 45
胎児のゲノムシーケンス 303
胎児ヘモグロビン 66
代謝駆動型グルタミン酸受容体 5 型 201
ダイダロス 58
大地 13
大腸菌 218
ダウン症候群 48, 299, 302
ダウン症候群議会 301
ダカルバジン 332
タバコモザイクウイルス 153
ダルベッコ，レナート 153
単一遺伝子腫瘍症候群 43
タンパク質工学 79

ち

窒素代謝 149
遅発性幼児神経セロイドリポフスチン症 286

着床前遺伝子診断 98
中和抗体 337
腸チフス 186
超長鎖脂肪酸 119, 172
貯蔵障害性疾患の病理学共同研究グループ 119
治療可能な集団 231
治療食 9
治療薬の標的となりうるゲノム 183
チロシン血症 22

て

低汗性外胚葉異形成症 235, 236
テイ－サックス病 88, 281
ディメンション・セラピューティクス 292
データ安全監視委員会 252
鉄キレート剤 194
テトラヒドロビオプテリン 20
デュシェンヌ型筋ジストロフィー 82, 228, 261, 263
転移性黒色腫 332
転写アクチベーター様エフェクターヌクレアーゼ 297

と

瞳光対光反射 167
同族結婚 89
糖尿病 333
トゥレット症候群 133
ドーセ，ジャン 109
ドキシサイクリン 189
トランスサイレチンアミロイドーシス 297
トランスフォーミング増殖因子-β 190
トリコチロマニア 209
トリソミー 299
トリソミー13 300
トリソミー18 300
トリプレットリピート 101
トリプレットリピート病 193
トリメチルリジンヒドロキシラーゼイプシロン欠損症 328
ドルトン，ジョセフ 247
トロピズム 162

に

ニーマン‐ピック病 129

ニコラスとアレクサンドラ 74
日本賞 45
二分脊椎 24
ニューヨーク血液センター 122
尿素サイクル 149
妊娠中絶 87

ぬ

ヌル 232

ね

ネッカー病院 116

の

脳解剖 288
囊胞性線維症 267
囊胞性線維症財団 95
ノックアウトマウス 290

は

パーキンソン病 293, 318
バーグ，ポール 154
ハーシー，アルフレッド 152
バージニア生殖医療センター 100
ハーラー症候群 20
肺炎 333
バイオマーカー 337
肺水腫 71
ハイポモルフ 333
バクスター・トラベノール 132
バクテリオファージ 154
発達遅滞 60
バッテン病 149, 286
抜毛症 209
パナマチン 133
母よ嘆くなかれ 13
バブルボーイ症候群 110
パポバウイルス 153
パマキン 3
バルプロ酸 206
パルボウイルス 284
ハンター症候群 147
ハンチントン病 100

ひ

非営利的な患者団体 313
被殻 319
ビクトリア 69
微細欠失 325
微細欠失症候群 325
非神経障害性ゴーシェ病（タイプⅠ）118
非侵襲的出生前検査 305
ヒストン 303
肥大型心筋症 332
ピタゴラス 2
ビタミンA欠乏症 270
ビタミンAの重要な役割 164
ビタミンD 27
羊 293
ヒトゲノム解析 316
ヒト絨毛性性腺刺激ホルモン 84
ヒト受精胚発生機関 99
人におけるメンデル遺伝 44
ヒトラミニン-111 232
ヒドロキシウレア 67
皮膚移植 108
表皮成長因子 240
ビリルビン 82

ふ

ファージ 152
ファーマコジェネティクス 47
ファイヤーバード財団 74
ファブリー・アウトカム・スタディ 140
ファブリー病 138, 259, 260
フィラデルフィア小児病院 291
フィラデルフィア染色体 331
フェニルアラニン 15
フェニルアラニンアンモニアリアーゼ 22
フェニルアラニン水酸化酵素 19
フェニルケトン尿症 1, 6, 14, 22
フェニルケトン尿症の患者の認知能力 18
フェニル酪酸ナトリウム 206
フェロキシポン 310
父性を確認できない 42
双子を対象とした研究 236
フック, ロバート 105
ブッシュ 97
舞踏病 100

プラスミド 138
プラセボ効果 55
フラタキシン 184, 190
フリードマン, セオドア 153
フリードライヒ運動失調症 190
プリオン 137
プリマキン 3
ブルーバードバイオ 174
プレシジョン・メディスン 311, 329
分割期生検 98
分子医学 39
分子生物学 151

へ

平均余命 263
米国医学会 48
米国遺伝カウンセラー学会 50
米国遺伝学会 41, 48
米国遺伝子細胞治療学会 162
米国血液銀行協会 57
米国産科婦人科学会 304
米国食品医薬品局 16
米国人類遺伝学会 34, 41, 46
米国赤十字地域血液センター 57
米国知的障がい児協会 11
β-サラセミア 57, 59
β-サラセミアスクリーニング 95
ペーパークロマトグラフィー 39
ヘキソサミニダーゼA 88
ベッカー型筋ジストロフィー 263
ヘッケル, エルンスト 106
ヘモグロビン 58, 131
ヘモグロビン電気泳動試験 92
ペルオキシソーム 119
ヘルパーT細胞 120
偏見 185
ベンチャー・キャピタル・グループ 164
扁桃腺 109
扁桃体 201

ほ

保因者検査 88
保因者テスト 81
芳香族アミノ酸脱炭酸酵素 319
放射線曝露によって起きる可能性のある遺伝子変異 40

ボーデ, アーサー 327
ポーリング, ライナス 39
保険差別 97
補酵素 19
補正因子 276
母体血清αフェトプロテインスクリーニング検査 24
ホモゲンチジン酸 4
ポリフェノンE 224
ポンペ病 142, 259
翻訳後修飾 219

ま

マーチン–ベル症候群 197
マイクログリア細胞 172
クロライド膜貫通型機能調節因子 277
マトリックスメタロプロテアーゼ 189
マラリア 58
マルファン症候群 43, 185, 186, 187
マンノース 131

み

ミード, マーガレット 239
ミスセンス突然変異 144
ミトコンドリア 190
ミネソタ大学 40
ミュラー, ヨハネス・ピーター 106

む

無汗性外胚葉異形成症 235
ムコ多糖症IVA型 145
ムコ多糖症（MPS）症候群 150
ムコビシドーシス 270

め

メープルシロップ尿症 22
メチルプレドニゾロン 117
メディケイド 335
メトトレキセート 117
メラニン 7
メロシン欠損型先天性筋ジストロフィー 228
メロシン欠損症 229
免疫グロブリン 135

免疫特権臓器 166
免疫抑制薬 125
メンデルの遺伝の法則 3, 57

も

毛細血管拡張症 314
モザイク症 306
モノー 153
モリスの水迷路試験 302
モルキオ症候群 145
モルフォリノ 264

や

薬剤開発 312
薬物評価研究センター 310
山中伸弥 294

ゆ

融合タンパク質 242
優生学記録所 32
誘導性多能性幹細胞 293
輸血療法 57

よ

羊水穿刺 82

ら

ラスカー財団 215, 218
ラスカー賞 318
ラスプーチン 69
ラミニン-211 231
ラミニンM 229
ラムダ 154
卵 105
卵子 105
卵胞刺激ホルモン 197

り

リゴー, クロード 107
リソソーム 128
リソソーム蓄積症 20, 117, 256

378 索引

リソソーム蓄積障害 255
リプログラミング 294
リポソーム 156
リポタンパク質リパーゼ 289
リポプロテインリパーゼ欠損症 179
量的形質遺伝子座 31
リンカーン，アブラハム 185
臨床試験 312

る

ルー・ゲーリック病 299
ルリア，サルバドール 152

れ

レイモンド・スケール 173
レーバー先天性黒内障 164, 291
レジューン，ジェローム 301
レビー小体 318
レンチウイルスベクター 68
連邦組換え DNA 諮問委員会 157
連邦小児局 11

ろ

漏斗胸 187
ロサルタン 189
ロシュ 180
ロレンツォのオイル 170

数字

23andMe 320
2 剤併用療法 280

A

AADC 319
AAV 22, 159, 284
AAV2 165
AAV8 80
ABCD1 119
ABO 血液型 56
ACD 139
Acland, Gregory 291
ACT 295

Actelion 149
Activase 219
Adams, Raymond D. 169, 321
AGTC 292
Aguirre, Gustavo 291
AIP 133
Aldurazyme 20
Alexion 233
Ali, R.R. 167
Allan, William 33
ALS 299
Altshuler, David 333
AMA 48
American Phage Group 152
Andersen, Dorothy H. 269
APOE4 317
Apoxis 243
arachonodactyly 187
ARB 189
Ariosa 86
Aromatic L-amino acid decarboxylase 319
ASD 202, 322, 324
ASGCT 162
ASHG 34, 46
ASPA 287
aspartoacyclase 287
Aubourg, Patrick 172, 176
Audentes 292
Aurora 275
Aurora Biosciences 275
Autism Speak 202
Autism spectrum disorder 322
Avalanche 292
AveXis 312

B

β - サラセミア 310
Bainbridge, J.W. 167
Bald, Nicholas 24
Baltimore, David 153
Barranger, John 131, 257
Batshaw, Mark 158
Bauer, Wilhelm 203
Baxter Travenol 132
bcr-abl 331
Beall, Robert 275

Bearn, Alex 34
Beaudet, Arthur 327
Becker, Andrew 107
Bell, Julia 197
Bennett, Jean 164
Benzer, Seymour 153
Berman, Brian 136
Berman, Robin 136
BGI 306
BH$_4$ 20
Bianchi, Diana 304
Bianco, Ida 37
Biggs, Rosemary 75
Biogen Idec 79
Bjornsson, Hans 303
Blair, Henry 132
Blombäck, Birger 75
blood-brain barrier 255
bluebird bio 174
Blundell, James 56
BMD 263
BMT 108, 110
Bowman, Jim 91
Brachydactyly タイプ D 281
Brady, Roscoe 257
BRAF 遺伝子 311
Brave New World 58
Breg Jr., W. Roy 83
Brill, N.E. 257
Brin, Sergey 320
Brown, Michael 47
Broxmeyer, Hal 121
Bruckner-Tuderman, Leena 225
B 細胞 114

C

Caenorhabditis elegans 296
CAG リピート 101
Cambrooke Therapeutics 18
Canavan, James F. 287
Canavan disease 287
Cantor, Harvey 120
Carlsson, Arvid 318
Carpenter, Randall 201
Cartier, Nathalie 176
Caspersson, Torbjörn 48

CCALD 119
CCR5 298
CD 287
CD34 298
CDER 310
Cell 294
Cell Genesys 180
Center for Drug Evaluation and Research 310
Cerdelga 150
CFF 95
CFTR 276
CFTR 遺伝子 276
Charcot, Jean-Martin 318
Charpentier, Emmanuelle 298
Chen, Mei 216
Childs, Barton 34
Chiriboga, Claudia 207
CHOP 291
CHO 細胞 219
Christ, Josef 236
Chu, T.C. 47
CIBA pharmaceutical company 62
Clarke, Angus 237
Clegg, John 59
Click, Francis 48
Cline, Martin 155
Clinicaltrials.gov 67
Cloud, Richard 232
CMA 304
CMD 231
Coenraads, Monica 314
Coga, Arthur 55
"Cognitive Genomes" というプロジェクト 306
Collins, Francis 274
ColVIIA 220
Coming of the Golden Age 151
Common disease 249
Cooley, Thomas Benton 36
Cooley's Anemia Foundation 61
CRISPR 297
Stanley Crooke 206
Cross correction 181
Crow, James 34
Crowley, John 314
CTFR 277
CureCMD 229
Cystagon 149

cystic fibrosis transmenbrane function
  regulator 276

D

Δ F508 278
dabrafenib 311
dacarbazine 332
Daedalus（ダイダロス）：科学と未来 58
Darwin, Charles 106
Dausset, Jean 109
Davenport, Charles 32
DBS 318
DCM 332
DEB 209
deCODE 遺伝学プロジェクト 333
de Duve, Christian 128
Deep brain stimulation 318
Delbrück, Max 152
Desnick, Robert 137
de Souza, Mark 215
Dice, Lee 33
Dietz, Hal 189
Dight 研究所 40
Dimension Therapeutics 292
di Sant'Agnese, Paul 270
DMD 228
DNA 152
DNA 検査 205, 271
DNA シークエンシング 284, 330
DNA シークエンシング検査 333
DNA 文字 316
dolichostenomelia 187
Doudna, Jennifer 298
Down, John Langdon 300
Drisapersen 266
dystorophic epidermolysis bullsa 209

E

ECM 219
ectodysplasin 1 242
ectodysplasin A 239
EDA 239
EDA1 238, 242
EDI200 247
Edimer Biotech S.A. 243

Edimer Pharmaceuticals 247
Edison Pharmaceuticals 196
EGF 240
Ehrlic, Henry 98
Elaprase 147
eliglustat 150
EMA 179
Enobia 310
Ensure 16
European Medicines Agency 141, 179, 289
Exter, Neil 224

F

FA 190
Fabrazyme 146, 260
Fanconi, Guido 121
Fanconi 貧血 121
Fantus, Bernard 57
Farber, Sidney 108
Fardeau, M. 229
FCB 11
FDA 16, 133, 149, 309, 337
Fernald 州立校 1
Fidelity Bioscience 311
Finer, Mitch 177
Fire, Andrew 296
Fischer, Alain 116
Fordyce, Jim 215
FOS 140
Foundation Medicine 53
Fox, Michael J. 318
Fragile X syndrome 324
Fraser, Clarke 34
Fred Hutchinson Cancer Research Center 113
Freire-Maia, Newton 237
Friedreich, Nikolaus 190
Friedreich's Ataxia 190
FSH 197

G

GABA-B 201
GAG 145
Gaide, Olivier 241
α -galactosidase 146
Gao, Guangping 162

Gates, William 275
Gaucher, Philippe Charles Ernest 127
Gaucher 病 257
Gene dosage effect 300
Genentech 132
Genetics Institute 132
Genetix 175
Genomics 45
Genzyme 50
Genzyme Corporation 258
George Church 298
Gilster, John 239
GINA 97
GL-3 141
Glass, H. Bentley 34
Gleevec 330
Global Blood Therapeutics 68
Gluckman, Eliane 121
Glybera 179, 309
Glyko 145
Goldstein, Joseph 47
Gowers の徴候 263
Grace Wilsey Foundation 314
Graves, Charles 237
Graves, Laura 113
Gurdon, John B. 293
Gusella, James 101
GVHD 110
GWAS 317
GWF 314

H

Hacein-Bey-Abina, Salima 160
Haeckel, Ernst 106
Haldane, J.B.S. 58
Hallopeau, François Henri 209
Handyside, Alan 99
Harper, Margaret 269
Harvey, A.McGehee 44
Harvey, William 55
Hatch, Orrin 133
HCG 84
HCM 332
HDAC 阻害剤 195
Hecht, Fred 198
Hereditary Genius 31

Heritable Disorders of Connective Tissue 43
Herrick, J.B. 38
Herrick, Richard 108
HES 332
HFEA 99
Hibbard, Bryan 26
Hirschhorn, Kurt 34
HLA 109
Hodges, Brad 232
Hoffmann, Johann 203
Hooke, Robert 105
Hopkins, Fredelick 4
HOXD₁ 遺伝子 281
HUGO 45
Human Genome Project 3
Huntington, George 100
hypohidrotic ectodermal dysplasia 235
hypomorph 333

I

IgG 135
Ingram, Vernon 39
Investigational New Drug 251
iPS 細胞 293
Irons, Ernest Edward 38
Isis Pharamaceuticals 196

J

Jacob, François 153
Japan Prize 45
Javits, Jacob 97
Journey 71

K

Kabuki 症候群 303
Kalydeco 268, 279
Kanner, Leo 322
Keith Geisnmar 244
Kelley, Laureen 68
Kennedy, Ted 14
Kessler, David 27
Kirby, Neil 243, 246, 248
Knudson, Alfred 34
Koeppen, Arnulf 196

Kohrt, Holbrook 78
KOLs 177
Krivit, William 172
Kunkel, Lou 263
Kuvan 21

L

Landsteiner, Karl 56
Lasker Foundation 218
Laughlin, Harry Hamilton 32
Lawrence, Jeanne 303
L-dopa 318
LEAES 224
Leber, Theodor 164
Leboulch, Philippe 175
Lejeune, Jérôme 48, 301
Leschly, Nick 243
Lesch—Nyhan 症候群 156
Lifton, Richard 333
LINCL 286
Loeys, Robert 190
Loeys-Dietz syndrome 190
Lorenzo's Oil 170
Lower, Richard 55
Lowman, Gladys 109
LSD 117
Lubs, Herbert 197, 324
lumacaftor 279
Lumizyme 144
Lupski, Jim 283
Lyon, Mary 48
Lysosome Storage Disorder 117

M

Macfarlane, R.G. 75
Macklin, John 46
Macklin, Madge Thurlow 33
Marfan, Antoine Bernard-Jean 44, 186
Marks, Joan 49
Martin, J.Purdon 197
Mason, Verne 38
Matthews, LeRoy 272
McClellan, George 185
McCulloch, Ernest 107
Mckusick, Victor 34, 187

Mead, Margaret 239
Mead Johnson 9
Mekinist 311
Mellinda and Bill Gates Foundation 275
Mello, Craig 296
Mendel, Gregor 3
Meryon, Edward 262
Metachromatic Leukodystrophy 181
Meyers, Abbey 133
mGluR5 201
migalastat 260
miglustat 149
MIM 44
MLD 123, 181
Monod 153
Moore Clinic 44
Mootha, Vamsi 283
Morgan, Thomas Hunt 47
Hugo Moser 169
Motulsky, Aron 34
MPS 150
Muenzer, Joseph 147
Muller, Hermann J. 33
Mullis, Kary 98
Myozyme 144

N

NAA 287
N-acetylaspartic acid 287
Nadler, Henry 83
Naglazyme 145
Naldini, Luigi 180
NARC 11
National Down Syndrome Congress 85
National Organ Transplant Act 113
Naughton, Michael 59
NDA 137
NFED 239
NF- κ B 247
NGDA 97
NICE 280, 334
Nicholas and Alexandra 74
NIPT 305
Noel, Walter Clement 38
Novartis 330
Nowell, Peter 330

NSGC 50
Null 232
NYBC 122
N-アセチルアスパラギン酸 287

O

Odone 314
Old Order Amish 45
OMIM 183
On line Mendelian Inheritance in Man 183
Opitz, John 140
Orchard, Paul 148
Orphan Drug Act 17
Osler, William 42
Ottenberg, Reuben 56

P

PAL 22
Parker, Harold 43
Parkinson, James 318
pectus excavatum 187
PEG化修飾 22
Penrose, Lionel 83
Peutz － Jeghers症候群 43
Phenylalanine ammonia lyase 22
Phenylketonuria 1, 6
Pinheiro, Marta 237
Pippard, Martin 62
PKU 1, 6
Plomin, Robert 307
Pool, Ithiel 75
Preimplantation Genetic Diagnosis 98
Principles of Human Genetics 301
Prosensa 266
Proteus vulgalis 7
Prothelia 229, 233
Puck, Theodore 218
Pyeritz, Reed 188

Q

QALY 334
QTL 31
Quality-adjusted life year 334
quantitative trait loc 31

Quick, A.J. 69

R

RAC 157
Ralph Waldo Gerard研究所 75
Raymond, Gerald 173
Redmond, T.Michael 165
Reed, Sheldon 40
Regaud, Claude 107
Repligen 196
Rett Syndrome Research Trust 314
Rh10 286
RhoGAM 82
Rh血液型不適合 82
Richter, Mary Kaye 243
RNAi 296
RNA干渉 296
RNAサイレンシング 296
Rowley, Janet 330
RPE65の遺伝子 165
RPE65変異 168
Rubinstein, Jack Herbert 282
Rubinstein-Taybi症候群 282
Ruddle, Frank 45

S

Saltonstall, Peter 134
Sangamo BioSciences 298
Sanofi 146, 292
sapropterin塩酸塩 20
Sarepta 265
Save One Life Foundation 68
Sawyer, Charles 332
Schleiden, Matthias 105
Schneider, Pascal 246
Schull, William 34
Schwann, Theodor 105
SCID 115
Scott, Robert 91
Seaside Therapeutics 202
Seidman, Christine 332
Seidman, John 332
Sequenom 305
SH$_3$TC$_2$遺伝子 283
Shapiro, Elsa 111

Sheffield, Charles 239
Shire 228
Shire Human Genetic Therapies 228
Shire Pharmaceuticals 147
Shope パピローマウイルス 154
Siemens, Hermann Werner 236
Silvestroni, Ezio 37
Slanetz, Alfred 174
SMA 203
SMA₁ 205, 307
SMN₁ 205
Snyder, Laurence 33
Snyder, Sheridan 132
Southard, Elmer Ernest 287
Spark Therapeutics 164
Spencer, Warren 35
Spinal Muscular Atrophy 203
SRT 148
STAP 細胞 295
Steele, Mark 83
Steinberg, Martin 65
Stent, Gunther 151
Stern, Curt 35
Stricos, Amanda 102
Stricos, Andrew 102, 105
Substrate Reducing Therapy 148
Summerton, James 264
SV40 153
Synageva 310

T

Tafinlar 311
TALEN 297
Taybi, Hooshang 282
Tay-Sachs 88
Temin, Howard 153
Termeer, Henri 258
Thapa, Jaspir 59
The Cell in Development and Heredity 107
The Good Earth 13
Third Rock Ventures 216, 243, 292
Thomson, James 293
Thurman, John 236
Till, James 107
TMLHE 328
TMV 153

TNF 241
Tomé, F.M. 229
TopoTarget 243
Touraine, Albert 236
TPA 219
TRAFFIC 279
trametinib 311
TRANSPORT 279
Treatise of Diseases of Children 186
TRV 292
Tsien, Roger 275
TTP-1 286
Tunney, John 91
T 細胞 114

U

Uitto, Jouni 216
Ultragenyx 311
uniQure 179, 290
United Sickle Cell Anemia Control Act 91

V

Valentine, Bill 36
Varmus, Harold 157
Vella, Frank 59
Vellucci, Alferd 155
vemurafenib 332
Verinata 86
Verma, Inder 180
Vertex Pharmaceuticals 276
Vichinsky, Elliott 64
Virchow, Rudolf 106
Vivigen 137
VLCFA 172
VLCFAs 119
Voyager Therapeutics Corporation 293
VX-770 276

W

Wald, George 164
Wapner, Ron 304
Warner, Robert 10
Watson, James 48
Wedderburn, W. 236

Werdnig, Guido 203
Weve, H.J.M. 44
Wexler, Nancy 101
Whipple, George 36
Whitesides, George M. 132
Wilmut, Ian 293
Wilson, Edmund 107
Wilson, Jim 80
Wiskott-Aldrich 症候群 114
Wojcicki, Anne 320
Wolff, Caspar Friedrich 105
Wolman, Irving 61
Woolf, Louis 9
Wren, Christopher 55
Wright, Fraser 164

X

Xavante 41
X-SCID 160

Y

Yanomami 41
Y 染色体 99

Z

Zavesca 149
Zelboraf 332
ZFNs 297
ZnT8 333
Zonana, Jon 238
Zuckerberg, Mark 97
Zuelzer, Wolf 38
Zumwalt, E.R. 113

訳者略歴

現職　国立研究開発法人 日本医療研究開発機構 理事長

1983 年 慶應義塾大学医学部卒。同大学医学部内科学教室入局。1991 年 カリフォルニア大学サンディエゴ校応用生体工学部留学。1992 年 医学博士号取得（内科学専攻）。1996 年 慶應義塾大学助教授（医学部医化学教室）を経て 2001 年 同大学教授。2007 年 慶應義塾大学医学部長。2007 年 文部科学省グローバル COE 生命科学「In vivo ヒト代謝システム生物学拠点」拠点代表者。2009 年 科学技術振興機構 戦略的創造研究推進事業（ERATO）「末松ガスバイオロジープロジェクト」研究統括。2015 年 4 月 国立研究開発法人日本医療研究開発機構理事長。2017 年 2 月 国際難病研究コンソシアム（IRDiRC）コンソシアムアセンブリ構成員。

専門：医化学、代謝システム生物学、ガスバイオロジー。研究テーマ：ガス状メディエーターによる細胞機能調節機構の研究（Gas biology）。先端質量分析技術の医学生物学への応用研究。

趣味　天体観測、西洋占星術

オーファン
希少遺伝性疾患の子どもを救うために

2018 年 4 月 25 日　初版発行

翻訳者… 末松　誠

発　　行… 株式会社アドスリー
　　　　　〒164-0003 東京都中野区東中野 4-27-37
　　　　　TEL：03-5925-2840
　　　　　FAX：03-5925-2913
　　　　　E-mail：principle@adthree.com
　　　　　URL：http://www.adthree.com

発　　売… 丸善出版株式会社
　　　　　〒101-0051 東京都千代田区神田神保町 2-17
　　　　　神田神保町ビル 6F
　　　　　TEL：03-3512-3256
　　　　　FAX：03-3512-3270
　　　　　URL：http://pub.maruzen.co.jp

デザイン・DTP… 吉田佳里

印刷製本…日経印刷株式会社

©Makoto Suematsu 2018, Printed in Japan
ISBN 978-4-904419-74-8　C3047

定価はカバーに表示してあります。
乱丁、落丁は送料当社負担にてお取替えいたします。
お手数ですが、株式会社アドスリーまで現物をお送りください。